全国中医药行业高等教育"十三五"规划教材

全国高等中医药院校规划教材（第十版）

# 中医老年病学

（供中医学、针灸推拿学、中西医临床医学、康复治疗学等专业用）

**主　审**

王永炎（中国中医科学院）

**主　编**

王　飞（成都中医药大学）

**副主编**（以姓氏笔画为序）

关雪峰（辽宁中医药大学）　　　　　　　杨承芝（北京中医药大学）

陈咸川（上海中医药大学）　　　　　　　徐京育（黑龙江中医药大学）

韩　旭（南京中医药大学）

**编　委**（以姓氏笔画为序）

石和元（湖北中医药大学）　　　　　　　伍文彬（成都中医药大学）

李　宁（河南中医药大学）　　　　　　　杨锡燕（天津中医药大学）

杨蕊琳（贵阳中医学院）　　　　　　　　张晓雪（山西中医药大学）

金智生（甘肃中医药大学）　　　　　　　胡跃强（广西中医药大学）

段灵芳（云南中医学院）　　　　　　　　俞红五（安徽中医药大学）

袁有才（陕西中医药大学）　　　　　　　郭家娟（长春中医药大学）

**学术秘书**

杨　晗（成都中医药大学）

U0346153

中国中医药出版社

·北　京·

图书在版编目（CIP）数据

中医老年病学/王飞主编 . —北京：中国中医药出版社，2017.8（2022.1 重印）
全国中医药行业高等教育"十三五"规划教材
ISBN 978-7-5132-4363-6

Ⅰ.①中… Ⅱ.①王… Ⅲ.①中医学-老年病学 Ⅳ.①R259.92

中国版本图书馆 CIP 数据核字（2017）第 181702 号

中国中医药出版社出版
北京经济技术开发区科创十三街 31 号院二区 8 号楼
邮政编码　100176
传真　010-64405721
廊坊市晶艺印务有限公司印刷
各地新华书店经销

开本 850×1168　1/16　印张 22.5　字数 561 千字
2017 年 8 月第 1 版　2022 年 1 月第 6 次印刷
书号　ISBN 978-7-5132-4363-6

定价　65.00 元
网址　www.cptcm.com

服务热线　010-64405510
购书热线　010-89535836
维权打假　010-64405753

微信服务号　zgzyycbs
微商城网址　https://kdt.im/LIdUGr
官方微博　http://e.weibo.com/cptcm
天猫旗舰店网址　https://zgzyycbs.tmall.com

如有印装质量问题请与本社出版部联系（010-64405510）

全国中医药行业高等教育"十三五"规划教材

全国高等中医药院校规划教材（第十版）

# 专家指导委员会

**名誉主任委员**

王国强（国家卫生计生委副主任　国家中医药管理局局长）

**主 任 委 员**

王志勇（国家中医药管理局副局长）

**副主任委员**

王永炎（中国中医科学院名誉院长　中国工程院院士）

张伯礼（教育部高等学校中医学类专业教学指导委员会主任委员
　　　　天津中医药大学校长）

卢国慧（国家中医药管理局人事教育司司长）

**委　　　　员**（以姓氏笔画为序）

王省良（广州中医药大学校长）

王振宇（国家中医药管理局中医师资格认证中心主任）

方剑乔（浙江中医药大学校长）

左铮云（江西中医药大学校长）

石　岩（辽宁中医药大学校长）

石学敏（天津中医药大学教授　中国工程院院士）

卢国慧（全国中医药高等教育学会理事长）

匡海学（教育部高等学校中药学类专业教学指导委员会主任委员
　　　　黑龙江中医药大学教授）

吕文亮（湖北中医药大学校长）

刘　星（山西中医药大学校长）

刘兴德（贵州中医药大学校长）

刘振民（全国中医药高等教育学会顾问　北京中医药大学教授）

安冬青（新疆医科大学副校长）

许二平（河南中医药大学校长）

孙忠人（黑龙江中医药大学校长）

孙振霖（陕西中医药大学校长）

严世芸（上海中医药大学教授）

李灿东（福建中医药大学校长）

李金田（甘肃中医药大学校长）

余曙光（成都中医药大学校长）

宋柏林（长春中医药大学校长）

张欣霞（国家中医药管理局人事教育司师承继教处处长）

陈可冀（中国中医科学院研究员　中国科学院院士　国医大师）

范吉平（中国中医药出版社社长）

周仲瑛（南京中医药大学教授　国医大师）

周景玉（国家中医药管理局人事教育司综合协调处处长）

胡　刚（南京中医药大学校长）

徐安龙（北京中医药大学校长）

徐建光（上海中医药大学校长）

高树中（山东中医药大学校长）

高维娟（河北中医学院院长）

唐　农（广西中医药大学校长）

彭代银（安徽中医药大学校长）

路志正（中国中医科学院研究员　国医大师）

熊　磊（云南中医药大学校长）

戴爱国（湖南中医药大学校长）

**秘　书　长**

卢国慧（国家中医药管理局人事教育司司长）

范吉平（中国中医药出版社社长）

**办公室主任**

周景玉（国家中医药管理局人事教育司综合协调处处长）

李秀明（中国中医药出版社副社长）

李占永（中国中医药出版社副总编辑）

全国中医药行业高等教育"十三五"规划教材

# 编审专家组

**组　长**

王国强（国家卫生计生委副主任　国家中医药管理局局长）

**副组长**

张伯礼（中国工程院院士　天津中医药大学教授）

王志勇（国家中医药管理局副局长）

**组　员**

卢国慧（国家中医药管理局人事教育司司长）

严世芸（上海中医药大学教授）

吴勉华（南京中医药大学教授）

王之虹（长春中医药大学教授）

匡海学（黑龙江中医药大学教授）

刘红宁（江西中医药大学教授）

翟双庆（北京中医药大学教授）

胡鸿毅（上海中医药大学教授）

余曙光（成都中医药大学教授）

周桂桐（天津中医药大学教授）

石　岩（辽宁中医药大学教授）

黄必胜（湖北中医药大学教授）

# 前　言

　　为落实《国家中长期教育改革和发展规划纲要（2010–2020年）》《关于医教协同深化临床医学人才培养改革的意见》，适应新形势下我国中医药行业高等教育教学改革和中医药人才培养的需要，国家中医药管理局教材建设工作委员会办公室（以下简称"教材办"）、中国中医药出版社在国家中医药管理局领导下，在全国中医药行业高等教育规划教材专家指导委员会指导下，总结全国中医药行业历版教材特别是新世纪以来全国高等中医药院校规划教材建设的经验，制定了"'十三五'中医药教材改革工作方案"和"'十三五'中医药行业本科规划教材建设工作总体方案"，全面组织和规划了全国中医药行业高等教育"十三五"规划教材。鉴于由全国中医药行业主管部门主持编写的全国高等中医药院校规划教材目前已出版九版，为体现其系统性和传承性，本套教材在中国中医药教育史上称为第十版。

　　本套教材规划过程中，教材办认真听取了教育部中医学、中药学等专业教学指导委员会相关专家的意见，结合中医药教育教学一线教师的反馈意见，加强顶层设计和组织管理，在新世纪以来三版优秀教材的基础上，进一步明确了"正本清源，突出中医药特色，弘扬中医药优势，优化知识结构，做好基础课程和专业核心课程衔接"的建设目标，旨在适应新时期中医药教育事业发展和教学手段变革的需要，彰显现代中医药教育理念，在继承中创新，在发展中提高，打造符合中医药教育教学规律的经典教材。

　　本套教材建设过程中，教材办还聘请中医学、中药学、针灸推拿学三个专业德高望重的专家组成编审专家组，请他们参与主编确定，列席编写会议和定稿会议，对编写过程中遇到的问题提出指导性意见，参加教材间内容统筹、审读稿件等。

　　本套教材具有以下特点：

　　**1. 加强顶层设计，强化中医经典地位**

　　针对中医药人才成长的规律，正本清源，突出中医思维方式，体现中医药学科的人文特色和"读经典，做临床"的实践特点，突出中医理论在中医药教育教学和实践工作中的核心地位，与执业中医（药）师资格考试、中医住院医师规范化培训等工作对接，更具有针对性和实践性。

　　**2. 精选编写队伍，汇集权威专家智慧**

　　主编遴选严格按照程序进行，经过院校推荐、国家中医药管理局教材建设专家指导委员会专家评审、编审专家组认可后确定，确保公开、公平、公正。编委优先吸纳教学名师、学科带头人和一线优秀教师，集中了全国范围内各高等中医药院校的权威专家，确保了编写队伍的水平，体现了中医药行业规划教材的整体优势。

　　**3. 突出精品意识，完善学科知识体系**

　　结合教学实践环节的反馈意见，精心组织编写队伍进行编写大纲和样稿的讨论，要求每门教材立足专业需求，在保持内容稳定性、先进性、适用性的基础上，根据其在整个中医知识体系中的地位、学生知识结构和课程开设时间，突出本学科的教学重点，努力处理好继承与创新、理论与实践、基础与临床的关系。

**4. 尝试形式创新，注重实践技能培养**

为提升对学生实践技能的培养，配合高等中医药院校数字化教学的发展，更好地服务于中医药教学改革，本套教材在传承历版教材基本知识、基本理论、基本技能主体框架的基础上，将数字化作为重点建设目标，在中医药行业教育云平台的总体构架下，借助网络信息技术，为广大师生提供了丰富的教学资源和广阔的互动空间。

本套教材的建设，得到国家中医药管理局领导的指导与大力支持，凝聚了全国中医药行业高等教育工作者的集体智慧，体现了全国中医药行业齐心协力、求真务实的工作作风，代表了全国中医药行业为"十三五"期间中医药事业发展和人才培养所做的共同努力，谨向有关单位和个人致以衷心的感谢！希望本套教材的出版，能够对全国中医药行业高等教育教学的发展和中医药人才的培养产生积极的推动作用。

需要说明的是，尽管所有组织者与编写者竭尽心智，精益求精，本套教材仍有一定的提升空间，敬请各高等中医药院校广大师生提出宝贵意见和建议，以便今后修订和提高。

国家中医药管理局教材建设工作委员会办公室

中国中医药出版社

2016 年 6 月

# 编写说明

　　《中医老年病学》是在国家中医药管理局统一规划和指导下，由全国高等中医药教材建设研究会组织编写的中医药行业"十三五"规划教材。本教材主要供全国高等中医药院校中医学类、康复治疗学及相关专业使用。

　　《中医老年病学》是用中医理论阐述常见老年疾病的基本理论和证治规律。本教材以既往教材为基础，吸取各自的长处，在内容和形式上做了较大的改进，努力做到既有传承又有创新。

　　本教材分上篇总论、下篇各论两个部分。上篇总论共分八章，系统阐述中医药防治老年病的基本理论、基本知识和基本技能；衰老的机制与表现、老年综合评估；老年综合征和常见病证的中西医认识与评估、诊断与治疗干预等。下篇各论共分九章，介绍40种老年常见疾病，各病均采用现代医学病名，每病分概述、西医病理机制、中医病因病机、诊断要点、辨证论治、西医治疗、综合治疗、临证备要、预防调护、名医验案等。其中辨证论治以内服中药为主，综合治疗含单方验方、针灸、推拿、气功、药膳、物理、心理等治疗。书末附常用方剂和常用测试量表以备查阅。

　　《中医老年病学》在全面系统地总结现代中医老年病学学术成就和汲取近现代丰富的临床经验基础上，充分发挥中医老年病学的研究特点和优势，力求体现出紧密结合临床的实用性、发展不离宗的传承性、与时俱进的创新性。为此，本教材的编写强调科学性，尽量保持中医特色，吸取现代科学知识，力求在内容、体例、选词用语上严谨规范，突出实用性。同时充分考虑到学习对象已具备一定的中西医临床学科知识和技能，结合中医老年病的学科特点，对中西医发病机制分别论述，西医病理机制部分简述发病机制及紧密相关的公认学说，适当增加老年人的致病机理与特点，中医病因病机部分注重通过中医理论认识疾病并进行归纳提炼，从病因、病机、病位、病性以及病势等方面叙述疾病发生发展变化的机理及其规律，写作方式上不分条目，仅以分段的形式综合阐述。每个疾病的临床表现有机归入诊断的内容，根据临床表现、相关检查等，归纳诊断要点以及明确需要鉴别的疾病。辨证论治部分以辨证要点、治疗原则及证治分类等为主，治法方药贴近临床，尽量选用临证切实可行、疗效确切的经方验方。预防调护部分精选具有实用性、指导性的养生康复措施。名医验案列举古今名医病案，给读者以启示。

　　本书的编写分工是：总论部分的中医老年病学概述、衰老的表现与机制由王飞编写，老年生理与病理特点由石和元编写，老年人体质特点与辨识由韩旭编写；老年人综合评估由陈咸川编写，老年病临床诊治由杨承芝、徐京育编写，老年病康复与护理由关雪峰编写，老年综合征与常见病证由王飞、陈咸川、杨承芝、韩旭、徐育京编写，老年呼吸系统疾病由王飞、李宁编写，老年循环系统疾病由杨锡燕、韩旭、张晓雪、郭家娟、杨蕊琳编写，老年消化系统疾病由俞红五、伍文彬、袁有才编写，老年泌尿系统疾病由郭家娟、韩旭、胡跃强、伍文彬、王飞编写，老年内分泌与代谢系统疾病由金智生、杨锡燕、段灵芳编写，老年神经精神系统疾病由杨承芝、陈咸川、徐京育、金智生、胡跃强编写，老年血液及营养疾病由张晓雪、俞红五编写，老年骨关节疾病由关雪峰编写，老年其他科疾病由郭家娟、张晓雪、石和元、徐京育编写。杨晗、王振兴、潘怡、谢淑玲等参与统审稿工作，特此致谢。

本教材在筹划和审定过程中，中国中医科学院王永炎院士提出指导性意见并担任主审，在此表示衷心感谢！

《中医老年病学》内容范围广泛，涉及临床学科多，若有不足，敬请广大读者及专家、学者提出宝贵意见，以便再版时修订提高。

《中医老年病学》编委会

2017 年 7 月

# 目　录

# 上篇 总论

# 第一章 中医老年病学概述

## 第一节 中医老年病学研究范畴

### 一、中医老年病学的概念

中医老年病学是应用中医理论研究老年期疾病的病因病机、证治规律以及预防和调护的一门临床学科。老年病学的研究对象是 60 岁及以上（特别是 75 岁以上）的老年人，重点关注失能和半失能的老年人、80 岁及以上老龄老年人及衰弱老年人，其研究目的是防止过早衰老，防治老年病，维持老年人身心健康。因此，中医老年病学的外延还包括衰老机制与延缓衰老、老年生理病理变化及特点、老年疾病康复以及老年人卫生和保健研究等。

老年期疾病一般称老年病，是指人在老年期所罹患的、与衰老有关并具有自身特点的疾病。它所包含的疾病非常广泛，大致可分为三类：一是在机体老化的基础上发生的增龄性失能疾病，一般只在老年期发生，如阿尔兹海默病、老年性白内障、老年肺气肿、前列腺肥大等；二是发病与机体老化后抗病能力减低有关的疾病，多发生在老年期，也是老年常见病、多发病，此类疾病虽亦发于青中年期，但与机体老化明显相关，随增龄发病率逐渐增高，如冠状动脉粥样硬化性心脏病、慢性支气管炎、高脂血症、恶性肿瘤等；三是老年期与青中年期患病率基本相同，但具有不同于青中年期发病特点的疾病，其中也可能是青中年期宿疾的延续，如消化性溃疡、慢性胃炎、慢性肾炎、糖尿病、类风湿性关节炎等。

关于"老"的年龄，我国古代文献中没有统一的标准。《庄子·盗跖》认为："人上寿百岁，中寿八十，下寿六十。"《说文解字》提出："七十曰耄，八十曰耋，九十曰鲐背。"《灵枢·卫气失常》曰："人年五十以上为老，二十以上为壮，十八以上为少，六岁以上为小。"《太平御览》则谓："六十曰老。"为了研究工作的方便，中华医学会老年医学分会暂定现阶段我国老年人年龄分期的划分标准是：45~59 岁为老年前期（又称初老期），60~89 岁为老年期，90 岁以上为长寿期。国外则按照人体的解剖和生理变化，以 46~65 岁为渐衰期，65 岁以上为衰老期，而确定 65 岁为进入老年期的标志。联合国世界卫生组织曾经提出判断老龄

NOTE

化社会的年龄参考标准也是 65 岁。实际上，衰老是一个逐渐发生的过程，不同人衰老开始的年龄各不相同，而且同一个人各个器官结构和功能退化的年龄也不一致，衰老可能提早或推迟。《素问·上古天真论》说："上古自然，春秋皆度百岁而动作不衰；今时之人，年半百而动作皆衰。"因此，对于个体"老年期"的判断，前述的年龄界线只能作为一般参考。

中医老年病学在中医临床医学中占有很重要的地位，它既是中医老年医学发展的必然产物，又是在其理论指导下汲取现代老年医学的新理论、新知识、新技术、新成就，临床各学科相互渗透、不断发展形成的一门新兴的综合性学科。

## 二、中医老年病学的研究意义与前景

中医对老年病的理论与临床研究历史悠久，积累了丰富的防治经验，常被称作寿亲、养老、寿老或寿世，是保障老年人健康长寿的重要措施。由于具有简、便、验、效的特点，深受广大老年人群欢迎，非常适合于我国国情，易于在家庭和社区医疗推广。中医老年病学内涵丰富的科学理论、宝贵的临床经验、广泛的中药和文献信息资源具有相当优势。对这些理论和经验进行系统整理，并进一步深入研究，加以提高，形成独立而完善的学科体系，对于满足老年人的医疗需求，促进中医老年病专业化医疗队伍的形成和技术的提高，实现联合国世界卫生组织提出的老年病医学教育与训练建议目标，丰富和发展老年医学，提高人类寿命，具有不容忽视的社会意义和光明的发展前景。

随着人口平均寿命的显著延长，老龄人口在人口总数中所占比例正越来越大。中医学把人的自然寿命可以活到的年龄称作"天年"。按《灵枢·天年》"人之寿，百岁而死"和《尚书·洪范》"寿，百二十岁也"的记述，天年的限度一般在 100~120 岁之间，这一论点与目前现代医学研究的初步结果相符。影响人类达到自然寿命期限的因素很多，其中疾病对人类寿命影响的严重程度从人类本身的历史足以充分说明。20 世纪以前，人类平均寿命较短，主要是由于生活条件和传染病的流行，如欧州人的平均寿命在古罗马时期为 29~30 岁，文艺复兴时期为 35 岁，18 世纪时亦仅 36 岁。20 世纪以来，随着医学科学的进步，能够预防和治疗的疾病越来越多，特别是能够控制许多传染病后，人类死亡率大大降低，平均寿命大幅度提高。WHO 公布的有关资料显示，19 世纪末世界人口平均寿命为 45 岁，20 世纪 80 年代达到 61 岁，工业发达国家则为 72 岁，且人类平均寿命有进一步提高的趋势。如果能有效防治当前危害人类长寿的主要疾病如恶性肿瘤、循环系统疾病、呼吸系统疾病等，人类平均寿命可望逐渐向天年靠近。

高度重视老年病的防治和维护老年人的健康是解决老龄化社会问题的主要举措。据 WHO 统计，1950 年全世界 60 岁以上人口总数约为 2.0 亿；1975 年为 3.5 亿；到 2002 年，则增加至 6.3 亿；据预测，到 2050 年，将达到 20.2 亿。根据联合国确定的标准，一国或地区 60 岁以上人口占总人口的比重超过 10%，或 65 岁以上人口占总人口的比重超过 7%，即说明该国或地区进入老龄化行列。自 2001 年起，中国已达到这一标准。2010 年，我国 60 岁及以上人口占总人口的 13.3%，其中 65 岁及以上人口占总人口的 8.9%。2014 年末，我国 60 周岁及以上人口数为 2.12 亿人，占总人口比重为 15.5%；65 周岁及以上人口数为 1.38 亿人，占 10.1%，首次突破 10%。到 2050 年，中国老年人口将达到 4.8 亿，几乎占全球老年人口的 1/4。不断增加的老年人口基数，主要产生了两个方面的社会问题：一是老龄人口极大消耗医疗资源和经济费用，如在美国，占总人口18%的老年人消耗的医疗费用，已超过占总人口50%的有劳动能力者的医疗总支出，全国医院总床位的60%常年被老年人占用。二是大量增加的老龄人口赡养支出和劳动力支出，将带来重大的经济和劳动力压力。因此，让老年人继续从事力所能及的社会工作，以及运用传统知识和工作经验培养下一代，是一项良好的措施。因此，无论是为了减少老年人的医疗需求，还是为了让老年人能继续参加劳动，对于危害老年人健康和长寿的老年病都必须予以高度重视。

当前，现代社会对老年医学极为重视，投入了大量的人力和财力。欧美和日本对常见老年病的研究已深入到细胞水平和分子水平，且研究范围不断扩大，包括老年人保健，老年病流行病学，老年人精神、营养、卫生等。目前，国际社会要求：①尽快建立老年病学医学专业，组织专业队伍进行教学、临床、科研和咨询工作；②对全科医生和内科医生培训时，应该包括老年病学的学习内容；③其他医学专业的研究生课程，应将老年病学作为主要学习的内容。为老年人服务的医生、护士、辅助人员以及管理人员，都应该经过不同要求的专业训练。其长远目标是要求所有医学院校都应学习成人发育、衰老过程以及老年病防治技术，并且将其贯穿到生理、病理、临床、流行病和社会科学等各方面去。预计今后老年病学科发展将更加迅速和广泛，在老年病的防治、寿命的延长方面可望有重大突破。

## 三、中医老年病学的研究范畴

老年病学研究范围广泛，除儿科和产科外，其他临床各科都有老年病学的内容。因此可以说，中医老年病学是运用中医理论和方法，研究老年病的预防、老年流行病学、老年病的辨证诊断与治疗、老年康复医学和老年保健养生医学的一门学科。

**1. 老年预防医学** 老年病的预防分为三级：一级预防为病因预防，二级预防为发病期的预防，三级预防为慢性病后期的预防。研究的重点是中医药在老年病保健中的作用和把老年医疗保健纳入国家三级医疗卫生网，加强老年病防治管理，使广大老年人都能享受到较好的医疗卫生保健。

**2. 老年流行病学** 老年流行病学研究老年人的常见病、多发病和致残、致死的原因，探讨影响人体老化的因素，分析老年常见病和特发病的发生发展规律、病因病机特点、临床表现和证候特征，以及预后与转归等，为老年病的防治提供对策。目前，我国老年流行病学资料显示，老年人常见疾病的前五位依次为高血压病、冠心病、脑血管病、恶性肿瘤、呼吸系统感染。

**3. 老年病的辨证诊断与治疗用药** 老年病学研究老年人病史采集、老年人体格检查、老年病辨证标准和诊断、治疗要点及老年人用药的特殊性，对药物治疗的依从性、药物配伍使用的注意事项、药物疗效反应和药物不良反应等。

**4. 老年康复医学** 老年康复医学是研究老年残疾患者如何在身体功能、精神及职业上进行康复的学科。以伤残者为研究对象，采用医疗体育、作业疗法、物理疗法、手法治疗、电子仪器、针灸、火罐、按摩及气功等手段进行康复治疗，目的是消除或减轻患者功能上的缺陷。世界卫生组织把康复医学归属于第四类医学。老年康复医学包括：①预防性康复处理，即通过管理来增强老年人的体质；②一般性医疗措施，主要针对原发病进行临床处理；③有目的地恢复功能，即针对残疾进行康复医疗。

**5. 老年保健养生医学**　老年保健养生医学是研究预防老年常见病的措施和保护老年人心身健康方法的学科。其任务是开展卫生教育，普及老年保健知识，如饮食卫生与营养、体育锻炼与健身、卫生习惯与健康、生活制度与长寿等。

**6. 老年护理学**　老年护理学研究老年患者的护理特点和辨证施护规律。不仅包括住院诊治的老年患者，还包括居家养老和机构养老的广大老年患者的护理规律以及各级护士和各级养老护理员的培训体系与培训规律。

**7. 老年社会医学**　老年社会医学是一门新兴的边缘学科，旨在用社会学、经济学等现代科学方法，探索老年人患病的社会根源，如政治经济、民族风俗、家庭婚姻、职业类型、生活方式、福利保障、环境和医疗服务模式等因素对老年人身体健康的影响，揭示社会与老年病之间的规律，探索社会综合防治的规律。

## 四、《中医老年病学》的学习方法

《中医老年病学》是高等中医药院校中医学类专业本科后期临床的重要课程。它系统地介绍中医防治老年病的基本理论、基本知识和基本技能、诊断要点、综合治疗和预防调护。其在介绍中医老年病研究范围、意义和前景的基础上，运用传统中医理论阐述老年生理与病理特点、老年病诊治概要、老年病调护与预防，包括体质辨识、老年健康评估等。对于现代医学疾病，简要介绍基本概念、病理机制和治疗，将最有价值的临床表现、诊断依据融入诊断要点中，简要提出需要进行鉴别诊断的疾病；病因病机着重阐述中医对该病主要病因、基本病理以及病位、病性与转归等的认识；辨证论治主要包括辨证要点、治疗原则、分型论治及综合治疗等，详细叙述基本证型的症状、治法和处方用药，以内服中药为主；综合治疗包括针灸、推拿、气功、药膳、物理疗法、心理治疗等；临证备要阐述疾病的重点、疑点、难点内容以及特殊情况的处理、作者本人或他人较成熟的临证经验；预防调护包括调护要求和预防措施。通过本课程的学习，学生可以独立运用中医方法，防治现代医学诊断的常见老年疾病，并进一步在临床实践中开展防治老年病的科学研究。

《中医老年病学》涉及基础、临床各学科课程。基础课程有中医基础理论、中医诊断学、中药学、方剂学等，因此要掌握老年病的辨证论治，就必须先具备这些课程所学习的基础知识。临床课程有中医内科学、中医外科学、中医骨伤科学、中医妇科学、中医眼科学、中医耳鼻喉科学、针灸学以及西医内科学等。此外，老年病大多系慢性、进行性和代偿功能差的疾病，往往也是康复医学研究的对象。所以中医老年病学属第二医学范畴，着重于疾病治疗，中医康复学属第三医学范畴，着重于病后功能恢复，两者实际是难以截然划分的。因此，中医老年病学在中医养生康复方面也有着重要的地位和作用，学习时应该互为参考，前后联系，融会贯通，学以致用。

## 第二节　中医老年病学发展简史

中医药防治老年病的临床实践源远流长，从未间断。宋代《养老奉亲书》作为最早论述老年病防治为主的老年医学专著，标志着中医老年病学已初具雏形。纵观中医老年病学的发展历程，大致可分为以下几个阶段。

## 一、奠基阶段

春秋战国至秦汉时期是老年病学的奠基阶段，主要以《黄帝内经》（以下简称《内经》）和《伤寒杂病论》为代表。《内经》关于人体衰老、发病和养生防病的理论，以及华佗的运动健身、防病防老理论与实践，奠定了中医老年病学的理论基础；《伤寒杂病论》的辨证论治原则及其对许多老年病证的具体研究，奠定了中医老年病学的临床基础。

《内经》较为系统地阐述了老年病学理论。其对人体衰老的过程及老年患病的机理均有比较深刻的认识，指出人至中年以后开始衰老，相继出观"阳明脉衰""肾气衰""五脏皆衰"等变化，由于脏气虚衰，正不胜邪，故易发生疾病。《内经》记载的"煎厥""薄厥""偏枯""消瘅""痹""痿""积""真心痛"等众多病证均为老年人的易患疾病。《内经》最早提出了人的天年寿限、老年界限、早衰缘由、衰老成因、老化特征、老年生理、病因病机、治疗原则、摄生抗衰、长寿要旨等理论，为后世医家对老年病学的发展奠定了坚实的基础。

战国秦汉时期，临床医学发展较快，扁鹊兼长内、外、妇、儿、老各科。淳于意的"诊籍"记载了25例病案。长沙马王堆三号汉墓出土的帛书《五十二病方》，涉及各科疾病100余种。甘肃武威汉墓出土的木质简牍《治百病方》，保存了比较完整的医方30多个，其中不乏诊治老年病的医疗实践记载。东汉末年，张仲景在《金匮要略》中较全面地论述了中风、胸痹、惊悸、消渴、虚劳、痰饮、咳嗽、淋病、水气、积聚、下利等老年常见病的病机证治，开老年病研究的先河，至今仍有效地指导着临床实践。华佗所创的五禽戏成为我国体育健身防病的先驱。

## 二、形成阶段

魏晋至唐宋金元时期是老年病学的形成阶段，主要以《诸病源候论》《备急千金要方》《千金翼方》和《外台秘要》为代表。这个时期，临床医学和预防医学都有较大发展，对许多老年病的症状、病理及治疗等认识也日益深化，尤其是孙思邈书中"养性""食治""养老"等专篇，探讨了老年人养生防病治病的规律，促进了中医老年病学的形成。我国现存最早的老年医学专著《养老奉亲书》是中医老年病学形成的标志。

隋·巢元方等所著的《诸病源候论》是我国第一部病因病机学专著，对各科疾病的病因和症状，包括诊断和预后，做出了较为详细的论述。书中对某些老年病的认识已趋深入，对一些老年常见病如胸痹、消渴、多忘、中风口噤、贼风偏枯、偏风、脱肛等的病症及其病因病理做了较为详细的分析。

唐代孙思邈著《备急千金要方》和《千金翼方》，对老年病学的贡献尤为突出。其所著《养性》《辟谷》《退居》和《补益》等篇中提出治疗老年病应以食疗为先，用药应平稳轻清，以补为主。在老年养生方面，主张老年人宜静养精神，提倡综合养生法，强调"调身按摩，摇动肢体，导引行气"，认为"百行周备，虽绝药饵，可以延年"。孙思邈重视养性服饵，并将延年益寿与预防老年病结合起来，堪称我国老年病学的先驱，推动了老年病学学术的发展，并对宋代老年医学发展起了承前启后的作用。

宋代王焘著《外台秘要》，认为老年体质以虚为特点，尤以阳虚为主。他指出老年调养至关重要，用药当主以温补，且应顾及老年人年暮力衰，凡峻猛有毒之品，无论寒热，均不可轻率从事。

宋代《养老奉亲书》史载系陈直所著，后元代邹铉加以补充并更名为《奉亲养老新书》。该书以论述老年病为主，对老年人的生理、病理、心理以及长寿老人的特征等都有较详细的描述。书中指出老年人的生理特点是"精血耗竭""肠胃虚薄""返同小儿"；病因病机特点为"百疾易攻"，同时新感易引动宿疾，导致"宿疾时发"；在阐发老年病发病方面，认为老年人五脏衰弱、肠胃虚弱、伴形体虚羸、活动减少等因素，以及性格孤僻或思念亲朋、易于伤感的心理状态，使其容易发病。在老年病治疗上主张独重脾胃、食疗为先。全书列食疗方剂 162首，占总方数的 70%，表明该书是以食疗作为治疗老年病的主要方法。在老年病的预防方面，不仅强调凡老人行住坐卧"皆须巧立制度"，而且要求饮食调理，"大抵宜其温、热、熟、软，忌其黏、硬、生、冷"，并注意精神调理、四时摄养和用药饵扶持。

金元时期，"金元四大家"推动了中医学及中医老年病学的发展。刘完素倡"火热论"，认为老年人多阴虚阳亢和百骸疏漏、风邪易乘的发病特点，强调以阴虚阳亢立论，提倡老年人应以预防疾病为先，其关键是保养真气，维持体内阴阳平衡。此外，他主张以饮食、起居、劳逸等的主观调摄为主，药物调摄为辅，并强调治病防病谷气为先，治疗主张使用寒凉泻火之法，但在辨证论治方面，亦重视调理脾胃。张子和主张攻下，治疗老年留饮、湿痹、腰痛、便秘等病症均采用吐、下之法，并确立了实宜峻攻、虚当缓图以及辅以食疗等原则，从而树立了用吐、下法治疗老年病的独特风格。其用药善用寒凉之品，较少强调温补，认为"邪未去，不可言补"，对老年病的治疗不单纯以补为是，强调慎用补药，以免闭门留寇，助贼为殃。李杲重视调理脾胃，开创了中医脾胃学说之先河。他提出"内伤脾胃"是老年人患病的根本原因，防治老年病须随时不忘脾胃升降气化功能，强调以"养胃气为本"，创制补中益气汤、调中益气汤等治疗老年病的常用方剂，提倡老年人应"调其饮食，适其寒温"，注意养护其胃气。这种强调顾护脾胃的思想，甚合老年脾胃虚衰之特点，为后世从脾胃治疗老年病提供了理论依据和实践经验。朱丹溪提倡滋阴降火，以"滋阴派"著称。他强调阴精对人体的重要作用，创"阳常有余，阴常不足"说，从养老防病角度对人之生理、病理进行了高度概括，认为"人之阴难成易亏，六七十后，阴不足以配阳，孤阳几欲飞越"，强调老年人的生理与病理特点是阴气暗耗、相火易于亢盛为害，由此老年疾病的形成与阴虚胃热、脾虚生痰有关。在老年病的预防方面，强调顺应四时，茹淡养脾，节欲保精，极力倡导"与其救疗于有疾之后，不若摄养于无疾之先"。

宋代邱处机《摄生消息论》论述了衰老与气候的关系，认为老年脏腑功能发生变化，抵御外邪的能力降低，较易受四时不正之气的侵袭而罹患诸疾，出现各种老年疾病，提出注重养老及防治老年病要密切结合气候特点。

## 三、成熟阶段

明清时期是老年病学发展成熟的阶段。老年医学专著相继问世，如明朝刘宇所撰的《安老怀幼书》，徐春甫的《老老余编》，主要着重于老年人保养及老年病的治疗，涉及内容广泛，包括尊老养老、情志性嗜、宴处起居、四时调摄、形证脉候、饮食用药等。在老年病防治上，不主张多用药饵，养生方面提倡保养，动静结合。饮食方面主张淡食，勿饥勿饱，忌杂忌偏。洪鞭《食治养老方》是专论食疗的老年病学专著，书中许多食疗方药简便实用，值得借鉴。清代曹庭栋《老老恒言》总结了适于老人的简便易行的防病健身方法，重视调摄脾胃。如卷一《饮食》云："《内经》曰胃阳弱而百病生，脾阴足而万邪息，脾胃乃后天之本，老年更以调脾胃为切要。"张介宾推崇温守肾阴肾阳，提出了"养形"的主张。其著作《治形论》曰："善养生者，可不先养此形以为神明之宅；善治病者，可不先治此形以为兴复之基乎。"其所谓"欲治形者，必以精血为先"，实际是强调调补人体精血，故于临床上创左归饮（丸）与右归饮（丸），一养阴精，一补阳气，成为防治老年病的常用名方。赵献可崇尚薛己的温补学说，认为命门为人身之君主，在《医贯·〈内经〉十二官论》中指出："余所以谆谆必欲明此论者，欲世之养身者、治病者，得以命门为君主，而加意于'火'之一宇焉。"主张防治老年病当以保养"命门之火"为要，用药以八味丸、六味丸为主。

清代叶天士的调补奇经和养胃法为治疗老年杂病提供了独特经验。《临证指南医案》记载了 300 多例老年病验案，反映了其诊治老年病独重肾和阳明的思想。他认为机体衰老和疾病的发生都与阳明脉衰、下元肾虚及遗传有关，强调治疗宜顾护正气，慎攻下，顾脾胃，忌燥腻，参气象，审体质，守病机，遵治则。在总结长期临床实践经验的基础上，叶天士提出了"久病入络"及"调补奇经"的理论，擅长运用活血通络及调补奇经诸法，以血肉有情之品培补体内精血，打破了补肾阳必用桂附、滋肾阴则用地黄之常例，为老年病的治疗开辟了新的途径。王孟英认为"高年阴气太亏，邪气偏盛"，在老年温病治疗上力主寒凉解邪，滋润保津。王清任著《医林改错》，尤长于用补气活血与活血化瘀法论治包括许多老年病在内的内伤杂病，所创立的通窍活血汤、血府逐瘀汤、膈下逐瘀汤及补阳还五汤等著名方剂，至今仍指导老年病的临床实践。清末张锡纯治疗老年病，一重温阳益气，兼以治瘀；二善调理虚实，并以扶脾为先；三参脉证，施治谨守病机；四通药物性味，遣药别具一格。

## 四、发展阶段

新中国成立以后，我国人民的平均寿命不断延长。老年病成为主要医疗卫生问题而受到党和政府的高度重视。中医老年病学伴随着老年病学发展也得到了系统的整理、研究，早已发展成为一门独立的学科。

20 世纪 50 年代后期至 60 年代初期，我国各种老年病学术组织相继建立，促进了老年医学学术的发展和学科的建设。1958 年，中国科学院动物研究所成立了老年学研究室，研究课题包括动脉粥样硬化的发生原因及影响因素等，并开展了老年生物学方面研究，对新疆百岁老人进行了调查。1964 年 11 月中华医学会在北京召开了第一届全国老年学和老年医学学术会议，这对我国现代老年学和老年医学的兴起与发展具有划时代的意义。20 世纪 70 年代末期，卫生部将恶性肿瘤、慢性支气管炎、心血管病等严重危害老年人健康的常见病列为全国研究的重点项目。1981 年 10 月第二届全国老年医学学术会议在桂林召开，会上成立了中华医学会老年医学学会，创建了《中华老年医学杂志》。这次会议有力地推动了我国老年医学包括中医的研究工作。1986 年 5 月中国中医研究院（现中国中医科学院）在长春主持召开全国中医、中西医结合第三次老年医学研究协作会议，讨论并通过了我国延缓衰老中药的筛选规程和临床观察规范。1990 年由中华中医药学会内科分会组织制订了《老年呆病的诊断、辨证分型及疗效评定标准》。这一时期，各类老年医学或老年病学专著陆续出版。如1987年陈可冀、周文泉主编的《中国传统老年医学文献精华》全面系统地整理和总结了我国历代老年病学文献和理论精华。1994年田金洲主编的《中医老年病学》系统阐述了老年常见疾病的病因、病机、诊断、治疗、转归、护理与调摄等。1999年蹇在金主持编写的《现代老年医学精要》详尽阐述了老年特有病症及其在病因、病理、诊断、治疗及预后等方面的特殊性，对中医老年病学发展颇多启迪。2003年李建生主编的《老年医学概论》从中西医角度详细介绍了老年病的病因与发病、老年病的特点与诊断、治疗原则、治法及合理用药等。以上著作丰富了老年医学理论体系。

在老年医学教育方面，我国一些医学院校先后开设了有关老年医学的必修课和选修课，北京、南京、成都、天津等高等中医药院校将中医老年病学列为养生康复专业的临床必修学科之一。目前，中华医学会、中华中医药学会、中国中西医结合学会及其有关学术团体相继举办老年医学或老年病学培训班，综合医院专门设立老年病科，为促进老年医学的发展和提高专业人才水平发挥了积极重要的作用。

# 第二章 衰老的表现与机制

## 第一节 衰老的表现

衰老是指人体的组织结构和生理功能出现自然衰退的现象，与许多慢性病的发生密切相关。衰老分生理性衰老与病理性衰老两类。生理性衰老是生物体自成熟期开始，随增龄发生的、渐进的、受遗传因素影响的、全身复杂的形态结构与生理功能不可逆的退行性变化，英文是"aging"，含有"增龄""加龄"的意思。疾病或异常因素可引起病理性的衰老（senility），使衰老现象提前出现。"衰老"与"老年"是不同的概念，衰老是个动态的过程，是就整个机体而论；老年则是整个机体的一个年龄阶段，进入这个阶段的机体即属于老年机体。这里主要介绍人体衰老的外观表现和生理表现。

### 一、衰老的外观表现

**1. 身高** 身高随年龄逐渐减低。由于老年人骨质疏松，造成脊柱椎体压缩、椎间盘萎缩、脊柱前弯、臀部弯曲、下肢弯曲等，使老年人身高减低。

**2. 体重** 一般情况体重会随着年龄的增长而逐渐减轻。但有的老年人由于活动少，营养相对过剩，脂肪组织堆积严重，导致体重减轻不明显，甚至增加。

**3. 体表面积** 体表面积随着年龄的增加而逐渐减小。计算方法：体表面积（$m^2$）=0.0061×身高（cm）+0.0128×体重（kg）-0.1529。女性斜率较大，提示女性体表面积下降较快。

**4. 指距** 一般成年人指距等于身高，到老年期指距常大于身高，但随着年龄的增加而逐渐缩小。

**5. 胸围及呼吸差** 老年人脊柱常后隆，胸骨前突。胸廓前后径增加，前后径与左右径比增加，上部肋间隙增宽。胸围则随年龄的增加而逐渐减小，女性较男性明显，可能与乳腺萎缩、肌肉松弛有关。呼吸差是人体深吸气胸围与深呼气胸围的差值，因胸廓通气功能随增龄而逐渐地减弱，呼吸差也与年龄呈负相关。

**6. 腹围** 根据性别、营养、体力活动等的不同，腹围随年龄的变化差异较明显。男性如体力活动少，营养过度，腹围会有轻度增加或无明显变化，但到80岁后则腹围减小。女性年龄增至60~70岁时，腹围随着腹部脂肪堆积而增加，70岁后随增龄腹围逐渐减小。

**7. 指甲** 指甲的外形随增龄逐渐变为扁平，甚至呈匙状，而且指甲表面可见纵行且稍微隆起的条纹。

**8. 皮肤**　随年龄的增长皮肤可出现老年斑和白斑。老年斑为点状色素沉着，境界清楚，表面不隆起或稍隆起的棕褐色斑，可分布于全身，较常见于面、颈、胸背部以及四肢的皮肤。白斑为一种皮肤脱色斑块，呈点状，分布于全身，以四肢、胸背部较常见。同时，老年人皮肤因皮脂腺分泌减少而无泽易裂，瘙痒；由于表面粗糙、松弛、弹性降低而出现皱纹；下眼睑肿胀，形成眼袋；皮肤毛细血管减少，变性，脆性增加，易出血（老年性紫癜）；随增龄，皮肤神经末梢的密度显著减少，致皮肤调温功能下降，感觉迟钝。

**9. 眼**　随着年龄的增长老年人眼球逐渐凹陷，上眼睑举肌的张力逐渐弱，从而引起眼裂逐渐狭窄。由于角膜变形，可出现角膜老年环。角膜混浊也是角膜变形的一种表现，随着年龄的增长而逐渐增多。眼球的晶状体退行性变可导致晶状体混浊，又称为老年性白内障。

**10. 耳**　耳廓的长度及耳长/身高的比值随着年龄的增加而逐渐增高，一般于70岁后更加明显。耳垂皱褶也随增龄而逐渐出现，也有人认为耳垂皱褶为冠状动脉硬化的一个指征。

## 二、衰老的生理表现

在人衰老的过程中，整体功能的衰老表现为机体自稳态调节范围变窄，反应力、适应力、免疫力和贮备力下降，个别器官甚至功能丧失（如经绝期后的妇女卵巢停止排卵）。结构的基本变化是细胞萎缩、数量减少，细胞内脂褐素沉积，细胞间质增多，组织纤维化和硬化，致使器官体积缩小，重量减轻，从而引起各系统功能的退变。

**1. 人体结构成分的变化**

（1）水分减少　60岁以上老年人全身含水量男性为51.5%（正常为60%），细胞内含水量由42%降至35%，女性为42%~45.5%（正常为50%）。

（2）细胞数减少，器官及体重减轻　细胞减少随增龄而逐渐加剧。75岁老人组织细胞减少约30%。由于老年人细胞萎缩、死亡及水分减少等原因，致使人体各器官重量减轻，其中以肌肉、性腺、脾、肾等减轻更为明显，而细胞萎缩最明显的是肌肉，表现为肌肉弹性降低、力量减弱、易疲劳。老年人肌腱、韧带萎缩僵硬，致使动作缓慢，反应迟钝。

（3）脂肪增多　随着年龄的增长，新陈代谢逐渐减慢，耗热量逐渐降低，因而食入热量常高于消耗热量，所剩热量即转化为脂肪而堆积，使脂肪组织的比例逐渐增加，身体逐渐肥胖。人体脂含量与水含量呈反比，脂肪含量与血总胆固醇含量呈平行关系，因此血脂随增龄而上升。

**2. 代谢的老化**

（1）糖代谢的变化　老年人糖代谢功能下降，有患糖尿病的倾向。研究证明，50岁以上糖代谢异常者占16%，70岁以上异常者占25%。

（2）脂代谢的变化　随着机体的老化，不饱和脂肪酸形成的脂质过氧化物积聚，而脂质过氧化物极易产生自由基，血清脂蛋白也是自由基的来源。随年龄的增长，血中脂质也明显增加，老年人易患高脂血症、动脉粥样硬化、高血压及脑血管疾病。

（3）蛋白质代谢的变化　蛋白质代谢的衰老变化是人体生理功能衰退的重要物质基础。随着年龄的增加，血清白蛋白含量逐渐降低，总球蛋白增高，而且蛋白质分子可随增龄而形成大而不活跃的分子，蓄积于细胞中，致使细胞活力降低，功能下降。老年人蛋白质代谢分解大于合成，消化、吸收功能减退。随着年龄的增长，各种蛋白质的量和质趋于降低。

**3. 人体各系统的衰老变化**

（1）呼吸系统的变化　①气管、支气管黏膜萎缩，弹性组织减少，纤维组织增生，黏膜下腺体和平滑肌萎缩，支气管软骨钙化、变硬，管腔扩张，小气道杯状细胞数量增多，分泌亢进，黏液潴留，气流阻力增加，易发生呼气性呼吸困难。由于管腔内分泌物排泄不畅，发生感染的机会增多。胸廓内径变大，呈桶状。②肺泡壁变薄，肺泡腔扩大，弹性降低，肺组织重量减轻，呼吸肌萎缩，肺弹性回缩力降低，导致肺活量降低，残气量增多，咳嗽反射及纤毛运动功能退化，易发生感染。③咽喉黏膜和淋巴细胞萎缩，易于引起上呼吸道感染。

（2）循环系统的变化　①心脏增大，80岁左心室比30岁时增厚25%，心肌细胞纤维化，脂褐素沉积，胶原增多，呈淀粉样变，心肌的兴奋性、自律性、传导性均降低，心瓣膜退行性变和钙化，窦房结P细胞减少，纤维增多，房室结、房室束和束支都有不同程度的纤维化，导致心脏传导障碍。②随年龄的增长，动脉内膜增厚，中层胶原纤维增加，造成大动脉扩张而屈曲，小动脉管腔变小，动脉粥样硬化。由于血管硬化，可扩张性小，易发生血压上升及体位性低血压。

（3）消化系统的变化　①食管：食管肌肉萎缩，收缩力减弱，食物通过时间延长。②胃：胃黏膜及腺细胞萎缩、退化，胃液分泌减少，造成胃黏膜的机械损伤。黏液碳酸氢盐屏障的形成障碍，致使胃黏膜易被胃酸和胃蛋白酶破坏，胃蛋白酶的消化作用和灭菌作用减弱。平滑肌的萎缩使胃蠕动减弱，排空延迟，是引发便秘的原因之一。③肠：小肠绒毛增宽而短，平滑肌层变薄，收缩和蠕动无力，吸收功能差，小肠分泌减少，各种消化酶水平下降，致小肠消化功能大大减退。结肠黏膜萎缩，肌层增厚，易产生憩室，肠蠕动缓慢无力，导致水分吸收无力，大肠充盈不足，不能引起扩张感觉，而造成便秘。④肝：肝细胞数减少、变性，结缔组织增加，易造成肝纤维化和肝硬化，肝功能减退，合成蛋白和解毒能力下降，易引起药物性肝损害。

（4）泌尿系统变化　①肾：重量减轻，间质纤维化增加；肾小球数量减少，且玻璃样变、硬化；基底膜增厚；肾小管细胞脂肪变性，弹性纤维增多，内膜增厚，呈透明变性；肾远端小管易形成憩室。肾功能衰减，出现少尿，肌酐清除率下降。肾血流量减少，肾浓缩、稀释功能降低，肾小管分泌与吸收功能随增龄下降，肾小管内压增加，有效滤过减少，使肾小球滤过率进一步下降。②膀胱：膀胱肌肉萎缩，纤维组织增生，易发生憩室。膀胱缩小，容量减少，残余尿增多，75岁以上老年人残余尿可达100mL。随增龄膀胱括约肌萎缩，支配膀胱的自主神经系统功能障碍，致排尿反射减弱，缺乏随意控制能力，常出现尿频或尿意延迟，导致尿失禁。③尿道：尿道肌萎缩、纤维化、变硬，括约肌松弛，尿流变慢，排尿无力，导致尿频、尿失禁。夜尿次数增多，残余尿增加。男性前列腺增生，前列腺液分泌减少，尿道感染的发生率增高。女性易患尿道黏膜脱垂，且易感染。

（5）神经系统变化　一般认为，人出生后脑神经细胞即停止分裂。自20岁开始，每年丧失0.8%，且随其种类、存在部位等的不同而选择性减少。60岁时大脑皮质神经和细胞数减少20%~25%，小脑皮质神经细胞减少25%；70岁以上老人神经细胞总数减少可达45%，脑室扩大，脑膜增厚，脂褐素沉积增多。脑动脉硬化，血循环阻力增大，脑供血减少，从而耗氧量降低，导致脑软化。约半数65岁以上正常老人的脑部都可发现缺血性病灶。老年人多种脑神经递质的能力都有所下降，导致老年人健忘、智力减退、注意力不集中、睡眠不佳、精神性格改变、动作迟缓、运动震颤、痴呆等。

（6）内分泌系统的变化　①胰腺：老年人胰腺重量明显下降，胰腺脂肪浸润和β-胰岛素细胞减少，消化酶分泌降低。胰岛功能随增龄减退，胰岛素分泌减少，细胞膜上胰岛素受体减少和对胰岛素的敏感性降低，致部分65岁以上老年人糖耐量降低，糖尿病发生率增高。②甲状腺：老年人甲状腺重量减轻，滤泡萎缩变小，结缔组织显著增多，甲状腺激素的分泌量减少，故老年人代谢率低、耐寒力差。③甲状旁腺：老年人的甲状旁腺细胞减少，结缔组织和脂肪细胞增厚，血管狭窄，甲状旁腺素的活性下降。老年妇女由于缺乏能抑制 PTH 的雌激素，可引起骨代谢障碍。④肾上腺：老年人肾上腺的皮质细胞变薄，不论性别，随增龄肾上腺皮质的雄激素分泌皆直线下降，使老年人保持内环境稳定的能力与应激能力降低。⑤性腺：男性老人性腺功能低下以致丧失生殖功能。妇女在更年期后，卵巢体积缩小约30%、重量减轻、雌激素分泌逐渐减少。子宫体积缩小，内膜萎缩而窄薄，腺体显著减少，宫颈口狭窄。由于雌激素减少，生殖道呈显著退行性改变，表现为外阴表皮变薄、角化增多，阴道黏膜萎缩变薄、腺体减少、分泌物减少、pH 多呈碱性，使防御机制减退，故易发生外阴瘙痒、老年性阴道炎等。

（7）运动系统的变化　①骨老化：骨老化的总特征是骨质吸收超过骨质形成。骨皮质变薄，髓质增宽，胶质减少或消失，碳酸钙减少，骨密度减低，骨质疏松，脆性增加，易发生骨折。②关节老化：关节软骨含水量和亲水性黏多糖减少，软骨素亦减少。关节滑膜钙化、纤维化，失去弹性，血管硬化导致供血不足，加重变性，韧带、腱膜、关节囊因纤维化而僵硬，使关节活动受到严重影响，引起疼痛，骨质增生形成骨刺。③肌肉老化：随增龄肌细胞水分减少，脂褐素沉积增多，肌纤维变细，重量减轻，肌肉、韧带萎缩，耗氧量减少，肌力减低，易疲劳。加之脊髓和大脑功能衰退，活动减少，表现为反应迟钝。

（8）免疫系统的变化　①胸腺：老年期胸腺明显萎缩，血中胸腺素浓度下降，使 T 细胞分化、成熟和功能表达极度降低。②T 细胞：T 细胞在抗原刺激下转化为致敏淋巴细胞的能力明显减弱，对外来抗原的反应减弱。

# 第二节　衰老的机制

## 一、现代医学对衰老的认识

衰老的机理比较复杂，学说也很多，目前初步阐明了衰老的细胞和分子特征，基本总结为九个方面：基因组不稳定、端粒损耗、表观遗传改变、蛋白稳定性丧失、对营养感受紊乱、线粒体功能紊乱、细胞衰老、干细胞耗竭和细胞间通信改变。这些特征有所重叠，尚没有得到学者的一致认可。

**1. 细胞衰老**　细胞是生物结构和功能的基本单位，衰老在细胞水平上具有明确的特征。细胞衰老（cellular senescence）是指细胞停止分裂，体积变大，扁平铺展，异染色质出现点状凝集，颗粒物增加的现象。最为典型的细胞衰老标志物是 P-半乳糖苷酶染色阳性。细胞衰老一般分为：①复制性衰老（replicative senescence），是指细胞分裂达到一定的代数后出现的衰老现象。人体成纤维细胞大约经过 50 代的培养就不再分裂，走向完全衰老。衰老的细胞虽然分裂停止，但仍然存活，并能进行代谢活动。随着传代次数的增加，可以检测到端粒明显缩短。②早熟性衰老（premature senescence），又名应激性衰老，是指细胞经过诱导物处理后在很短的时间内出现的衰老现象。诱导物的种类很多，如过氧化氢、射线、毒物、癌基因、抗肿瘤药物等，此类衰老的细胞不出现端粒缩短。③发育性衰老（developmental senescence），是指在胚胎发育过程中衰老细胞参与器官形成的现象。研究推测衰老细胞有可能分泌细胞因子，改变局部的内环境而有助于某些器官的形成和发育。2013 年发现"发育性衰老"以后，使我们对细胞衰老有了新的认识。细胞衰老是正常的生理现象，在胚胎期就发挥作用，属于可控的过程。而老年期衰老细胞明显增加，进入不可控的阶段，导致肿瘤发生及其他老年病的产生。

值得指出的是：细胞衰老所观察到的现象只存在于具有分裂能力的细胞中。对于出生后就不分裂的细胞如心肌细胞、神经细胞等，仍然缺乏十分明确的研究，也没有生物标志物出现。这类细胞的衰老变化更多表现在细胞自噬、线粒体功能失调等方面。

**2. 端粒缩短耗损**　端粒（Telemere）是由短 DNA 重复序列（TTAGGG）组成的位于染色体末端的特殊结构，其功能是保持染色体结构的稳定，避免染色体末端的融合。端粒酶（telomerase）通过延长线粒而保持其长度的稳定。检测不同年龄人群血液白细胞的端粒长度发现，老年人的端粒明显缩短，端粒长度与年龄明显相关。通过对人染色体整体扫描研究发现，端粒缩短过程引起 DNA 损伤反应，活性氧自由基（reactive oxygen species，ROS）明显升高，导致基因组不平衡而启动细胞衰老的过程。使用射线引起端粒的损伤，可以观察到损伤不能修复，并且持续地激活 DNA 损伤反应体系，从而导致细胞衰老。

**3. 线粒体功能紊乱**　线粒体（mitochondria）是细胞内重要的细胞器，主要产生 ATP，提供人体生理功能所需的能量。线粒体功能失调是衰老的主要原因之一。去除线粒体的细胞难以发生细胞衰老的现象，也从一个侧面证明了线粒体与衰老的密切关系。能量代谢的重要过程三羧酸循环在线粒体内进行，代谢过程中产生的活性氧自由基可对线粒体造成损伤。线粒体中存在特异的镁离子依赖的过氧化物歧化酶及其他抗氧化物质，可以中和产生的 ROS。据测定，细胞中 90% 的 ROS 来自线粒体。当线粒体过度产生 ROS 时，可引起细胞衰老。线粒体存在的环状 DNA，由于缺乏蛋白保护，其突变率比基因组 DNA 高 10~20 倍。线粒体 DNA 突变的积累也是引起衰老的原因之一。在正常情况下，细胞通过线粒体自噬（mitophagy）清除破损的线粒体。该过程是把线粒体特异标记后，与自噬体结合，运输到溶酶体中消化。当线粒体自噬机制出现异常，不能正常发挥作用，引起大量不健康的线粒体在细胞内积累，产生大量的自由基而引起细胞衰老及其他不良效应。

**4. 基因组稳定性下降**　基因组的稳定性不仅与生物保持基因表达的调控功能有关，还与衰老密切相关。人体 DNA 与组蛋白结合形成高级有序的染色质结构，不仅有利于基因表达调节，也有利于 DNA 损伤的修复。随着年龄的增加、衰老的程度加深，基因组的稳定性下降，引起免疫细胞的功能下降，细胞清除突变基因的能力降低，导致更多的突变积累，容易发生恶性转化，使得老年期容易发生肿瘤。

**5. 衰老信号通路激活**　推动衰老进程需要激活特异性的信号通路，这些信号分子参与细胞周期的调节。①p53/p21 信号通路：抑癌基因 p53 是细胞中的重要调节蛋白，与细胞凋亡、自噬、细胞衰老密切相关。p21 是 p53 的下游激活分子，是一种周期蛋白，具有阻滞细胞周期运行的作用。DNA 损伤反应与衰老关系密切，强烈的损伤引起 p53 蛋白持续升高，导致细胞凋亡和轻度的损伤，引起衰老。②p16/Rb 信号通路：损伤信号引起 p16 表达的持续增加，使周期蛋白 RB 去磷酸化，细胞被阻断在 G1 期。在正常二倍体细胞中，p16 的高表达是细胞衰老的分子标志之一。虽然单独的信号通路激活就能引起细胞衰老，但 p16/Rb 与 p53/p21 信号通路之间存在相互作用，使衰老的调控更加精细化。③Skp2/p27 信号通路：Skp2 属于 F 盒蛋白家族成员，与 skp1/cullin 组成蛋白复合体，在泛素蛋白酶体降解通路中起特异识别靶蛋白的作用。在该信号通路中，外部损伤信号通过 Pten 磷酸酶传递，抑制 Skp2 的活性，导致 p27 的表达升高。该信号通路引起的细胞衰老，p53、p16 的基因并没有活化，其表达量也没有升高。

需要指出的是，在不同细胞和组织中，激活的衰老信号通路是不同的，有时也会同时激活，具体的对应关系需要更多的研究。

**6. 昼夜节律的影响**　老年人最大的衰老变化是睡眠，往往表现为入睡困难、深度睡眠时间短，醒得早，这与昼夜节律的变化有关。

昼夜节律（circadian rhythm）是指人体随地球白天和黑夜 24 小时变化而出现的生理节律现象，控制该节律的机制称为昼夜钟（circadian clock），位于大脑视丘后叶视交叉上核，接受光、温度等启动信号，控制外周昼夜钟的运行，调节如免疫功能、激素分泌、代谢、应激、睡眠的起始和觉醒等多种生理功能，其功能紊乱与代谢综合征、肿瘤、心脑血管疾病和精神性疾病的发生密切相关，可以说是导致和影响老年病的重要因素之一。例如，核心分子 Clock 基因缺失的小鼠易发生代谢性疾病，出现高脂血症、高瘦素血症和高甘油三酯症，明显肥胖。Bmall 基因缺失的小鼠大约 1 年就明显出现早老症状，肌肉减少、白内障、器官萎缩、皮下脂肪较薄，52 周后就死亡。昼夜钟缺失导致小鼠的短命现象，充分说明了其在衰老中的重要作用。通过改变光照条件模拟时差失调的环境，可明显地增加老年小鼠的死亡率。

睡眠是人类十分重要的生理机制，人一生的 1/3 时间是在睡眠中度过的。睡眠对于恢复体力、维持人体的正常生理功能、巩固记忆有着不可替代的重要作用。睡眠的控制区域发生在大脑，涉及多个脑区的相互作用，如下丘脑区、海马区。睡眠的生理过程可分为起始、维持和觉醒阶段，昼夜节律控制睡眠的起始和觉醒，通过自身运行变化和影响体液与神经激素分泌等机制影响睡眠。目前研究最多的是褪黑素（melatonin）对睡眠的调节机制。褪黑素是人体内最强的抗氧化剂，具有促进睡眠的作用。褪黑素在松果体中合成，在深夜 0~4 点人体中的含量达到最高峰，其合成的关键酶芳基烷胺乙酰转移酶的活性受昼夜节律的调节。对于盲人的一项临床权威研究表明：褪黑素确实能调节人体的昼夜节律。而老年人的松果体腺萎缩，褪黑素的合成高峰值明显降低，甚至没有峰值出现，引起老年人睡眠障碍。因此，适度补充褪黑素对于改善老年人的睡眠具有十分有效的作用。

**7. 自由基过量堆积**　自由基与衰老密切相关。该假说最早由 Harman D 于 1956 年提出。体内过度产生的自由基性质活泼，易与核酸、蛋白质、脂肪等发生反应，生成相应的氧化物或过氧化物，原来的理化特性和作用丧失，从而对机体产生损伤，引起疾病和衰老。

## 二、中医学对衰老的认识

中医对衰老的机理认识源远流长，从《黄帝内经》到近现代都有详细的阐述和发挥。从历代对衰老的机理阐述来看，主要有五脏虚损致老说、瘀血内阻致老说等。

**1. 五脏虚损致衰说** 中医认为，人的生命正常延续与各脏腑功能及其相互协调有关，人的生老病死亦与这些脏腑的强弱盛衰息息相关。五脏虚损不但是衰老的生理特征，也是导致衰老的重要原因。在五脏中，又以脾肾两脏与衰老关系最为密切。

（1）肾气虚损 《素问·上古天真论》曰："女子七岁，肾气盛，齿更发长。二七而天癸至，任脉通，太冲脉盛，月事以时下，故有子。三七肾气平均……七七任脉虚，太冲脉衰少，天癸竭。""丈夫八岁，肾气实，发长齿更。二八肾气盛……三八肾气平均……五八肾气衰……七八肝气衰……天癸竭，精少，肾脏衰，形体皆极。"可见，人体的生长、发育、衰老与肾的关系极为密切，说明人体的生命过程是随肾气旺盛而成长，继而随着肾气的虚弱而衰老，反映了肾气与机体生长发育及衰老密切相关。后世医家在论及衰老的原因时也多责之于肾气的虚损。朱丹溪在阐述肾虚与衰老的关系时，注重肾阴不足。清代叶天士结合临床实践阐明了肾气在衰老中的作用，在《临证指南医案》中指出："男子向老，下元先亏""高年下焦根蒂已虚"，并进而指出早衰是"泻其精，耗其真，伤其神"的结果。肾为先天之本，先天之精气受之于父母，即"以父为基，以母为楯"，以孕育新的生命。精气盛衰决定了人之寿夭。肾藏精，为基和楯的基础。临床研究表明，随着年龄的增加，肾虚证出现率逐渐增加，老年人常以肾虚多见。

（2）脾胃虚弱 脾胃为后天之本，水谷之海，气血生化之源。人体生长发育、维持生命的一切物质均有赖于脾胃的运化。《素问·上古天真论》指出："五七阳明脉衰，面始焦，发始堕。"由此可见，脾胃虚衰是导致衰老的一个重要机制。近年来的研究也支持衰老与脾胃虚弱有关的认识，研究脾虚证的报道显示，脾虚证有消化系统功能障碍的表现，而健康老年人具有相同的变化。临床病理解剖资料证明，大部分虚证病例（82.1%）累及两脏以上，以脾肾两脏最常见，胃肠道有病理变化者占88.5%，其中80岁以上病例全都有胃肠道及肾的病理变化。以上资料表明，脾胃虚弱与衰老有密切关系。根据"上下交病治其中"的理论，在延缓衰老和防治老年病时，调理脾胃不可忽视，对于高龄老人尤为重要。

**2. 瘀血内阻致衰说** 瘀血致衰源于《黄帝内经》。《素问·灵兰秘典论》曰："主不明则十二官危，使道闭塞不通……以此养生则殃。""使道"即血脉，明确指出血脉不通有碍健康长寿。后世医家对瘀血致衰也有论述，如华佗认为"血脉通流，病不得生"，并创立了五禽戏以行气活血，养生延寿。清代王清任对瘀血致衰作了进一步的阐述，认为瘀血内阻是诸多疾病及衰老的原因。近年来，瘀血内阻引起衰老日益受到重视，并形成代表性的学说。这一学说的提出丰富了中医衰老理论。引起瘀血的原因有很多，在衰老方面造成瘀血内阻的主要原因有：①气虚血瘀：老年人正气不断被消耗，气虚无力推动血液，血液滞而不行，内停而形成瘀血。②气滞血瘀：由于多种原因，老年人常有七情内伤、郁闷善感的情况，气机抑郁不舒，血液滞而不行，瘀血内停。③肾虚血瘀：人体进入老年，肾气已衰。肾的生理病理改变直接影响着血液的正常运行。肾虚元气不足，无力推动血行，致气虚血瘀；肾阳不足，不能温养血脉，致使血塞而凝；肾阴不足，虚火炼液，亦致血稠而滞。一方面脏腑得不到正常濡养，出现脏腑虚衰，精气神亏耗，气化功能受损，脏腑的生理功能更无法正常发挥；另一方面，代谢产物不能排泄，堆积体内，郁而化毒，从而加重气血失衡，形成恶性循环，最后脏腑功能衰老直至死亡。

# 第三节　延缓衰老的措施

延缓衰老是指基于衰老机制，采用科学技术和产品有效干预衰老进程，与抗衰老具有相同的含义。老年期发生的许多慢性疾病，致死致残率高，医疗成本和照护成本高，而延缓衰老通过积极干预，努力达到预防疾病，延长健康寿命，实现由世界卫生组织提出的"健康老龄化"和"积极老龄化"的全球行动目标。此外，延缓衰老还可以明显降低老年人的健康管理成本和治疗成本。

## 一、延缓衰老的作用机制

研究表明，延缓衰老的作用机制主要表现在热量限制（calorie restriction，CR）作用、自噬（autophagy）作用、线粒体低促效应（mitohormesis）等方面。

**1. 热量限制作用**　热量限制作用是指给予低热量、但保持足量的蛋白质和微量元素食物的饮食方法，亦称饮食限制（Dietary restriction）。这是经过大量实验研究证明的非常有效的延缓衰老和寿命的方法。无论是对酵母、线虫、果蝇还是小鼠，CR 均表现为延长寿命、改善健康的作用。在只提供相当于自由饮食组 60% 食物的情况下，小鼠的寿命能延长 50%。灵长类与人类更为接近，美国 2 家独立的实验室专门对恒河猴进行了长达 20 多年的研究。2009 年，美国威斯康星大学灵长类中心报道，对恒河猴实行热量限制后，死于心脏病、癌症和糖尿病的几率减少 1/3，脑萎缩的症状也明显减轻，存活的猴子比自由饮食组多。但是，美国国立衰老研究所报道对恒河猴 20 多年的研究，却没有得到热量限制有效的结果。

在人类的个体实验中，CR 也表现出明显的改善健康的效果。发表在《美国科学院院报》上的一篇研究文章，测定了 16 位长期坚持 CR 饮食的健康人，与同龄人相比较，更为健康，无论是血压、血脂还是慢性炎症因子的水平均明显降低。虽然这不是随机双盲的对照研究，但也从一个角度说明 CR 干预的有效性。自从 1935 年在大鼠实验中发现 CR 作用以来，对其作用机制进行了大量深入、全面的研究。发现其具有降低氧化应激，提高对不良应激的适应能力，激活 sirtuins 的信号通路和降低类胰岛素-1（Insulin-like　growth factor1，IGF-1）信号通路活性的效应。

**2. 自噬作用**　自噬是指细胞通过激活特定的信号通路，把大分子或损伤的细胞器经过溶酶体降解的过程。自噬参与细胞的多种生理过程，如糖类代谢、应激反应、物质运输等，并与多种疾病如肿瘤、神经退行性疾病的发生和发展相关。衰老过程中，自噬功能下降，引起损伤的大分子积累、细胞器受损，可进一步加重衰老的症状。而自噬功能强有助于快速清除损伤的毒性蛋白、受损的线粒体，降低自由基的产生，从而表现出延缓衰老的效应。

**3. 线粒体低促效应**　线粒体低促效应是指在应激反应中线粒体通过激活相关的信号通路而改善自身健康状态，减少自由基产生，延长寿命的现象。研究表明，针对果蝇肌肉线粒体损伤模型的实验中，中度的温度应激反应能明显地延长寿命。该机制与胰岛素信号通路以及仅限于肌肉的线粒体非折叠蛋白反应有关。鉴于线粒体在衰老中的重要作用，改善该细胞器的健康状态，是目前研究的重要方向。

## 二、延缓衰老的措施

延缓衰老是综合干预的结果。近年来大量研究初步奠定了延缓衰老的科学基础，大量的科学证据表明延缓衰老是切实可行的，部分成果已经应用于人类的维护健康实践中。中医药长期的养生保健经验和应用是我国延缓衰老的重要手段之一。

**1. 清除衰老细胞** 人体中存在的衰老细胞导致老年病的相关症状。清除衰老细胞可改变老年病的病情，改善健康状态。美国梅奥诊所研究发现，去除小鼠体内的衰老细胞可明显改善老年病症状，并能明显地延长正常小鼠寿命20%~30%。此后发现达沙替尼和槲皮素的组合药物能清除衰老细胞。达沙替尼消除衰老的人脂肪细胞祖细胞，而槲皮素能更有效地清除衰老的人内皮细胞和衰老的小鼠骨髓干细胞。

**2. 药物延缓衰老** 药物延缓衰老的研究是建立在对衰老机制研究的基础之上的。大量的研究表明药物具有延缓衰老的作用。目前常用的有：

（1）维生素E 维生素E对氧很敏感，易被氧化，通过自身的氧化可以阻止类脂类在自由基作用下发生过氧化反应，从而阻止脂褐素的形成。脂褐素、自由基等指标仅是评价衰老的参考指标，维生素E能延长动物的平均寿命，但不能延长其最高寿命，故维生素E延缓衰老仅仅起的是一种保健作用。

需要说明的是，有学者提出"抗氧化并不等于延缓衰老"，传统的抗氧化剂如维生素C、维生素E并不具有延缓衰老的作用。美国医学会组织了大规模的随机、双盲对照的抗氧化剂预防疾病试验，对14641位超过50岁的美国男性进行了8年的研究，每天服用抗氧化剂维生素C，隔天服用维生素E，用药组与安慰剂组相比较，并不能降低心脑血管疾病的发病率以及前列腺癌或其他癌症的发生率。该研究进一步明确了服用抗氧化剂并不能预防疾病，也不具有延缓衰老的作用。当然，关于抗氧化剂的作用还有待于进一步研究明确。

（2）二甲双胍（Metformin） 二甲双胍延缓衰老的作用已得到大量研究证实。实验证明，二甲双胍作用于多个靶点，能非竞争性抑制线粒体甘油磷酸脱氢酶，而降低肝糖元新生，对肠道菌群亦具有明显的调节作用等。美国正在计划使用二甲双胍进行临床延缓衰老的评价试验，观察其对多种老年病的改善情况。

（3）硒 硒是谷胱甘肽过氧化物的活化中心，其抗氧化作用为维生素E的50~500倍，起着保护细胞膜免受自由基损害的重要作用。硒能增加果蝇的平均寿命和最高寿命。

（4）甲氯芬酯 甲氯芬酯有清除细胞内脂褐素的作用，其机制是融解脂褐素的色素而形成空泡，然后将色素颗粒挤到细胞间隙，由毛细血管中的吞噬细胞清除。甲氯芬酯能延长鼠类的平均寿命和最高寿命，因此认为它具有延缓衰老的作用。

（5）司来吉兰 司来吉兰是一种治疗震颤性麻痹的药物，为单胺氧化酶抑制剂，能抑制多巴胺受体突触前膜对多巴胺的再吸收，从而增强脑内多巴胺的作用。它通过抑制单胺氧化酶来减少角质细胞增生，有保护神经元的作用，能明显延长大鼠的平均寿命和最高寿命。

（6）中药 人参是研究最广泛、深入的延缓衰老的药物；黄芪具有延长某些原代细胞和某些二倍体细胞株寿命的能力；补肾方药有增强内分泌、免疫功能，改善代谢和神经系统功能，抗肿瘤，调整血压、血糖和强心扩冠等作用，均有利于延缓衰老；某些补血中药也能提高细胞免疫功能。实验研究发现当归补血汤可使老年大鼠红细胞电泳速度明显加强，而与青年大

NOTE

鼠相似，因而具有延缓衰老的作用。具有延缓衰老作用的中药还有何首乌、枸杞子、刺五加、桑椹、红景天、绞股蓝、天花粉、冬虫夏草、山楂、五味子、黄精等，但需要进一步的研究。

**3. 非药物延缓衰老**

（1）保持良好的心理状态　心理、情志对人体健康有着重要的影响，情绪是影响衰老进展的主要因素。老年人应通过愉悦情志、清心寡欲来调整人体精神活动，延缓衰老。

（2）合理饮食　根据老年人的生理特点，摄入营养素要量需为人，平衡饮食，减少脂肪、胆固醇的摄入，多摄入富含优质蛋白、钙质、维生素、微量元素和纤维素的食品。有学者提出饮食限制是延缓衰老的有效方法。目前我国生活水平普遍提高，从新中国成立前营养不足到现在的营养过剩，导致老年病的发病时间提前。利用 CR 的研究结果，应用于人类延缓衰老和预防疾病的实践值得探索。据报道，英国医生 Mosley M 推出了"5+2"的限食疗法，即每周 5 天正常饮食，2 天只吃平时 1/4 量的食物。经过 3 个月，该医生不仅使自己的体重下降了 9 公斤，血脂和血糖指标也明显降低。该疗法简单，几乎无医疗风险，对多数超重或肥胖的人群十分适用，可供参考。

（3）运动　运动有无延缓衰老的作用，是一个争议多年的问题，尽管目前看法不一致，但适当的体力活动的确能增强机体代谢和改善各器官功能，从而增强机体对外界的适应能力和对疾病的抵抗能力，推迟冠心病等疾病的发生年龄，降低死亡率，从而轻度延长平均寿命。老年人可根据自己的体质、健康状况选择不同的锻炼方式，如太极拳、保健操、步行等。

**4. 补充干细胞和活性因子**　有研究表明，来自年轻血液的活性因子生长分化因子 11（growth differ-entiation factor 11，GDF11）明显地改善衰老症状。美国哈佛大学干细胞研究专家 Wagers AJ 教授的团队通过年轻与老年小鼠的联体共生实验发现，GDF11 能改善老年小鼠的心肌功能，具有抗心肌肥大的作用。他们进一步发现，给老年小鼠使用 GDF11，能明显恢复肌肉干细胞的基因组稳定性，改善肌肉功能，并提高小鼠的运动能力。此外，还能改善大脑皮层的血管，促进神经再生，改善老年小鼠的嗅觉功能。另一项联体共生实验发现，年轻小鼠的血液能明显地改善老年小鼠的认知功能，增加突触的可塑性，明显活化海马区与记忆相关的蛋白表达。

近年来，将干细胞尤其是自体干细胞用于延缓衰老的工作也有了一些探索，但是仍然缺乏严谨、关键的实验证据。干细胞能分泌许多活性因子，但究竟是干细胞自身起作用，还是活性因子有效，并不确定。相信随着相关生物科技的快速发展，延缓衰老技术和产品将不断涌现，未来可用于老年健康的干预，增加健康寿命。

# 第三章　老年生理与病理特点

## 第一节　生理特点

脏腑生理机能的衰退是机体衰老变化的根本原因，也是老年生理的主要特点。老年人在脏腑、阴阳、气血、精神、形体外貌和动作起居等方面的变化，可归纳为以下五个方面：

### 一、脏腑渐衰

人体阴阳气血之盛衰，形体百骸的壮羸，都取决于脏腑功能的强弱。人的脏腑功能实际在老年到来之前就已开始衰退，而且随着年龄的增长，衰退会按照一定的规律不断加重，最后终致脏腑薄脆。《灵枢·天年》指出："四十岁，五脏六腑十二经脉皆大盛以平定，腠理始疏，荣华颓落，发颇斑白，平盛不摇，故好坐。五十岁，肝气始衰，肝叶始薄，胆汁始灭，目始不明。六十岁，心气始衰，苦忧悲，血气懈惰，故好卧。七十岁，脾气虚，皮肤枯。八十岁，肺气衰，魄离，故言善误。九十岁，肾气焦，四脏经脉空虚。百岁，五脏皆虚，神气皆去，形骸独居而终矣。"

从五脏的生理功能来看，肝的疏泄功能与人体气机的调达顺畅、升降出入密切相关。气机的调畅关系到情志、消化、血运以及水道的正常。五十岁后，肝气始衰，故常寡言少欲，多疑善虑，急躁易怒，失眠多梦，嗳气腹胀，食纳减少。心主血脉、藏神功能与人体的血运、神志密切相关。六十岁后，心力不济，心血不足，故常心悸、气短，脉或弦或迟，面色㿠白，形体清癯；神不守舍，则健忘惊惕，失眠或言语善误。脾主运化升清与气血生化、肌肉四肢密切相关。年老以后，脾气逐渐虚弱，至七十岁后，脾气更虚，故常有神疲乏力、头晕目眩、纳呆乏味、脘腹作胀、肌肉瘦削、唇淡无华等。肺主气、司呼吸、通调水道的功能与呼吸、肌腠皮肤润养密切相关。老年人肺气渐弱，特别是八十岁以后，肺气甚虚，故常见呼吸微弱，胸闷气短，唇青舌紫，不耐劳作，皮肤枯燥，易感外邪，痰涕多，嗅觉差，甚至小便失畅。肾藏精生髓、主水的功能与体内水液平衡、纳气协调呼吸及神志密切相关。到了老年，随着肾气的虚衰，五脏六腑生化功能亦相继减退，表现为生殖器官萎缩，性功能逐渐消失，精神疲惫，腰膝酸软，记忆力减退，呼吸气短并随劳加重，步态不稳，牙齿稀疏脱落或易于折断，牙根外露，毛发变白或枯槁不荣，耳聋失聪，眼睑浮肿，目下如卧蚕，小便排出无力，夜尿频繁，大便秘结或滑泄等。若发展至肾精枯竭，不能化生阴阳，濡养脏腑，即《灵枢·天年》"九十岁，肾气焦，四肢筋脉空虚"之时，则脏腑百脉空虚而天年将尽。

因此，以五脏为核心的脏腑功能亏虚是人体衰老的根源。老年人阴阳气血衰少，抗邪能力低下，易于发病而难于康复，故有"虚若风烛，百疾易攻"之说。

## 二、阴阳渐虚

《素问·生气通天论》云："阴平阳秘，精神乃治，阴阳离决，精气乃绝。"人体的生理机能活动，以阴阳协调、平衡为健康的保证。老年以后，新陈代谢机能衰退，脏腑、气血的阴阳平衡失调，在生理上会出现多种衰老的征象。《素问·阴阳应象大论》载："年四十，而阴气自半也，起居衰矣。年五十，体重，耳目不聪明矣。年六十，阴痿，气大衰，九窍不利，下虚上实，涕泣俱出矣。"从阴气亏虚描述了老年生理变化的特点。孙思邈《养老大例》载："人年五十以上，阳气日衰，损与日至。"朱丹溪《养老论》亦指出："人身之阴，难成易亏，六七十后，阴不足以配阳，孤阳几欲飞越。""夫老人内虚脾弱，阴亏性急。内虚胃热则易饥而思食，脾弱难化则食已而再饱。阴虚难降则气郁而成疾。"以上分别从老年人阳气衰、阴不足两个方面论述了老人阴阳失调的生理变化特点。

人之气血阴阳在营养脏腑、维系其功能活动的过程中不断被消耗，又不断地从饮食物里得到生化和补充，老年以后，这种正常的生化供求关系便难以继续维持。因此，与小儿为"稚阴稚阳之体"相比，老年人就称得上是"残阴残阳之身"了。残阴残阳就是老年人的基本生理特点。这一基本生理特点直接影响着一切老年病的发生、发展和转归，有时甚至起着决定性作用。

## 三、易感外邪

老年人脏腑薄脆，精气匮乏，阴不能营守于内，阳不能卫护于外，适应能力和防御能力都比较低下，即所谓"腠理不密，卫外不固"，容易感受外邪而发病，正如《养老奉亲书》所说"神气浮弱，返同小儿""易于动作，多感外疾"。主要表现为如下特点：

**1. 易感阴邪** 老年人正气虚衰，以阳气不足较为突出。阳虚不能温运气血，寒自内生，"阴得阴助"，故外感常以寒、湿阴邪居多，再加上从化，因此，老年人风寒感冒、寒凝腹痛、寒湿吐下以及寒痹、湿痹等阴邪引起的病证较多。

**2. 微邪即感** 老年人形体虚羸，不耐寒温，正常气候的变化也可成为致病的原因。《锦囊秘录》说："虚为百病之由……正气弱者，虽即微邪，亦得易袭，袭则必重，故最多病，病亦难痊。"故临床每遇节气迭变之时，老年人患时令感冒、夏月中暑、秋冬喘咳等病的发生率都明显高于青年人，而且患病之后常常由急转慢，延久难愈。

**3. 感邪深重** 《医原纪略·风无定体论》记载："邪乘虚人，一分虚则感一分邪以凑之，十分虚则感十分邪。"指出在一般情况下，正气虚弱的程度决定着感邪的浅深轻重。因此，老年人脏腑虚衰，气血不足，感受外邪时年龄越大，感邪越重，具有"感邪深重"且随龄递增的特点。临床上，年龄愈大的老人，当感受外邪侵袭后，愈容易在出现恶寒、发热、头痛、身痛等一般表证的同时，呈现既吐且利、大汗出、脉反沉或微细欲绝等心肾机能衰减的全身性虚寒证候。

## 四、情志不宁

老年人却由于心力渐退，肝胆气衰，疏泄和决断功能不力，思想意识和精神活动低下，加上政治、经济、文化、家庭、交际等多种社会因素的影响，对生活的兴趣、未来的寄托以及精神刺激的耐受能力不如青壮年人，较容易产生异常情感，并为异常情志所伤而发病，临床表现为健忘、语言善误、寤寐失调、视听不稳、情志抑郁、性情不定等。《千金翼方》曰："人年五十以上，日月不等，万事零落，心无聊赖，健忘瞋怒，性情变异……"《老老恒言》亦载："老年肝血渐衰，未免性生急躁，每至急躁益甚。"

老年人容易产生的异常情志，大体而言，主要有以下两类：

**1. 性情不定**　老年人与青壮年人相比，性格不够稳定，情绪容易变化，即所谓"性气不定"。老年人持有一定的经验，容易形成独特的心理模式。其情志态度、好恶习惯等常是经历的概括，容易表现得主观、自信，或保守、固执。当经验脱离实际，客观不能符合主观时，又会产生精神上的压力，表现为急迫、沮丧，或自卑、自怜而喜怒无常。《千金方》曰："老年之性，必持其老，无有籍在，率多骄恣，不循轨度，忽有所好，即须称情。"《养老奉亲书》也提出老年人"形气虽衰，心亦自壮"，但毕竟力不从心，当"不能随时人事遂其所欲"的时候，又"咨煎背执，等闲喜怒，性气不定，止如小儿"。

**2. 情志抑郁**　老年人与青壮年人相比，还容易产生忧、思、悲、哀、惊、恐等负性情感而情志抑郁。因为老年人经历了沧海桑田、酸甜苦辣，荣辱富贱，常常沉溺在回忆过去有留恋也有遗憾的情感之中，即使境遇顺利者，也难免"夕阳无限好，只是近黄昏"的感慨。如果境遇坎坷，家庭不和，志愿不遂，或疾病伤害，亲友死别，甚至天灾人祸，意外损伤，势必怨嗟烦恼，忧思悲哀或惊恐不定，产生所谓的"老朽感""孤独感""被遗弃感""忧郁感"甚至"死亡感"而表现得心灰意冷，郁郁寡欢，或爱唠叨，爱发脾气，或怕痛恐病，经常自寻烦恼，或猜疑他人，对他人的行为总爱追根问底。如果怀疑受到了别人的冷落挖苦，就闷闷不乐，甚至感到生不如死。正如《格致余论》所言："夫老人内虚脾弱，阴亏性急……至于视听言动，皆成废懒，百不如意，怒火易炽。"老人忧思太过，所欲不遂，常多疑善虑，或悲伤哭泣，神情不安，夜不能寐。

老年人因年暮志衰而易伤七情。七情所伤不同于外感六淫之邪，先伤肌腠皮毛，而是直接影响脏腑经络功能，造成阴阳气血失调，即《灵枢·百病始生》所说："喜怒不节则伤脏，脏伤则病起于阴也。"因此，老年人的情志变化直接影响着许多内伤疾病的发生和发展。有资料表明，精神情绪的不安和紧张，不但会使血压增高，也会使血中胆固醇含量过高。持续的精神紧张，可使肾上腺皮质类固醇分泌过多，抗体形成减慢，身体免疫力降低，内环境稳定性破坏，而容易发生许多疾病。临床上，过喜伤心，神散不藏而失眠、心悸，大怒伤肝，肝阳暴涨而中风昏仆、眩晕头痛、耳鸣耳聋、呕逆吐血，忧思悲哀，肺脾气塞，心气郁结而胸闷心痛、腹胀纳呆，甚至如痴如呆，发为癫疾，恐惧伤肾，神无所归而惊悸怔忡、失眠健忘、癫狂昏厥等，在老年人是屡见不鲜的。有的时候，大喜、大怒之类情志变化，甚至可以成为老年人猝死的原因。

## 五、易生积滞

老年人脾胃虚弱，易生积滞，容易出现食欲减退，受纳减少。此外，老年人牙齿松动，咀嚼困难，或儿孙孝敬，食纵口福，调养身体，进补无度，以及兴居怠情、饮食不洁、偏食五味、嗜好烟酒等，亦是积滞易停的不可忽略的原因。临床上经常出现口淡纳呆、脘胁疼痛、恶

NOTE

心呕吐、嗳腐吞酸、腹痛泄泻、腹胀便秘、痔疮下血等脾虚积滞的疾病。

# 第二节　老年病病理特点

老年病是在老年人脏腑渐衰，阴阳渐虚的基础上发展而来的，因此，"以虚为本"是老年病的根本病理特点。所谓"虚"，是指以正气不足为主要矛盾的一种病理变化，包括了人体机能不足，抗病能力低下，内脏实质损害，以及营养物质匮乏等。正气在疾病过程中的作用是驱邪、抗邪、运化气血津液以及修复损伤的机体。老年人发病过程中，正虚无力抗邪，则正邪相持而虚中夹实；无力运血化津，则血停为瘀、津凝为痰，而多瘀多痰为患；无力抗邪，则邪乘虚入而易传变；无力修复，则气血乏源而阴阳易竭。因此，虚中夹杂、易传易变、多瘀多痰和阴阳易竭是老年病的基本病理特点。这些特点对老年病的发展和转归常常起着决定性作用。

## 一、虚中夹实

老年人脏腑阴阳气血日渐虚损的生理特点决定了其病理特点是虚中夹实，主要包括腠理不密而易感外邪，年暮志衰而内伤七情，脾胃虚薄而内生积滞，以及阴阳衰残、内生邪气而引起的疾病。阳衰气耗，温煦失职，则生内寒、内湿；阴损血虚，不能潜阳，则生内热与内火。一方面是阴阳气血耗损，另一方面是寒湿火热羁留，构成"真气虚而邪气实"的虚中夹实病理。老年病常见的各脏虚中夹实病理有：心气虚、心阳虚、心阴虚、心血虚与心脉瘀阻、胸阳闭阻、痰阻心窍或心火亢盛同在；肺气虚、肺阴虚与外邪犯肺、热邪壅肺或痰浊阻肺同见；脾气虚、脾阳虚与寒湿困脾或湿热壅脾相兼；肝血虚、肝阴虚与肝气郁结、肝脉瘀阻、肝阳上亢、肝风内动、肝火上炎兼夹；肾气、肾阳、肾阴虚或肾之阴阳两虚与下焦湿热、寒湿夹杂。至于脏腑之间的虚实夹杂病理，就更加复杂多变。

## 二、多瘀多痰

瘀血和痰饮在老年病发生发展中的作用不容忽视。《仙方四十九方》说："气血一息不运，则壅瘀矣。"一方面，瘀血、痰饮是疾病发展的病理产物。老年人无论外感或内伤，脏腑亏损，可致气机郁滞，气滞血瘀，津停液聚，痰饮内生。另一方面，瘀血、痰饮又是致病的重要因素。根据其停留的部位不同，老年患者常产生头痛眩晕、胸痹心痛、脘腹胀痛、咳逆倚息、痴呆健忘、半身不遂、腹内癥积、两目黯黑、肌肤甲错、唇黯舌青以及舌苔厚腻等。因此，历代医家都十分重视将活血化瘀方药应用于老年病，并取得较好疗效。其意在重视瘀血与痰饮在老年病过程中所造成的危害。老年病过程中常呈现出"多瘀多痰""痰瘀互结""多虚多瘀"的特点。

## 三、易传易变

老年人由于正气虚衰，脏腑薄弱，患病后较易传变，产生突变，各病之间相互影响具有一定的规律，或按五脏生克乘侮关系传变，即"五脏有病，则各传其所胜"，或按脏腑表里互传，或临近脏腑相传，或经络直接相通的脏腑之间互传。主要表现为：一是外感逆传。外感病邪若不按一般规律由表而里依次递传，呈现暴发性突变的，称作逆传。逆传是疾病的一种特殊传变形式，原因是邪气太盛或正气太虚，特点是来势凶猛，病情危重。老年人由于真元亏损，阴阳衰残，若患外感温病，就比较容易发生"逆传"。如老年人患风温病，邪气可从卫分不经气分而直接传入营血，蒙蔽心包，以致在发病不久后就神志昏迷，临床须予以高度重视。二是脏腑传化。主要指病邪在脏腑之间的传变容易且迅速。《金匮要略·脏腑经络先后病脉证第一》谓"见肝之病，知肝传脾，当先实脾，四季脾旺不受邪，即勿补之"，指明脏腑之间的传变规律是邪实正虚则传，邪实正不虚则不传。如肝为风木，主疏泄，气易郁结；脾为湿土，主运化，气常不足。当患郁证时，肝气郁结适逢脾气不足，则邪传脾脏，致使脾不健运而纳呆腹胀、嗳气吞酸，甚至呕吐泄泻。又如老年人局部感染很容易发展成全身性感染，或出现中毒性休克，并可传变为顽固的慢性过程。老年人长期卧床不起，可发生运动机能减退性疾病，出现肌肉萎缩、骨质疏松、褥疮、静脉血栓形成和肺栓塞等。

## 四、阴阳易竭

残阴和残阳构成了老年病阴阳衰竭，甚至发生猝死或死亡的病理基础。《医门补要》说："人至老年，未有气血不亏者。一染外感，则邪热蒸迫，使阳益衰而阴益涸。"《诸病源候论·卒死候》又说："猝死者，由三虚而遇贼风所为也。三虚，谓乘年之衰一也，逢月之空二也，失时之和三也。人有此三虚，而为贼风所伤，使阴气偏竭于内，阳气阻隔于外，二气壅闭，故暴绝而死。"这些论述阐明了老年人触冒风邪后容易发生阴竭阳隔而猝死的道理。

临床上，老年人亡阴除多见于外感热邪逆传心包外，在高热、剧烈吐泻、大出血时，也常发生。患者多表现为身体干瘪，有低热，皮肤皱褶，目眶凹陷，手足不温，口渴喜冷饮，呼吸急促，唇舌干红，脉虚数或细数。老年人亡阳多见于素体阳虚者，罹患中风、真心痛、厥证、痉证、血证等内伤急症时邪盛而正不敌邪，或外感邪气直中三阴者，亦有各种内伤久病，正虚而邪恋不解，终致亡阳者。患者多表现为肌肤冷汗，手足厥逆，神疲踡卧，脉微欲绝。

现代老年病学认为老年人储备能力明显降低，一旦负荷过重，即可诱发病态，并引起连锁反应而波及全身各个脏器。同时，原已勉强支撑的内环境稳定性即遭破坏，电解质与酸碱平衡紊乱、脱水、高渗性非酮性糖尿病、低血糖、急性肾上腺功能不全、弥漫性血管内凝血、重症心律不齐等，成为猝死或死亡的原因。这些与中医论述老年病"阴阳易竭"的观点可谓是基本一致的。

# 第四章  老年人体质特点与辨识

体质有身体素质、形体质量、个体特质等多种含义，是人类生命活动的一种重要表现形式。人群中的个体差异及不同时代人的体质状态与人体的健康和疾病密切相关，也是世界医学界历来共同关注的问题。

不同学科对体质有着不同的界定。体育学所关注的体质内涵多是身高、体重、胸围、腰围等外在形态特征及个人的竞技能力。体质人类学所关注的不仅是外在的形态特征，还包括了人体的生理与化学特征。现代医学对体质内涵的诠释是：一定的形态结构决定一定的生理功能，并影响个性心理特征。形态结构只有合理组合才能表现出良好的生理功能。形态结构不仅包含了外在的形体与形态，内在宏观的组织与器官，而且包括微观的细胞、分子与基因。

中医学历来强调治病因人制宜，认为人生来就"有刚有柔，有强有弱，有短有长，有阴有阳"。这些理论实质上反映的就是人的体质因素在疾病发生、发展、变化和治疗过程中所起到的重要作用。王琦在《中医体质学》中对体质进行了明确的定义，认为体质是在人体生命过程中，在先天禀赋和后天获得的基础上所形成的形态结构、生理功能和心理状态方面的综合的、相对稳定的固有特质。体质是人类在生长发育过程中所形成的与自然、社会环境相适应的人体个性特征。这充分体现了中医学"形神合一"的生命观和"天人合一"的整体观。

## 第一节  体质的分类

### 一、体质类型

早在医学起源时期，古希腊著名医学家希波克拉底在《希波克拉底文集》中的《论人的本性》即提出"四体液说"，认为人体内的体液有 4 种，即血液、黏液、黄胆汁、黑胆汁，这些要素决定了人体的性质。后世西方学者也试图从不同角度对个体差异做出分类。例如，德国精神病学家克瑞奇米尔（E. Kretschmer）依据个体的体格形态和生理状况，从精神病学的角度将人群分为瘦长型、肥满型、强壮型，提出"气质体型说"的思想。美国心理学家谢尔顿（W. H. Sheldon）在克瑞奇米尔"气质体型说"的基础上提出的"胚胎说"，从正常人着手，依据不同个体某系统功能的发育差异，结合体形、体态和性格心理，将人的体型分为内胚型（内脏型）、中胚型（肌肉型）、外胚型（头脑型）。其他还有美国心理学家柏尔曼（L. Berman）提出的"内分泌说"、俄国巴甫洛夫"高级神经类型说"等。其对体质的认识局限于人的精神方面的差异，强调心理行为、性格特征在人体生命活动中的重要性，故西方体质研究者多从人的某一方面入手，或体型，或心理，或分泌等，不能从整个人体生命活动的总体上去把握个体的差异性。

## 二、中医体质的分类

中医学认为体质的差异是人体内在脏腑阴阳气血偏颇和机能代谢活动各异的反映。早在《黄帝内经》时代医家就通过人的形、色、体、态、神诸方面的观察，以"司外揣内""以表知里"作为基本研究方法，对人体体质进行了多种不同的分类，例如阴阳五行分类法。此后，历代医家在《内经》的基础上，结合各自的临床实践，丰富发展了中医学体质的分类方法。

**1. 古代体质分类法**　东汉末年著名医学家张仲景根据临床观察提出了"强人""赢人""盛人""虚弱家""素盛今瘦"等多种病理体质特征，在临床用药时，根据不同体质选择用量的大小，如十枣汤分强人、赢人，大乌头煎分强人、弱人等；金元四大家由于所处的地理环境不同，因而对人体体质特点的认识有所差异，从而提出了不同的学术思想；明清时期张景岳从禀赋的阴阳、脏气的强弱偏颇、饮食好恶、用药禁忌等方面，将体质分为阴脏型、阳脏型、平脏型三类；叶桂、华岫在《临证指南医案》中首次提出"体质"一词，根据阴阳属性将体质划分为木火质、湿热质、肝郁质、阴虚质、阳虚质、脾湿质六种类型。

**2. 现代体质分类法**　王琦教授继承了古代和现代体质分型方法以及现代学者以阴、阳、气、血、津液的盛、衰、虚、实变化为主的分类方法，结合临床实践，将人的体质分为9种基本类型：平和质、气虚质、阳虚质、阴虚质、痰湿质、湿热质、瘀血质、气郁质、特禀质，目前学术界较为公认。

（1）平和质

定义：强健壮实的体质状态，表现为体态适中，面色红润，精力充沛状态。

体质特征：面色红润有光泽，肥瘦匀称，精力充沛，纳谷正常，二便正常，舌红苔薄白，脉象从容和缓。对自然环境和社会环境适应力强。

（2）气虚质

定义：由于元气不足，以气息低弱、机体、脏腑功能状态低下为主要特征的一种体质状态。

体质特征：面色㿠白，少气懒言，偶有眩晕，易汗出，舌淡红、体胖大、边有齿痕，脉象虚缓。对外环境适应力较弱，易受寒邪、风邪侵袭，导致卫表不和而患感冒。

（3）阳虚质

定义：由于阳气不足、以虚寒现象为主要特征的体质状态。

体质特征：面色苍白，口唇色淡，畏寒怕冷，四肢不温，喜热饮，大便溏薄，小便清长，舌淡胖嫩，苔白润，脉象沉迟而弱。不耐寒邪，发病易从寒化，易病痰饮、泄泻、阳痿。

（4）阴虚质

定义：由于体内津液精血等阴液亏少，以阴虚内热为主要特征的体质状态。

体质特征：形体瘦长，面色潮红，手足心热，心烦失眠，五心烦热，大便干结，舌红少苔脉细弱。不耐热邪，易患阴亏燥热的病变。

（5）痰湿质

定义：由于水液内停而痰湿凝聚，以黏滞重浊为主要特征的体质状态。

体质特征：形体肥胖，喜食肥甘甜腻，脘腹胀满，身重，胸腹痞满，舌体胖大，苔白腻，脉濡滑。对梅雨季节和潮湿环境适应力差，易患消渴、中风等证。

（6）湿热质

定义：以湿热内蕴为主要特征的体质状态。

体质特征：面垢油光，易生痤疮，口苦偏干，小便短赤，大便干结，舌红苔黄腻，脉滑数。性格多急躁易怒，不耐热，易患黄疸、疮疖等火热证。

（7）血瘀质

定义：瘀血质是指体内有血液运行不畅的潜在倾向或瘀血内阻的病理基础，并表现出一系列外在征象的体质状态。

体质特征：面色晦滞，爪甲青紫，舌质暗红，有瘀斑，舌下静脉曲张，脉细涩或结代。患者疼痛如刺，易患出血、癥瘕等病。

（8）气郁质

定义：由于长期情志不畅、气机郁滞而形成的以性格内向不稳定、忧郁脆弱、敏感多疑为主要表现的体质状态。

体质特征：形体瘦弱，善太息，胸胁胀满，或走窜疼痛，或喉间有异物感，或有乳房胀痛，舌淡苔薄白，脉细弦。性格忧郁，易情志不畅，易患梅核气、郁证等病。

（9）特禀质

定义：表现为一种特异性体质，多指由于先天性和遗传因素造成的一种体质缺陷，例如先天性、遗传性疾病，过敏反应，原发性免疫缺陷等。

体质特征：多由于遗传因素以及先天因素形成，如过敏体质、血友病等。

# 第二节　老年体质特点

体质是一个动态演变的过程，随着生长发育的不同阶段而变化。清代温病学家吴鞠通在《温病条辨·解儿难》中指出："小儿稚阳未充，稚阴未长也。"由此提出了小儿体质稚阴稚阳的特点。《素问·生气通天论》记载："阴平阳秘，精神乃治，阴阳离决，精气乃绝。"阴气平顺、阳气固守，显示了正常人体理想的体质应是阴阳平和之质。随着年龄的增长，生理功能衰老，各器官功能退化，再加上步入老年期后心理上的空虚孤独、悲观失落，老年体质与其他年龄段相比，多为非正常体质。这些体质对某些病因的易感性和疾病传变的倾向性都大大增加，故与小儿、成人体质相比具有一定的特殊性。

## 一、气虚阳虚偏多

《素问·上古天真论》云"丈夫八岁肾气实，发长齿更……五八肾气衰，发堕齿槁。六八阳气衰竭于上，面焦，发鬓斑白。七八肝气衰，筋不能动。八八天癸竭，精少，肾脏衰，形体皆极。"老年肾精亏虚，肾气衰少，天癸随之减少，生殖功能减退。后天之精失于先天之精的充养，气血化生不足，不能濡养脏腑、肌肤，则出现皮肤老化、头发脱落、头晕目眩、食少纳呆、骨质疏松等症状，故老年人体质的首要特点就是肾气亏虚。

## 二、瘀血痰浊相兼

痰浊和瘀血既是病理产物，又是致病因素。两者均为阴邪，同气相求，在病理上相互影响，既可因瘀生痰，亦可因痰生瘀，形成痰瘀同病。最早提出痰瘀相关的是金元四大家之一的朱丹溪，他在《局方发挥》中提出了"自气成积，自积成痰。痰夹瘀血，遂成窠囊。"老年人外感六淫邪气、内伤七情、饮食所伤，都能引起脏腑功能失调，导致痰瘀内生，而痰和瘀又可成为新的致病因素，进一步影响脏腑功能，形成恶性循环。

## 三、多种体质并存

老年由于脏腑虚衰，阴阳失调，对于疾病的易感性高于其他年龄段，不但受遗传等先天因素影响，同时受到起居、饮食、情志、环境等综合因素的长期作用，常常多病兼杂，形成偏颇体质，即常以一种体质为主，兼夹其他体质，例如气虚阳虚并存的体质。再如气郁体质的老人，肝气不疏，气滞无力推动血行，血行不畅，瘀血内生，故气郁质与血瘀质并见。气滞血瘀日久，影响津液的代谢，停而为饮，痰饮内生，故气郁质、血瘀质及痰湿质三种体质并见。

## 四、虚实夹杂突出

明·张介宾云："盖痰涎之化，本因水谷，果使脾强胃健如少壮者流，则随食随化，皆成血气，焉得留而为痰。"由此可见，老年期痰浊是因脏腑机能衰退，特别是脾胃逐渐虚弱，气虚无力运化水谷精微而形成。《灵枢·天年》亦有"血气虚，脉不通"之说，指出肾精亏虚，精不化血，或脾虚生化乏源，或久病耗伤气血，皆可致瘀。虚是瘀之因，为本；瘀是虚之果，为标。虚实夹杂，互为因果。

# 第三节　老年病体质辨识的作用

体质是影响疾病和证候形成的重要因素，体质状态在老年病的发生、发展和转归过程中起着重要作用。中药和针灸往往通过对不同体质状态进行调治而获得疗效，故辨清老年人的体质特征，是中医临床立法处方用药的重要客观依据。

## 一、指导合理用药

**1. 补勿过偏，谨防壅滞**　老年人体质多以"虚"为主，故临床治疗老年病时不免偏重于补益，但补虚要恰到好处，循序渐进，不可峻补太过，否则会引起偏盛偏衰的病理现象。补气药味多甘，一般比较腻滞，多服、久服易致胸膈满闷。故运用补益药时，可配伍理气药，使之补而不滞，滋而不腻，从而达到补益疗疾之目的。

**2. 攻勿过猛，免伤正气**　《医学入门》云："任有外邪，忌大汗吐下，宜平和药调之。"指出老年病用药，药性宜平和，祛邪应慎攻伐。老年人体质复杂，多呈现虚实夹杂的偏颇体质，应遵循"虚则补之，实则泻之"的治疗原则。但老年人元气虚衰为本，不宜驱邪太过，反之伤及正气，加快衰老。

**3. 顾护胃气，从本缓图**　《灵枢·五味》云："五脏六腑皆禀气于胃"，提示胃气乃人的生命之本。老年人诸脏皆虚，脾胃居于中焦，为升降出入枢纽，易受他脏之累，亦受百药之毒，因而治疗时应重视顾护脾胃，临证用药时注意慎用苦寒败胃，轻用助湿满中，少用辛香耗气之品。

## 二、指导针刺方法

《内经》中多处提及针刺之前要先明确患者的体质状态，依据其形气多寡、气血盛衰、贫富贵贱、大小肥瘦、少长年幼的不同来针刺。

**1. 指导针刺选穴**　《灵枢·通天》云："古人善用针艾者，视人五态乃治之，盛者泻之，虚者补之。"老年人体质侧重"虚"和"瘀"两方面，所以针灸防治老年病的原则宜注重"扶正"和"疏通"。

**2. 决定针刺深浅**　《灵枢·逆顺肥瘦》云："老年人形气已衰，针刺时其针数要少，浅刺疾出。"老年人体质以虚为本，临床针刺需把握适当的刺激量，不宜过深，防止出现"刺而过此者，则脱气"的现象。

**3. 决定针刺感应**　《灵枢·行针》曰："重阳之人，其神易动，其气易往也……阴气多而阳气少，阴气沉而阳气浮者内藏，故针已出，气乃随其后。"提示阴虚体质的循经感传比阳虚体质者要好。近年来关于循经感传现象的研究，证实了体质是影响循经感传出现的因素之一，而老年人易出现循经感传的体质为平和质、阴虚质。

## 三、指导预防保健

体质形成于先天，得养于后天。早在《内经》中就提出了"治未病"的思想，强调"治未病"应该把重点放在平时的养护和调摄上，未雨绸缪，积极采取有效的措施，防止疾病的发生。可见，通过调理偏颇体质，扶正驱邪并重，综合运用，能从根本上防治老年病，提高生活质量。

**1. 补肾健脾，充养先天后天**　肾为先天之本，内藏先天之精，是生命之本原；脾为后天之本，运化水谷精微，化生气血。脾主运化水谷，有赖于肾气的资助，始能健旺；肾藏先天之精，亦赖脾所运化的水谷之气充养，方能充盛。先天和后天相互滋生，相互促进，因此补肾健脾是调理体质的基础。

**2. 调和阴阳，维持机体协调**　《素问·阴阳应象大论》云："阴阳者，天地之道也……治病必求于本。"在老年人复合体质中阳虚和阴虚往往同时出现，这是由于阴阳互根互用，相互转化，是对立统一的整体，往往阴损及阳，阳损及阴，所以在调理体质过程中必须注重阴阳双补的原则。正如《济生方》云："阴阳得其平，则疾不生。"

**3. 扶正驱邪，改善体质偏颇**　老年人以虚为主，"虚"既是引起衰老的原因，又是导致老年病发生的根本。"虚"又可导致气滞、痰湿、血瘀，虚实互相影响。故在干预体质时应注意扶正祛邪并重。如老年人肾阳虚衰，不能主水，形成阳虚水停之候，在纠正痰湿体质时，应兼顾气虚、阳虚体质，可佐以益气温阳之品，才能标本兼治，更好地调理偏颇体质。

**4. 调畅情志，注重身心健康**　老年人在步入老年期后，必然会产生心理和情志的改变。

例如离退休后，由于角色的突然转变而自觉空虚无聊；再如子女长大离家后，易孤独悲伤。这些不良的情志变化，如果任其发展，必然导致疾病的发生。因此老年人需要保持良好的情志活动，心胸豁达。乐观的情绪能促使体内的气血运行通畅，保证脏腑功能的正常，有利于延缓衰老。

NOTE

# 第五章    老年综合评估

## 第一节    基本概念

### 一、定义

老年人在衰老的基础上常有多种慢性疾病、老年综合征、不同程度的功能障碍和接受多种药物治疗，以及复杂的心理、社会问题。生理、心理和社会因素密切相关，共同影响老年人的健康状态，也增加了诊疗难度。20 世纪 30 年代末期，英国人 Warren 首先提出了老年综合评估的概念。

老年综合评估（comprehensive geriatric assessment，CGA）是采用多学科综合诊断评估老年人的躯体健康、功能状态、心理健康和社会环境状态，并制定和启动以保护老年人健康和功能状态为目的的防治计划，以最大限度地提高老年人的功能水平和生活质量。老年综合评估不同于传统的医学评估，还包括非医学评估，如社会服务评估、社会学衍变而来的智能量表评估、康复医学衍变而来的功能评估等。老年综合评估强调老年人的功能状态和生活质量。目前 CGA 在西方国家已得到广泛的应用，现已经成为老年病学中不可缺少的工具。

### 二、目的与意义

CGA 的目的是能够及时识别和发现老年人所有现存的和潜在的问题。除此外，CGA 还有多种目标，如提高疾病诊断的准确率、改善日常生活能力和认知功能、提高生活质量、降低医疗需求和费用、改善居住环境的适宜性、增加居家保健和社会服务的利用度等。

### 三、对象

CGA 的适宜对象是病情复杂（有许多慢性疾病、老年综合征、伴有不同程度功能损害以及心理、社会问题）且有一定恢复潜力的虚弱老年人。虚弱老年人一般是指：①大于 75 岁，有身心疾病的老年人；②入住医疗、养老机构的老年人；③日常生活能力受损的老年人。严重疾病（急危重症、疾病晚期、重度痴呆、日常生活完全依赖者）或健康和相对健康的老年人不宜进行 CGA，因为他们不能从中受益。对于健康和较少慢性疾病的老年人，医疗的重点应该放在疾病预防和健康促进，如改变生活行为、调整饮食、注射疫苗和疾病筛查等。

### 四、人员与流程

CGA 主要是由老年全科医生、老年医学护士、社会工作者以及老年精神科医生等组成的评估团队负责执行。内容包括老年人的躯体、功能、心理和社会等方面。老年综合评估的流程一般是提交、初评、专科检查、再次评估以及随访等（附表 1）。

# 第二节　日常生活能力评估

老年人日常生活能力（activities of daily，ADL）受年龄、视力、运动功能、疾病因素、情绪因素等的影响，因此对老年人 ADL 的评估应结合生理、心理和社会健康全面进行。ADL 评估不仅是评价老年人功能状态的指标，也是评估老年人是否需要补偿服务的指标。ADL 评估包括基本日常生活能力、辅助性日常生活能力和高级日常生活能力三个层次。

## 一、基本日常生活能力

基本日常生活能力（basic activities of daily living，BADL）指维持基本生活所需要的自我照顾能力和最基本的自理能力，如沐浴、穿衣、梳理、下床、大小便和进食等 6 项，可用 Barthel 指数（附表 2）、Katz 指数量表测定。通常最早丧失的功能为沐浴，最后丧失的是进食能力，恢复则反之。老年人沐浴功能缺失率最高。自理能力和社会支持程度是决定老年人在家居住还是去养老院的重要因素。老年人如仅存在沐浴部分依赖，家人需提供帮助；如多项功能无法独立完成时，不能独居，需雇用护工或送养老院。

## 二、辅助性日常生活能力

辅助性日常生活能力（instrumental activity of daily living，IADL）指老年人在家独立生活的能力，包括 BADL 未涉及的内容，包括购物、家庭居室清洁和整理、使用电话、做饭、洗衣和旅游等，可用 Lawton 量表测定。如有障碍，应提供相应的生活服务，如送餐服务、代购物品等，尽可能维持老年人的独立生活能力。日常生活能力量表可综合评定患者的 BADL 和 IADL，且操作简单，适合于临床使用。

## 三、高级日常生活能力

高级日常生活能力（advanced activity of daily living，AADL）指老年人高级功能的活动，包括参加社交、娱乐、职业活动等，是反应老年人整体健康状况的指标之一。AADL 目前暂无相关量表可用，但可通过了解老年人一天的活动安排大致得知。一旦发现老年人 AADL 下降，需要进一步做 BADL 和 IADL 的评估。

CGA 评估的 Barthel 指数（BI）有 10 项和 15 项两个版本。本教材选用的是 Wade and Collin 版本，包括进食、转移、修饰、平地行走、穿衣、入厕、沐浴、上下楼梯、排尿和排便控制 10 项内容。BI 广泛用于日常生活能力评价，有较高的信度和效度，并广泛用于临床治疗试验的初步终评。每个项目根据是否需要帮助及其帮助的程度分为 0、5、10、15 四个等级，总分为 100 分。得分高，说明依赖性小，独立性好。BI 是目前世界上应用最广、信度效度较佳的残疾量表，也可应用于急性期的预后研究（附表 2）。

# 第三节　平衡与步态评估

平衡与步态评估主要集中于老年人的活动能力上，包括移动、步态和平衡等情况，以了解跌倒发生的风险。步态不稳定和跌倒在老年人中很常见，每年有 1/3 的居家老年人和半数养老院老年人发生跌倒，其中 10%～25% 后果严重。跌倒可导致骨折、软组织损伤、脑损伤和死亡，是老年人慢性致残的第三大原因。

## 一、筛查问题

"您在近 1 年内有无跌倒或撞到其他物体（墙壁、椅子）?"回答"是"者，需要做初筛试验。

## 二、初筛试验

**1. 起立行走试验（time up-and-go test，TGUT）**　要求受试者从椅子（46cm 高）起身，尽快往前走 3m，然后转身走回椅子上坐下（共 6m）。可使用辅助工具，但不能搀扶，记录完成试验的时间。本试验可综合评估患者的下肢肌力、平衡以及步态。

正常参考值：<12 秒。在 10～20 秒之间，说明可独自做大部分活动；在 20～29 秒之间，说明活动不稳定，具有较高的跌倒风险，需要做跌倒风险的进一步评估；≥30 秒，说明活动功能障碍。

**2. 5 次起坐试验（five-times sit-to-stand test）**　要求受试者双手交叉放于胸前，从椅子（座高 46cm）上站立并坐下 5 次，尽可能快且不用手臂支撑。本试验反映下肢肌力与关节的活动能力。

正常参考值：<10 秒。如>10 秒，提示跌倒风险高，对预测将来发生功能障碍很有价值。

**3. 计时平衡试验（romberg）**　要求受试者先两脚分开站立，与肩同宽，如能保持平衡，可依次并脚站立，前后半脚站立，前后脚站立，每一步骤分别评估睁眼和闭眼的平衡性，记录维持平衡的时间。本试验主要评估平衡功能。

正常参考值：>10 秒。如<10 秒，跌倒风险增加。睁眼时不能维持平衡，提示视觉平衡能力受损；闭眼时不能维持平衡，则提示本体感平衡能力受损。

## 三、进一步检查

上述定性试验异常时，应进一步做 Tinetti 步态平衡量表（附表 3），方法较复杂。此量表不仅可检测有无行动障碍，而且能量化其严重程度，辨别出步态和平衡项目中最易受影响的部分，有利于制订防治计划。

正常参考值：步态测试最高分 12 分，平衡测试最高分 16 分，总分 28 分。如<19 分，跌倒风险高；19～24 分，提示有跌倒的可能性。

# 第四节　视听功能评估

## 一、视功能的评估

据报道，20%～30% 的 75 岁老年人存在视力障碍，如屈光不正、白内障、黄斑变性。糖尿病视网膜病变和青光眼是导致老年人失明的最常见原因。视力障碍不仅引起跌倒和车祸、消耗大量医疗资源，而且引起日常活动功能严重受损、生活质量降低。

**1. 筛查问题** "您在阅读、开车、行走或看电视时有困难吗?"有困难者应做初筛检查。

**2. 初筛试验** 进行标准对数视力表检查，让受试者在 5m 远的地方读视力表，必要时可戴矫正视力的镜片。手持式卡如 Rosenbaum 视力筛查表，应距受试者眼睛 35cm 处进行阅读，对判断近视或远视有帮助。异常者应做进一步检查。

**3. 进一步检查** 通过相关专科检查，明确病因。

## 二、听功能的评估

30%~50%老年人有听力障碍，可分为神经性耳聋（耳蜗疾病引起）、传导性耳聋（声音向内耳传导障碍）和混合性耳聋。听力障碍是一种良性疾病，但对生活质量产生深远的影响。听力障碍与认知障碍和活动能力减退有关，还可产生家庭不和、脱离社会、丧失自尊心、抑郁等心理问题。此外，还影响医患和社会交流。

**1. 筛查问题** 即低语试验，在受试者侧面距耳朵 15~30cm 处轻声说一个数字，然后让受试者重复。如听不到者应做初筛检查。

**2. 初筛试验** 简易老年听力障碍量表（hearing handicap Inventory for elderly-short version, HHIF-S）用于评价听力障碍对社会功能的影响，共 10 题，总分为 40 分，>24 分为重度听力障碍；耗时 5 分钟，总精确度 75%。异常者应进一步做专科检查（附表 4）。

**3. 进一步检查** 如外耳道检查、听力测量仪、韦伯试验和林纳试验等，以确定是否需要配助听器、药物治疗和手术干预。

# 第五节 认知功能评估

老年人认知功能减退很常见，可见于痴呆、谵妄、抑郁、语言障碍、注意力不集中、文化水平低下等。痴呆在老年人中也很常见，>65 岁的老人患病率为 6%，>80 岁患病率为 30%。由于病程进展缓慢，仅凭简单的病史和方位测试不足以确诊。研究表明，37%~80%痴呆未被临床诊断，但使用筛选工具则能检出，不用筛选工具则难以发现认知功能障碍。认知功能评估是早期发现与诊断痴呆的重要手段之一。痴呆的诊断还需要综合评估，包括体格和神经系统检查、用药史、功能状态的评估和认知功能的评估等。

## 一、筛查问题

近期记忆减退是痴呆最早发生的症状，因此一个最佳的筛查问题就是先让受试者听 3 个不相关名词（如国旗、皮球、树木），如一分钟后不能正确复述，则需要做认知功能评估；或是在复述 3 个名词的基础上，再增加定向力测定（如今天是星期几、几月、哪一年等），如出现>3 个错误，诊断痴呆的敏感性和特异性约 90%。另外的评估执行能力的方法，是让患者在 1 分钟之内尽可能多的说出四条腿动物的名称，如<8~10 个动物名称或重复说出动物名称视为异常，需进一步评估。

NOTE

## 二、初筛试验

**1. 简易智能量表（mini-metal status examination，MMSE）**   此量表广泛用于痴呆的筛查，是由不同的神经心理测验中抽调出的项目组合而成，包括定向力（10分）、执行功能（3分）、注意和计算（5分）、回忆（3分）和语言（9分）5个认知域共30分的内容。MMSE主要检测定向力、注意力与计算力、记忆力、语言能力及视觉空间能力等。其敏感度为80%~90%，特异度为70%~80%。总分30分，若初中文化以上<24分、小学文化<20分、文盲17分时，提示认知功能损害（附表5）。

**2. 痴呆简易认知评价（mini-cognitive assessment for dementia，Mini-Cog）**   也称简易精神状态检查，近年来被作为痴呆筛查的有效工具。先让患者听3个不相关名词（如国旗、皮球、树木）；再做画钟试验（clock drawing test，CDT），主要检测组织能力和视觉空间能力，可反映额叶、颞顶叶的功能，做法是先画一个表盘，再填上数字，然后标出11：10（正确记2分，有一处不正确为0分）；然后复述3个名词（3分）。总分5分，0~2分为阳性，需进一步评估，3~5分为阴性。与MMSE相比，Mini-Cog对非英语和高中以下的人群也具有很高的敏感度和特异度。

## 三、其他检查

上述结果异常提示有认知功能损害，但不能诊断为痴呆，因为有其他因素的影响，需要做进一步检查。初筛试验有认知功能障碍时，应进一步了解发生的时间、速度以及对工作、生活的影响，可做认知功能筛查量表（cognitive assessment screening instrument，CASI）。了解痴呆严重程度可用临床痴呆量表（clinical dementia rating，CDR）。在评估痴呆原因时，除生化及神经影像学外，还可借助 Hachiski 缺血量表（Hachiski ischemic score，HIS）评估血管性痴呆的可能性。对可疑痴呆者，需要有明显智能下降并足以影响到患者的生活或工作方面的证据才能确定诊断。

# 第六节   抑郁与焦虑评估

## 一、抑郁的评估

抑郁症通常与躯体疾病和精神、心理因素密切相关。社区老年人抑郁症发生率为10%~20%，躯体疾病老年人高达50%。抑郁症临床表现不典型，容易漏诊或误诊。严重抑郁症患者有自残或自杀倾向，需要足够的重视。

**1. 筛查问题**   询问患者最佳的两个问题是："近2周您是否常常觉得做事没有兴趣或乐趣?""近2周是否常常觉得情绪低落、压抑或没有希望?"回答"是"者需要做初筛试验。

**2. 初筛试验**   常用的有汉密尔顿抑郁量表（Hamilton depression rating scale，HAMD）（附表7）、Zung 抑郁自评量表（self-rating depression scale，SDS）和老年抑郁量表-15（geriatric depression scale-15，GDS15）（附表8）。以≥7分作为诊断界值。近年来，患者健康问卷-2

（patienthealth questionnaire-9，PHQ9）也被用于筛查。

**3. 进一步检查** 如考虑抑郁是否由于疾病或药物引起？是否存在其他精神病？伴发病对抑郁症有哪些影响？有无自杀风险？需要详细询问病史，综合检查并评估。

## 二、焦虑评估

焦虑是老年人最常见的情感障碍之一，尤其是住院老年患者中发病率甚至超过抑郁。焦虑症状可以是某些躯体疾病的临床表现，也可以是由于精神心理因素、社会因素或环境因素导致的情感障碍。及时发现和确诊老年焦虑，尽早给予心理干预，可取得较好的效果。

**1. 筛查问题** "您近一周是否担心，感到有最坏的事情将要发生，容易激惹吗？"回答"是"者需要做初筛试验。

**2. 初筛试验** 常用的有汉密尔顿焦虑量表（Hamilton anxiety scale，HAMA）（附录9）和焦虑自评量表（self-rating anxiety scale，SAS）。

**3. 进一步检查** 如考虑焦虑是否由于疾病或药物不良反应引起？是否存在其他精神病理状态？焦虑容易被躯体不适症状掩盖，容易误诊、误治，需要详细询问病史，综合检查并评估。

# 第七节 社会评估

社会评估是老年综合评估的一个重要组成部分。由于医学模式的改变，健康评估已从单一的躯体评估发展到躯体-心理-社会-环境的综合评估，它可以帮助人们更好地理解老年人的社会功能，并正确指导老年人积极参与社会活动。

社会评估的任务是评估老年人的社会支持系统、角色和角色适应，主要包括老年人的社会支持情况、社会文化状况、经济情况、照顾者负担以及居家环境的安全等。

## 一、社会支持

社会支持从性质上可以分为两类：一类为客观的、可见的或实际的支持，包括物质上的直接援助和社会网络、团体关系的存在和参与，后者是指稳定的婚姻关系（如家庭、婚姻、朋友、同事等）或不稳定的社会联系，如非正式团体、暂时性的社会交际等，这类支持独立于个体的感受之外，是客观存在的现实；另一类是主观的、体验到的情感上的支持，即个体在社会中受尊重、被支持、被理解的情感体验和满意程度，与个体的主观感受密切相关。

评估老年人社会支持可采用肖水源设计的社会支持评定量表（social support rating scale，SSRS）（附表10）。该量表用于测量个体社会关系，有3个维度共10个条目，包括客观支持（患者所接受到的实际支持）、主观支持（患者所能体验到的或情感上的支持）和对支持的利用度（反映个体对各种社会支持的主动利用，包括倾诉方式、求助方式和参加活动的情况）3个分量表。总得分和各分量表得分越高，说明社会支持程度越好。该量表经长期使用证明，设计基本合理、有效、简便，条目易于理解、无歧义，适合我国人群使用。

NOTE

## 二、经济状况

经济情况是决定老年人能否得到适宜医疗和生活照护的重要因素,对老年人的物质生活和文化生活有着广泛的影响。目前我国老年人经济支持主要来源于离退休金、国家补贴、家人供给和养老保险。通过询问需要了解老年人收入能否满足其个人需要、是否需要他人支持。经济情况评估主要包括老年人的经济来源、消费需求、消费结构、养老模式及老龄产业等。评估人员可通过询问量表中问题了解老年人的经济状况(附表11)。

## 三、生活质量

生活质量是指个体对目标、期望、标准以及关心的事情有关的生活状况的体验。它反映了个体客观的物质和精神生活状态的水平,与个人躯体健康状况、心理状态、社会关系、个人信仰和生活环境等密切相关。目前,临床医学更强调改善功能,延缓病情恶化和失能,防治并发症,提高老年人独立生活能力。

常用的评估方法是标准化量表,以简易健康调查量表(short form-36 health survey,SF-36)最为常用。SF-36测量范围广泛,包括躯体功能、躯体角色、机体疼痛、社会功能、心理卫生、情绪角色、活力和总体健康状态等8个领域,共36个条目,具有信效度高、评价方法程序化等优点,已广泛用于临床和科研领域。

# 第八节　环境评估

老年人环境评估主要包括环境的安全性和资源的可利用性。环境对老年人来说非常重要,可预防跌倒和方便生活,现将其基本要求介绍如下。

## 一、进出通道

设置为斜坡,以方便轮椅使用者出入。斜坡倾斜角度在5°左右,或每增长30cm坡度升高2.5cm;斜坡两侧设高于5cm的围栏,内外设2.5m×1.5m的平台,与斜坡相接。老年人宜居住电梯房,如为楼梯房,楼梯间应注意光线充足,并设扶手。

## 二、房间

卧房尽量选择朝南或东南方向,设窗帘,多人间应有隔帘,以免灯光或阳光过强影响老人的休息及睡眠。门宽最好>85cm,便于轮椅通过;以轨道式推拉门为宜,以方便视力障碍者、偏瘫和截瘫患者使用。地面应防滑、洁净。房间内的设施要简单实用,家具尽量靠墙摆放,不要在老年人常经过的地方摆放物品。家具以圆角为宜,避免锐角。座椅应硬度适宜,稳固并带扶手,便于老年人起坐。设床头灯或夜灯,以便老年人夜晚的行动。偏瘫的患者常发生半侧空间忽略和半侧身体忽略,故应将床头柜放在患侧,可促使患者转头看放在床头柜上的东西,并移动健侧上肢横过身体中线取所需物品。

## 三、床

　　睡觉的床要高度合适，床垫软硬适中，宜配备活动床栏，便于老年人上下床。不能下床者，宜配置床上用餐的餐板或移动餐桌。被褥以棉质浅色为宜，便于观察异常情况。对于大小便失禁的老年人，必要时可加用中单或垫巾。

## 四、卫生间

　　卫生间以坐式马桶为宜，两侧设扶手。沐浴设备可选用带扶手的浴椅或浴缸，浴缸和地板底部应放置防滑垫。洁具宜采用白色，便于观察排泄物异常状况。卫生纸、肥皂等清洁用品应放在老年人方便取用的地方。最好配置呼叫器，便于老年人及时呼叫照顾人员。

NOTE

# 第六章 老年病临床诊治

## 第一节 老年病临床表现特点

人到老年，机体渐衰，正气虚弱，脏腑失调，抗御病邪能力降低，自我调节能力下降，易于生病，既病则易于传变，脏腑精气易损而难复。老年人的这些生理病理特点决定了老年病与其他年龄段临床表现有不同之处。

### 一、起病隐匿

与衰老密切相关的老年特发性疾病多为慢性病，呈现出起病隐匿、发展缓慢的特点。人体衰老是一种渐进过程，始于老年到来之前，如《灵枢·天年》云："四十岁……腠理始疏，荣华颓落，发鬓颁白。"随着年龄的增加，衰老的外在表现逐渐显现。老年人脏腑生理功能日渐减弱，精血不断衰耗，阴阳气血的生理状态逐渐失去平衡，或为阴虚，或为阳虚，或因阳气虚弱而致阴精生化不足，或因阴精亏损而致阳气生化无源，进而阴阳两亏、多脏虚衰。此时，人之体质已明显下降，抗病能力明显减退，病变已在体内慢慢滋生，在相当长时间内病已成但无明显症状，无法确定其发病时间，如动脉硬化、骨质疏松症等。有的症状和衰老表现之间难以区分，往往被误认为自然老化，不被其本人、家属或医师所重视，如老年性痴呆早期表现的记忆减退、前列腺增生的尿频等，多在体检时或病情严重时方获确诊。

此外，一些老年期多发病如糖尿病、高血压病、高脂血症、肿瘤等也呈现出起病隐匿、发展相对缓慢的特点。

### 二、症不典型

人到老年，机体对内外环境变化的适应能力减退，正气抗邪能力下降，故患病后常缺乏典型症状和体征。如老年性肺炎，起病时可以没有畏寒、高热、咳嗽而表现为食欲差、精神不振、尿失禁等症状，白细胞计数亦可无明显升高。又如老年糖尿病，不一定出现"三多"症状，相反会食欲不振。正因为老年病症状不典型，容易发生误诊、漏诊，因此，对于老年患者必须详问病史，仔细查体，进行必要的理化检查，密切观察病情变化，以期正确诊断和及时治疗。

老年病的发生发展过程中常呈现伤正、传变、内闭、外脱等特点。由于老年人个体差异较大，疾病相同可能转化不同。如同为外感风热，有的老年人素体阴虚，既病则易传心营而致昏迷诸症；有的素体阳虚，既病之后易陷三阴而呈现虚脱证。又如老年人心肌梗死，可仅表现为乏力、头晕、情绪不稳或轻度胸闷气急，常被漏诊；亦可表现为突然不适，昏厥，面色苍白，而发生心阳暴脱危重症。此外，老年患者因虚而留有宿邪，易招他邪，两邪相客则病情复杂、多变，如喘家外感，极易引动内伏痰饮而发展为寒热夹杂、虚实相间、变化多端的复杂病情。

### 三、多病相兼

由于老年人脏腑功能均趋减退，因而一脏有邪，他脏受累者逐渐增多。现代医学也认为老年人患病不仅并发症多，而且具有多系统发病，甚至单个脏器同时存在多种病理改变的情况。据调查，老年患者每人患 3~5 种疾病。临床上，老年人同时患有数种不同的疾病，其基本病理或相似或截然不同。它们互相交织，互相影响，造成病证的阴阳表里、寒热虚实、脏腑经络和营卫气血变化错综复杂，主次难分，规律难寻。如老年人同时患有喘证、心痛、眩晕、消渴病、水肿等病的情况很常见。中风病患者发前多有高血压、糖尿病、动脉硬化等，患病后多遗留口眼歪斜、失语、半身不遂等后遗症；同时，中风后又可引起中风后抑郁、痴呆等继发病变，有的患者可因长期卧床引起肌肉萎缩、肺部感染等并发症，不仅病程较长，不易恢复，而且容易复发，需要长期治疗。有些老年病的症状表现似与原来的疾病关系不大。如贫血患者并无明显头晕、气短、面色苍白，但可表现为无欲、消沉、失眠，甚至精神错乱等；甲状腺功能减退患者无黏液性水肿面容，仅有怕冷、便秘、疲倦、皮肤干燥，易误认是衰老的一般表现。甚至有些老年病还可出现与典型症状和体征相反的病理信息。如老年人患甲状腺机能亢进，不仅不多食，反而还厌食；患恶性肿瘤及其他严重疾病，红细胞沉降率数值却正常，而某些健康老人反升高至 35~40mm/h。

总之，由于老年人有与其他年龄段人不同的生理病理特点，因而其发病具有以上特点，临证时当善于辨识。

## 第二节　老年病辨证概要

老年病临床表现常常具有不同于其他年龄组疾病的证候特点，临床上对于老年病的辨证，常多种辨证方法综合运用，以脏腑辨证、虚实辨证为主，结合气血阴阳辨证。

### 一、脏腑辨证

脏腑是构成人体的一个密切联系的整体，五脏之间有生克制化的关系，脏与腑之间有互为表里的关系。老年人随着增龄，脏腑功能日益衰退，脏腑之间的协调变得极为脆弱，一旦发病，常累及多脏，或身兼数病，气血阴阳相互波及，虚实寒热参合更迭，病机演变尤为错综复杂。因此，对老年病进行脏腑辨证时，一定要从整体观出发，不仅要考虑一脏一腑的病变，还应该注意脏腑之间的联系和影响，这样才能把握病变的全局，抓住主要矛盾。

气和血是人体生命活动的动力和源泉，在生理上既是脏腑功能活动的物质基础，又是脏腑功能活动的产物。在病理上，脏腑功能发生病变也必然要影响到气血阴阳的变化，而气血阴阳的病变也要影响到某些脏腑。总之，气血阴阳的病变是与脏腑密切相关而存在的。

因此，老年病的脏腑辨证，应着重辨明脏腑气血阴阳之虚，兹就五脏常见虚证的辨证要点分述如下。各脏腑的实证请结合"虚实辨证"。

**1. 心**

（1）心阳虚

【病机概要】年老体衰，或久病体虚，或思虑伤神，劳心过度，致心气不足。

【辨证要点】心悸，气促，心痛，舌淡苔白，脉细弱或虚大无力等，为心阳虚之主症，与面色㿠白、自汗、形寒等症参见。心悸的特点为心中空虚，惕惕而动，动则尤甚。气促的表现为阵阵发作，气短而息促，行动尤甚。心痛系暴作，并现肢冷，脉疾数而散乱，甚则口唇手足青紫晦暗。

（2）心阴虚

【病机概要】思虑劳心过度，以致营血亏虚，阴精暗耗，阴不敛阳，心阳浮越。

【辨证要点】心悸、心痛、少寐、心嘈、舌质淡红、苔少或舌下干赤等为心阴虚之主症。其心悸特点为悸而烦，惊惕不安。少寐多伴梦扰不宁。心嘈乃心中灼热似饥。此外，或见健忘、梦遗、盗汗、多疑善惑等症。

**2. 肝**

（1）肝阴虚

【病机概要】老年肾虚，水不涵木，肝阳上亢，虚风内动，或精不化血，肝血亏虚，经脉失养。

【辨证要点】眩晕头痛、耳鸣耳聋、麻木、震颤、雀目、舌质干红少津、苔少、脉弦细数等为其主症。其眩晕、头痛为头目昏眩欲倒，不欲视人，昏而胀痛，绵绵不停。耳鸣、耳聋系逐渐而起，鸣声低微，经常不已，按之可减。麻木为肢体有不仁之感，抚之觉快。震颤为肢体肌肉瞤动，自觉或他觉发抖动摇，甚者四肢筋挛拘急。雀目为两目干涩，入夜视力大减，或成夜盲。此外，尚可见面部烘热、午后颧红、口燥咽干、少寐多梦等。

**3. 脾**

（1）脾阳虚

【病机概要】饮食生冷肥甘，或过用寒凉药物，及久病失养，脾阳不振，运化无权。

【辨证要点】面黄少华、脘冷或泛清水、腹胀、食入运迟、喜热饮、便溏、溲清利、舌淡、苔白、脉濡弱为其主症。或见肌肉消瘦、四肢不温、少气懒言等。

（2）中气不足

【病机概要】素体气虚，或因劳倦过度，或因病久耗伤脾胃之气，升清降浊无权。

【辨证要点】食欲不振、声低气怯、四肢乏力、肠鸣腹胀、大便薄溏而便意频、舌淡、苔薄白、脉缓或濡细等为其主症，或见肌肉消瘦、动则气坠于腰腹、脱肛等。

**4. 肺**

（1）肺阴虚

【病机概要】外感燥邪或肺痨邪毒，或久咳伤肺，气血亏损，以致肺阴不足，虚热内生，耗灼肺金。

【辨证要点】咳呛气逆，痰少质黏，咯吐不利；咳而痰中带血，或为血丝，或见血块；潮热盗汗，午后颧红，少寐失眠；口干咽燥，或音哑；舌红少苔，脉象细数。

（2）肺气虚

【病机概要】劳伤过度，病后元气未复，或久咳伤气，致肺气亏虚，失其温煦。

【辨证要点】咳而短气，痰液清稀；倦怠懒言，声音低怯；面色㿠白，畏风形寒，或有自汗；舌淡苔薄白，脉虚弱。

**5. 肾**

（1）肾阳虚

【病机概要】老年肾气日衰，或大病久病，或劳损过度，肾气亏耗，命门火衰。

【辨证要点】面色淡白，腰脊酸软，小便清长，或尿频，尿后余沥，甚则不禁；滑精早泄，阳痿；短气喘逆，动则尤甚，小便常随咳出；头昏耳鸣，形寒肢冷；舌淡苔薄白，脉虚弱。

（2）肾阴虚

【病机概要】年老肾阴亏虚，或久病之后，或热病后耗伤肾阴，阴虚生内热。

【辨证要点】形体消瘦，腰酸腿软，少寐健忘，头昏耳鸣，颧红唇赤，潮热盗汗，口咽干痛，小便黄，大便秘，舌红少苔，脉细或细数。

## 二、虚实辨证

老年病实证主要表现为邪实，如痰、瘀、风、热、湿、郁等。这些病证有时单独出现，更多的是伴随气血阴阳或脏腑之虚证出现，表现为虚实夹杂之证。

老年病由痰、瘀、风、热、湿、郁所致的，其病理多为本虚标实，临证时应分清标本虚实的主次。

**1. 痰证**

【病机概要】老年人以正虚为本，易感外邪。外邪袭肺，肺失宣降，肺津可凝聚成痰；饮食不节或思虑伤脾，脾失健运，则水湿凝聚成痰；年老肾衰或久病伤肾或劳欲伤肾，开阖不利，则水聚成痰。此外，老人情志不遂，气郁化火，煎熬津液亦可成痰。

【辨证要点】眩晕，头重如蒙，痰壅气急，胸胁闷痛，肢体麻木或震颤，或半身不遂，口眼歪斜，或结节、肿胀，苔腻，脉弦滑。

**2. 血瘀证**

【病机概要】久病多瘀，久病入络。老年人脾胃运化功能渐衰，气血生化乏源，气虚则无力鼓动血行而致气虚血瘀；情志不舒，肝气郁结，则气滞血瘀；久病生痰而阻遏气机，可致痰瘀互结；老年人阴血不足，血运滞涩，或阴虚火旺，灼血为瘀，皆可导致瘀证；老年人阳虚生内寒，寒性收引，气血滞涩，也可导致血瘀证；感受热邪，或过用温燥之品，灼血为瘀，亦可致血瘀证。

【辨证要点】血瘀证病程多较长，见身体某处疼痛，如胸胁痛、胃脘痛、头痛等，痛处多固定，且疼痛较剧烈，亦可见出血、肿块，唇舌紫暗，舌下青筋显露、迂曲，脉涩。

**3. 风证**

【病机概要】老年人肾虚阴亏于下，肝阳偏亢于上，易生内风；老年人痰浊、瘀血、外感等病理变化皆易化热，热盛风动。

【辨证要点】头晕目眩，四肢拘急、抽搐，肢麻、震颤、强直，甚至猝然昏倒，口眼歪斜，半身不遂。

**4. 火热证**

【病机概要】老年阴液亏虚，若外感热邪，或七情内郁，则可导致火热证，无论内生之火还是外感邪热，其主要病机皆为阳盛阴虚。

【辨证要点】壮热，烦渴，大便秘结，小便短赤，咽干舌燥，甚或神昏窍闭，舌红苔黄，脉数。

**5. 水湿证**

【病机概要】常因老年人脾胃虚弱，运化无力，或饮食生冷、肥甘厚味、饥饱失常，损伤脾胃，运化失职，致津停不化，湿从内生。

【辨证要点】泄泻，淋浊，水肿，脘腹不舒，纳谷不馨，厌食油腻，舌质淡，舌体胖，苔白腻，脉滑或濡。

**6. 气郁证**

【病机概要】年老脏气虚弱，常因情志失调，或所愿不遂，或恼怒忧思，或悲愁恐惧而致肝失条达，气机郁滞。气郁日久，可化火、酿痰、成瘀，加重脏腑功能失调。

【辨证要点】心情抑郁，情绪不宁，或易怒喜哭，或伴胁肋胀痛，或咽中如有异物梗阻，失眠多梦，舌苔薄白或薄腻，脉弦。

# 第三节　老年病治疗概要

随着生活水平的不断提高，人们的平均寿命越来越长，目前我国已经进入了老龄化社会，因此老年病的防治越来越引起社会公众的关注和重视。《素问·四气调神大论》曰："是故圣人不治已病治未病，不治已乱治未乱，此之谓也。夫病已成而后药之，乱已成而后治之，譬犹渴而穿井，斗而铸锥，不亦晚乎"，指出了"治未病"的重要意义。中医治未病的思想贯穿于老年病治疗的全过程，主要体现为未病先防、有病早治、已病防变三个主要方面。

## 一、防治原则

### 1. 预防原则

（1）未病先防　是指对有可能发生疾病的个体和人群，在未患病之前，预先采取措施，避免疾病的发生，这是医学的最高目标，是健康未病态的治疗原则。一是老年常见病，如心脑血管病、恶性肿瘤等，在中青年人可发病而老年人患病率明显增高的急慢性疾病，往往由多因素所致，故从中青年期着手预防甚为重要。二是老年特发病，如钙化性心脏瓣膜病、老年性痴呆、骨质疏松症及老年性白内障等，只发生于老年人，器官组织的退行性变是此类疾病的发病基础。三是时令病，如外感性疾病。老年人正气多有不足，易受外邪，在天气寒冷的冬季，应指导体质差、气虚的老年人预防感冒，以免加重其他病情。

（2）有病早治　是指在疾病无明显症状之前采取措施，治病于初始，进而避免机体的失衡状态继续发展。这是潜病未病状态的治疗原则。由于老年人具有脏器功能降低、免疫功能低下、代谢平衡被破坏、智能障碍和肢体活动障碍等病理生理特点，造成临床症状不典型、无特异性表现、隐伏性发作等，因而易漏诊，且病理表现呈多样性、多病因特征。如恶性肿瘤（肺癌、胃癌、肝癌、前列腺癌等），早期常缺乏临床症状，一旦出现症状，60%~80%已属晚期，失去了最佳的治疗时间窗。因此，对老年人进行定期健康检查，争取早期发现、早期诊断、早期治疗的"三早"预防措施尤为重要。

（3）既病防变 是指对已患某些疾病者，结合体质的特异性及时治疗，防止恶化。《金匮要略》中说："见肝之病，知肝传脾，当先实脾。"其意在治疗肝病时，应注意应用调补脾胃之法，使脾气旺盛而不受邪，以防止肝病传脾。根据疾病传变的规律，防其传变，对可能受到传变的脏腑和可能受到影响的气血津液，采取预防措施，阻断和防止病变的发展和传变，把病变尽可能地控制在较小的范围，以利于疾病的彻底治疗，取得更好的疗效。例如，老年人肺炎的主要病变在肺，但体质较差、病情较重的老年人常出现神昏、谵语、烦躁等热毒内陷心包的危急重症，而且热毒内陷心包是老年人肺炎患者死亡的重要病机，临床应积极防止病情恶化。

**2. 治疗原则**

（1）病机复杂，治病求本 要求透过复杂多变的疾病现象，抓住病变的本质，并针对根本原因进行治疗。年高之人脏腑亏损，气血不足，抗病能力差，常呈现正虚邪实、虚实夹杂的病机特点，且易突变。如老年阳气衰微，若病重导致阳脱，则应急予大量参附之品回阳救逆，采取"急则治其标"的法则，待病情平稳后再调其阴阳。反之，如病情不急，治疗时应缓图其本，即"缓则治其本"。

（2）脏腑亏虚，扶正祛邪 扶正是通过补虚方法达到扶助正气。人体脏腑功能正常，正气旺盛，气血充盈流畅，卫外固密，外邪难以入侵，内邪难于产生，就不会发生疾病。《素问遗篇·刺法论》说："正气存内，邪不可干。"当人体脏腑功能失调，正气相对虚弱，卫外不固的情况下，或人体阴阳失衡，病邪内生，或外邪乘虚而入，均可使人体脏腑组织、经络官窍功能紊乱，从而发生疾病。此时应根据病机变化、病人体质、气血盛衰等，应用平补、清补、温补、峻补等法则，提高机体抗邪的能力，但不可过用补益之品。祛邪是祛除病邪，使邪去正安。祛邪能够排除病邪的侵害和干扰，利于正气的保存和恢复。但老年病治疗中祛邪之法的运用应慎重，攻邪不可过猛，以免更伤元气。老年之病多虚实夹杂，故治疗上多攻补兼施，补而不偏，攻而不伤，补中有泻，泻中寓补，如此才能做到攻邪不伤正，扶正不滞邪。

（3）阴阳失调，调理平衡 老年患者由于阴阳平衡造到破坏，故在治疗上应"谨察阴阳所在而调之，以平为期"；在"损其有余"的同时，应当重视"补其不足"。老年患者阳虚中夹有阴虚，阴虚中伴有气虚或阳虚，故"善补阳者必于阴中求阳，则阳得阴助而生化无穷；善补阴者必于阳中求阴，则阴得阳升而泉源不竭"。调理老年患者的阴阳亏虚，可适当选择鹿角胶、紫河车、龟板胶等血肉有情之品，补肾填精，以滋化源。

（4）脏虚腑滞，调和气血 气血是各脏腑及其他组织功能活动的主要物质基础。气为血之帅，血为气之母，气血各具其功，又相互作用。老年人因纳食减少，脾胃运化功能减弱，加之疾病的影响等原因，致气血生化乏源，故在调理气血时，务必注意气血的互根、互用。如补气养血的当归补血汤，即是以养血之当归配伍补中益气之黄芪。同时，气血失和是产生疾病的重要病因病机，如气虚、气滞、气逆、气陷，或血虚、血热、血瘀，或气血亏虚、气滞血瘀等。《丹溪心法·六郁》云："气血冲和，万病不生，一有怫郁，诸病生焉。"例如，老年血证患者，辨证为气虚不摄，血溢脉外，应遵循"有形之血不能速生，无形之气所当急固"的治疗原则，通过补气以统摄血液。

（5）三因制宜，个性治疗 老年人阴阳平衡能力差，加之四时气候的变化，不同地区的地理特点，个体体质的强弱，所患疾病及证候的差异，故治疗时当细辨。春夏之季，阳气升发，腠理开泄，不宜过用辛温发散之品，以免开泄太过，耗伤气阴；秋冬之节，阴盛阳虚，当慎用寒凉药物，以防伤阳。北方地区冬季天气寒冷，老年患者常外感寒邪，治疗时应注意散其表寒；南方地区夏季多湿热，老年患者常见湿阻中焦的证候，治疗时应注意运脾化湿。老年人之间的个体差异较之其他人群更为明显，因此，老年病治疗上更加强调因人制宜，临床时需注意探究适合不同老年人的个体化治疗方案。

## 二、治疗特点

**1. 注重脾肾** 肾为先天之本，后天之用，虚证之根。脾为后天之本，气血生化之源，"内伤脾胃，百病由生"，因此老年人用药要特别注意保护脾肾功能。年老之人，秉承于父母的先天之精已竭，肾气渐衰，脏腑功能虚弱，须依靠后天之本脾化生的精微来补养，故顾护脾肾乃重要治则。老人脾胃功能减弱，形衰神疲立现，胃纳好转，病情亦随之稳定或好转。肾为先天之本，内寓元阴元阳，藏先天之精及五脏六腑之精华。肾之精气亏虚，形体亦随之逐渐衰老而见肾虚征象，可谓穷于精者万邪蜂起。由此可见，培补脾肾对于老年人具有举足轻重的作用。然而，脏腑之间是一个有机的整体，相互影响，治疗上需相互兼顾，方可达到良好的治疗目的。

**2. 顾护胃气** 《灵枢·五味》记载："胃者，五脏六腑之海也，水谷皆入于胃，五脏六腑皆禀气于胃。"《脾胃论》曰："元气之充足，皆由脾胃之气无所伤，而后能滋养元气。"强调了治疗老年之病要重视调治胃气。老年气血阴阳多有不足，在疾病的治疗与康复中更应注重顾护胃气。阳明胃气，以决寿夭；沉疴养胃，可望生气；先天已衰，求之后天；治病养生，无胃不任。另外老人脾胃功能减弱，对药物吸收较慢，肝脏解毒和肾脏排泄功能下降，药物代谢相应延长，会影响药力发挥，易出现不良反应。

**3. 病证结合** 即通常所说的"先辨病，再辨证"，"以辨病为先，以辨证为主"。如胃下垂、肾下垂、阴挺、脱肛等不同的病变，在其发展变化过程中，可能出现大致相同的"中气下陷"或"脾气下陷"的病理机制，故皆可用补益中气的方法来治疗。近年来，有学者提出"微观辨证"的思路。所谓微观辨证，就是将各种化验检测结果作为症状和体征的延伸，融入中医学的辨证材料之中，使其能够反映疾病的阶段性本质或某一类型的本质，即证候的实质，提高了辨病辨证的精准度。老年病一般病程较长，病情复杂，病变波及的脏腑较多，故宜强调辨证论治，针对发病不同阶段，施以同病异治或异病同治原则。

**4. 调摄心身** 老年人由于生理的、社会的原因，易造成失落、孤独等特殊的心理变化，或因罹患疾病而一出现某些不良的心理变化，如悲观、焦虑等。《淮南子·原道训》曰："夫精神气志者，静而日充者以壮，躁而日耗者以老。"《摄生三要·存神》载："聚精在于养气，养气在于存神，神之于气，犹母之于子也。"因此，在老年病的治疗中，应注意结合老年人心理特点，了解患者的心理变化，做耐心细致的思想工作，使其放下思想包袱，更好地配合治疗，促进心身的全面康复。

**5. 重视调护** 恰当的调护，有利于正气的恢复、邪气的祛除和患者早日康复。调摄护理的内容十分丰富，包括饮食护理、生活护理、精神护理、服药护理等。由于饮食的性味多平和，不损伤正气和脏腑，与药物相比较无特殊的副作用，较易为患者所接受。尤其是体质过于虚弱之患者，胃气虚弱不支，以致经受不了药物的治疗，通过饮食的调理，可增强脾胃运化功能，提高机体抵抗力。运动有促进气血运行、经络通畅、脏腑协调、强健筋骨、宁神定志等作用，老年患者可在医生指导下，根据禀赋强弱、体质差异、疾病不同等情况，有针对性地选择太极拳、八段锦等运动形式，动静结合，形神共养，以提高疗效，增进体质。如老年人患风寒表证，在使用发汗解表治疗时，要注意老年人多有体虚卫外不固、阴虚血少、汗源不充的特点，护理上不仅应避免再受风寒，还应给患者酌加衣被，辅以热汤、热粥，促其发汗。此外，食疗、运动、心理保健等综合治疗措施可以提高疗效，促进心身的全面康复，增进体质。

# 第四节　老年病用药特点

老年人由于长期患有多种慢性病及衰老等因素的影响，一般难以治愈。对于诊断明确者，选用的药物必须是疗效肯定的，即能够缓解症状、纠正病理过程或消除病因。用药要遵循如下原则：

## 一、药量宜小

老年人脏腑功能减退，对药物的敏感性、耐受性等不同于其他人群。临床需根据其生理、病理特点选择药物，注意用量不可过大，以免损伤正气。老人对药物的敏感性降低，其治疗量与中毒量之间的安全范围变小，易蓄积中毒。《中国药典》规定60岁以上的老年人只宜用成人剂量的3/4，有些药仅用成人剂量的1/2。即便是补药，也不可以贪多。因老年人对药物反应的个体差异较大，最好根据患者的肾功能调整用药量，尽量做到用药剂量个体化；中药的剂量应严格控制在药典规定的范围内，如川乌、草乌、细辛等毒副作用较大的药物，其用量因药而异，应注意选择恰当的炮制、煎煮方法等，从小剂量开始，以期以最小的副作用取得最佳的治疗效果。

## 二、药力宜缓

老人气血虚弱，不能够载药，一旦用重剂，可能会产生腹胀少食、眩晕呕吐、心情烦躁等不良的药物反应。老人脾胃功能减弱，对药物吸收较慢，肝脏解毒和肾脏排泄功能下降，药力发挥和持续时间亦相应延长。并且，老年病多系慢性病，治疗时间较长，故不宜选择药力过于峻猛之品和有毒之品，以防消耗元气。若确有必要使用这类药物，也应注意药物的剂量、服药的疗程，并可适当配伍扶正药物，攻补兼施，或先攻后补，或二补一攻，或二攻一补，力求攻邪而不伤正。

## 三、注意剂型

老年病治疗中应根据病情需要，灵活选择中药剂型，以期达到更好的疗效。对不宜用片剂、胶囊剂的患者可选用液体剂型，如冲剂、口服液等，必要时也可改用注射给药。对急危重症则应中西医结合救治，以求速效。在老年慢性病的调治中，汤剂因针对性强、易于消化吸收而有其优势；丸剂作用和缓，所谓"丸者缓也"，服用方便，便于携带，易于坚持，也是老年慢性病的调治中常常选择的剂型；冲剂服用方便，但老年人应注意选择不含糖的冲剂为宜。

NOTE

## 四、药物滥用

当前在老年人用药方面存在着几类药物的滥用现象，需注意纠正，以减少药物不良反应和药源性疾病。①抗生素的滥用：尤以老人感冒发热、手术前后预防性应用抗生素较为普遍。由抗生素引起的不良反应，如过敏反应、胃肠反应、耳毒性、肾毒性、神经毒性、霉菌感染等所致的药源性疾病，在临床上所占比例不断上升。细菌耐药性在我国发展的很快，对今后抗菌药物临床应用的有效性，构成了严重威胁。②非甾体抗炎药的滥用：60岁以上老年人80%以上可因骨质增生或骨刺压迫软组织、神经、血管而出现疼痛。经常服用布洛芬、扶他林、芬必得、瑞力芬、西乐葆等止痛药物，可出现依赖性，并导致胃肠溃疡、肾功能损害等副作用。③滥用睡眠药：睡眠障碍的老年人长期服用催眠药可见以下不良反应：依赖性和戒断现象，长期服用后突然停药会出现失眠、焦虑、激动、震颤、惊厥、高热等；耐药性，用量逐渐增大，药物不良反应增加；宿醉现象，次日昏昏沉沉，头脑不清醒，工作效率下降，容易引发事故；肌松弛，站立、步态不稳，易摔跤；长期服用可致记忆力减退、短暂遗忘效应、反应迟钝；过量服用可出现精神错乱，行为不能控制；严重者可抑制呼吸而死亡。

# 第七章　老年病康复与护理

## 第一节　老年病康复概述

人类在逐渐衰老的过程中，脏器功能逐渐衰退，影响人体的健康。中医养生康复可以延缓衰老，更有利于提高年老体弱者的生活质量。随着我国社会人口老龄化的加剧，老年病患的康复治疗受到越来越多的关注。中医学对于老年患者的康复亦有其独特的理论体系与指导方法，在老年病康复治疗过程中起到了举足轻重的作用。

### 一、饮食调理

饮食调理作为中医养生康复的重要环节，对老年人尤为重要。《素问·五常政大论》曰："食养尽之，无使过之，伤其正也。"说明只有饮食得当才能益寿延年，失于调养则会损体减寿。

在老年病康复中，饮食调理应依据中医学的饮食养生规律，首先是重视脾胃，即要做到饮食有节，定时定量，不可饥饱失常，偏食生冷、油腻或坚硬的食物，同时注意饮食卫生，避免损伤脾胃，使患者后天脾胃功能正常，气血生化有源。在食物的选择上，应以清淡为佳，多食蔬菜、水果等食物，能增强老年人脾胃运化功能和提高身体素质。饮食结构上应力求合理搭配，多素少荤，粗细适宜。中医学的药膳治疗对老年人的康复调养亦能起到较好的作用，老年患者饮食中可根据病情的需要加入某些调理中药，如大枣粥可补脾气、调气血，莲子粥则起到清热益阴、和胃扶正的作用，杞果粥可补益肝肾、固本培元。

### 二、起居调养

《素问·上古天真论》曰："其知道者，法于阴阳，和于术数，饮食有节，起居有常，不妄作劳，故能形与神俱，而尽终其天年，度百岁乃去。"可见我国古代医家就认识到规律的生活对于人的健康有着重要的意义。起居调养在老年病康复中能起到重要作用，《素问病机气宜保命集·六气五行稽考》曰："五十至七十岁，和气如秋，精耗血衰。七十岁至百岁和气如冬，五脏空洞。"因此，老年人在康复治疗期间要遵照四时气候的变化，做好起居调养。

春夏季节气候由冷转暖，老年人应早起，并在身体允许的情况下去室外进行适当活动；秋冬季节，气温逐渐下降，老年人应注意加强防寒保暖的措施，外出时需增添衣服。现代科学研究结果也指出，人体的生理活动都是依照一定的时间周期规律运行，人体内的"生物钟"是

NOTE

确实存在的，人的生理活动均在"生物钟"的自动控制下进行着，而人体的生理健康与体内"生物钟"的契合程度有直接关系。老年患者应在专业医生的指导下制定适宜的起居调养方案，这对于老年病的康复有重要作用。

## 三、运动调达

北宋哲学家周敦颐提出："动则生阳，静则生阴。"适度的运动有助于保持人体的阴阳平衡。老年患者由于年龄原因多气血不足，体力日渐衰退，运动量减少，加之身体有恙而感不适，导致喜静少动，久之气血壅阻，难以正常运行。

适度的运动对老年患者病后康复调养有较好的帮助，传统的健身术如五禽戏、太极拳、武术、导引、气功、八段锦以及广场舞、老年迪斯科等自我锻炼项目，对老年人之养生康复均大有裨益，气功的理论源于中医学的经络学说，至今历史久远，又因其简单易学、疗效显著，因而受到很多人的推崇与青睐。老年人应根据自己的身体状况，选择适宜的运动方式，并严格控制运动量。运动量过大则易损伤关节、肌肉，过小则达不到有效的运动效果。老年患者在病中治疗或病后康复期间，每日运动量不宜过大，以免气血津液亏耗，伤筋动骨。

## 四、精神调畅

清代曹庭栋《老老恒言》说："老年肝血渐衰，未免性生急躁。"老人情志调养"所忌最是怒"，大怒则气逆不顺，伤气亦伤身，身伤则寿折。因此，要想老年人气血平和，情志畅达，身静则心宁，心宁则身安，故宁心养神是老年人的祛病良方。《素问·上古天真论》"恬淡虚无，真气从之，精神内守，病安从来"，为后人养生防病之首要原则，对充实元气、增强正气、抵御外邪、防病养身有着十分重要的意义。

七情太过可伤及肝、心、脾、肺、肾，从而导致人体阴阳失和，气血壅滞，脉络瘀阻，脏腑不和，百病丛生。《养生论》曰："善养生者……清虚静泰，少私寡欲。知名位之伤德，故忽而不营，非欲而强禁也。"老年患者首选从精神上"治未病"，宜淡然宁静，摒除私心杂念，使情绪处于相对稳定的状态，减少外界刺激，则不会被焦虑、困苦所牵绊，从而精气充足，精神矍铄，身心康健。

在老年患者康复治疗中，应在辨证论治基础上适当辅以调肝之治，这对于舒缓老年患者的情志问题有着重要作用，治法主要有清热泄肝、行气疏肝、养血柔肝、温经暖肝等。同时，老年患者的情志康复不仅仅是他们自身需要解决的问题，与医务人员的工作态度及康复诊治也是密不可分的。这就要求医务工作者热情接待患者，认真听取患者讲述，仔细为其诊治，耐心为其解释病证，同时鼓励患者树立康复信心，积极配合医务人员治疗，方能对老年患者的康复调养起到促进作用。

## 五、环境调适

**1. 自然康复**    "春夏养阳，秋冬养阴"，老年患者在康复过程中应遵循自然的运动变化规律，从而保持自身健康，促进疾病痊愈。如阳气亏虚者，应该在春夏时节，阳气升发之时，培补患者体内阳气；秋冬时节自然界中阴气敛藏，阴血不足者应滋养体内阴血精气。只有保持阴阳相和，气血充足，才能维持整体平衡，达到形神合一的目的。

此外，不同地域的自然条件、气候差异对老年患者的康复也起着直接或间接的作用。所以，在老年患者康复过程中应因地制宜，顺应自然，采取不同的康复措施。《素问·五常政大论》中提到："西北之气，散而寒之；东南之气，收而温之。"在治疗的时候要注意，居住在西北的老年人应慎用寒凉之剂，而地处东南水湿之地不宜过用温燥之药。

**2. 社会康复**　在老年患者的康复中，"社会康复"也是一个重要方面，即充分利用社会环境中对于康复治疗有利的各种因素。与其他康复领域相比较，社会康复的涉及面最为广阔，其核心就是全社会都来关心爱护老年人，帮助他们解决生活中遇到的各种实际困难，改善老年人的生活条件及福利待遇，同时接纳他们参与全面的社会生活。

# 第二节　老年病护理概要

中医学认为老年患者体质逐渐发生变化，脏腑功能低下，易出现阳气衰微、阴气不足等证。老年人患病具有病程较长，恢复较慢，疗效不显等特点。因此，加强老年病的护理十分必要。在对老年患者的日常护理中应遵循以下方面：

## 一、情志护理

老年病患者常伴随各种情志异常的情况，又由于慢性病较多，病程较长，常常对治疗丧失信心。《灵枢·师传》："告之以其败，语之以其善，导之以其所便，开之以其所苦。"护理人员应首先深入病房，与其交谈，对患者的病情及思想情况进行详细了解，针对引起患者情志异常的不同原因，采用针对性的语言予以疏导，或解释病情，或劝慰鼓励，或情境转移，帮助患者消除不必要的顾虑，解除其思想上的负担，从而使患者能更好的配合医护人员的诊疗。与患者交谈中要仔细斟酌，注意遣词造句、语音语调等，并尽量调动一些非语言因素，如得体的仪表、优雅的举止等，使老年病患者在就诊过程中得到最大的慰藉。

## 二、膳食护理

《素问·上古天真论》中指出，调养身体须"食饮有节，起居有常"。所以对于某些消化功能欠佳的老年患者，除了在日常护理中宣传饮食宜忌的内容外，还需要根据患者的个体差异制定饮食方案。如寒证者应忌食生冷、瓜果等凉性食物，进温性食物；热证者应忌辛辣、醇酒、炙煿等燥热食物，进凉润食物等；阳虚者宜忌食寒凉，进温补食物。同时需注意少食多餐，定时定量。食物选择上应多摄入高蛋白、高纤维素、高维生素、低盐、低糖、低脂、少辛辣等食品。

## 三、起居护理

老年患者所居病室应舒适干净、温度适宜，同时需关注天气的变化，适当增减衣物，慎起居，谨防感受外邪。阳虚者病房宜温暖向阳，阴虚者宜凉爽清静，避风寒，尤其是阳虚患者，沐浴或睡眠时要适当保暖，以免受凉。

另外，对于行动迟缓、活动不便的老年患者，在护理中应积极协助其进行一系列肢体恢复运动，并加强床边护理，以预防褥疮。帮助患者培养良好的睡眠习惯，叮嘱患者睡前洗脚，少喝浓茶，禁止吸烟，并对患者的床单被褥勤于打扫，使其处于清洁干燥的状态，为患者努力创造一个舒适的睡眠环境。

西晋史学家陈寿所著《三国志·魏书·华佗传》中华佗有云："人体欲得劳动，但不当使极耳。动摇则谷气全消，血液流通，病不得生。"对于病情较轻，或病后处于康复时期的老年患者，应鼓励他们进行适当的体育活动，如气功、太极拳、导引等，从而达到疏通经络、活血通脉、活动筋骨、调养脏器等作用。

## 四、用药护理

老年患者的中医临床治疗多以药物为主，护理人员要充分掌握中药煎服方面的知识，以做好指导。护士发药时应仔细核对姓名，并亲自将药品送至患者处，协助患者按时吃药后再离开。若服用攻邪的药物时，应特别注意药物的使用剂量及患者服药后的病情变化，如老年患者服用解表药物时，护理人员应特别观察患者发汗情况，少量出汗即可，避免其汗出太过，以免耗气伤津，并注意及时更换衣服，防止汗出当风，重感外邪，使病情反复。

## 五、安全护理

老年患者在选择入院治疗后，医护人员应对其身体情况进行全面评估，并根据病情确定是否对其采取约束身体的措施。对于神志不清、有癫痫发作史的患者，应严密观察病情，随时监测变化趋势，对患者实行预见性护理。病室要设置严格的防火措施，加强对烟火的使用管理，防止患者烧伤、烫伤。另外，老年患者由于视力和记忆力不佳，容易看错或重复服用自备药品，护理时应适时提醒患者。老年人免疫功能低下，对疾病的抵抗力弱，为防止感染新病，患者之间应尽量避免互相走访，尤其是患呼吸道疾病或发热的老人，还应加大力度防止院内感染的发生。

## 六、辨证施护

老年患者身体禀赋不同，病情亦不相同，临床护理时要根据患者正邪的盛衰，因人制宜，制订护理计划，同时还应从中医的望、闻、问、切入手，对患者的神情、面色、体态、声息、舌脉、饮食、二便以及睡眠等各方面的表现进行观察和记录，并及时指导辨证论治、辨证护理。

## 七、临终护理

早在两千年多年前的春秋战国时期，《周礼·地官》中就载有"以保息六养万民，一曰慈幼，二曰养老……"这里的"养老"，不仅仅是指对老年人的赡养，也包括对老年人临终之际的关心照顾。老年人年事已高，容易产生对死亡的恐惧，但自身还是有很强的生存欲望，特别是生病入院之后，心态消极，对死亡的恐惧感日渐增加，此时护士应积极地帮助老人树立正确的人生观，使他们认识到生老病死是人的必然过程，并在医生的指导下，尽量减少患者的痛苦，让老人有尊严、较完满地走完人生的最后一程。

# 第八章　老年综合征与常见病证

## 第一节　老年综合征概述

### 一、老年综合征的概念

老年综合征（geriatric syndrome，GS）是由多种病理过程或多种诱发因素导致的具有同一临床表现特点的老年病症。这种病症可严重损害老年人的生活能力，明显降低老年人的生活质量，显著缩短老年人的预期寿命。

老年综合征和传统医学综合征（traditional medical syndrome，TMS）具有明显的不同。TMS是指由某种特定的病理过程而产生的多种临床表现。概括地讲，前者由多种致病因素导致同一种临床表现，后者是由一种疾病产生多个临床表现。

### 二、常见的老年综合征

GS是伴随老年人衰老过程中出现的一系列功能减退或功能障碍的具体表现。国外有学者称其为老年顽症（the giants of geriatrics），因许多GS是以英文字母"I"开头，因此也称其为老年"I"症，如运动障碍（immobility）、稳定性差（instability）或跌倒、失禁（incontinence）、结肠易激综合征（irritable colon）、免疫缺陷（immune deficiency）、感染（infection）、失智（intellectual impairment）、视听功能障碍（impairment of vision and hearing）、孤独（isolation）、医源性损伤（iatrogenic injury）、贫困（impecunity）、营养不良（inanition）、失眠（insomnia）和阳痿（impotence）等。也有学者认为GS主要有"4D"和"4P"，即痴呆（dementia）、抑郁（depression）、谵妄（delirium）、吞咽障碍（dysphagia）、疼痛（pain）、多重用药（polypharmacy）、压疮（pressure sore）和帕金森综合征（PD's syndrome）等。还有学者把便秘（constipation）、晕厥（syncope）、衰弱（frailty）和肌少症（sarcopenia）等列为GS的范畴（表8-1）。

表8-1　常见老年综合征一览表

| | | |
|---|---|---|
| 老年"I"症 | 运动障碍 | immobility |
| | 稳定性差 | instability |
| | 失禁 | incontinence |
| | 结肠易激综合征 | irritable colon |
| | 免疫缺陷 | immune deficiency |
| | 感染 | infection |

续表

| | 失智 | intellectual impairment |
|---|---|---|
| | 视听功能障碍 | impairment of vision and hearing |
| | 孤独 | isolation |
| 老年"I"症 | 医源性损伤 | iatrogenic injury |
| | 贫困 | impecunity |
| | 营养不良 | inanition |
| | 失眠 | insomnia |
| | 阳痿 | impotence |
| | 痴呆 | dementia |
| 4D | 抑郁 | depression |
| | 谵妄 | delirium |
| | 吞咽障碍 | dysphagia |
| | 疼痛 | pain |
| 4P | 多重用药 | polypharmacy |
| | 压疮 | pressure sore |
| | 帕金森综合征 | PD's syndrome |
| | 便秘 | constipation |
| 其他 | 衰弱 | frailty |
| | 晕厥 | syncope |
| | 肌少症 | sarcopenia |

## 三、老年综合征的防治原则

GS 是老年人各种功能退化的一系列临床表现。早期发现、干预和治疗对老年病有着积极重要的作用。老年康养活动中，一般应遵循以下基本原则：

**1. 高度重视**　GS 的危害性较大，一旦发生，会严重影响老年人的日常生活能力，显著降低老年人的生活质量，应该引起各方的高度重视。

**2. 加强宣教**　加强老年医学科普知识的宣传和教育，提高老年人对 GS 的认知度，使老年人自觉采取一定的干预措施，可有效预防 GS 的发生或降低其发生的危害性。

**3. 注重评估**　临床工作中，要对老年患者进行综合评估，尽可能发现其患病风险，制订科学、合理的健康干预计划，有效地降低 GS 的发生率、残疾率和死亡率。

**4. 综合治疗**　对已经发生 GS 的患者，除对老年患者进行综合评估外，必要时可充分利用多学科协同作战、中西医结合干预等，有针对性地进行施治。

## 四、展望

疾病是机体在一定的条件下，受病因损害作用后，因自稳调节紊乱而发生的异常生命活动过程，一般有明确的病因、发病机理和症状表现。综合征一般指发病原因或致病机理不清楚，但经常伴随出现的一组证候群。故老年综合征的概念与传统西医学的理念有较大不同，其所关注的重点是症状而不是疾病。这种综合审视、整体评价老年患者的观点，与中医学整体观、治未病、辨证论治的思想不谋而合。

明·周之干《慎斋遗书》曰："见病医病，医家大忌。盖病有标本，多有本病不见而标病见者，有标本相反不相符者，若见一证，即医一证，必然有失；惟见一证而能求其证之所以然，则本可识矣。"运用中医学思想防治老年综合征，就是在全面收集老年人临床资料的基础上，通过四诊合参，辨清疾病的病因、性质、部位以及邪正之间的关系，概括出病机，反映出老年疾病发展过程中某一阶段的病理变化本质。可见，老年综合征的中医防治仍以辨证论治为核心。和西医学疾病的复合诊断相比，老年综合征的中医评估更加全面、深刻，更能揭示疾病的本质，因此具有显著优势。

目前以疾病或器官为靶向的传统医疗系统对于 GS 不够重视。对于 GS 的推广和应用，在现有工作基础上，首先要开展针对医护人员的 GS 知识教育，提高对这类证候群的认知和重视。一方面要加大老年综合征中医评估的内涵挖掘和理论认识；另一方面，要开展针对一般老年人群和住院人群 GS 知识的健康教育和健康促进，使其在重视疾病的基础上，加强对自身 GS 的关注和管理；此外，在管理层面上，在现有以疾病或器官为靶向的医疗系统中，可以将 GS 的评估、管理纳入到医院、康复院、养老院及社区卫生服务中心的日常工作中，成为常规化和系统化的工作，并将部分内容纳入到现行医保体系中。

我国老龄化形势不容乐观，这给医疗卫生工作带来了巨大挑战。除了以疾病为主的临床治疗工作，更亟需开展 GS 评估和防治的科学研究和临床工作。将医疗工作的重心从疾病治疗扩大到影响生活质量的症状防治，不仅能减少老年人疾病的发生和延长寿命，而且能保护器官，提高生存质量，增加老年人群的生活信心和尊严，降低医疗成本，节约医疗资源，以更好地应对我国老龄化的挑战。

# 第二节　痴　呆

痴呆是以认知功能缺损为核心症状的获得性智能损害综合征，多发生于老年人，其日常生活能力或社会职业功能降低或缺失。认知损害的范围包括记忆、定向、理解、判断、计算、语言、视空间等，甚至伴有精神、行为和人格异常。痴呆的病因很多，其病程具有慢性和进行性的特点。

痴呆患病率在 65 岁以上人群中约为 5%，80 岁以上人群中高达 20%。阿尔茨海默病性痴呆（dementia in Alzheimer's disease）的患病率占所有类型痴呆的 60%~70%，其他主要的类型有血管性痴呆、路易体痴呆、额颞叶痴呆、帕金森病性痴呆、正常颅压脑积水性痴呆等。

【危险因素】

痴呆的危险因素有多种，其中比较重要的是：

**1. 高龄**　年龄是发生阿尔茨海默病（Alzheimer's disease，AD）最重要的危险因素，60 岁以上人群年龄每增长 5 岁 AD 患病率就增加 1 倍。血管性痴呆（vascular dementia，VD）的患病率也与增龄有关，70~79 岁的人群中 VD 患病率为 2.2%，80 岁以上为 16.3%，90 岁以上高达 48%。

**2. 性别**　65 岁以上的女性 AD 患者大约是同龄男性的 3 倍。男性 VD 患者多于女性，这与男性脑血管病患病率明显高于女性有关。

**3. 头部外伤史**　早年有头部外伤史的人年老后更多发生痴呆。

**4. 载脂蛋白 E 等位基因**　遗传因素是 AD 最稳定、最密切的相关因素。目前已经筛选出多个认为与 AD 有关的致病基因，其中对载脂蛋白 E 等位基因的研究最为成熟。在晚发型家族性 AD 的家族成员中，不携带载脂蛋白 $E\varepsilon4$ 等位基因的人患 AD 的危险性为 20%，携带一个该基因的人患病危险性为 45%，而携带两个该基因的人患病危险性高达 90%。携带 $ApoE\varepsilon4$ 基因纯合子的人患 AD 的风险是不携带该基因的人的 3~4 倍，且其发病年龄比普通人群早 10~15 年。

**5. 血管性危险因素**　糖尿病、高同型半胱氨酸血症、高血压、高脂血症可增加痴呆的患病风险。脑卒中，包括无症状性脑卒中都会增加痴呆的发病风险。脑淀粉样血管病会加重 AD 的临床和病理改变。脑白质病变也可以导致认知功能障碍。脑血管病及其危险因素均是 VD 和 AD 的危险因素。

**6. 教育、职业和经济**　文化程度越低，痴呆的发病率越高。文盲患痴呆的几率是受过中学教育人群的 3~16 倍，其 AD 发病年龄可提前 5~10 年。体力劳动者痴呆患病率大约是脑力劳动者的 3 倍。经济水平低下的地区痴呆患病率高于经济发达地区。

此外，缺乏运动、营养不良、孤独、抑郁情绪也是痴呆的危险因素。

【病因病机】

年老精衰，脑髓不足，或久病体弱，血气亏虚，或饮食不节，脾胃虚弱，痰湿内生，或情志不畅，肝气郁结，气滞血瘀，或久病邪留，脾肾亏虚，均可导致髓海不足，终致神机失用或清窍被蒙而发为本病。

本病病位在脑，与心、肾、肝、脾密切相关。基本病机是髓海不足，神机失用。病理因素主要为痰、瘀、火、毒。痰浊、瘀血、火、毒等病邪留滞脑络，脑络不通，导致神机失用。病理性质多为本虚标实，本虚为脾肾亏虚、气血不足，标实为痰、瘀、火、毒内阻于脑，虚实之间也常相互转化。实证的痰浊、瘀血、火毒日久，损伤心脾肝肾，实证由此转化为虚证；正虚日久，气血亏乏，脏腑功能受累，气血运行失常，或积湿为痰，或滞留为瘀，又可因虚致实，虚实兼夹，而成难治之候。

本病的临床演变一般分为平台期、波动期和下滑期，且常交替出现。平台期多见虚证，一般病情平稳。波动期常见虚实夹杂，心肝火旺，痰瘀互阻，致使病情时轻时重。下滑期多因外感六淫、情志相激或再发卒中等因素，而使认知损害加重。此时证候由虚转实，病情由波动而转为恶化。

【临床表现】

本病的主要临床表现是智力下降，精神行为异常和日常生活能力下降，不同病因类型的痴呆有各自的特点。本节主要介绍最常见的病因类型 AD 的临床表现。

AD 常发生在 50 岁以后，起病潜隐，发展缓慢。

早期是遗忘阶段（发病后 2~4 年），患者主要表现为近记忆力减退，例如忘记刚讲过的话、做过的事或重要的约会等，慢慢地会连远期印象深刻的事情也不记得。同时，思维判断能力、视空间功能、计算能力等其他认知功能也在缓慢下降。患者这些能力的缺失在处理紧急事件时会更突出地显现出来。

中期也称糊涂阶段（发病后 2~10 年），记忆力减退更加严重，其他认知损害也明显起来，包括视空间障碍、定向力障碍、语言功能逐渐下降等，还可能出现多疑、淡漠、焦躁、反常兴奋、幻觉、妄想、无目的游走、随地大小便、厌食或贪食等多种多样的精神行为异常。这时常常需要旁人看护。

晚期为严重阶段（发病后 6~15 年），这时患者通常进入全面衰退状态，生活基本不能自理，最终呈植物状态。死因往往是卧床导致的并发症，如肺炎、营养不良、褥疮、骨折等。

【评估与诊断】

**1. 评估**　画钟测验（CDR）、简明认知评估（Mini-Cog）、简明精神状态检查（MMSE）等评估工具可用于痴呆的筛查。

常用以下评估方法：①总体严重程度的评估工具有临床痴呆评定量表（CDR）和总体衰退量表（GDS）等；②认知功能的评估工具有 MMSE、世界卫生组织老年认知功能评价成套神经心理测验（WHO/BCAI）、AD 认知评估量表（ADAS-cog）等；③精神行为异常的评估工具有神经精神问卷（NPI-Q）等；④生活能力的评估工具有 Barthel 指数（BI）、社会功能活动问卷（FAQ）、功能独立性评测（FIM）等。

**2. 诊断** 诊断痴呆一般需要以下三个步骤：

第一步判断是否痴呆。通常使用美国《精神疾病诊断与统计手册》第四版 DSM-IV 诊断标准，要点是：

（1）有证据表明存在近期和远期记忆障碍。

（2）至少具备下列一条：①抽象思维障碍；②判断力障碍；③其他皮层高级功能损害，如失语、失用、失认等；④人格改变。

（3）前（1）、（2）项障碍，影响工作、日常社交活动和人际关系。

（4）不只是发生在谵妄状态下。

（5）下列任何一项：①与特异的器质性因素有关联；②不能由任何非器质性精神疾病所解释。

第二步判断痴呆的严重程度。痴呆严重程度的判定可以根据神经心理测评结果，常用的工具有 MMSE（0~30 分，分值越低越严重）、CDR（0 分，认知正常；0.5 分，可疑痴呆；1 分，轻度痴呆；2 分，中度痴呆；3 分，重度痴呆）、GDS（第一级，无认知功能减退；第二级，非常轻微的认知功能减退；第三级，轻度认知功能减退；第四级，中度认知功能减退；第五级，重度认知功能减退；第六级，严重认知功能减退；第七级，极严重认知功能减退）等。

第三步判断病因类型。诊断可分为以下几步（图 8-1）：①皮质性特征还是皮质下特征；②有无多发性缺血发作特征；③有无运动障碍；④有无明显的情感障碍；⑤有无脑积水。

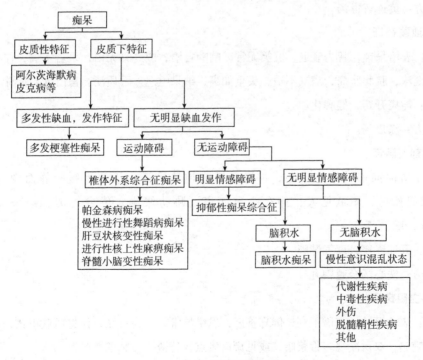

图 8-1 痴呆病因学诊断流程

**【辨证论治】**

**1. 髓海不足证**

症状：表情呆滞，行动迟缓，记忆减退，词不达意，行为幼稚，忽哭忽笑，懒惰思卧，静默寡言，常伴头晕耳鸣，发稀齿槁，腰膝酸软，步履艰难。舌瘦色淡，苔薄白，脉沉细弱。

治法：补肾益髓，填精养神。

代表方：七福饮。

**2. 脾肾两虚证**

症状：表情呆滞，沉默寡言，记忆减退，言语含糊，词不达意，伴见腰膝酸软，肌肉萎缩，食少纳呆，少气懒言，口涎外溢，或四肢不温，五更泄泻，腹痛喜按。舌淡白，舌体胖大，边有齿痕，苔白，脉沉细弱，双尺尤甚。

治法：补肾健脾，益气生精。

代表方：还少丹。

**3. 肝肾亏虚证**

症状：神志恍惚，善忘善惑，形瘦神疲，双目少神，心神不定，失认失算，语言不清，伴颧红盗汗，眩晕耳鸣，肌肤不荣，筋惕肉瞤。舌红少苔，脉弦细数。

治法：补益肝肾，健脑益智。

代表方：龟鹿二仙胶合孔圣枕中丹。

**4. 心肝火旺证**

症状：神情恍惚，善忘，判断错乱，言辞颠倒，多疑善虑，心悸不安，伴有眩晕头痛，心烦不寐，咽干舌燥，尿赤便干。舌红苔黄，脉弦数。

治法：清热泻火，安神定志。

代表方：黄连解毒汤。

**5. 痰浊蒙窍证**

症状：表情呆钝，智力衰退，哭笑无常，喃喃自语，或终日无语，呆若木鸡，伴见不思饮食，口多涎沫，脘腹胀痛，痞满不适，头重如裹，纳呆呕恶。舌质淡，苔白腻，脉滑。

治法：豁痰开窍，健脾化浊。

代表方：涤痰汤。

**6. 气郁痰阻证**

症状：精神抑郁，健忘嗜卧，神思不敏或神情呆滞，语言迟缓，静而少言，哭笑无常，闭门独户，不欲见人，伴有头重如裹，胁肋胀满，倦怠乏力，纳呆气短。舌淡苔厚腻，脉弦滑。

治法：开郁逐痰，理气健脾。

代表方：洗心汤合越鞠丸。

**7. 瘀血阻窍证**

症状：表情迟钝，言语不利，健忘善怒，思维异常，行为古怪，伴见肌肤甲错，口干不欲饮，两目晦暗，双目凝视。舌紫暗，或见瘀斑瘀点，苔薄白，脉细涩或迟。

治法：活血化瘀，开窍醒神。

代表方：通窍活血汤。

【西医治疗】

**1. 对因治疗**　大多数病因类型的痴呆没有特效治疗方法，也不能逆转，只有一少部分痴呆是可治的。可逆性痴呆包括中毒、感染、代谢异常、肿瘤、脑外伤、正常颅压脑积水、癫痫、乙醇依赖等引起的痴呆，对这些疾病应该积极对因治疗。不可逆性痴呆包括 AD、路易体痴呆、额颞叶痴呆、亨廷顿病、帕金森病、克雅病、皮层基底节变性、进行性核上性麻痹、艾滋病合并痴呆等，对这些疾病的总体治疗目标是减轻症状、延缓功能衰退和提高生活质量。

**2. 非药物治疗**　应用于痴呆患者的整个病程，常用的方法包括认知治疗、环境疗法、音乐治疗、光照疗法、芳香疗法、运动疗法等，对痴呆患者认知、精神和情绪都有积极的作用。晚期则以生活护理为主，积极预防并发症。

**3. 药物对症治疗**

（1）针对认知功能的药物　胆碱酯酶抑制剂（盐酸多奈哌齐、重酒石酸卡巴拉汀）可用于治疗轻中度 AD，兴奋性谷氨酸受体拮抗剂盐酸美金刚可用于治疗重度 AD。此类药物均需逐渐加量和监测不良反应。

（2）精神行为症状的处理　①尝试非药物治疗消除诱因、教育照料者、转移注意力、音乐治疗、芳香治疗等。②非药物治疗无效且存在攻击或其他危险行为时，可谨慎应用非典型抗精神病药物，如利培酮、奥氮平、喹硫平等，原则是低剂量起始、滴定加量、短期用药、逐渐减量，并应评价风险-获益比。③痴呆伴抑郁焦虑的患者可服用 5-羟色胺再摄取抑制剂。④苯二氮䓬类药物有更多不良反应，只临时用于激惹或焦虑症状突出的患者。

（3）并发症的处理　痴呆患者常伴有其他躯体疾病，包括心脑血管疾病、感染、抑郁、谵妄、跌倒和营养不良等。恰当处理这些并存疾病可以延缓认知及其他功能退化，改善预后。

【预防与预后】

目前，尚无特效预防药物。有效控制高血压、糖尿病、高血脂等血管性危险因素，保持健康的生活方式和饮食习惯、恰当的认知训练和体能训练等综合措施能降低痴呆发生的可能性。

痴呆的预后依据疾病原因和病情轻重而定。早期病情较轻者，经及时治疗，部分症状尚可有改善；病情较重者，生活部分不能自理，往往继续发展，直至生活能力完全丧失，终日卧病在床，多因继发感染或多脏衰竭而致预后不良。导致痴呆患者死亡的原因通常是各种并发症。以往诊断 AD 后预期寿命是 5~10 年，目前因为早发现、早诊断、早治疗，不少患者能带病生存 10~30 年。

# 第三节　头　晕

头晕是一种机体的空间感觉和定位觉的变形和扭曲，其症状可能包括头重脚轻、站立不稳、眩晕、晕厥前状态等。根据头晕发作的持续时间，可将头晕分为急性头晕（时间≤2 个月）和慢性头晕（时间>2 个月）。老年人的头晕往往持续时间较长。慢性头晕往往伴随着一系列的症状，包括抑郁、焦虑、功能障碍、跌倒、晕厥等。

流行病学调查显示，在 65 岁以上的老年人当中，有 30%经历过不同形式的头晕，且以女性多见。年龄每增长 5 岁，头晕发生的可能性增加 10%。我国研究发现，60 岁以上人群的眩晕总体患病率为 4.1%。

**【危险因素】**

引起头晕的原因众多。中枢神经系统感觉传入信息或传出信息异常，或者感觉信息在中枢神经系统的形成异常均可能导致头晕，但引发头晕症状的往往不是一个系统的功能障碍。累及前庭系统引起头晕的疾病有梅尼埃病、迷路炎、良性发作性位置性眩晕、复发性前庭病、前庭神经元炎、听神经瘤。药物毒性（尤其是氨基苷类）也可引起头晕。周围神经病变，如糖尿病、维生素 B12 缺乏症和颈椎退行性疾病亦可引发头晕。

老年人视觉、听觉等增龄性改变或疾病可对平衡功能造成不利影响。常见的眼部疾病，如白内障、黄斑变性、青光眼、视力下降，暗适应能力、对比敏感度和调节性减退等。听力下降也可引起老年人头晕症状。

**【病因病机】**

情志内伤，肝阳上亢，上扰清空，或饮食不节，损伤脾胃，清窍失养，或劳倦太过，脾胃受损，聚湿生痰，或年老肾虚，髓海不足，不能充脑，或跌仆损伤，气滞血瘀，痹阻清窍，皆可发为头晕。

本病病位在脑，病变脏腑以肝为主，涉及脾、肾。病理因素以风、火、痰、瘀为主。风火源于肝肾，脾为生痰之源，三者相互联系，故可见风火相煽，风痰蒙蔽或痰热上蒙，甚或风火痰浊阻于清窍。病理性质有虚实两端。因肝阳上亢，痰浊中阻，瘀血阻络所致者属实；气血亏虚，髓海空虚，肝肾不足所致者属虚。虚实之间可相互兼夹或转化，但以虚者居多。老年患者肝阳亢逆，化风上扰，往往有中风、晕厥之变。

**【临床表现】**

## 一、分型

目前临床将头晕（dizziness）视为一个大概念，包括以下几种亚型：

**1. 头昏（lightheadedness）**　指阵发或持续性的大脑不清晰感、头昏头沉、头胀、头部发紧感等。高血压、精神因素等常常引起头昏。头昏有时属生理过程，不一定是病理机制，如睡眠不足、疲劳、长期夜班等，若适时调整可以纠正。

**2. 眩晕（vertigo）**　患者主体对静态的周围客体或自身位置产生了运动错觉的证候，多为病理现象。常常表现为视物旋转或自身旋转感，也可有摇摆不稳、波浪起伏、跌落感等。眩晕时一般患者不敢睁眼，常伴有恶心，严重时出现呕吐、多汗、血压波动等自主神经证候，有的可伴眼震、共济失调等神经系统定位体征。

**3. 平衡不稳（disequilibrium）**　指有行动中站立不稳或运动失调的头晕证候，不伴有旋转感。

**4. 晕厥前状态（presyncope）**　指晕厥前发生的胸闷、心悸、头昏沉、眼前发黑、乏力等症状，核心是不稳感。如直立性低血压发生时，容易出现晕厥前状态。

由此可见，头晕是一个广义的概念，而头昏、眩晕仅仅是它的一部分。很多老年人多以混合性的头晕症状就诊，其中晕厥前状态是老年人最常见的头晕亚型。此外，老年人的头晕往往是多种因素综合作用的结果。慢性头晕与多种风险因素有关，如心绞痛、心肌梗死、心律失常、关节炎、糖尿病、脑卒中、焦虑、抑郁状态、听力受损、多重用药等。

## 二、分类

**1. 前庭系统疾病性头晕**　又分中枢性及周围性两大类。前者包括后椎-基底动脉系统短暂性脑缺血发作、脑梗死、脑出血、脑肿瘤、脑炎或脱髓鞘病、前庭性偏头痛、眩晕性癫痫等。后者包括良性发作性位置性眩晕、梅尼埃病、前庭神经（元）炎、迷路炎、淋巴管漏等。

**2. 非前庭系统疾病性头晕**　主要由内科系统疾病（如血压高或低、心律失常等心血管病，血液病、内分泌疾病）、活动过度（久站、过劳）、环境条件改变（严寒、酷暑、高原、低氧）、头部轻微外伤后综合征、视觉疲劳及眼部疾病（如重症肌无力、青光眼）、五官的炎症、上呼吸道感染及药物不良反应或中毒引起。此外，亦包括心因性头晕，如抑郁、焦虑、轻躁狂状态和强迫症等。

## 三、头晕的常见疾病及其临床特点

**1. 良性发作性位置性眩晕（BPPV）**　起病突然，眩晕与头位有关，当头处于某一位置时即出现眩晕，可持续数十秒。转向或反向头位时眩晕可减轻或消失，但可见显著眼震。患者常"望床兴叹""不堪回首"；其眩晕持续时间差别很大，发病后多数在几小时或数日内自行缓解或消失。

**2. 梅尼埃病**　常伴有耳鸣、耳聋、眩晕、耳内闷胀感，眩晕呈间歇性反复发作，开始时眩晕即达到最严重程度，头部活动及睁眼时加剧，伴恶心、呕吐、面色苍白、脉搏缓慢、血压下降和眼球震颤。每次持续时间数分钟至几小时、数日不等，多次发作后眩晕随患侧耳聋的加重反而减轻，到完全耳聋时眩晕也消失。

**3. 后循环缺血**　有眼球震颤伴神经系统其他症状和体征，常有高血压、糖尿病、心脏病史。按临床表现分为：①短暂缺血发作型：可一日内数次或数日1次发作，一般数分钟至半小时缓解。轻者仅有眩晕、不稳，重者频繁发作，进展为完全性迷路卒中。②进展性卒中型：发病后眩晕、耳鸣持续加重，数日后达高峰，明显眼震，伴神经系统局灶性体征。

**4. 前庭性偏头痛**　伴有或不伴有头痛的眩晕反复发作，短则数十秒，长则持续数天；多伴恶心、呕吐（吐后症状减轻），可出现畏声、畏光、喜静、心情烦躁，可有视物模糊，少数患者可有极短暂的意识模糊；症状发作期间头位变化可使头晕加重，一般安静休息或睡眠后症状即可好转。

**5. 心因性头晕**　也称精神性头晕。这类患者头晕与精神障碍或心因性因素有关，如抑郁、焦虑、惊恐、强迫或躯体化障碍。患者虽以头晕或眩晕就诊，但常伴随躯体化症状，如心慌、胸闷、消化不良、睡眠不佳，症状往往持续数月甚至数年，有的伴有主观感觉障碍、假性共济失调症状。

【评估与诊断】

1. 评估

（1）病史评估

①根据眩晕持续时间：持续数秒者考虑为BPPV；持续数分至数小时者考虑为梅尼埃病、短暂性脑缺血发作或偏头痛相关眩晕；持续数小时至数天者考虑为前庭神经元炎或中枢性病

变；持续数周到数月者考虑为精神心理性头晕。

②根据眩晕发作频度：单次严重眩晕应考虑前庭神经元炎或血管病；反复发作性眩晕应考虑梅尼埃病或偏头痛；伴有其他神经系统表现的反复发作眩晕应考虑为后循环缺血；反复发作性位置性眩晕应考虑 BPPV。

③根据伴随症状：不同疾病会伴随不同症状，包括耳闷、耳痛、头痛、耳鸣、耳聋、面瘫、失衡、明显畏光、畏声或其他局灶性神经系统体征。

④根据诱发因素：有些眩晕为自发性或位置性，有些则是在感染后、应激、耳压变化、外伤或持续用力后发病。

（2）实验室检查评估

①耳科检查：包括外耳道检查、前庭功能检查、眼震电图、听力检查等。

②神经系统检查：包括变温试验、指物偏向、直流电试验、位置试验、视力和眼底检查及眼震电图等。

③内科其他疾患引起的眩晕检查：尽可能做全面体检。

④影像与电生理相关检查：头颅 CT、CTA、MRI、DSA、TCD，心电图，EEG。

⑤血液化验检查

**2. 诊断**

诊断流程见图 8-2。

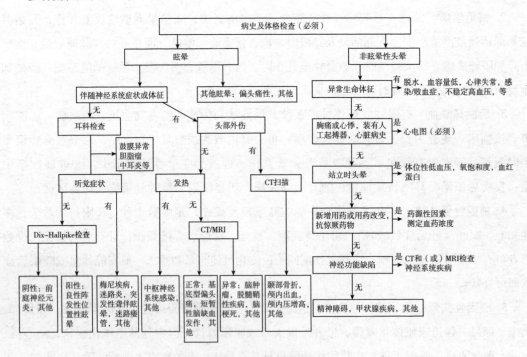

图 8-2　头晕诊断流程图

【辨证论治】

**1. 肝阳上亢证**

症状：头晕耳鸣，头痛且胀，遇劳累、恼怒加重，肢体震颤，失眠多梦，急躁易怒。舌红苔黄，脉弦。

治法：平肝潜阳，滋养肝肾。

代表方：天麻钩藤饮。

**2. 痰浊上蒙证**

症状：头晕，头重昏蒙，视物旋转，胸闷恶心，呕吐痰涎，食少多寐。苔白腻，脉弦滑。

治法：燥湿化痰，健脾和胃。

代表方：半夏白术天麻汤。

**3. 瘀血阻窍证**

症状：头晕头痛，兼见健忘，失眠，心悸，精神不振，耳鸣耳聋，面唇紫暗。舌瘀点、瘀斑，脉弦涩、细涩。

治法：活血化瘀，通窍活络。

代表方：通窍活血汤。

**4. 气血亏虚证**

症状：头晕目眩，动则加重，遇劳则发，面色苍白，爪甲不荣，神疲乏力，心悸少寐，纳差食少，便溏。舌淡苔薄白，脉细弱。

治法：补气养血，健运脾胃。

代表方：归脾汤。

**5. 肾精不足证**

症状：头晕久发不已，视力减退，两目干涩，少寐健忘，心烦口干，耳鸣，神疲乏力，腰膝酸软。舌红苔薄，脉弦细。

治法：补肾填精。

代表方：左归丸。

【西医治疗】

**1. 病因治疗** 前庭功能尚属可逆性眩晕，如良性阵发性位置性眩晕、浆液性迷路炎等。治疗应针对病因，一旦病因解除，眩晕消失，前庭功能即可恢复。前庭功能一次性损害不可逆转的眩晕征，如化脓性迷路炎、突聋、前庭神经元炎等，病因虽除，迷路或前庭功能完全破坏，前庭功能不能恢复，需依靠前庭中枢代偿消除眩晕。病因难治的前庭功能波动性损害或不可逆性损害，如动脉硬化或高血压、颈椎病导致的眩晕等，治疗效果差。保守治疗无效者可行外科治疗。

**2. 对症治疗** 眩晕发作时宜保守治疗，选择最舒适体位，避免声光刺激，解除思想顾虑。前庭神经镇静药，如异丙嗪、地西泮等。防止呕吐制剂，如阿托品、山莨菪碱。利尿及脱水药，如呋塞米、甘露醇等。血管扩张药，如银杏叶提取物、丹参、川芎嗪等。激素类，泼尼松、地塞米松。吸氧一般用高压氧或5%二氧化碳混合氧吸入治疗。

**3. 其他药物治疗** 组胺受体强拮抗剂倍他司汀、钙离子拮抗剂、尼麦角林、加巴喷丁，对神经起到稳定作用。巴氯芬、肾上腺素、苯丙胺，有促进前庭代偿的作用。

**4. 手术治疗** 如果药物治疗无效，持续性的重症周围性眩晕，可行内耳手术治疗。

**5. 前庭康复训练** 经过前庭康复训练，达到重建视觉、本体觉和前庭传入信息的整合作用，进而建立平衡感。

【预防】

老年头晕症状涉及多个学科、多种疾病，在疾病预防方面较为困难。临床上眩晕的发作并无先兆，有些诱因尚不确切，发病前期并无良好的干预手段。中枢性眩晕应早期检查，CT、MRI、DSA 有助于相关疾病的诊治。在管理头晕的全过程中，最关键的是保证患者的安全。与

NOTE

患者、家属保持密切沟通，共同评估跌倒的风险，通过物理治疗、家庭安全评估和药物运用等可有效避免跌倒的发生。

# 第四节  谵  妄

谵妄是急性发作的意识混乱，伴注意力不集中、思维混乱、不连贯以及感知功能异常。谵妄可由多种原因诱发，起病急，以定向力障碍、幻觉、焦虑、言语散乱、烦躁不安及妄想为其主要临床表现，有日轻夜重的波动特点，是一种需要紧急处理的综合征，常于躯体疾病加重、感染、缺血和缺氧状态、手术时或手术后发生。

谵妄在老年人群中发病率非常高，并给社会带来巨大的经济负担。55 岁以上的普通人群，谵妄发生率为 1.1%，但年龄大于 65 岁以后，每增加 1 岁谵妄的风险增加 2%。急诊入院患者中 80 岁以上的患者总体谵妄发生率可达 34.8%，为 65~79 岁组的 1.6 倍、50~64 岁组的 2.3 倍、50 岁以下组的 8 倍。谵妄预后差，患者死亡率为 22%~76%。

【危险因素】

谵妄可能因单病因引发，但常常是易患因素和诱发因素相互作用的结果。

**1. 易患因素**  预先存在认知缺陷或痴呆、高龄、严重潜在疾病和功能缺陷、男性功能低下、抑郁、慢性肾功能不全、脱水、营养不良、酗酒、感觉缺失（听力、视力障碍）等。

**2. 诱发因素**  包括药物、手术、活动受限、留置尿管、生理性抑制、低氧血症、贫血、脱水和电解质紊乱、疼痛、营养不良、睡眠剥夺、医源性原因、内科疾病、合并感染、代谢性精神紊乱、乙醇或药物中毒或戒断综合征、环境因素和社会心理因素。

【病因病机】

七情内伤，肝失疏泄，气郁痰结；饮食不节，脾胃运化失司，聚湿成痰；年老体弱，髓海空虚，元神失养；脾胃渐虚，运化失常，酿生痰湿；或脾胃生成乏源，气血不足，元神失养，均可致脏腑功能失调和阴阳失衡，痰气、郁火、瘀血蒙蔽心窍，导致神明逆乱。

本病病位在心、脑，与脾、肾、肝相关。病理因素以气、痰、火、瘀为主，四者互为因果、兼夹的关系，且多以气郁为先。肝气郁结，气郁生痰或心脾气结，郁而生痰，痰气互结，蒙蔽神机；气郁化火，炼液为痰，或痰火蓄结阳明，扰乱神明；久病气滞血瘀，凝滞脑络，又每兼瘀血为患。此外，老年患者年老体弱，心脾肾俱虚，气血生化不足，元神失养，髓海空虚，故谵妄的发生常伴随着脏腑虚损的一面。

【临床表现】

**1. 临床分型**

（1）活动亢进型  患者表现为高度警觉、烦躁不安、易激惹，可有幻觉或妄想、有攻击性精神行为异常。是谵妄最容易被发现的一种类型。

（2）活动抑制型  表现为嗜睡、表情淡漠、麻醉苏醒延迟、语速或动作异常缓慢。因症状不易被察觉，常被漏诊，总体预后差。

（3）混合型谵妄  表现为上述两种谵妄类型交替出现，反复波动。

**2. 临床表现**  谵妄作为一种复杂的急性脑功能异常，临床表现比较特殊和复杂，其临床表现有以下几个方面：

（1）急性发作　①以急性状态发作；②与痴呆相比其精神状态的改变持续几小时到几天，个别持续几周到几个月；③谵妄可呈现波动，有时间间隔，24小时内症状可能加重或减轻，短时间内症状可以消失。

（2）注意力不集中　表现为注意力很难集中、维持、转移或专注。简单认知评估时，患者很难表现简单的重复工作、数字或背诵几个月前的诗句；患者思想不易集中、话语不流畅，易转移话题；思维紊乱，即潜在认知或知觉紊乱，语言杂乱无条理性，主题不清，无逻辑；意识表现为昏睡，伴随环境认知减少，可显示日间不同的变化。

（3）其他特点　方向感消失（时间和地点）、认知缺陷（记忆和解决问题缺陷、举名困难）、精神运动障碍（激动和抑郁）、感知紊乱（幻觉、知觉错误、错觉）、偏执想法或妄想、情绪不稳定、睡眠-觉醒环分裂。

【评估与诊断】

**1. 评估**　在临床工作中，常使用一些量表进行谵妄的评估，如谵妄量表（confusion assessment method，CAM）（参见附表6）、DRS、DSI、MDAS等。

**2. 诊断**　谵妄是一种复杂的急性脑功能异常，诊断标准比较复杂，其诊断需要具有经验的老年科、神经内科、精神科等多学科团队成员通过详细的神经精神评估了解患者的精神状态，并且通过询问照料者了解患者病情的变化和波动情况。按照DSM-IV的谵妄诊断"金标准"进行诊断，要求满足以下4个条件：

（1）急性发病：常在数小时至数天之内发病，病情24小时内有波动反复的过程。

（2）意识紊乱：如对外部环境的知晓减低，注意力不集中、容易转移。

（3）认知功能的改变：如记忆力减退、方向感丧失、语言或知觉紊乱，不能以预先存在的痴呆解释。

（4）有潜在的病因：包括全身性疾病、药物中毒、突然停药以及各种因素的联合作用。

由于谵妄的特点为突然发病，病程呈波动性，常常夜间加重，老年科医师不能24小时在床边对患者进行评估，因此使用"金标准"诊断谵妄可行性低，在临床上极易漏诊。

【辨证论治】

**1. 心脾两虚证**

症状：神思恍惚，魂梦颠倒，心悸易惊，善悲欲哭，言语无序，肢体困乏，纳果。舌淡苔薄白，脉沉细无力。

治法：健脾益气，养心安神。

代表方：养心汤。

**2. 痰气郁结证**

症状：精神抑郁，表情淡漠，沉默不语，时时太息，言语无序，或喃喃自语，多疑多虑，喜怒无常，烦而失眠，不思饮食。舌淡苔白腻，脉弦滑。

治法：理气解郁，化痰醒神。

代表方：顺气导痰汤。

**3. 痰火扰神证**

症状：心情急躁，头痛失眠，两目怒视，面红目赤，突发狂乱无知，詈骂号叫，不避亲疏，逾垣上屋，或毁物伤人，气力逾常，不食不眠，渴喜冷饮，便秘尿赤。舌质红绛，苔黄腻，脉弦滑。

治法：清热化痰，宁心安神。

代表方：生铁落饮。

### 4. 热陷心营证

症状：身灼热，身热夜甚，神昏谵语，或昏愦不语，舌謇肢厥，斑疹隐隐。舌色红绛无苔，脉细数。

治法：清营透热，醒神开窍。

代表方：清营汤合安宫牛黄丸。

### 5. 痰瘀互结证

症状：哭笑不休，詈骂歌唱，毁物伤人，不避亲疏，面色晦滞。舌质紫暗，舌下脉络青紫，脉沉涩。

治法：活血理气，化痰醒神。

代表方：癫狂梦醒汤。

### 6. 火盛阴伤证

症状：谵妄久延，时作时止，势已较缓，妄言妄为，呼之已能自制，但有疲倦之象，寝不安寐，烦躁不安，形体消瘦，面红而秽，口干，大便干结。舌尖红无苔，有剥裂，脉细数。

治法：滋养降火，安神定志。

代表方：二阴煎合定志丸。

【西医治疗】

谵妄的预防重于治疗。迅速寻找并处理导致谵妄的潜在诱因，及时发现并纠正诱因，对快速缓解谵妄和争取最佳远期预后非常重要。目前谵妄强调早期发现，早期治疗。其治疗包括非药物治疗和药物治疗两个方面。谵妄诊治流程参见图 8-3。

**1. 非药物治疗**

（1）调位和行为干预　确保家庭成员与看护者的参与，将精神分裂症患者搬移至安静或离护士站近的房间，以便于监管患者。

（2）定向影响　及时显示日历、钟表和工程表，适量摆放家庭或个人物品（如照片、宗教艺术品），注意个人接触和交流是增加患者了解的关键，鼓励患者尽可能参与。交流要实施反复定向策略，说明书应清晰，应与患者的眼睛频繁接触，应尽可能让患者戴眼镜和助听器，以纠正患者的感觉（如视力和听力）缺失。

（3）促进自主活动和独立生活能力　避免因生理性限制而导致的自我活动能力下降、激惹行为增加和损伤风险增加。鼓励患者自我照顾和自己作出决定。

（4）环境干预　包括固定房间、固定人员、夜间提供温和的灯光以便照料患者。降低环境噪音是管理谵妄患者夜间睡眠的重要因素，这需要协同好护士和医疗时间表，包括药物的发放、生命体征的记录、静脉给药和其他治疗。医院要确保夜间相对安静，包括走廊噪音、头顶呼叫器和医务人员的谈话声。

**2. 药物治疗**　通常情况下，不提倡使用药物治疗谵妄。药物治疗仅限于患者出现激越行为，威胁到自身或他人安全，并且非药物治疗无效时。现可以使用短效的抗精神病药物改善患者的激越症状。常用药物如下：

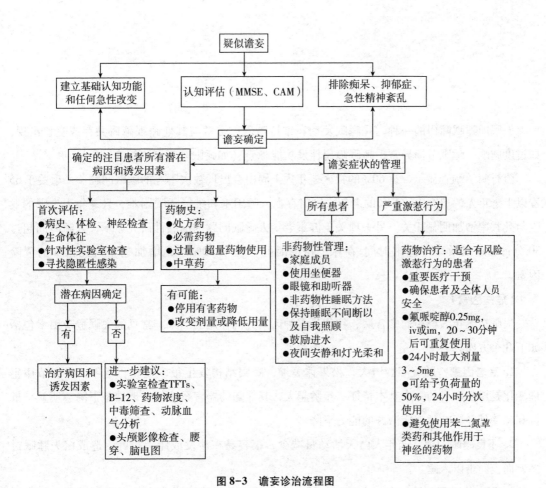

**图 8-3　谵妄诊治流程图**

（1）氟哌啶醇　为首选药物。该药抗胆碱能活性最低，药效高，可以口服和肌内注射。起始剂量为 0.5~1.0mg，口服或注射，30 分后可重复，直到镇静；总负荷剂量不超过 3~5mg，维持量是负荷剂量的 1/2，24 小时分次使用，激惹行为缓解后逐步减量。

（2）苯二氮䓬类　不建议作为治疗谵妄的一线药物，因该类药物有增加过度镇静和加重急性精神状态改变的作用。但可以用于伴有癫痫抽搐和乙醇或药物戒断症患者。

（3）其他抗精神病药物　不建议使用。如前胆碱能制剂（安理申）和血清素受体拮抗剂（曲啦唑酮）等。新的抗精神病药物（如金刚烷乙胺、奥氮平、斯乐康）具有很少镇静作用和锥体外系作用，很少能控制谵妄的症状。谵妄患者慎用非典型抗精神病药物，因为可增加患者的死亡率。

【预防和预后】

谵妄的预防要求针对危险因素纠正诱因，并强调多学科团队干预的非药物性预防方法。强调预先评估患者，根据每个患者的危险因素，作出相应的预防措施。

谵妄是决定住院日期长短的主要独立因素之一，可增加死亡率、增加家庭护理的次数，使身体功能和认知功能进行性下降。谵妄是可以逆转的，是短暂情况。最近研究发现，谵妄比认知功能缺失持续时间要长。事实上，谵妄症状通常持续 1 个月或以上，患者在 6 个月随访中极少完全恢复。另外，具有明显认知障碍的患者比无痴呆的患者更具有危害性，长期的影响还与谵妄发生期、严重性和潜在病因相关，也与患者本身有关。

NOTE

# 第五节 失 眠

失眠即睡眠障碍的一种，是睡眠发动和维持障碍，常常与其他睡眠障碍共存或交替出现，如过度睡眠、睡眠节律异常、睡眠障碍伴发功能障碍（如睡眠呼吸窘迫综合征等）。

流行病学调查显示，近60%的社区老年人1周内会出现数次不等的睡眠问题。一项关于65岁以上老年人的研究中，42%的老年人同时存在入睡困难和维持睡眠困难，且老年人失眠的发生与死亡率增加明显相关。另一项关于健康老年人睡眠问题的前瞻性研究显示，入睡时间超过30分钟和睡眠效率（睡眠时间/在床上待的时间）低于80%均是增加老年人死亡率的危险因素。

【危险因素】

失眠在老年人群中非常普遍，往往是多种因素共同作用的结果。常见的失眠危险因素包括如下几个方面：

**1. 衰老因素** 随着年龄增大，松果体萎缩，睡眠结构发生很多变化，老年人昼夜节律生理变化是增龄本身的一个基本特征。年龄越大，其伴随的器官系统的生理储备下降越明显，抵抗和忍受外界影响睡眠应激源的能力下降。

**2. 不良睡眠习惯** 老年人白天活动量减少，很容易在沙发或床上打盹，造成白天睡眠过多，而夜间难以入睡。

**3. 不良的睡眠环境** 老年人睡眠较浅，容易惊醒。环境中噪声太大，光照过亮，都会影响老年人的睡眠。

**4. 躯体疾病的影响** 老年人常合并多种躯体疾病，这些疾病引起夜间的咳嗽、气喘、疼痛、尿急、尿频等都会影响睡眠。因病重或瘫痪而长期卧床的老年人，睡眠时间不规律，导致睡眠节律异常。

**5. 精神疾病的影响** 除躯体疾病外，心理因素也是导致失眠发生的一个常见因素。其中抑郁与睡眠障碍关系密切，焦虑也和睡眠障碍存在相关性。

**6. 药物或饮食的影响** 老年人因合并疾病较多，存在多种药物共用，导致药物不良反应的发生率较高，其中很多药物经常引起睡眠障碍，如糖皮质激素、甲状腺素、某些抗抑郁药物等。另外，睡前进食、饮茶吸烟也会影响老年人睡眠质量。

**7. 原发睡眠障碍** 阻塞性睡眠呼吸暂停低通气综合征、不宁腿综合征等也是导致睡眠障碍的重要疾病。

【病因病机】

《灵枢·营卫生会》曰："老年之气血衰，其肌肉松，气道涩，五脏之气相搏，其营气衰少而卫气内伐，故昼不精，夜不眠。"老年人失眠多因饮食不节，情志失常，劳逸、思虑过度及病后、年迈体虚，导致心神不安，神不守舍。

失眠的病机一为阴虚不能纳阳，一为阳盛不得入于阴，总属阳盛阴衰，阴阳失交。其病位主要在心，与肝（胆）、脾（胃）、肾密切相关。因心主神明，神安则寐，神不安则不寐。本病病理性质有虚实之分。虚者为脏腑虚损、气血阴精不足，心失所养；实者不外火郁、痰浊、宿食、瘀血及邪扰心神。肝郁化火，痰热内扰，食滞停胃，则动摇心神，神不安宅，以实证为主。心胆气虚，触事易惊，或心脾两虚，气血不足，或高年阳虚，肾精亏虚，或心肾不交，水不济火，则心神失养，神不安宁，多属虚证。久病可表现为虚实夹杂，或兼瘀血。失眠病程短、病情单纯者，治疗收效较快；病程较长、病情复杂者，难以速效。若病因不除或治疗不当，又易产生情志病变，使病情更加复杂。

【临床表现】

老年人失眠常表现为早醒、入睡困难、入睡时间延长、夜间易醒、醒后再入睡困难、夜间睡眠断断续续、白天容易打盹等，其中白天打盹是老年时期最常见的睡眠问题。

失眠不会直接威胁生命，但长期睡眠障碍可导致抑郁、焦虑、激惹、情绪不稳定、烦躁不安、精神疲乏、社会功能下降，甚至发生自杀行为。老年人睡眠障碍常合并其他老年疾病和问题。老年人睡眠障碍多与精神疾病合并，抑郁是其中最常见的疾病，同时抑郁情绪也可以预示睡眠问题的发生。多项研究证实，未治疗的睡眠障碍是新发抑郁或抑郁复发的危险因素。此外，睡眠障碍还是老年痴呆等疾病的危险因素，有研究表明，老年期睡眠障碍会使痴呆的患病率增加30%。

【评估与诊断】

**1. 评估**

（1）睡眠质量评估　应用失眠严重程度指数、匹茨堡睡眠指数、疲劳严重程度量表、生活质量问卷、睡眠信念和态度问卷、Epworth思睡量表等进行评估。

（2）情绪评估　应用与失眠相关的情绪测评量表，如Beck抑郁量表、状态特质焦虑问卷等进行评估。

（3）认知功能评估　患者注意功能的评估，推荐使用IVA-CPT；记忆功能的评估，推荐使用韦氏记忆量表。

（4）客观评估　需要借助一些客观仪器检查来排除器质性问题，如用脑电图、头颅CT等进行脑组织功能及结构性的检查。

**2. 诊断**

①入睡困难，入睡时间超过30分钟；②睡眠质量下降，如睡眠维持障碍、整夜觉醒次数≥2次、早醒等；③总睡眠时间减少，通常少于6小时。在上述症状基础上伴有日间功能障碍者可确诊。睡眠相关的日间功能损害包括：①疲劳或全身不适；②注意力、注意维持能力或记忆力减退；③学习、工作和（或）社交能力下降；④情绪波动或易激惹；⑤日间思睡；⑥兴趣、精力减退；⑦工作或驾驶过程中错误倾向增加；⑧紧张、头痛、头晕，或与睡眠缺失有关的其他躯体症状；⑨对睡眠过度关注。

根据病程失眠分为：①急性失眠，病程≤1月；②亚急性失眠，病程>1月，<6月；③慢性失眠，病程≥6月。

【辨证论治】

**1. 肝郁化火证**

症状：心烦不能入睡，甚则彻夜不眠，烦躁易怒，伴头晕头胀，目赤耳鸣，口干而苦，不思饮食，便秘尿黄。舌红苔黄，脉弦而数。

治法：清肝泻火，镇心安神。

NOTE

代表方：龙胆泻肝汤。

**2. 痰热内扰证**

症状：心烦不寐，胸闷脘痞，泛恶嗳气，伴口苦口黏，头重，目眩。舌红，苔黄腻，脉滑数。

治法：清热化痰，和中安神。

代表方：黄连温胆汤。

**3. 食滞停胃证**

症状：失眠多发生在饮食后，脘腹痞闷，嗳腐吞酸，大便臭秽，纳呆食少。舌红苔，厚黄腻，脉弦或滑数。

治法：消食导滞，和胃降逆。

代表方：保和丸。

**4. 瘀血阻络证**

症状：长期入睡困难，或多梦易醒，常伴手足麻木，头痛头胀，眩晕。舌暗红，边有瘀点，脉涩。

治法：活血化瘀，镇心安神。

代表方：血府逐瘀汤。

**5. 心脾两虚证**

症状：不易入睡，多梦易醒，心悸健忘，神疲食少，伴头晕目眩，四肢倦怠，腹胀便溏，面色少华。舌淡苔薄，脉细无力。

治法：补益心脾，养血安神。

代表方：归脾汤。

**6. 阴虚火旺证**

症状：心烦失眠，或时睡时醒，手足心热，头晕耳鸣、心悸、健忘、颧红潮热，口干少津。舌红少苔，脉细数。

治法：滋阴降火，清心安神。

代表方：知柏地黄丸合黄连阿胶汤。

**7. 心胆气虚证**

症状：虚烦失眠，触事易惊，终日惊惕，胆怯心悸，伴气短自汗，倦怠乏力。舌淡，脉弦细。

治法：益气镇惊，安神定志。

代表方：安神定志丸合酸枣仁汤。

**8. 阳虚不寐证**

症状：入睡困难，夜间似睡非睡，日间精神萎靡，易打盹，常伴形寒肢冷，午后下肢浮肿，夜间尿频，或脘腹冷痛，五更泄泻。舌淡，边有齿痕，苔白，脉沉。

治法：温肾壮阳，填精安神。

代表方：右归丸。

**【综合治疗】**

**1. 一般治疗**　进行睡眠卫生教育，讲究睡眠卫生，培养良好的睡眠习惯，坚持有规律的作息，改善睡眠环境，提高环境的舒适度。白天进行适当的活动，控制午睡时间，保持运动和休息的平衡。注意饮食，避

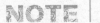

免晚餐过于丰盛，睡前避免饮用含咖啡因的饮料及烟酒，避免剧烈运动。

**2. 治疗原发疾病**  不少躯体疾病或精神疾病患者就诊时常以失眠为主诉，临床应积极探查和治疗原发病。若只对失眠作对症处理，往往收不到预期效果，且会贻误病情。

**3. 药物疗法**

（1）苯二氮䓬类  老年人应尽量选用半衰期中等的药物，如阿普唑仑、劳拉西泮等。长期使用苯二氮卓类药物易产生药物依赖和日间遗留效应，导致日间睡眠增加，进一步破坏正常睡眠，骤然停药后易产生戒断综合征，并会影响老年人的记忆力、注意力、语言等认知功能，因此不建议老年人长期使用。

（2）新型镇静催眠药  如扎来普隆、佐匹克隆、唑吡坦等，可缩短入睡时间。此类药物半衰期相对较短，不良反应相对较少，但长期应用也会导致药物依赖以及焦虑、失眠等停药反应。

（3）其他  抗抑郁药米氮平和曲唑酮有较强的镇静催眠和抗焦虑作用。新型抗精神病药喹硫平镇静催眠作用良好，且长期服用无依赖性。

**4. 心理治疗**  以行为治疗较为常用，具体方法包括松弛疗法、自身控制疗法、沉思训练、生物反馈疗法等。松弛疗法的实施方法如下：安静平卧，先调匀呼吸，力求自然地使呼吸变深变慢。同时依次放松全身各部肌肉，想象某种轻松宁静的情景，以求身心同步松弛，可使生理觉醒水平下降，缩短入睡潜伏期，改善睡眠。

【预防】

**1. 调节情志**  《灵枢》曰："心者，五脏六腑之主也……故悲哀愁忧则心动。"老年人常因生活经历较多，忧思太过，损伤心脾，故应积极进行心理情志调理，克服过度的紧张、兴奋、焦虑、抑郁、惊恐、愤怒等不良情绪，做到喜怒有节，保持精神舒畅。

**2. 改善环境**  改善睡眠环境，对于预防失眠有重要意义，适合人类睡眠的条件如下：

（1）颜色  蓝色和绿色是海和树的颜色，对安定情绪有利。

（2）光  人在睡眠时，光亮会刺激视神经，并抑制松果体分泌褪黑素，故睡眠时寝室光线宜暗不宜亮、"静"和"暗"是睡眠的两大要素。

（3）温度  夏天以22.3℃较合适。

（4）湿度  以40%~60%为宜。

**3. 促进睡眠**  中医学对于睡眠障碍的患者常采用多种促进睡眠的方法，尽可能地减少药物的使用，其中常用的方法如下：

（1）按摩与导引  可以舒通经脉，缓急止痛，同时也有助于改善睡眠。常用按摩穴位有：头部选印堂、神庭、睛明、攒竹、太阳、角孙、风池等穴；腹部选中脘、气海、关元、天枢等穴；腰部选心俞、肝俞、脾俞、胃俞、小肠俞、肾俞等穴；四肢选内关、大陵、神门、足三里、丰隆、三阴交等穴。方法：头部可采用一指禅推法、揉法、抹法、按法、扫散法、拿法；腹部多采用摩法、按法、揉法；背部可沿脊柱两侧擦、揉或直擦、横擦，重点揉按背俞穴；四肢穴位多用按、揉手法。

（2）药枕  可用具有芳香清凉、安神定志功效的中药制成药枕，以促进睡眠。药枕要根据季节的不同定期更换枕芯，春季可选用桑叶青蒿枕，以舒达肝气；夏季可选菊花蚕砂枕，以清热除烦；秋季应选绿豆枕，以清燥泻火；冬季宜选灯心枕，以透郁热。

**4. 合理饮食**  不吃对胃肠有刺激性、对大脑有兴奋作用的食物。睡前保持空腹或者吃一点有助睡眠的食物，如牛奶、小米、核桃、蜂蜜。

**5. 规律生活**  保持作息规律，坚持定期体检，适度身体锻炼。

# 第六节　疼　痛

　　疼痛是指组织损伤或潜在组织损伤所引起的不愉快感觉和情感体验。慢性疼痛一般是指持续 1 个月以上的疼痛，或长期的复发痛转为持续痛。慢性疼痛最大的危害在于降低生活、生命质量。疼痛已经构成一种独立疾病的病理生理过程，是老年人最常见的病症之一。

　　在 65 岁以上的老年人群中，约 80% 至少有一种慢性疾病，较其他年龄阶段的人群更易诱发疼痛。老年慢性疼痛发生率为 25%~50%。老年疼痛的流行病学特点为：持续性疼痛的发生率高于普通人群；疼痛程度重，持续时间长；功能障碍与生活行为受限等症状明显增加。

　　【危险因素】

　　疼痛不是单纯孤立的临床症状，而是参与疾病病理过程的环节之一。老年人与疼痛相关的疾病发生率高，常见的有骨关节炎、骨质疏松、痛风、脊柱骨折、脑卒中、外周血管疾病、外周神经病、带状疱疹后神经痛、风湿性多肌痛、癌痛等，这些疾病经常共存，使疼痛的临床表现多样化、复杂化。

　　【病因病机】

　　外感六淫可单独侵袭人体致病，也和合而袭人，导致经脉闭阻，脉气不通，气血逆乱，不通而痛。异常的情绪变化可导致气机紊乱和脏腑功能失调，引起疼痛。此外，劳倦过度、年老久病，损伤元气，使元气亏虚，无力输送气血精微，使经脉、脏腑失于荣养而出现各种痛证。虚于上，脑府失于荣养，则头晕头痛；虚于下，脏腑升提无力，可见腹部、肛门坠痛，腰腿酸软冷痛。各种原因引起的血虚，使血不上荣，清窍失养，则见头晕头痛；不能荣养滋润四肢百骸，则引起相应部位的疼痛；阴精损耗，阴液不足，不能濡润经脉脏腑，则不荣而痛。

　　实性疼痛，常因各种病因导致脏腑组织间的气血阻滞，经脉闭阻不通，不通则痛；或者虫毒损伤脏腑，外力损伤筋肉，因而致痛。

　　【临床表现】

　　慢性疼痛是老年人常见的病症，被认为是老年人器官老化及病变的一部分。老年人对慢性疼痛的忍耐，易引起病症诊治的延误。持续的疼痛可导致生活质量的下降，包括抑郁和残疾。老年人疼痛好发部位以背部、下肢、头面部居多。疼痛的特点包括以下五个方面：

　　1. 老年患者常多种疾病并存，其中任何一种疾病都可以解释老年患者的疼痛。

　　2. 老年患者对疼痛反应的敏感性下降，对慢性疼痛的忍耐度增高，且精神因素也起很大的作用。

　　3. 有些疾病的隐袭性可延误诊治，如风湿性多肌痛、不典型的心绞痛。

　　4. 老年患者的疼痛由不可治愈性疾病引起的较为多见，如晚期癌症。

　　5. 抑郁、焦虑和老年人慢性疼痛之间的共病现象更普遍。

　　【评估与诊断】

　　评估是疼痛诊断与处理的关键。评估不仅可以识别疼痛的存在，还有助于对疼痛治疗效果的评价。疼痛评估内容包括疼痛强度、性质、部位、开始发作及持续的时间、加重或缓解因素、体检、既往疼痛经历与知识、用药史及心理、社会和功能评估等。

**1. 评估**

（1）口述分级（0~5级）评分法

0级 无疼痛；

1级 轻度疼痛，可忍受，能正常生活睡眠；

2级 中度疼痛，适当干扰睡眠，需用止痛药；

3级 重度疼痛，干扰睡眠，需用麻醉止痛剂；

4级 剧烈疼痛，干扰睡眠较重，伴有其他症状；

5级 无法忍受，严重干扰睡眠，伴有其他症状或被动体位。

（2）视觉模拟评分法（visual analogue scale，VAS） 是一种比较常用的测量工具。在100mm水平线或垂直线两端分别标有"无痛"（0分）和"剧痛"（10分），患者可指出代表自己疼痛强度的一点。该方法简单、有再现性，能用数值表达患者的疼痛程度，但需要抽象思维，对文化程度低及认知功能障碍的老年人可能不适合使用。

（3）Wong-Banker面部表情量表 以6种程度不同的画部表情（图8-4）表达疼痛程度，从微笑到哭泣，患者可选择代表其疼痛强度的面部表情，常用于评估认知完整及轻至中度受损老年人的疼痛，具有较好的效度和信度。适用于语言和表达能力受损的患者，但易受情绪、环境等因素的影响。

**图8-4 Wong-Banker面部表情**

（4）多因素疼痛评分法 MeGill疼痛量表问卷（McGill pain questionnaire，MPQ）是一种多维度的评价方法，可以全面评估疼痛的强度、感觉、情感、时间等。疼痛强度测量使用100mmVAS和一系列0~5数字描述PPI（现时疼痛强度）。MPQ还包括身体空间位置图，患者可以指出疼痛部位。由于MPQ对老年人太复杂且费时，于是又有简化的MPQ（SF-MPQ），由11个感觉类、4个情感类对疼痛描述的词语及VAS和PPI组成，所有描述词均用0~3分表示"无""轻""中""重"不同程度，适用于老年人。MPQ应用于老年人慢性疼痛易于理解，且与其他疼痛强度量表具有较好的一致性效度，但它并不适合于文化程度低或有认知损害者。

**2. 诊断**

（1）诊断 对老年慢性疼痛患者，应根据其主诉和相关症状、疼痛持续时间、疼痛部位、疼痛性质、加重因素、缓解因素、既往史、药物史、过敏史及详细的体格检查和必要的辅助检查资料等，作出相应判断。

（2）疼痛分类 疼痛有多种分类方法，一般是根据其潜在机制分为伤害性疼痛、神经病理性疼痛、心理性疼痛和混合性疼痛。

①伤害性疼痛 是神经通路受到刺激后被激活的生理过程，有潜在或实际的组织损害。

②神经病理性疼痛 是由外周神经或中枢神经的原发病变或功能障碍引起的，如糖尿病性神经病变、脊神经根炎、疱疹后神经痛、三叉神经痛、丘脑综合征、脑卒中后中枢神经痛和脊髓伤后疼痛。

③心理性疼痛 没有明显器质性病因，而是由于存在精神障碍或人格障碍，如抑郁症、癔症。

④混合性疼痛 某些疾病上述三种疼痛特点共存，如癌性疼痛，肿瘤生长可侵犯躯体组织和神经，同时合并抑郁、焦虑，导致疼痛加重。

【辨证论治】

**1. 外邪阻络证**

症状：感受外邪后出现头痛，项强，肌肉疼痛，四肢关节痛，胃脘痛，腹痛，同时伴有恶寒畏风、发热等表症。舌苔薄，脉浮。

治法：祛散外邪，通络止痛。

代表方：荆防败毒散。

**2. 气滞经脉证**

症状：胸满胀痛，周身窜痛，动则稍解，时轻时重，痛无定处，精神不舒，疼痛随着情绪改变而变化。舌苔薄腻，脉弦。

治法：疏肝和络，行气止痛。

代表方：四逆散。

**3. 瘀血阻络证**

症状：疼痛呈针刺样，痛有定处，痛处拒按，入夜加重，或有外伤史。舌质紫暗，有瘀点、瘀斑，苔薄白，脉涩。

治法：活血祛瘀，通络止痛。

代表方：血府逐瘀汤。

**4. 痰浊阻脉证**

症状：疼痛伴胸部满闷不舒，心下痞闷，咽中有痰阻感，咳吐痰涎，口不渴，头晕目眩，头重昏蒙，纳呆呕恶，或见腹满。舌苔腻，脉滑。

治法：燥湿化痰，泄浊止痛。

代表方：瓜蒌薤白半夏汤、半夏厚朴汤或半夏白术天麻汤。

**5. 经脉挛急证**

症状：挛急而痛，胃部、脘腹、四肢痉挛疼痛，伴肌肉强直，抽搐，拘急，麻木，颤动。舌苔薄，脉弦。

治法：柔筋缓急，解痉止痛。

代表方：芍药甘草汤。

**6. 气血不足证**

症状：疼痛而空，劳则加重，伴面色少华，神疲乏力，心悸失眠，自汗，大便稀溏，小便清长。舌淡苔薄白，脉细弱。

治法：益气养血，和络止痛。

代表方：当归补血汤。

**7. 阴精亏虚证**

症状：隐隐作痛，酸软无力，缠绵不愈，伴心烦少寐，盗汗，咽干口燥，面色潮红，手足心热。舌红少苔，脉细数。

治法：滋阴填精，濡养筋脉。

代表方：左归丸。

【西医治疗】

**1. 治疗原则**　明确诊断，对因治疗；病理治疗和心理调节同步进行；多种方法综合运用。

**2. 治疗措施**

（1）药物治疗　①对乙酰氨基酚：通过抑制中枢神经系统中前列腺素的合成以及阻断痛觉神经末梢的冲动而发挥镇痛作用，用于缓解轻度至中度疼痛。②非甾体药物（NSAIDs）：对于持续性疼痛的镇痛效果优于对乙酰氨基酚，主要用于轻度至中度疼痛的治疗。老年人使用易出现消化道反应。老年患者是使用本类药物的高危人群，使用NSAIDs时要考虑个体特点、服用疗程、药物剂量等因素，采用最低的有效剂量和尽量短的疗程以减少风险。一般用于炎性疼痛，如果仅仅镇痛，使用对乙酰氨基酚较安全。常用药物中，布洛芬和双氯酚酸最安全，吲哚美辛和吡罗昔康毒副作用最大，吲哚美辛不适于老年患者。③曲马多：为人工合成的中枢性强效镇痛药，镇痛强度为吗啡的1/8~1/10，镇痛效应具有剂量依赖性，可以减轻慢性疼痛带来的抑郁和焦虑症状，常用于中重度急慢性疼痛。常见不良反应有恶心、呕吐、头晕等，与剂量相关，应遵循从低剂量开始、逐渐加量的原则。建议老年人适当减量使用，或延长给药间隔时间。④阿片类药物：适用于中重度慢性疼痛、躯体功能明显障碍或其他治疗无效的患者。老年人对阿片类药物的治疗作用及副作用非常敏感，要从小剂量开始，逐步滴定至有效镇痛剂量。患者须签署知情同意书。按时给药，以功能改善、缓解疼痛为目的。临床要重视用药物不良反应，并评估药物依赖性，平衡阿片类药物及其他治疗的效果和潜在风险。常用的包括弱阿片类可待因，强阿片类吗啡、羟考酮、芬太尼等。⑤镇痛辅助药：包括抗抑郁药、抗癫痫药、局麻药、N-甲基-D-天冬氨酸受体阻滞剂（氯胺酮）、B族维生素、糖皮质激素、神经安定药等。

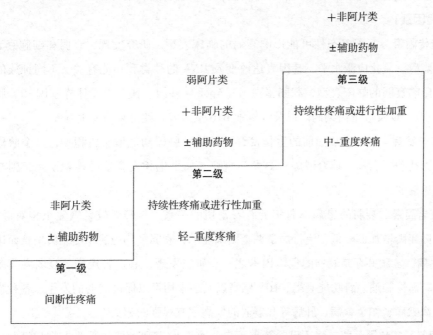

图 8-5　WHO 三阶梯止痛疗法

镇痛药物的使用要符合 WHO "三阶梯止痛原则" （图 8-5）：向患者解释治疗目的，确定镇痛目标；口服给药作为首选途径，按时规律用药，按阶梯用药，做到个体化治疗，密切观察镇痛效果，及时调整药物和药物剂量。

（2）非药物治疗    ①物理疗法：如光疗法、电疗法、磁疗法、超声波疗法、水疗法、按摩等；②心理治疗：如认知行为治疗、接受和承诺疗法、松弛治疗、生物反馈治疗等。③微创介入治疗：一般用于药物及物理治疗效果不佳的慢性顽固性疼痛。可根据老年人慢性疼痛的原因和影像学检查选择相应的治疗方式，如选择性神经根阻滞术、神经根或神经节脉冲射频镇痛术、椎体后凸成形术、鞘内镇痛装置植入术、脊髓刺激电极植入术、各种神经毁损术等。

【预防】

改善老年人的生活质量，增进交际能力及调养心态，维护老年人的各项生理功能，可有助预防疼痛。药物治疗是缓解疼痛的重要手段，恰当使用会使多数患者获得良好止痛效果。由于个体差异很大，应注意患者的有效镇痛量，并遵从用药个体化的原则。

# 第七节    衰    弱

衰弱是指老年人生理储备下降导致机体易损性增加、抗应激能力减退的非特异性状态。其核心是老年人生理储备减少或多系统异常，外界较小的刺激即可引起负性临床事件的发生。衰弱是人体内多个系统生理功能和储备的进行性下降，不仅可使老人面对应激时的脆性增加，发生失能、功能下降、住院和死亡的风险增加，还可导致老年人对长期照护的需求和医疗费用增加。

由于衰弱评估方法的不同，各种文献报道的患病率也不尽相同。但总的趋势是患病率随增龄而增加，且女性高于男性；医疗机构中老人衰弱患病率高于社区老人。目前国内研究数据相对较少，诊断标准不统一，纳入人群的异质性较大，衰弱患病率为 4.9%~83.4%。

【危险因素】

**1. 遗传因素**    基因多态性可能影响衰弱的临床表型。研究发现，衰弱和细胞衰老、DNA修复功能障碍、氧化应激水平、基因表达改变及 RNA 的种类和功能有关。不同种族的基因多态性可能影响衰弱的临床表型，载脂蛋白 E（ApoE）基因、胰岛素受体样基因-2、胰岛素受体样基因-16、C 反应蛋白编码区以及维生素 B16 基因多态性与衰弱发生有关。

**2. 生长发育**    机体在成熟前的生长发育是机体各脏器功能增长蓄积期，这个阶段的营养供给、体力活动（劳动、体育锻炼）等尤为重要。如果生长发育期的蓄积不足，则在老年期更容易罹患衰弱。

**3. 衰老因素**    衰弱的患病率与年龄有着密切的关系。年轻者较易恢复至相对健康状态，这种能力随年龄增加而降低。流行病学调查结果显示，衰弱平均患病率随年龄增长而递增。

**4. 共病**    多病共存是衰弱的危险因素之一。研究发现，心血管疾病与衰弱发病率有独立的相关性。恶性肿瘤、肾功能衰竭、HIV 感染以及手术均可以促进衰弱的发生。各种慢性疾病如阿尔茨海默病、帕金森病、肝病等和衰弱的发病率有很强的相关性。

**5. 营养不良和摄入营养素不足**    营养不良是衰弱发生和发展的重要生物学机制。老年人

25-羟维生素 D<50nmol/L 可增加衰弱的发生率。日常能量摄入不足、营养评分较低和摄入营养素缺乏的老人，衰弱发生率增加。

**6. 人口学特征和生活方式**　健康相关行为、社会经济学状态和生活方式与衰弱相关。职业、社会地位及婚姻状况均可影响衰弱发生：未婚和独居者衰弱发生率增加。女性、健康自评差、受教育少和经济状况较差的人群中，衰弱患病率较高。

**7. 精神心理因素**　老年人精神心理状态和衰弱密切相关，焦虑、抑郁可增加衰弱的发生率。

**8. 药物**　老年人多重用药可增加老年人衰弱的发生，不恰当的药物使用也可引起衰弱。

【病因病机】

衰弱或为因虚致病，因病成劳；或为因病致虚，久虚不复成劳。病理性质主要为气、血、阴、阳的虚损。由于五脏相关，气血同源，阴阳互根，所以在其病变发展过程中，常见一脏受损，累及他脏；阴损及阳，阳损及阴；气虚无以生血，血虚亦致气损；气虚日久及阳，血虚阴精渐耗。本病终致阴阳俱损，气血共伤，病势日渐发展，病情日趋复杂。

病变部位主要在五脏，尤以脾、肾两脏最为重要。盖因脾为后天之本，气血生化之源；肾为先天之本，五脏之根。气、血、阴、阳的虚损与脾肾功能衰败关系最为密切。五脏和气血的阴阳功能既各有不同，又密切联系、相互协调，在病理情况下相互影响。如气虚以肺、脾为主，常可影响心、肾；血虚以心、肝为主，还与脾之化源不足有关；阴虚以肾、肝、肺为主，涉及心、胃；阳虚以脾、肾为主，甚则影响到心。故《难经》有"上损及下""下损及上"的观点。当多脏同病时，由于病情不同，仍有主次之分。亦有仅见一脏病损，而不病及他脏者。

衰弱多为久病痼疾，其预后与体质的强弱、脾肾的盛衰、是否能解除病因、是否得到及时正确的调治等有密切的关系。一般而言，老人凡脾肾未衰，元气未败，饮食尚可，能受补益，脉和缓者，预后较好；反之，形神衰惫，肉脱骨痿，不思饮食，泄泻不止，喘急气促，发热难解，声哑息微，或内有实邪而不任攻，或诸虚并集而不受补，舌质淡胖或光红如镜，脉急促细弦或浮大无根，为虚劳逆证表现，常预后不良。

【临床表现】

**1. 非特异性表现**　疲劳、无法解释的体重下降和反复感染。

**2. 跌倒**　平衡功能及步态受损是衰弱的主要特征，也是跌倒的重要危险因素。衰弱状态下，即使轻微疾病也会导致肢体平衡功能受损，不足以维持步态完整性而跌倒。跌倒又会加重衰弱老人的各种并发症的发生。

**3. 认知障碍及谵妄等脑功能异常**　衰弱老人多伴有神经精神方面的异常表现，如轻度认知功能障碍、痴呆，在一些应激状态下患者可以表现出谵妄、幻觉等精神行为异常。

**4. 波动性失能**　患者可出现功能状态的急剧变化，常表现为功能独立和需要别人照料交替出现。

【评估与诊断】

临床评估和研究中多采用 Fried 衰弱指数（fried frailty index）作为衰弱的诊断标准。符合下列条件≥3 条者可以诊断衰弱，不足 3 条者为衰弱前期，0 条为无衰弱健康老人。

①一年之内体重非故意性下降≥5%。②自我感觉疲劳，上一周内多数时间（≥3 天）感

到做每件事情都很费力。③握力下降。④步速减慢。⑤低体能，表现为活动量减少，每周体力活动男性≤383kcal/周，女性≤270kcal/周。

按照不同的诊断标准，可以将衰弱分为不同的等级。Rockwood K 等人将衰弱按照老年人的功能状况分为 9 级，对临床评估重度功能受损患者更有价值。SOF 指数是专门用于评估老年女性衰弱的较为简便的量表，包括三个问题：发现体重下降≥5%；在不用手臂的情况下，不能坐在椅子上反复站起来 5 次；精力下降，即否认自身精力充沛。受试对象满足 2 个或者 2 个以上条目的为衰弱，满足 1 个条目的为衰弱前期或者中间状态，无以上任何条目的为无衰弱。

【辨证论治】

**1. 气虚证**

（1）肺气虚证

症状：气短不足以息，动则益甚，少气懒言，自汗乏力，咳嗽无力，痰液清稀，时寒时热，平素易于感冒，面色苍白。舌淡，脉虚无力。

治法：补益肺气，益卫固表。

代表方：补肺汤。

（2）心气虚证

症状：心悸气短，动则尤甚，神疲体倦，面色淡白或㿠白，自汗。舌淡苔白，脉虚弱。

治法：益气养心，宁心安神。

代表方：七福饮。

（3）脾气虚证

症状：纳少腹胀，食后尤甚，倦怠乏力，大便溏薄，面色萎黄。舌淡苔白，脉弱。

治法：健脾益气。

代表方：加味四君子汤。

（4）肾气虚证

症状：腰膝酸软，神疲乏力，听力减退，小便频数而清，或尿后余沥不尽，或夜尿频多，女子白带清稀。舌淡苔白，脉沉弱。

治法：补肾益气。

代表方：大补元煎。

**2. 血虚证**

（1）心血虚证

症状：心悸怔忡，失眠多梦，眩晕健忘，面色不华，口唇色淡。舌淡苔白，脉细弱。

治法：养血宁心，安神定志。

代表方：养心汤。

（2）肝血虚证

症状：头晕目眩，视力减退，面色不华，胁痛，肢体麻木，筋脉拘急，筋惕肉瞤。舌淡苔白，脉细弦。

治法：补血养肝，柔筋明目。

代表方：四物汤。

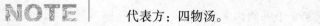

**3. 阴虚证**

（1）肺阴虚证

症状：干咳或痰少而黏，则痰中带血，咽干甚或失音，潮热盗汗，颧红。舌红少津，脉细数。

治法：润肺止咳，清热养阴。

代表方：沙参麦冬汤。

（2）心阴虚证

症状：心烦，失眠，潮热，盗汗，颧红，或口舌生疮。舌红少津，脉细数。

治法：滋阴清热，养心安神。

代表方：天王补心丹。

（3）脾胃阴虚证

症状：口燥咽干，不思饮食，脘部灼热隐痛，干呕呃逆，面色潮红，大便干结。舌红少苔或无苔，脉细数。

治法：滋阴养液，调胃和中。

代表方：益胃汤。

（4）肝阴虚证

症状：头晕，耳鸣，目干畏光，视物模糊，急躁易怒，肢体麻木，筋惕肉瞤，面色潮红。舌干红，脉弦细数。

治法：滋养肝阴，养血柔肝。

代表方：补肝汤。

（5）肾阴虚证

症状：腰膝酸软，眩晕耳鸣，甚则耳聋足痿，失眠多梦，男子遗精，女子闭经，五心潮热盗汗，溲黄便干。舌红少津，脉细数。

治法：滋补肾阴，强壮腰膝。

代表方：左归丸。

**4. 阳虚证**

（1）心阳虚证

症状：心悸，自汗，神倦嗜卧，心胸闷痛，形寒肢冷，面色苍白。舌淡或紫暗，脉细。

治法：温通心阳，健脾益气。

代表方：保元汤。

（2）脾阳虚证

症状：腹胀纳少，喜温喜按，形寒，四肢不温，神疲乏力，受凉或饮食不慎而加剧，大便溏薄或完谷不化。舌质淡，苔白，脉弱。

治法：温中健脾。

代表方：附子理中丸。

（3）肾阳虚证

症状：腰膝酸软，畏寒肢冷，男子遗精阳痿。多尿，或小便不禁，下利清谷或五更泄泻。舌质淡胖，有齿痕，苔白，脉沉弱。

治法：温补肾阳。

代表方：右归丸。

【综合治疗】

积极预防和治疗衰弱对老年个体、家庭及社会均有很大益处，尤其早中期干预效果良好。目前对衰弱的干预和治疗尚停留在探索阶段，一些学者根据衰弱的病因和病理生理改变提出了可能有效的方法和药物，尚需要更多证据支持。临床使用药物时，需根据每位患者的具体情况权衡利弊。坚持锻炼则是预防和治疗衰弱的重要措施。团队参与进行的老年综合评估，全面且个体化的护理服务对衰弱老人也非常重要，需持续于整个干预过程中。

**1. 运动锻炼**　体育锻炼是提高老年人生活质量和功能的最有效方法。阻抗运动与有氧耐力运动是预防和治疗衰弱状态的有效措施。运动是在做好安全风险评估和对老人保护的前提下进行的，应根据患者的个人兴趣、训练条件和目的选择运动强度、频率、方式和运动时间。重度衰弱患者可选用被动运动的方式进行康复。

**2. 营养支持**　能改善营养不良衰弱老人的体重下降，降低病死率。营养支持治疗包括补充蛋白质、微量元素以及维生素 D。体育锻炼结合补充蛋白质可以增进肌容量，从而改善衰弱状态。由于老年人代谢的变化，日常所需要的蛋白质及氨基酸要略高于年轻人。维生素 D（常联合钙剂）可以提高神经、肌肉的功能，并能预防跌倒、骨折和改善平衡能力。

**3. 共病和多重用药管理**　共病可能是衰弱的潜在危险因素，如抑郁、痴呆、心力衰竭、肾衰竭、糖尿病、营养不良、骨质疏松等。衰弱的预防和治疗应包括积极管理老年人现患共病，尤其重视处理可逆转疾病，及时纠正不恰当的用药。

**4. 多学科团队合作的医疗护理模式**　老年人综合评估对衰弱老人非常重要，并可使其得到最大获益。衰弱护理应以患者为中心，强调多学科团队合作，对衰弱老人行综合评估和管理。团队应包括老年科医生、护理人员、临床药师、康复治疗师、营养师、专科医师和社会工作者。需要长期照护和住院老年患者的急性照护均应以提高功能为目标。同时医疗护理模式必须个体化，强调尊重老年人意愿，保持老年人自己的价值观。

**5. 减少医疗伤害**　对衰弱老人来说，各种侵入性的检查和治疗会带来更多的并发症，甚至会增加患者的负担并损害其生活质量。因此，对中重度衰弱的老人应该仔细评估，避免过度医疗行为。

**6. 药物治疗**　目前尚无可靠证据证明药物对衰弱有益，可能涉及抗炎药物、激素类似物、性激素受体调节剂、血管紧张素转化酶抑制剂等。使用这些药物时，需根据患者的具体情况权衡利弊。

【预防】

衰弱早期的"窗口期"进行干预，可以有效逆转衰弱。衰弱最佳预防策略包括积极的生活方式，科学的饮食，适量、规律的运动，良好的心态，有效控制慢病和老年综合征。临床应早期识别衰弱老人或衰弱高危老人，及早干预，防止衰弱进展和临床负性事件的发生，维持或提高老人的功能状态，进而提高其生活质量。

NOTE

# 第八节　肌少症

肌少症，又称肌肉衰减征或肌容积减少，是与年龄相关的肌肉质量的减少，并对机体的力量、代谢率、功能等产生负性的影响，最终导致生活质量的下降。肌少症与活动障碍、跌倒、低骨密度及代谢紊乱密切相关，是老年人生理功能逐渐减退的重要原因和表现之一。肌少症会增加老年人的住院率和医疗花费，严重影响老年人的生活质量，甚至缩短老年人的寿命。

据推测，全球目前约有5000万人罹患肌少症，预计到2050年患此症的人数将高达5亿。在亚洲，老年人肌少症的估计患病率为4.1%~11.5%。

【危险因素】

老年肌少症的病理机制复杂，多种风险因素和机制参与其发生。

**1. 内在因素**　最重要的是老年人体内合成的激素（如睾酮、雌激素、生长激素、胰岛素样生长因子-1）减少，使肌肉蛋白的合成减少；同时，肌纤维凋亡活性增强，促炎症因子（特别是 TNF-α，IL-6）增加，自由基积聚引起的氧化应激，肌细胞线粒体功能的改变和α-运动神经元数目的减少，均造成肌细胞蛋白分解增加，最终导致分解代谢大于合成代谢，肌肉质量减少。

**2. 外在因素**　蛋白质营养不良是最主要的因素之一，维生素 D 摄入减少或合成能力不足均会导致肌肉质量的减少和功能的下降，引起跌倒和骨折等不良后果。同时，由于老年人味觉和嗅觉减退、牙齿不好、消化吸收障碍、抑郁或服用药物等因素，极易造成食欲缺乏甚至厌食，引起营养素摄入不足和吸收率下降。而安静久坐的生活方式、长期卧床休息或零重力条件也可引起肌肉蛋白的丢失。老年人还可能因合并有心、肺、肝、肾、脑等器官功能衰竭，炎症性疾病，恶性肿瘤或内分泌疾病等，从而进一步加剧肌肉容积的减少。

【病因病机】

本病多因外感温热毒邪、内伤情志、饮食劳倦、先天不足、房事不节、跌打损伤以及接触毒性药物引起，致五脏虚损，精津不足，气虚亏耗，肌肉筋脉失养。

肌少症病变部位在筋脉肌肉，病变涉及脾（胃）、肺、肝、肾。基本病机为津液、气血、精髓亏虚，不能濡养肌肉筋脉。津液、气血、精髓生成输布有赖于脾胃的生化、肺的布散、肝的藏收和肾的施布，相互协调为用。湿热毒邪灼肺，耗伤津液，则肌肤筋脉失其濡养，可致手足痿弱不用；脾胃虚弱，运化不健，气血生化乏源，脾不能为胃行其津液，肌肉、筋脉失于濡养，以致肢体痿软无力；久病体虚，劳欲太过，肝肾精血亏损，不能濡养筋骨，皆可致骨弱筋软无力。肝肾主藏精血，久病迁延，势必损及肝肾，耗伤精血，以致肌肉消瘦，筋骨痿弱不用。

本病病理性质有虚实之分，而以热证、虚证为多，亦可见虚实夹杂。外感温邪、湿热所致者，病初阴津耗伤不甚，邪热偏重，故属实证；但久延肺胃津伤，肝肾阴血耗损，则由实转虚，或虚实夹杂。内伤致病者，脾胃虚弱，肝肾亏损，年老久病，气血阴精亏耗，则以虚证为主，但可兼有湿热痰瘀，表现为本虚标实之证。病至后期，脾肾精气溃败，病情危笃。足少阴脉贯行舌根，足太阴脉上行夹咽，连舌本，散于舌下。脾肾精气虚损则舌体失去支持；脾气虚损，无力升清，肾气虚衰，不能纳新，则宗气生成乏源，可见舌体瘫软、呼吸和吞咽困难等凶险之候。

【临床表现】

**1. 跌倒**　肌少症造成肌肉力量下降，在日常生活中下肢抗重力肌表现尤为突出，踝背屈肌、股四头肌容积减少30%即可明显增加跌倒风险。同时，伴随肌容积的减少，下肢本体感觉减退，神经反应速度下降，均使老年人无法很好地应对周围环境的变化，进一步增加了跌倒的风险。

**2. 骨折**　肌容积的减少导致骨所受应力下降，骨骼缺乏刺激，骨母细胞活动减少引起骨质疏松。同时，在跌倒时萎缩的肌肉对骨骼的保护不足也使骨折的风险增加。大量研究表明，老年人群骨折与肌量减少、肌力下降、跌倒增加、骨量减低密切关联。

**3. 生活质量下降**　主要表现为提重物、下肢负重、久行久站等活动受限，及逐渐减退的职业活动能力、交际能力和日常生活活动能力，并导致生活质量的下降。

**4. 增加死亡风险**　老年人过快地出现严重的四肢肌肉减少，体重指数下降，死亡率随之增加。研究显示亚洲人体重指数与死亡率的关系密切，体重过低（BMI≤15）者死亡率增加2.8倍。

【评估与诊断】

**1. 评估**　肌少症判定应综合肌量和肌肉功能的评估，主要评估指标有肌量减少、肌强度下降、日常活动功能失调等。

（1）**肌肉量**　目前肌少症相关研究中测评骨骼肌量的方法主要有CT、MRI、双能X线吸收法（DXA）以及生物电阻抗法（BIA）等。其中，CT和MRI可以准确区分脂肪与其他组织，被认为是估计骨骼肌量的金标准，但费用高、仪器不便携带以及有放射线暴露，在一定程度上限制了这两种方法的临床应用。DXA是临床常用测量骨密度的方法，因其能够区分不同密度的组织，可以较为准确地测量骨骼肌量，且放射线暴露少，是用于肌少症诊断与研究的较好方法，但也因设备不能携带限制了该方法在院外场所的应用。BIA法用于肌少症的相关研究，其信度和效度也得到初步验证。BIA设备便于携带、测评方法简单、耗时少、重复性较好，可作为无法使用DXA时的替代方法。

（2）**肌肉质量**　①肌力：包括上下肢肌力的测量。可根据握力判断上肢肌力，握力也被认为是最简单有效的评价肌力的方法。应注意的是，上肢骨关节疾病（如类风湿关节炎）、是否为优势手以及测量姿势等均会影响测量结果，在实际测量时应予以考虑。下肢肌力可采用伸屈膝等长力矩等方法评估。②肌肉功能：评估肌肉功能的方法有常规步速、6min步行测试、爬梯测试（SCPT）、简易机体功能测试（SPPB）、站立行走测试（TGGT）等。其中，SPPB通过站立测试、平衡测试和步行测试评价受试者的平衡、步速、肌力及耐力，是临床中标准的测试运动功能的方法。常规步速测试是SPPB的一部分，即记录日常步速下行走一段距离（一般为4~6m）所需要的时间计算出步速，用于评价步行能力。因简单方便，也是应用较广的评估方法。此外，6min步行测试可用于评价耐力，SCPT可用于评价下肢爆发力，TGGT可用于测试静态和动态平衡能力。

**2. 诊断**　筛查与评估步骤如图8-6：①先进行步速测试。若步速≤0.8m/s，则进一步测评肌量；步速>0.8m/s 时，则进一步测评手部握力。②若静息情况下，优势手握力正常（男性>25Kg，女性>18Kg），则排除肌少症；若肌力低于正常，则要进一步测评肌量。③若肌量正常，则排除肌少症；若肌量减低，则诊断为肌少症。

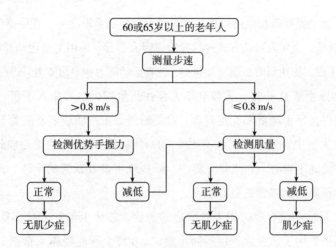

**图8-6　肌少症的筛查与评估流程图**

【辨证论治】

**1. 肺热津伤证**

症状：发病急，病起发热，或热后突然出现肢体软弱无力，可较快发生肌肉瘦削，皮肤干燥，心烦口渴，咳呛少痰，咽干不利，小便黄赤或热痛，大便干燥。舌红苔黄，脉细数。

治法：清热润燥，养阴生津。

代表方：清燥救肺汤。

**2. 湿热浸淫证**

症状：起病较缓，逐渐出现肢体困重，痿软无力，尤以下肢或两足痿弱为甚，兼见手足麻木微肿，扪之微热，喜凉恶热，或有发热，胸脘痞闷，小便赤涩热痛。舌红苔黄腻，脉濡数或滑数。

治法：湿热利湿，通利经脉。

代表方：加味二妙散。

**3. 脾胃虚弱证**

症状：起病缓慢，肢体软弱无力逐渐加重，神疲肢倦，肌肉萎缩，少气懒言，纳呆便溏，面色㿠白或萎黄无华，面浮。舌淡苔薄白，脉细弱。

治法：补中益气，健脾升清。

代表方：参苓白术散合补中益气汤。

**4. 肝肾亏虚证**

症状：起病缓慢，渐见肢体痿软无力，尤以下肢明显，腰膝酸软，不能久立，甚至步履全废，腿胫大肉渐脱，或伴有眩晕耳鸣，舌咽干燥，遗精或遗尿。舌红少苔，脉细数。

治法：补益肝肾，滋阴清热。

代表方：虎潜丸。

**5. 脉络瘀阻证**

症状：久病体虚，四肢痿弱，肌肉瘦削，手足麻木不仁，四肢青筋显露，可伴有肌肉活动时隐痛不适，舌痿不能伸缩。舌质黯淡或有瘀点、瘀斑，脉细涩。

治法：益气养血，化瘀通络。

代表方：圣愈汤合补阳还五汤。

【综合治疗】

**1. 运动疗法**　运动是获得和保持肌量和肌力最为有效的手段之一。在中老年期坚持运动可以保持肌量、肌力和骨量。老年人运动方式的选择需要因人而异。采用主动运动和被动活动、肌肉训练与康复相结合的手段，能达到增加肌量和肌力，改善运动能力和平衡能力，进而减少骨折的目的。

**2. 营养疗法和维生素 D 补充**　多数老年人存在热量和蛋白质摄入不足。因此，建议老年人在日常生活中要保持平衡膳食和充足营养，必要时考虑蛋白质或氨基酸营养补充治疗。维生素 D 不足和缺乏在人群中普遍存在，在不能经常户外活动的老年人中更是如此，此类患者往往表现为肌肉无力、活动困难等。在老年人群中，筛查维生素 D 缺乏的个体，补充普通维生素 D 对增加肌肉强度、预防跌倒和骨折更有意义。

**3. 药物治疗**　目前还没有专门用于肌少症的药物，临床上治疗其他疾病的部分药物可能使肌肉获益，进而扩展用于肌少症，包括同化激素、β 肾上腺能受体兴奋剂、血管紧张素转换酶抑制剂、生长激素等。

**4. 康复治疗**　主要包括运动疗法和物理因子治疗。有氧运动和抗阻训练均能减少随着年龄增加的肌肉质量和肌肉力量的下降。对缺乏运动或受身体条件制约不能运动的老年人，可使用水疗、全身振动和功能性电刺激等物理治疗。此外，电磁场、超声等在肌肉减少的防治中也有一定作用，但具体作用机制和应用条件还有待进一步明确。

【预防】

肌少症是常常被忽视的老年问题，鉴于肌少症对老年人健康有重要影响，推荐对在社区居住的老年人如有下列临床情况者要进行重点筛查，包括近期出现功能下降或功能受损，非意愿性身体质量下降（1 个月内超过 5%），抑郁情绪或认知功能损害，反复跌倒，营养不足，慢性疾病（如慢性心力衰竭、慢性阻塞性肺疾病、糖尿病、慢性肾病、结缔组织疾病、结核感染以及其他慢性消耗性疾病）等。此外，临床工作中应扩宽思路，提高对老年人群常常共存的两种疾病即肌少症与骨质疏松症的认识，同步考虑这两种密切相关疾病的诊断，并对肌少症给予积极有效的防治。

# 第九节　多重用药

多重用药常见于老年人群，通常是指患者同时使用 5 种及以上的药物，更重要的是指患者使用超出临床需要的药物。多重用药又分为适当多重用药和不适当多重用药，两者之间有很大差异。前者是指患者因多病共存、具备接受多种药物治疗的必然性，这样可以改善治疗效果，降低发病率和死亡率；后者是指患者的多重用药存在着过度或不适当的处方用药风险，有可能导致在常规药物治疗初期发生不易发现的药源性疾病，造成一些潜在的不良临床后果，包括药物不良反应、药物与药物间的相互作用等。

老年患者多重用药现象普遍，其中不适当用药占据很大比例。据报告，近 1/3 的老年人住院与药物相关，其中70%为药物不良反应，用药超过5种时，潜在的药物不良作用发生率增至54%。我国50%以上的老年患者使用3种药物，大于25%的老年患者使用4~6种药物。

**【危害性】**

老年人多重用药可能导致以下不良后果：

1. 增加老年人不良反应的发生率，这也是老年人不良反应发生率较成年人高的重要因素之一。

2. 使药物与药物之间的不良相互作用增加。

3. 降低患者的用药依从性，增加药品错服、漏服的发生率。

4. 增加老年患者发生其他疾病的风险。

5. 提高患者的治疗费用，增加患者的经济负担，严重影响老年人的生活质量。

**【评估】**

**1. 多重用药评估**　临床上对多重用药的评估应包含以下内容：①是否具有明确的用药指征；②是否运用了与治疗手段等效的药物来治疗相同疾病；③所用药物之间是否存在有害的相互作用；④药物剂量是否恰当；⑤是否存在使用其他药物治疗某种药物引起的不良反应。

在具体操作过程中，首先应通过检查明确患者使用的所有药物，明确所有药物的适应症和潜在不良反应，去除一切没有明确疗效、目的及适应症的药物，避免使用一种药物来治疗另一种药物引起的不良反应，简化给药方案，尽量从最低剂量开始，定期审查药物使用情况，患者定期就医，尤其是发生药物不良反应时，应鼓励患者养成记录用药清单的习惯，并在就医时提供给医生。

**2. 不适当用药评估**　严重的药物不良反应是造成老年人住院甚至死亡的重要因素。研究发现，老年人不适当用药的比率在许多国家都很高，所以近年来老年患者的不适当用药情形引起各国广泛的探讨。我国医学和药学专家集合了其他国家和地区的有代表性的潜在不适当用药判断标准和目录，结合近年来我国老年人严重不良反应报告数据，研制了我国老年人潜在不适当用药目录，用以规范我国老年人用药不适当行为和降低老年人的用药风险。

潜在不适当用药初级判断标准见表8-2。

**表8-2　老年人疾病状态下潜在不适当用药初级判断标准（节选）**

| 药物名称和分类 | 异常状态或疾病 | 用药风险点 | 建议 |
|---|---|---|---|
| **A 级判断标准** | | | |
| **镇静催眠药** | | | |
| 苯二氮䓬类 | 谵妄 | 诱发或加重谵妄 | 避免用于有谵妄高风险者，停药须缓慢 |
| | 痴呆及认知功能受损 | 中枢神经系统不良影响 | 避免使用 |
| | 慢性阻塞性肺疾病 | 呼吸抑制 | …… |
| | 睡眠呼吸暂停综合症 | 呼吸抑制 | …… |
| | 跌倒或骨折 | 精神运动功能受损，跌倒 | 避免使用，除非其他可选药物不可用 |
| 扎来普隆 | 跌倒或骨折史 | 精神运动功能受损，跌倒 | 避免使用，除非其他可选药物不可用 |

NOTE

续表

| 药物名称和分类 | 异常状态或疾病 | 用药风险点 | 建议 |
|---|---|---|---|
| 抗精神病药 | | | |
| 抗精神病药 | 痴呆及认知功能受损 | 增加痴呆患者的脑血管意外（卒中）及死亡风险 | 避免用于治疗痴呆患者行为异常，除非药物治疗失败或患者对自己及他人造成威胁 |
| | 跌倒或骨折史 | 共济失调、精神运动功能损伤、晕厥及跌倒 | 避免使用 |
| | 帕金森病 | 加重帕金森病症状 | 避免使用 |
| | 慢性便秘 | 加重便秘 | 避免使用，除非无其他选择 |
| | 癫痫或癫痫发作 | 降低癫痫发作阈值 | …… |
| 氯丙嗪 | 晕厥 | 体位性低血压或心动过缓 | 避免使用 |
| | 谵妄 | 诱发或加重谵妄 | 避免用于有谵妄高风险者，停药需缓慢 |
| | 体位性低血压 | 增加体位性低血压及摔倒风险 | 换用强效抗精神病药如氟哌啶醇，并连续监测血压 |
| 奥氮平 | 晕厥 | 体位性低血压或心动过缓 | 避免使用 |
| 氟哌啶醇 | 帕金森病 | 锥体外系症状 | …… |
| 抗抑郁药 | | | |
| 三环类抗抑郁药 | 跌倒或骨折史 | 共济失调、精神运动功能损伤、晕厥及跌倒 | …… |
| | 谵妄 | 诱发或加重谵妄 | 避免用于有谵妄高风险患者，停药须缓慢 |
| | 体位性低血压 | 加重体位性低血压，导致摔倒 | 换用选择性5-羟色胺再摄取抑制剂，密切监测血压 |
| | 青光眼 | 加重青光眼 | 换用选择性5-羟色胺再摄取抑制剂 |
| | 慢性便秘 | 加重便秘 | 避免使用，除非无其他选择 |
| 精神兴奋药 | | | |
| 非甾体类抗炎药 | 心力衰竭 | 液体潴留，加重心力衰竭 | 避免使用 |
| | 消化性溃疡 | 加剧原发溃疡，导致新溃疡 | 避免长期使用，仅在其他药物疗效不佳且同时服用胃黏膜保护剂时才可使用 |
| | 肾功能不全 | 水钠潴留，加重或导致肾衰竭 | 避免使用 |
| | 凝血障碍或接受抗凝治疗 | 延长凝血时间或抑制血小板聚集，增加潜在出血风险 | 采用非药物治疗，换用对乙酰氨基酚，与胃黏膜保护剂联合使用 |
| | 高血压 | 水钠潴留，导致高血压 | 换用对乙酰氨基酚或阿司匹林，密切监测血压 |
| 抗高血压药 | | | |
| 非选择性β受体阻断剂 | 哮喘（史）或慢性阻塞性肺疾病（史） | 加剧或引起呼吸抑制 | 换用钙通道阻滞剂 |
| 多沙唑嗪 | 晕厥 | 体位性低血压或心动过缓 | 避免使用 |
| | 压力性或混合性尿失禁 | 加重尿失禁 | 女性避免使用 |
| 哌唑嗪 | 压力性或混合性尿失禁 | 加重尿失禁 | 女性避免使用 |

续表

| 药物名称和分类 | 异常状态或疾病 | 用药风险点 | 建议 |
|---|---|---|---|
| 特拉唑嗪 | 晕厥 | 体位性低血压或心动过缓 | 避免使用 |
| | 压力性或混合性尿失禁 | 加重尿失禁 | 女性避免使用 |
| 地尔硫卓 | 心力衰竭 | 液体潴留，加重心力衰竭 | 避免使用 |
| 维拉帕米 | 心力衰竭 | 液体潴留，加重心力衰竭 | 避免使用 |
| 血管活性药 | | | |
| 去氧肾上腺素 | 失眠 | 中枢兴奋作用 | 避免使用 |
| 噻氯匹定 | 凝血障碍或接受抗凝治疗 | 增加出血风险 | …… |
| 氯吡格雷 | 凝血障碍或接受抗凝治疗 | 增加出血风险 | …… |
| 西洛他唑 | 心力衰竭 | 液体潴留，加重心力衰竭 | 避免使用 |
| 消化系统用药 | | | |
| 甲氧氯普胺 | 帕金森病 | 加重帕金森病症状 | 避免使用 |
| 溴丙胺太林 | 慢性便秘 | 加重便秘 | 避免使用，除非无其他选择 |
| 抗过敏药物 | | | |
| 氯苯那敏 | 慢性便秘 | 加重便秘 | 短期使用 |
| 氯马斯汀 | 慢性便秘 | 加重便秘 | 短期使用 |
| 苯海拉明 | 慢性便秘 | 加重便秘 | 短期使用 |
| 异丙嗪 | 帕金森病 | 加重帕金森病症状 | 避免使用 |
| 激素类药物 | | | |
| 激素类药物 | 谵妄 | 诱发或加重谵妄 | 避免用于有谵妄高风险患者，停药须缓慢 |
| | 骨质疏松 | 加速骨质流失 | …… |
| | 消化性溃疡 | 加重消化性溃疡 | …… |
| | 糖尿病 | 加重糖尿病 | 采用吸入糖皮质激素或支气管扩张剂，密切监测血糖 |
| 雌激素（除外阴道用药） | 尿失禁（女性） | 加重尿失禁 | 女性避免使用 |
| 降血糖药 | | | |
| 吡格列酮 | 心力衰竭 | 液体潴留，加重心力衰竭 | 避免使用 |
| 罗格列酮 | 心力衰竭 | 液体潴留，加重心力衰竭 | 避免使用 |

[上表节选自：张晓兰，王育琴，闫妍，等 . 中国老年人疾病状态下潜在不适当用药初级判断标准的研制 . 药物不良反应杂志，2014，16（2）：79-85.]

【老年人用药原则】

1. 为老年患者开处方药物前，必须全面获得老年人的病史、用药史和目前所用药物等基本资料及信息。

2. 确定诊断和病因后，首先采用非药物疗法。的确需要药物治疗时，要有明确的用药适应证，整体评估药物疗效和潜在风险，保证用药的获益大于风险。

3. 患者用药前，首先评估是否存在可能影响治疗效果的病理状态。

4. 熟悉所使用药物的药理作用、不良反应及用药禁忌。

5. 遵从小剂量原则，药物的种类和数量应尽量少，服药的方法应尽量简单。

NOTE

6. 努力避免药物间的不良相互作用或者新处方药物对目前所患疾病的不利影响。

7. 定期或者常规检查药物疗效和不良反应。

8. 指导老年患者及其照护者，使其掌握药物的正确用法。

9. 确保药物保存在合适环境中，并定期检查有效期。

# 第九章 老年呼吸系统疾病

## 一、呼吸系统的老化改变

呼吸系统的老化主要表现为上呼吸道（鼻、咽、喉、气管及支气管）的上皮细胞减少、黏膜变薄、腺体萎缩、弹性组织减少、防御功能下降等，肺泡及肺泡管扩大，肺泡面积减少，肺通气功能降低，残气增多，气体交换能力下降等。

老年人易患感染性疾病，且患病率较青年人高，症状不典型。老年人鼻咽腔周围组织萎缩，气流阻力增加。鼻和支气管黏膜萎缩，纤毛上皮细胞减少，纤毛运动减弱，使排除异物功能减退。巨噬细胞的吞噬功能随增龄而减退，而杯状细胞增多，分泌物增多且黏稠度大，易使分泌物在细支气管内潴留，有利于微生物繁殖。

老年人通气储备功能明显降低。老年人肺泡壁变薄，肺泡毛细血管床减少与硬化，肺泡壁弹性纤维丧失弹性，使肺萎缩变小，肺内胶原纤维交联增多，弹性降低，肺泡数量减少，而无功能肺泡扩大，致使气体交换面积减少。肺泡弹性减退还可使周围小气道（小于 2mm 的细支气管）失去支持，于呼气时过早陷闭，肺泡内气体潴留，促使肺气肿发生。老年人常因椎间盘软骨变性，脊椎后凸，肋骨与胸椎和胸骨间的关节强直，关节活动受限，肋软骨钙化，肋骨呈水平走向，使胸廓前后径增大而略呈桶形，致使胸廓呼吸运动受到限制。加上参与呼吸运动的肌肉如肋间肌、膈肌和腹部肌肉随年龄增长而逐渐发生萎缩，结缔组织增生，呼吸肌肌力和耐力呈进行性下降，故老年人的通气储备功能较青年人明显减退。

老年人常有动脉硬化性改变。肺动脉可有内膜增生，管壁变厚，甚至发生粥样硬化和肺小动脉血栓形成。最常见的是肺毛细血管因肺泡扩张或肺泡破裂融合而使肺毛细血管变窄或断裂，使肺毛细血管床减少。

肺通过呼吸可吸入外界有害物质，如尘埃、烟雾、有害气体（如二氧化氮、二氧化碳）以及各种微生物（如细菌和病毒）。老年人吸入上述有害物质的机会较多，时间较长，使支气管和肺损害较大，故易患慢性支气管炎、肺气肿、肺纤维化等疾病，从而加速老年人通气功能和换气功能的衰退。此外，老年人呼吸频率增高，20~30 岁男性每分钟呼吸 14.4±0.9 次，而 70~79 岁增至 19.1±0.6 次。常见老年人呼吸节律不齐，甚至出现短暂的呼吸暂停。

## 二、肺功能减退

肺与大气之间的气体交换过程称为肺通气。呼吸肌运动所产生的肺泡与大气间的压力差是肺通气的动力。老年人由于胸廓和肺顺应性降低，呼吸肌群的肌力减退，肺泡囊、肺泡管和肺泡扩大而导致肺活量减少，残气量（即最大呼吸末残存于肺内气体量，RV）和功能残气量（平静呼气末存在于肺内的气量，FRC）增大。因胸廓和肺弹性减退和呼吸肌力降低，呼吸道阻力增大，呼吸中枢敏感性降低等因素，最大通气量（MVV）、第 1 秒用力呼气量（$FEV_1$）、最大呼气中期流速均随增龄而减少。30 岁以前，MVV 随增龄而增加，30 岁以后则随年龄增长而直线下降，90 岁时仅为青年人的 50%，平均每年约减少 0.55%。老年人呼吸无效腔（即生理无效腔）和闭合气量均较青壮年大，从而导致吸入气分布不均。如青年人无效腔仅150mL，而 80 岁时可达约 300mL。闭合气量随增龄而呈线性上升，这与老年人肺弹性回位力减退有关。

老年人肺毛细血管床、肺血流量和肺泡面积均较青壮年减少。如 30 岁时肺泡面积约为$75m^2$，而 70 岁时仅为 $60m^2$，弥散功能约降低 1/3。随增龄，通气灌注比例失调和弥散功能减退等因素使动脉血氧分压（$PaO_2$）逐年降低，年均下降 0.66%，60 岁以上老年人的 $PaO_2$ 只相当于 30 岁时的 78.9%；60 岁老年人运动负荷氧最大摄取量（1600mL/min）仅为 30 岁者的50%（3200mL/min）。$PaO_2$ 降低，意味着氧饱和度下降。老年应激状态下，耗氧量增加时，易发生缺氧。此外，老年支气管上皮细胞和浆细胞分泌的 IgA 以及肺 II 型上皮细胞分泌的肺表面活性物质（PS）亦随增龄而减少，从而降低了呼吸系统的防御能力。

# 第一节　肺　炎

肺炎（pneumonia）是由感染与非感染因素所导致的终末气道、肺泡及肺实质的炎症。其中肺实质炎症反应发生在 60 岁以上的个体或群体，称为老年人肺炎（the elderly pneumonia）。年龄是影响肺炎发病与转归的重要因素之一，随年龄的增长，肺炎的发病率与死亡率均相应增加。与一般人群相比，老年人肺炎病情严重，缺乏明显的呼吸系统症状，常以自身基础疾病或肺外表现为首发症状，体征多不典型，病情进展快，易致重症肺炎。基础疾病与严重合并症是老年人肺炎死亡率上升的主要原因，早期诊断与治疗可以改善预后。

本病属于"风温肺热""咳嗽""喘证"范畴。

【病理机制】

由于呼吸道组织结构退行性变、易合并多种慢性基础疾病、免疫减弱等原因，老年人具有肺炎易感性。细菌、非典型病原体、病毒、真菌等均可导致肺炎，就老年人肺炎的病原体分布而言，细菌仍占主要地位。老年人肺炎病原菌的分布常与儿童和中青年有所不同，而且受生活环境和机体状态的影响较大。老年人常常由于误吸引起吸入性肺炎（aspiration pneumonia，AP），根据发病场所不同又分为社区获得性肺炎（community acquired pneumonia，CAP）和医院获得性肺炎（hospital acquired pneumonia，HAP）。病原体直接抵达下呼吸道后，孳生繁殖，引起肺泡毛细血管充血、水肿，肺泡内纤维蛋白渗出及细胞浸润。除了金黄色葡萄球菌、铜绿假单胞菌和肺炎克雷伯杆菌等可引起肺组织的坏死性病变，易形成空洞外，肺炎治愈后多不遗留瘢痕，肺的结构与功能均可恢复。

**【病因病机】**

本病多由外邪侵袭，肺卫受邪或正气内虚，内生邪毒，抗邪无力所致。衰老积损为老年肺炎发病的基础，热毒损肺为起病和进展的关键。

本病病位在肺，与脾、心关系密切。主要病理因素为痰、热、毒胶着为患，互为因果。邪气入里化热，酝酿痰毒，邪热与痰毒胶结，耗伤气阴；热邪发散，伤阴耗气，正气更虚，则抗邪无力；痰毒壅滞肺中，阻滞肺气，郁久化热，更伤气阴。可见，热盛为毒，痰因热起，热、痰、毒胶着为患，耗伤气阴而又助热成痰酿毒。痰、热、毒进一步侵害脏腑，导致耗气、阴伤、血瘀等一系列病理后果。老年患者常见多种宿疾缠绵不愈，久病入络，瘀血内停；又正气不足，气血不畅，加之风热毒邪炽盛，热灼血黏，痰瘀互阻，致使病情缠绵难愈。若平素正气不足，热邪内陷，逆传心包，蒙蔽心窍，甚至出现邪闭正脱等危证，表现为神昏谵语、喘脱、厥脱等，多预后不良。总之，老年肺炎病理性质多为本虚标实，本虚以气虚、阴虚、气阴两虚为主，标实以痰、热、毒为主，可兼见瘀证。在疾病的早期、中期，以标实为主；恢复期多以气阴两虚、肺脾气虚为主。

**【诊断要点】**

本病起病隐匿，临床表现不典型，必须详询病史，注意呼吸道症状与体征，结合实验室检查，特别是 X 线胸片综合分析，方可作出及时正确的诊断。临床上患者多无发热、咳嗽、咳痰等典型肺炎症状。常表现为健康状况逐渐恶化，包括食欲减退、厌食、倦怠、尿失禁、头晕、急性意识模糊、体重减轻、恶心、呕吐、腹痛、腹泻、精神萎靡或跌倒等非特异性症状。心动过速、呼吸急促常常是老年肺炎的早期表现，另一方面则表现为基础疾病的突然恶化或恢复缓慢。此外，老年患者重要器官储备功能差，易合并各种并发症。临床最常见的并发症为呼吸衰竭和心力衰竭，酸碱失衡、水电解质紊乱、消化道大出血、急性心梗及多器官功能衰竭亦常见。确诊肺炎，胸部 X 线检查是必需的。由于 CT 对于肺炎诊断的敏感性与特异性均高于 X 线检查，故老年患者应及时进行 CT 检查。血常规、生化检查、血培养、血气分析、痰培养等有利于疾病程度和预后的判断。

病情评估对于老年肺部感染十分重要，结合我国目前临床实际情况，重症肺炎诊断的主要标准是：①需要气管插管行机械通气治疗；②脓毒症休克经积极液体复苏后仍需要血管活性药物治疗。次要标准是：①呼吸频率≥30 次/分；②氧合指数≤250mmHg；③多肺叶浸润；④意识障碍和（或）定向障碍；⑤血尿素氮≥7.14mmol/L；⑥收缩压<90mmHg，需要积极的液体复苏。符合 1 项主要标准，或≥3 项次要标准者可诊断为重症肺炎，需密切观察，积极救治，并建议收入 ICU 治疗。

根据影像学检查、病原学检查等，本病应与肺癌、肺脓肿、肺结核、肺栓塞、非感染性肺间质疾病相鉴别。

**【辨证论治】**

**1. 辨证要点** 本病辨证以本虚标实为要。早期阶段，以实证为主，风热、风寒等邪气侵袭肺卫，正邪相争，表现出咳嗽、咯痰、发热等；部分老年人由于正气亏虚，正邪相争不明显，肺气郁闭不甚，上述症状表现轻微，主要见乏力、心慌、纳差、嗜睡等症。疾病中后期，

NOTE

以虚实夹杂证为多。虚多为气阴两虚，虚损积久难复，并为痰瘀所生之因；实多为痰瘀互结。故邪实正虚贯穿于老年人肺炎始终。

**2. 治疗原则**    本病治疗以祛邪扶正为原则，重在清热解毒扶正，并根据病位之不同和热、痰、毒的性质及兼夹之异采用不同方法。病情发作时，当以清热解毒化痰为主以祛邪实。病情恢复以虚为主时，兼热、痰、毒稽留未尽，宜益气养阴、补益肺脾为主。若出现热入心包、邪陷正脱，当需清心开窍、扶正固脱。

**3 证治分类**

（1）风热袭肺证

症状：发热、恶风、鼻塞、流浊涕，咳嗽，痰白黏或黄，或咯痰不爽，咽干，口干，咽痛。舌尖红，苔薄白或黄，脉浮数。

证候分析：风热客表，营卫失和，故发热、恶风；风热之邪从口鼻而入，鼻咽部先受其邪，故鼻塞、鼻窍干热、流浊涕，口干，咽干，咽痛；风热袭肺，肺失宣降，肺气上逆，故咳嗽；热灼肺津，故咯痰不爽或痰白黏或黄；舌尖红，苔薄白或黄，脉浮数皆为风热袭肺之征。

治法：疏风清热，清肺化痰。

代表方：银翘散加减。

常用药：银花、连翘、牛蒡子、薄荷疏风清热；前胡、桔梗、桑白皮、黄芩、芦根清肺化痰。

咽喉肿痛者，加射干、马勃清热利咽；头痛目赤者，加菊花、桑叶清肝明目；喘促者，加麻黄、生石膏清热平喘；口渴者，加天花粉、玄参益气生津；胸痛明显者，加延胡索、全瓜蒌理气止痛；若热毒炽盛，气血两燔，改用清瘟败毒饮清热解毒，凉血泻火。

（2）表寒里热证

症状：发热，恶寒，无汗，肢体酸痛，咳嗽，咳痰，痰黄或白黏，咯痰不爽，咽干，咽痛。舌质红，苔黄或黄腻，脉数或浮。

证候分析：风寒之邪在表不解，故发热，恶寒，无汗；风寒入里化热或里有蕴热，复受风寒，则寒束于外，热郁于内，致使肺失宣肃，热灼津为痰，故咳嗽，痰黄或白黏，咯痰不爽，咽干，咽痛；舌质红，苔黄或黄腻，脉数或浮皆为外寒内热之征。

治法：疏风散寒，清肺化痰。

代表方：麻杏石甘汤合清金化痰汤加减。

常用药：炙麻黄、荆芥、防风疏风散寒；生石膏、全瓜蒌、栀子、黄芩、陈皮清肺化痰；杏仁、桔梗、桑白皮宣肺止咳。

恶寒无汗、肢体酸痛者，加羌活、独活通络止痛；往来寒热不解、口苦者，合小柴胡汤和解表里。

（3）痰热壅肺证

症状：咳嗽，痰多，痰黄黏，胸痛，发热，口渴，面红，尿黄，大便干结，腹胀。舌质红，苔黄腻，脉滑数。

证候分析：风寒入里化热，或肺胃素有蕴热，或湿痰蕴久化热，皆可形成痰热，胶结于肺，壅塞气道，故咳嗽，痰多，痰黄黏；邪气阻滞肺络，则致胸痛；肺与大肠相表里，泄热于大肠故大便干结，腹胀；热邪熏蒸故发热，口渴，面红，尿黄；舌质红，苔黄腻，脉滑数皆为痰热壅肺之征。

治法：清热解毒，宣肺化痰。

代表方：清金化痰汤加减。

常用药：瓜蒌、贝母、桑白皮、桔梗清肺化痰，宣肺止咳；麦冬、知母养阴清热，润肺止咳；栀子、鱼腥草、黄芩清热解毒。

咳痰腥味者，加金荞麦、生苡仁、冬瓜仁清热排脓；咳嗽带血者，加白茅根、侧柏叶凉血止血；热盛心烦者，加金银花、栀子、黄连清热除烦；痰鸣喘息而不得平卧者，加葶苈子、射干清热化痰；胸痛明显者，加延胡索、赤芍、郁金行气活血；热盛伤津者，加麦冬、生地、玄参养阴生津。

（4）痰湿阻肺证

症状：咳嗽，咳痰，气短，痰多、白黏，或痰易咳出，泡沫状，胃脘痞满，纳呆，食少。舌质淡，苔白腻，脉滑或弦滑。

证候分析：脾虚健运失常，以致痰湿内生，上渍于肺，阻碍气机，故咳嗽痰多、白黏，或痰易咳出，泡沫状；痰阻胸膈，气机不畅，故气短；脾胃虚弱，故胃脘痞满，纳呆，食少；舌质淡，苔白腻，脉滑或弦滑皆为痰湿阻肺之征。

治法：燥湿化痰，宣降肺气。

代表方：三子养亲汤加减。

常用药：白芥子、紫苏子、莱菔子降气化痰；法半夏、茯苓、枳实、陈皮、杏仁燥湿化痰。

痰从寒化，畏寒、痰白稀者，加干姜、细辛温化寒痰；痰多咳喘，胸闷不得卧者，加麻黄、薤白、葶苈子宣肺化痰，宽胸利气；脘腹胀闷，加木香、焦槟榔、白豆蔻行气化痰。

（5）肺脾气虚证

症状：咳嗽，声低无力，痰多清稀，气短，乏力，纳呆，食少，胃脘胀满，腹胀，自汗，易感冒。舌质淡，舌体胖大有齿痕，苔薄白，脉沉细。

证候分析：年老体弱，肺脾气虚，肺气虚则卫外不顾，易受外邪侵袭，肺气上逆则咳嗽，脾虚健运失常，则纳呆、食少、胃脘胀满、腹胀；气虚则气短，乏力；肺气虚弱，卫外不固则自汗；舌质淡，舌体胖大有齿痕，苔薄白，脉沉细皆为肺脾气虚之征。

治法：补肺健脾，益气固卫。

代表方：参苓白术散加减。

常用药：党参、茯苓、白术、莲子、扁豆、山药益气健脾，培土生金；杏仁、陈皮、枳壳、白蔻仁理气化痰。

咳嗽明显者，加款冬花、紫菀止咳化痰；纳差不食者，加神曲、炒麦芽健脾消食；脘腹胀闷，减黄芪，加木香、莱菔子行气宽中；虚汗甚者，加浮小麦、煅牡蛎收敛止汗；寒热起伏，营卫不和者，合桂枝汤调和营卫。

（6）气阴两虚证

症状：咳嗽，干咳少痰，或咯痰不爽，自汗，盗汗，手足心热，口干或渴，气短乏力。舌质淡红，舌体瘦小、苔少，脉沉细。

证候分析：本证多见于年老体弱者或疾病后期，邪去大半而正气已虚。前期痰、热、毒内盛，伤阴耗气，终致气阴两虚，阴虚内燥，肺失滋润，以致肃降无权，肺气上逆则咳嗽；阴虚肺燥，故少痰，或咯痰不爽；肺气不足则气短、乏力；卫外不固则自汗；阴虚火炎于上，故口干或渴，盗汗，手足心热；舌质淡红，舌体瘦小、苔少，脉沉细皆为气阴两虚之征。

治法：益气养阴，润肺化痰。

代表方：生脉散合沙参麦冬汤加减。

常用药：太子参、沙参、麦冬、山药、玉竹、地骨皮益气养阴；川贝母、百合、桑叶、天花粉润肺化痰；五味子敛肺止咳。

咳嗽甚者，加百部、炙枇杷叶、杏仁润肺止咳；低热不退者，加银柴胡、白薇清虚热；盗汗明显者，加煅牡蛎、糯稻根须收敛止汗；呃逆者，加竹茹、炙枇杷叶和胃止呕；纳差食少者，加炒麦芽、炒谷芽健脾消食；气阴两虚，余热未清者，症见身热多汗、心烦、口干渴，舌红少苔、脉虚数者，合竹叶石膏汤清热生津，益气和胃。

（7）热陷心包证

症状：咳嗽甚则喘息、气促，心烦不寐，神昏谵语或昏愦不语，高热，大便干结，尿黄。舌红绛，脉滑数或脉细。

证候分析：痰热壅肺，肺失宣降，故咳嗽甚则喘息、气促；热邪内陷，灼液为痰，痰热蒙蔽包络，阻塞窍机，扰乱心神，故心烦不寐，神昏谵语或昏愦不语；邪热内盛，故高热，大便干结，尿黄；舌为心之苗，心包热盛，窍机不利，则舌色深绛；舌红绛，脉滑数或脉细皆为热陷心包之征。

治法：清心凉营，豁痰开窍。

代表方：清营汤合犀角地黄汤加减。

常用药：水牛角、黄连、栀子、天竺黄、银花、连翘清营泻热；生地黄、玄参、麦冬凉营养阴；赤芍、丹参和营通络；石菖蒲清心开窍。

谵语、烦燥不安者，加服安宫牛黄丸清热解毒，镇惊开窍；抽搐者，加钩藤、全蝎、羚羊角粉息风定惊；口唇紫绀，舌有瘀斑、瘀点者，加丹皮、紫草凉血化瘀；腑气不通者，加生大黄、芒硝通腑泄热。

（8）邪陷正脱证

症状：呼吸短促，气短息弱，神志异常，面色苍白，大汗淋漓，四肢厥冷，面色潮红，身热，烦躁。舌质淡、绛，脉微细或疾促。

证候分析：感受风热，病邪太盛，极易转变成热毒，伤津耗气，气血运行不畅，瘀血内阻，或痰瘀热毒凝结，进一步耗伤正气，则阴竭阳脱。阴竭者面色潮红，身热，烦躁；阳脱者呼吸短促，气短息弱，面色苍白，大汗淋漓，四肢厥冷；热毒内陷，清窍不利，则神志异常；舌质淡、脉微细为阳脱之象，舌质绛、脉细或疾促为阴竭之象。

治法：益气救阴，回阳固脱。

代表方：阴竭者以生脉散加味，阳脱者以四逆加人参汤加味。

常用药：生脉散加味以生晒参、麦冬、五味子、山茱萸益气救阴；煅龙骨、煅牡蛎止汗固脱；四逆加人参汤加味以红参、制附子、干姜回阳救逆。

低热不退者，加青蒿、银柴胡清虚热；咳甚者，加百部、炙枇杷叶润肺止咳；食少纳差者，加炒麦芽、炒谷芽健脾消食；腹胀者，加佛手、香橼皮行气宽中。

**【西医治疗】**

**1. 一般治疗**　卧床休息，多饮水，促进排痰；防寒保暖、补充足够的热量。

**2. 控制感染**　抗感染是肺炎治疗的重要环节，包括经验性治疗与抗病原体治疗两个方面。老年肺炎患者的抗感染治疗需充分考虑到患者本身情况、致病菌特点和药物三方面因素，抗生素的使用原则是"早期""适当""足量""短程"。首先应确定患者发生感染的地点和时间，这直接影响着病原菌的流行病学特点和患者的预后。其次应对患者免疫状态、基础疾病、临床表现等情况全面评估，以评判疾病严重程度，病情重者需入院治疗甚至入 ICU 治疗。选用抗生素时，还应注意老年患者的基础疾病，如氨基糖苷类抗生素和大部分头孢菌素是从肾脏排泄，故肾功能减退的患者应慎用；头孢哌酮、大环内酯类抗生素等从肝脏清除，有肝功能损害的患者应慎用；合并心力衰竭的患者，应控制输液量；合并基础疾病的患者，多有长期用药史，选择抗生素时应注意对基础疾病的影响，以及与其他药物的相互作用。因此，对于老年肺炎患者，如果能确定病原体，则针对性治疗；如果不能确定病原体，应尽量选用抗菌谱广、耐药少、作用快、排泄快、毒性小的抗生素，并充分考虑致病菌的种类和药物的血药浓度与不良反应。

老年肺炎经验性抗感染治疗建议为：①既往健康的患者，以肺炎链球菌、流感嗜血杆菌、金黄色葡萄球菌等感染较多见，可首选青霉素类，喹诺酮类，第二、三代头孢类抗生素。②慢性疾病合并肺炎，以肺炎链球菌、肺炎克雷伯杆菌、大肠杆菌等感染较多见，应联合应用抗生素，如第三代头孢菌素或半合成青霉素、β 内酰胺类/β 内酰胺酶抑制剂，加或不加大环内酯类。③医院获得性肺炎可用喹诺酮类或氨基糖苷类联合抗假单胞菌的 β 内酰胺类、广谱青霉素/β 内酰胺酶抑制剂、碳青霉烯类的任何一种，必要时可联合万古霉素、替考拉宁或利奈唑胺。④重症肺炎应选择广谱的强有力的抗生素，并足量、联合用药。正常人抗生素的使用疗程为 7~10 天，老年人可能会延长。

**3. 营养支持治疗**　老年人在感染状态下，由于应激状态以及抗生素等药物对胃肠道黏膜、菌群的影响，患者容易出现，营养不良可严重损害肺的防御和免疫功能，影响治疗与预后。因此，为纠正贫血、低蛋白血症，满足机体感染时所需能量，增强患者自身抵抗力，提高治愈率，可酌情补充氨基酸、白蛋白、新鲜血浆等，对老年肺炎的预后具有重要的意义。

**4. 防治并发症**　严密监测血气、水电解质、酸碱平衡情况，监测肝、肾功能，防止药物毒性反应，警惕呼吸衰竭、多脏器功能衰竭等。

**5. 支持、对症和并存病的处理**　包括止咳平喘，纠正水、电解质与酸碱平衡紊乱，改善低氧血症。发生感染性休克、心力衰竭、中毒性肠麻痹、脑水肿时，应及时处理。脓胸和脓气胸者应及时进行穿刺引流。罹患老年肺炎，原有慢性疾病（并存病）可恶化，所以在治疗肺炎的同时应加强基础疾病的治疗，如控制血压、血糖，改善心脑循环，纠正心力衰竭等。

**【综合治疗】**

**1. 针灸治疗**　①选穴以手太阴、阳明经穴为主，根据病情之虚实分别用补、泻之法，常取肺俞、太渊、曲池、尺泽、鱼际、膏肓等穴。气阴两虚者可选肺俞、脾俞、合谷等穴，用补法。邪陷心包，选十宣、曲泽、百会、人中、委中、内关、涌泉，用泻法。邪陷正脱者，急取神阙、关元艾灸以回阳救逆，酌取人中、十宣以开窍苏厥。②灸法适用于老年肺炎非热证类患者及恢复期。用艾条温和灸气海、双侧足三里可培补脾胃，振奋脾阳，使气血充足，正气强盛，则邪气利于消退。

**2. 火罐治疗**　在肺炎的恢复期，可采用火罐治疗。辨证取穴：风热闭肺者，取大椎、肺俞、风门、大杼；痰热壅肺者，取肺俞、风门、大杼、脾俞、大肠俞；痰浊阻肺者，取肺俞、

NOTE

风门、大杼、脾俞、肾俞。操作：左右配对取穴，用闪罐、走罐等手法，或依据个体的耐受程度决定留罐的时间。

**3. 饮食调理** 注意供给营养丰富、容易消化的清淡饮食。可根据食欲、消化情况，以流质食物为主，热退后改为半流质或软饭。患者因发热、咳嗽、呼吸较快，丢失水分较多，特别要注意少量多次饮水，可多饮粥、汤、果汁等。因缺氧可有呕吐、腹泻甚至肠麻痹，因此在食物选择上应禁忌坚硬和含膳食纤维高、有刺激性的食物，禁食大蒜、洋葱等，以免加重咳嗽、气喘等症状。多吃具有清热化痰作用的水果，如雪梨。

**4. 心理疏导** 帮助老年患者树立战胜疾病的信心，保持乐观向上的精神状态，采取健康的生活方式，减少和消除危险因素的作用，调整饮食结构，参加适宜的运动与耐寒锻炼，增强体质，可提高老年肺炎的治愈率，降低发病率，减少死亡率。

**【临证备要】**

**1. 热毒损肺为发病的关键因素** 衰老积损和热毒损肺是老年肺炎的主要病机之一。衰老正虚、宿疾积损为其发病的基础，热毒损肺为发病的关键因素。毒寓于邪，毒随邪入，热由毒生，变由毒起，毒与肺炎的发生、发展、转归可谓关系甚密，故治疗肺炎首要措施是祛邪解毒，重用清热解毒方药。

**2. 邪实正虚贯穿于整个发病过程** 肺炎的临床诊治，首先要辨明证候分类及诊断，一般临床分为三类八证：即实热证类、正虚邪恋类和危重变证类。实热证类包括风热犯肺证、外寒内热证、痰热壅肺证、痰湿阻肺证，正虚邪恋类包括肺脾气虚证、气阴两虚证，危重变证类包括热陷心包证、邪陷正脱证。常见证可单独存在，也常兼见。

**3. 治疗的策略重在扶正与祛邪** 根据病位的不同，痰、热、毒的性质及兼夹不同宜采用不同的方法。起病初期，祛邪实为主，偏于表而风热犯肺者应疏风清热，痰热壅肺者宜清肺化痰，痰湿阻肺者宜燥湿化痰，外寒内热者当疏风散寒，清肺化痰，或佐以活血化瘀。若年老体弱或合并慢性病者，常有气虚、阴虚或气阴两虚见诸实证中，临床需配以扶正之品。疾病恢复期，以虚为主而兼有热、痰、毒稽留未尽，法当以益气养阴为主，佐以清热解毒化痰之品。

**4. 祛邪基础上注意顾护胃气，调理气血** 老年肺炎患者多存在免疫功能降低，机体的功能与抵抗力下降，易出现营养不良、排痰无力、抗邪无力、病势缠绵。此时应充分发挥中医药的优势，在辨证论治基础上，注意用药勿伤正气，特别注重顾护胃气，忌用损伤脾胃之药，临床可加党参、白术、黄芪等药以扶正祛邪。此外，肺为多气多血之脏，外邪犯肺，易导致气滞血瘀，因此在辨证治疗的基础上应加用适量活血化瘀药。

**【预防调护】**

肺炎是引发老年人各种严重并发症的重要诱因之一，也是导致老年人死亡的最常见原因之一。每年的冬春季节，应注意防寒保暖，保证充足的睡眠，适量运动，增强抵抗力。戒烟，避免吸入有害粉尘，保持室内通风换气。进食时细嚼慢咽，多进流质饮食，以免造成吸入性肺炎。对于长期卧床的老年人，宜勤翻身、拍背，鼓励病人咳嗽，促进痰液的排出。保持心情舒畅，适当多饮水。饮食上要选择高蛋白、高碳水化合物的低脂肪食物以及富含维生素 C、A 的蔬菜水果。目前，接种肺炎链球菌疫苗是预防老年人肺炎的有效方法。

NOTE

**【名医验案】**

岳某，男，67岁，病案号122745，初诊日期：1965年7月3日。恶寒、发热5天，伴头痛、咳嗽、吐黄痰，体温39.5℃，曾服用桑菊饮加减（桑叶、菊花、连翘、薄荷、杏仁、芦根、前胡、枇杷叶、桔梗等）。2剂，热不退。经X线检查，诊断为左肺上叶肺炎，又使用银翘散加减2剂，汗出而热仍不退，又予麻杏石甘汤加减1剂，汗大出而热更高，体温41.1℃。会诊时症见：汗出，烦躁不宁，时有谵语，咳嗽吐黄痰，腹胀，大便五日未行，舌红，苔黄腻，脉弦滑数。证属阳明里实证，治当通腑泻热，予以大承气汤。

处方：大黄（后下）12g，厚朴18g，枳实12g，芒硝（分冲）15g。

上药服一剂，大便通四次，热退身凉。余咳嗽吐黄痰，继与小柴胡加杏仁、桔梗、生石膏、陈皮，服3剂而愈。

**按语：** 本例由于外邪侵袭，肺卫首当其冲，卫气被遏，肺失宣降，热邪壅肺，炼液为痰，痰热壅肺则见发热、恶寒、咳嗽、咳黄痰；痰热蒙蔽包络，阻塞窍机，扰乱心神，故烦躁不宁，时有谵语；邪热内盛，故高热；肺与大肠相表里，邪痹于大肠，传导失司而致腑实便秘，腹胀。大肠以通为用，肺气以降为和，二者一通一降，基于此，采用通里攻下，从肠治肺，故方选大承气汤通腑泻热。胸肺之疾多少阳病证，肺炎后期仍有余热，乃少阳阳明合病，故与小柴胡加石膏汤加减。柴胡佐黄芩和解少阳，人参、大枣、生姜、半夏温中健胃，咳嗽明显加杏仁、桔梗宣肺止咳。若口渴、心烦明显者，加竹叶、麦门冬，或改用竹叶石膏汤加减。

（冯世伦.中国百年百名中医临床家丛书·经方专家卷.北京：中国中医药出版社，2013）

# 第二节　慢性阻塞性肺疾病

慢性阻塞性肺疾病（chronic obstructive pulmonary disease，COPD），简称慢阻肺，是一种以进行性、持续性气流受限为特征的可以预防和治疗的疾病。老年人多由慢性支气管炎反复发作不愈发展而来。本病主要累及肺部，可导致肺外多器官损害，其急性加重和并发症影响疾病的进程。随着病情的进展可导致生活质量下降、劳动力丧失，最终发展为呼吸衰竭和肺源性心脏病。慢阻肺是呼吸系统疾病中的常见病和多发病，老年人的患病率和病死率逐年增高。

本病属于"肺胀""喘证""痰饮"范畴，与"咳嗽""心悸""水肿"等病证相关。

**【病理机制】**

COPD的主要病因尚不完全清楚，可能是多种环境因素与机体自身因素长期相互作用的结果。目前公认的病因和危险因素有吸烟、空气污染、职业暴露、感染因素、遗传因素等。老年人免疫功能下降、年龄增加与疾病的进展密切相关。

COPD的主要病理改变在于中央气道、外周气道、肺实质和肺的血管系统。

**1. 气道**　在中央气道（气管、支气管以及内径大于2~4mm的细支气管）表层，炎症细胞浸润，黏液分泌腺增大和杯状细胞增多使黏液分泌增加。在外周气道（内径小于2mm的小支气管和细支气管）内，慢性炎症导致气道壁损伤-修复过程反复循环发生。修复过程导致气道壁重构，胶原含量增加及瘢痕组织形成，这些病理改变造成气腔狭窄，引起固定性气道阻塞。

NOTE

**2. 肺实质**　典型肺实质破坏表现为小叶中央型肺气肿，涉及呼吸性细支气管的扩张和破坏。病情较轻时，这些破坏常发生于肺的上部区域。但随着病情的发展，可弥漫分布于全肺，并有肺毛细血管床的破坏。

**3. 肺血管**　以血管壁的增厚为特征，始于疾病的早期。内膜增厚是最早的结构改变，接着出现平滑肌增加和血管壁炎症细胞浸润。慢阻肺加重时，平滑肌、蛋白多糖和胶原的增多进一步使血管壁增厚。慢阻肺晚期继发肺心病时，部分患者可见多发性肺细小动脉原位血栓形成。

【病因病机】

本病多因年老体弱、久病肺虚，痰浊潴留，壅阻气道，而致肺不敛降，肺气胀满，郁于肺间，每因复感外邪而发作或病情加重。其中久病肺虚是发病的内在基础，复感外邪是发病的重要外在条件。

本病病位在肺，涉及脾肾，晚期可及于心。主要病理是久病肺虚不能化津，脾虚不能转输，肾虚不能蒸化，致痰浊内停，壅塞肺气，肺气胀满，失于敛降，日久则气滞血瘀。故病理因素主要是痰浊、水饮、血瘀相互影响，兼见同病。一般而言，慢阻肺早期以痰浊为主，进而痰瘀互见，终致痰浊、血瘀、水饮错杂为患。病理性质多为本虚标实，本虚为肺、脾、肾三脏之虚，标实有外邪、气滞、痰浊、瘀血之别，两者常相互影响，致使疾病反复发作，缠绵难愈。总之，本虚标实、虚实错杂是本病的特点，正虚与邪实常互为因果，导致疾病愈发愈频。尤其对于老年 COPD 患者，急性加重期病势急，病情重，极易发生变端。

【诊断要点】

本病起病缓慢，病程较长，具有慢性咳嗽、咳痰、气短或呼吸困难、喘息和胸闷应该考虑 COPD 的诊断。确诊需要结合高危因素史、临床症状、体征及肺功能检查等综合分析确定。肺功能检查，使用吸入支气管舒张剂后 $FEV_1/FVC<70\%$ 为确定存在持续气流受限的界限。但随年龄增加，肺弹性回缩缺损可自然发生气流阻塞，这个临界值会在一定程度上造成老年人的过度诊断。对于大多数老年人来说，$FEV_1/FVC<60\%$ 是异常的，提示 COPD。

临床根据 $FEV_1/FVC$、$FEV_1\%$ 预计值和症状对 COPD 的严重程度做出分级（见图 9-1）。上一年发生 2 次或以上急性加重或 $FEV_1\%$ 预计值<50%，均提示今后急性加重的风险增加。临床上建议结合患者肺功能、症状评分及急性加重风险进行综合评估。COPD 评估的目标在于确定疾病的严重程度，包括气流受限程度、对患者健康状况的影响、未来不良事件的风险，从而指导治疗。

本病应与支气管哮喘、支气管扩张、支气管肺癌等相鉴别。

【辨证论治】

**1. 辨证要点**　本病辨证以虚实为纲。急性加重期偏于标实，稳定期偏于本虚。标实为外邪、痰饮、瘀血，早期以痰浊为主，渐而痰瘀并重，并可兼见气滞、水饮错杂为患。本虚为肺、脾、肾虚损，应辨别属何脏腑及阴阳偏重。早期以气虚或气阴两虚为主，后期气虚及阳，甚或导致阴阳两虚，或阴竭阳脱。

**2. 治疗原则**　急性加重期偏于标实者，采用祛邪宣肺（辛温、辛凉），降气化痰（温化、清化），温阳利水（通阳、渗湿），活血祛瘀等治法；稳定期偏于本虚者，主要采用补益肺脾，补肾纳气或益气养阴，或阴阳双补等。正气欲脱时，则应扶正固脱，救阴回阳。虚实夹杂者，应扶正与祛邪共施，依其标本缓急有所侧重。

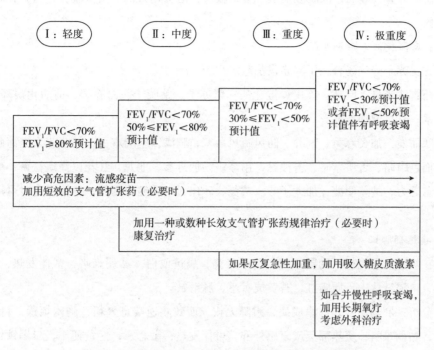

图 9-1　根据慢性阻塞性肺疾病严重程度的阶梯治疗概观

### 3. 证治分类

（1）外寒内饮证

症状：咳逆喘满不得卧，气短气急，咯痰白稀，呈泡沫状，胸部膨满，口干不欲饮，往往经久不愈，天冷受寒加重，甚至面浮肢肿，常伴周身酸楚，恶寒无汗，面色青黯。舌体胖大，舌质暗淡，苔白滑或白腻，脉浮紧。

证候分析：风寒之邪引动内伏痰饮，饮邪上逆犯肺，肺气宣降不利，故咳喘不得卧、气短气急；津液遇寒而凝为饮，致痰多白沫；饮为阴邪，久留停肺，因而久病不愈，每因受寒诱发；水饮泛溢，则面浮肢肿；风寒外束，表卫不和，故见恶寒发热，身痛无汗；舌苔白滑或白腻，脉浮紧，皆为风寒束表之征。

治法：温肺散寒，降逆化饮。

代表方：小青龙汤加减。

常用药：麻黄、桂枝、荆芥、防风、生姜解表散寒；干姜、细辛、法半夏、茯苓、桂枝、白术、陈皮化饮祛痰。

咳痰量多，加三子养亲汤以降气祛痰；咳而上气，喉中如水鸡声，表寒不著者，用射干麻黄汤宣肺祛痰，下气止咳；饮郁化热，烦躁而喘，脉浮，用小青龙加石膏汤解表化饮，兼清郁热。

（2）痰浊壅肺证

症状：咳嗽胸满闷胀，痰多、色白黏腻，短气喘息，不能平卧，稍劳加重，畏风易汗，脘腹痞满，食纳减少，倦怠乏力。舌质淡，苔白腻，脉滑。

证候分析：老年患者，肺虚脾弱，痰浊内生，上逆于肺，壅塞气道，气因痰阻，失于敛降，故短气喘息，不能平卧，痰多、色白黏腻；肺气素虚，卫表不固，故怕风易汗，稍劳即甚；肺病及脾，脾气虚弱，故脘腹痞满，食纳减少，倦怠乏力；舌质偏淡，苔白腻，脉滑为痰浊壅肺之候。

治法：燥湿化痰，降逆平喘。

代表方：苏子降气汤合三子养亲汤加减。

常用药：法半夏、厚朴、陈皮燥湿化痰；紫苏子、莱菔子、白芥子、前胡化痰降气平喘；茯苓、白术、甘草健脾益气。

因感寒而发，加炙麻黄、荆芥、防风疏风散寒；胸满，气喘难平，加葶苈大枣泻肺汤涤痰平喘；兼面色晦暗、舌质紫暗、苔浊腻，用涤痰汤加丹参、地龙、红花以涤痰祛瘀；痰壅气喘减轻，倦怠乏力，纳差便溏，加太子参、黄芪、砂仁、木香健脾理气。病情稳定时可用六君子汤调理。

（3）痰热郁肺证

症状：咳逆喘息气粗，胸闷烦躁，目睛胀突，痰黄或白，黏稠难咯，常伴发热，微恶寒，溲黄便干，口渴欲饮。舌质暗红，苔黄或黄腻，脉滑数。

证候分析：邪热壅肺，灼津成痰，肃降无权，而致咳逆喘息气粗，胸闷烦躁，目睛胀突，痰黄或白，黏稠难咯；痰热郁蒸或复感外邪，可伴发热，微恶寒，溲黄便干，口渴欲饮；舌质暗红，苔黄或黄腻，脉滑数为痰热内郁之征。

治法：清肺化痰，降逆平喘。

代表方：越婢加半夏汤加减。

常用药：麻黄宣肺平喘；石膏、知母、黄芩清肺泄热；法半夏、杏仁降逆化痰。

痰热内盛，胸满气逆，痰黏稠不易咯出，加鱼腥草、瓜蒌皮、浙贝母清肺化痰；喉中痰鸣，喘息不能平卧，加射干、葶苈子、桑白皮泄肺平喘；腑气不通，腹满便秘，酌加瓜蒌仁、大黄通腑泄热，以降肺气；痰热伤津、口舌干燥者，加芦根、天花粉、知母润燥生津。

（4）痰瘀阻肺证

症状：咳嗽痰多，色白或呈泡沫状，喉间痰鸣，喘息不能平卧，胸部膨满，憋闷如塞，面色灰暗，唇甲紫绀。舌质暗或紫暗，舌下青筋增粗，苔腻或浊腻，脉弦滑。

证候分析：肺病日久，痰阻气滞，气滞则血瘀，痰瘀互结，痹阻于肺，肺失肃降，而致咳嗽痰多，喉中痰鸣，喘息不能平卧，胸部膨满，憋闷如塞，面色晦暗，唇甲紫绀；舌质暗或紫暗，舌下青筋增粗，苔腻或浊腻，脉弦滑皆为痰瘀内阻之征。

治法：涤痰化瘀，泻肺平喘。

代表方：温胆汤合桂枝茯苓丸加减。

常用药：用法半夏、陈皮、茯苓、枳实、竹茹化痰利膈；桂枝、赤芍、桃仁、丹皮、葶苈子活血化瘀。

痰黄稠，舌苔黄腻，加黄芩、瓜蒌皮、浙贝母清热化痰散结；血瘀之征明显，加地龙、丹参加强活血化瘀作用；腑气不利，大便不畅，酌加大黄、莱菔子、厚朴通腑泄热。

（5）痰蒙神窍证

症状：意识矇眬，谵妄，烦躁不安，撮空理线，表情淡漠，嗜睡，昏迷，或肢体抽搐，咳逆喘促，或伴痰鸣。舌质暗红或淡紫，或紫绛，苔白腻或黄腻，脉细滑数。

证候分析：痰蒙神窍，故见意识矇眬，谵妄，烦躁不安，撮空理线，表情淡漠，嗜睡，昏迷；肝风内动，则见肢体抽搐；肺虚痰蕴，故咳逆喘促或喉间痰鸣；苔白腻或黄腻，脉细滑数为痰浊内蕴或化热之象；舌质暗红或淡紫或紫绛，乃心血瘀阻之征。

治法：涤痰，开窍，息风。

代表方：涤痰汤加减。

常用药：法半夏、茯苓、橘红、胆南星涤痰息风；竹茹、枳实清热化痰利膈；郁金、远志、石菖蒲开窍化痰降浊。

痰浊蒙窍，加至宝丹芳香辟秽，醒神开窍；痰热闭窍，加安宫牛黄丸清热解毒，清心开窍；伴肝风内动、肢体抽搐，合用紫雪丹，加羚羊角粉、钩藤、全蝎清热凉肝，息风开窍；热结大肠，腑气不通，用凉膈散或增液承气汤；痰热内盛，身热烦躁，神昏谵语，舌红苔黄，加黄芩、桑白皮、竹沥、天竺黄清热涤痰；瘀血明显，唇甲紫绀，加红花、桃仁、水蛭活血祛瘀；热伤血络，皮肤黏膜出血、咯血、便血色红，加水牛角、生地、丹皮、紫珠，或合用犀角地黄汤清热凉血止血。

（6）阳虚水泛证

症状：颜面及下肢浮肿，甚则一身悉肿，心悸，喘咳不能平卧，脘痞纳差，咯痰清稀，尿少，怕冷，面唇青紫。舌胖质黯，苔白滑，脉沉虚数或结代。

证候分析：肺脾肾阳气衰微，气不化水，水邪泛溢则见颜面及下肢浮肿，甚则一身悉肿；水饮上凌心肺，故心悸，喘咳不能平卧，咯痰清稀；脾阳虚衰，健运失职则脘痞，纳差；寒水内盛，故肢冷，尿少；阳虚血瘀则面唇青紫，舌胖质黯，苔白滑，脉沉虚数或结代为阳虚水泛之征。

治法：温肾健脾，化气利水。

代表方：真武汤合五苓散加减。

常用药：白附片、桂枝、生姜温肾通阳；茯苓、白术、猪苓、泽泻、甘草健脾利水；白芍敛阴和阳。

血瘀甚，发绀明显，加泽兰、益母草、丹参、赤芍、红花化瘀利水；水肿势剧，上渍心肺，心悸喘满，倚息不得卧，加沉香、椒目、葶苈子降气逐水；气虚明显，加生黄芪、党参健脾益气。

（7）肺肾气虚证

症状：呼吸浅短难续，咳声低怯，胸满短气，甚则张口抬肩，倚息不能平卧，咳嗽，痰白如沫，咳吐不利，心慌，形寒汗出，面色晦暗，或小便清长，尿后余沥不尽，或咳则小便自遗。舌淡或黯紫，苔白润，脉沉细无力，或有结代。

证候分析：肺肾两虚，气失摄纳，故呼吸浅短难续，咳声低怯，胸满短气，甚则张口抬肩，倚息不能平卧；寒饮伏肺，肾虚水泛则痰白如沫，咯吐不利；肺病及心，心阳不振，故心慌，形寒汗出，面色晦暗；肾虚不固，膀胱失约，故小便清长，咳后小便自遗；肺失治节，气不帅血，则见舌淡或黯紫，脉沉细无力，或有结代。

治法：补肺益肾，纳气平喘。

代表方：平喘固本汤合补肺汤加减。

常用药：人参、黄芪、白术、茯苓、甘草补肺健脾；蛤蚧、五味子补肾纳气，镇摄平喘；干姜、半夏温肺化饮；厚朴、陈皮理气化痰。

肺虚有寒，畏寒恶风，舌质淡，加桂枝、细辛温阳散寒；咳逆甚，加磁石、沉香、补骨脂、紫石英纳气归元；兼阴伤，低热，舌红苔少，加麦冬、生地、知母滋阴清热；颈脉动甚，面唇青紫，加地龙、丹参、红花、当归活血通脉；面色苍白、冷汗淋漓、四肢厥冷、血压下降、脉微欲绝等喘脱危象者，急用参附汤送服蛤蚧粉或黑锡丹补气纳肾，回阳固脱。病情稳定后，可常服用麦味地黄丸。

【西医治疗】

**1. 稳定期治疗**  慢阻肺稳定期治疗目的主要包括减缓病情进展，改善临床症状，预防病情加重，降低死亡率。戒烟和氧疗是目前减少死亡率唯一有效的干预措施。药物治疗可以预防和控制症状，减少症状急性加重的频率和严重程度，可提高患者的运动耐力和生存质量。根据慢阻肺的严重程度，逐步增加治疗；同时根据患者对治疗的反应，及时调整治疗方案（图9-1）。

（1）支气管扩张剂  ①$\beta_2$受体激动剂：主要有沙丁胺醇和特布他林等，为短效定量雾化吸入剂，主要用于缓解呼吸困难，按需使用。尚可选用沙美特罗、福莫特罗等长效$\beta_2$受体激动剂。老年人要谨慎使用高剂量，因其可能导致心动过速、低血钾。②抗胆碱能药：如异丙托溴铵气雾剂，起效较沙丁胺醇慢。长效抗胆碱药有噻托溴铵，选择性作用于$M_1$、$M_3$受体，长期使用可以改善呼吸困难，提高运动耐力和生存质量，减少急性加重的频率。③茶碱类：如氨茶碱及其缓释或控释片。用药前要充分考虑患者年龄、性别和影响茶碱血浆浓度的药物因素，对于老年人、心力衰竭和肝肾功能不全等患者要减量使用，密切监测血药浓度。

（2）糖皮质激素  长期规律吸入激素适用于$FEV_1$占预计值<70%（Ⅲ级和Ⅳ级）且有临床症状及反复加重的高风险患者。在老年慢阻肺患者中，吸入激素和$\beta_2$受体激动剂联合制剂能改善症状和肺功能，提高生存质量，减少入院的复合风险。目前已有氟地卡松/沙美特罗、布地奈德/福莫特罗两种联合制剂。

（3）祛痰药  有利于气道引流通畅，改善通气功能，但效果不确切，仅对少数有黏痰的患者有效，如盐酸氨溴索、乙酰半胱氨酸、羧甲司坦等。

（4）长期家庭氧疗  可以提高患者生活质量和生存率，对血流动力学、运动能力和精神状态均会产生有益的影响。目前，长期家庭氧疗多运用在慢阻肺合并呼吸衰竭者（Ⅳ级）。

**2. 急性加重期治疗**  慢性阻塞性肺疾病急性加重（AECOPD）是指咳嗽、咳痰、呼吸困难比平时加重或痰量增多，或咯黄痰，超出日常变异，并且需要改变用药方案。该期应明确急性加重的原因及严重程度，根据病情决定门诊或住院治疗。治疗目标为最小化本次急性加重的影响，预防再次急性加重的发生。

（1）支气管扩张剂  用药同稳定期。有严重喘息症状者可给予较大剂量雾化吸入治疗。

（2）低流量吸氧  氧疗是治疗急性加重期住院患者的重要部分，氧流量调节以改善患者的低氧血症、保证88%~92%氧饱和度为目标。一般吸入氧浓度为28%~30%，避免吸入氧浓度过高引起的二氧化碳潴留。

（3）抗生素  慢阻肺急性加重期多由细菌感染诱发，故抗生素治疗在急性加重期具有重要地位。老年人抗生素的选择受到年龄、潜在疾病的严重性、抗生素耐药的风险和药物价格的影响，应根据患者所在地常见病原菌类型、耐药流行趋势及其药物敏感情况尽早选择敏感抗生素治疗。门诊患者可选用青霉素类、第二代头孢菌素、喹诺酮类，较重者可应用第三代头孢菌素。住院患者当根据疾病严重程度和细菌培养及药敏试验结果选择抗生素，如给予β内酰胺类/β内酰胺酶抑制剂、大环内酯类或喹诺酮类。

（4）糖皮质激素  住院患者在应用支气管扩张剂的基础上，可口服或静脉给予糖皮质激素以加快恢复，改善肺功能和低氧血症。老年患者激素使用量要权衡疗效和安全性，并采取适当措施，尽可能将激素维持剂量减到最低。长期运用广谱抗生素和糖皮质激素易继发深部真菌感染，应密切观察真菌感染的临床征象并采用防治真菌感染措施。

（5）祛痰剂　可酌情选用溴己新、盐酸氨溴索。

（6）机械通气　根据病情需要，可通过无创或有创方式给予机械通气，作为生命支持方式。

如患者有呼吸衰竭、肺源性心脏病、心力衰竭，具体治疗方法可参阅有关章节，同时注意密切监测药物的不良反应和相互作用。

【综合治疗】

**1. 中医肺康复**　肺康复是指针对有症状的，并伴有日常生活活动能力减退的慢性呼吸病患者的，有循证依据的多学科综合干预措施。主要包括健康教育、呼吸肌功能锻炼、四肢功能锻炼、心理行为辅导、营养支持治疗、氧疗。中医肺康复通过结合现代康复学的方法与技术，对中医临床和养生学中有关肺部功能康复的内容进行了整合与提高，适用于所有因为肺部症状而丧失功能的慢性肺部疾病患者。研究认为，太极拳、八段锦、五禽戏、易筋经、六字诀、龟形功均可改善慢阻肺的临床症状，提高习练者的呼吸肌肌力，改善肺功能或延缓其下降趋势，从而提高生活质量。呼吸锻炼亦是肺康复的重要组成部分，如膈肌呼吸锻炼（作腹式呼吸，加强膈肌活动，做深呼吸，增进肺泡通气量），缩唇呼气锻炼（用鼻吸气，用口呼气，呼气时口唇收缩，作吹口哨样，呼吸按节律进行，吸与呼时间之比为 1∶2 或 1∶3，尽量将气呼出，以改善通气）。

**2. 针灸治疗**　①针刺治疗：以肺俞、膏肓、天突、膻中、足三里、丰隆为主穴。针刺加温针灸，每日或隔日 1 次，1 次为 1 疗程，连续 2 个疗程。②三伏贴：白芥子、延胡索各 21g，甘遂、细辛各 12g。将上述药物共研粉末，分成 3 份，每次 1 份，加生姜汁调成稠膏状，分摊于 6 块直径约 5cm 的油纸上，贴于双侧肺俞、心俞、膈俞，用胶布固定，每次贴 4~6 小时。一般在夏季三伏天使用，初伏、中伏、晚伏各 1 次，共 3 次，连贴 3~5 年。

**3. 食疗调养**　饮食宜清淡，进食营养丰富、高热量、高纤维、易消化的饮食，少食多餐，保持大便通畅。忌辛辣、肥甘、过酸、过咸，戒烟酒、浓茶。此外可以辨证选用以下食疗方：①苏子粥（《老老余编》）：紫苏子 15g，粳米 50g。紫苏子捣碎，粳米洗净，与苏子同煮成粥，具有健脾理气化痰之功效，适用于慢阻肺稳定期调养。②八仙膏（《万病回春》）：生藕汁、生姜汁、梨汁、萝卜汁、甘蔗汁、白果汁、竹沥、蜂蜜各 150mL。同盛一处，饭甑蒸熟，任意食之，具有生津养液、清热化痰的作用，适用于慢阻肺肺热津伤喘咳者。

**4. 心理指导**　焦虑和抑郁不仅加重老年人的呼吸症状，而且影响其功能状态和生存质量。焦虑与老年患者躯体功能受限、残疾有关，也是患者急性加重住院治疗的预测因子。因此，宜引导慢阻肺患者带病生存，并以积极的心态对待疾病，减少孤独感，缓解焦虑、紧张状态，指导患者进行自我排解，树立战胜疾病的信心。

【临证备要】

**1. 重视稳定期治疗**　慢阻肺稳定期患者病情相对稳定，中医药辨证对于改善老年人的临床症状，减缓病程进展，有着显著疗效。可采用补土生金法（参苓白术散、玉屏风散），补肺益肾法（补肺汤、蛤蚧散），燥湿化痰法（杏苏二陈丸），补肾化痰法（金水六君煎），补肾纳气法（都气丸、人参胡桃汤）等治法和方药。

**2. 久病通络**　肺为多气多血之脏，其中络脉密布交错，是肺脏与其他脏腑经脉联系的纽带，又是气血津液汇聚之处。慢阻肺初在气分，久则耗伤正气，由气入血，损及肺络，致络脉瘀滞。肺络瘀阻作为一种慢性病理过程，既能耗伤正气，又能产生新的致病因素，导致恶性循环，使本病缠绵难愈。正如叶天士所言："血流之中，必有瘀滞，故致病情缠绵不去"，"久病在络，气血皆窒"。因此，在临证中可灵活选用辛润通络法、补虚通络法，以增强疗效。

**3. 年老、久病防止感邪恶化**　老年、久病体虚的患者每因感邪使病情恶化，但因正气衰竭，无力抗邪，正邪交争之象可不显著。故凡近期内咳喘突然加剧，痰色变黄，舌质变红，虽无发热恶寒表证，亦要考虑外邪的存在，应注意痰的色、质、量等变化，结合全身情况，综合判断。

【预防调护】

预防慢性阻塞性肺疾病的关键在于避免发病的高危因素、急性加重的诱因和增强机体免疫力，主要包括：戒烟是最重要的干预措施，在疾病的任何阶段戒烟都有助于防止疾病的进展；控制职业暴露和环境污染，减少有害气体或颗粒的吸入；积极预防感染，定期注射流感疫苗和肺炎球菌多糖疫苗；保持心情舒畅，缓解焦虑、紧张、抑郁精神状态，积极配合治疗；对慢性支气管炎患者，应定期监测肺通气功能，尽早发现气流受限并采取相应的防治措施。

【名医验案】

王某，年66岁，女，病案号8769，1987年3月17日初诊。喘促气短，动则喘甚30余年。近月余加重，干咳少痰，口干心烦，手足心热，腰酸耳鸣，头晕目眩，有半身稍麻木，舌质暗红，苔薄黄腻，脉细滑小数。证属肺肾阴亏，兼有伏痰肝风。治当滋养肝肾，平喘化痰息风。

处方：麦冬10g，五味子5g，山萸肉6g，熟地10g，炙麻黄6g，紫石英（先煎）15g，全瓜蒌15g，清半夏10g，茯苓10g，川芎10g，全蝎3g。6剂。

药后喘促减轻，头晕耳鸣大减，余症仍存。守法制方，继治2周，喘促大平，余症随之缓解。

**按语：**本例由于肺肾阴亏，肺阴亏则清肃无权，气机逆乱，肾阴亏则气不摄纳，两方面原因均导致喘促气短，动则喘甚；肺阴虚又见干咳少痰；肾阴虚又见腰酸耳鸣，阴虚火旺则口干心烦，手足心热；夹有肝风则头晕目眩；风痰流窜经络则半身麻木；舌暗血瘀可征，苔腻伏痰可查。故治疗中取麦冬、五味子、山萸肉、熟地滋养肺肾之阴，炙麻黄平喘，紫石英纳气，全瓜蒌、清半夏、茯苓祛痰利湿，健脾润肺，川芎、全蝎活血通络、息风。

（麻仲学. 董建华老年病医案. 北京：世界图书出版公司，1994）

# 第三节　慢性肺源性心脏病

慢性肺源性心脏病（chronic cor pulmonale），简称慢性肺心病，是指由肺组织、肺血管或胸廓等慢性疾病引起的肺组织结构和（或）功能异常，肺血管阻力增加，肺动脉压力增高，引起右心室扩张、肥厚等损害，伴或不伴右心功能衰竭的心脏病。本病起病缓慢，病情缠绵，时轻时重，反复发作，且多久治不愈。临床上除原发肺、胸廓疾病的各种症状、体征外，可逐步出现呼吸衰竭、心功能衰竭和多脏器受损的表现。

本病多属于"肺胀""喘证""心悸"范畴，与"咳嗽""胸痹"等相关。

【病理机制】

导致慢性肺心病的病因多种多样，按原发病发生的部位可分为慢性支气管、肺疾病，胸廓运动障碍性疾病，肺血管疾病及其他。

**1. 慢性支气管、肺疾病**　原发于支气管，如慢性支气管炎、慢性阻塞性肺疾病、晚期哮喘等，其中由慢性阻塞性肺疾病导致的肺心病约占80%以上，其次可发生于肺实质或间质，如重症肺结核、尘肺、间质性肺病引起的肺部病变等。

**2. 胸廓运动障碍性疾病**　如广泛性胸膜肥厚粘连、胸廓畸形、类风湿性脊柱炎等引起胸廓活动受限，大量胸水、气胸致使肺受压等引起肺泡通气不足。此外，由于呼吸中枢的神经兴奋性降低或神经肌肉的传递功能障碍，致使呼吸运动减弱，导致肺泡通气不足，继而发生肺循环高压，引起肺心病。

**3. 肺血管病变**　广泛或反复发生的多发性肺小动脉栓塞及肺小动脉炎、结节性多动脉炎、特发性肺动脉高压等均可引起血管内膜增厚，管腔狭窄、阻塞或血管扩张度降低，从而发生肺动脉高压、右心负荷加重，并发展为慢性肺心病。

**4. 其他**　睡眠呼吸暂停综合征、先天性口咽畸形等亦可产生低氧血症，使肺血管收缩反应性增高，发展为肺心病。

肺心病可造成患者呼吸系统功能和结构的改变，导致一系列体液因子和肺血管的变化，使肺血管的阻力增加，肺动脉血管的结构重塑，产生肺动脉高压。早期肺动脉高压为功能性的，经治疗可缓解，随着病情的不断进展，肺动脉高压发展为持续性，在此基础上右心负荷加重，再加上其他因素的共同作用，最终引起右心室扩大、肥厚，甚至发生右心功能衰竭。

【病因病机】

本病多由肺系疾病反复发作、迁延失治，逐渐加重演变而成。肺虚卫外不固，六淫邪气反复侵袭，诱使本病发作，正气虚损，进而脾、肾、心等脏气俱虚，气不布津，聚湿生痰，痰凝致瘀，痰瘀互结，病情渐进，至多脏合病。

本病病位主要在肺、心，继则影响脾、肾。主要病理为肺、脾、肾三脏功能失调，阳虚阴盛，气不化津，痰浊潴留，水饮内生，病久由气及血，则心营失畅，心脉瘀阻。病理因素主要为痰浊、水饮与血瘀互为影响，兼见为病。痰浊、水饮与血瘀既是病理产物，又是致病因素，常相合而病，互为因果，致疾病反复发作。本虚标实贯穿于本病的始终。缓解期以本虚为主，急性发作期以标实为主。偏实者应分清痰浊、血瘀、水饮的偏盛；稳定期以本虚为主。

本病发展缓慢，病程较长，多呈进行性加重。严重者可出现神昏、惊厥、出血、喘脱等危重证候。

【诊断要点】

本病发展缓慢，临床上除了原有肺、胸疾病的症状和体征外，主要是逐步出现心肺功能不全以及其他脏器功能损害的征象，往往急性发作期与缓解期交替出现。临床根据患者有慢阻肺、慢性支气管炎、肺气肿病史或其他肺胸疾病或肺血管病变，出现肺动脉压增高，右心室增大或右心功能不全的征象，如颈静脉怒张、$P_2 > A_2$、剑突下心脏搏动增强、肝大和压痛、肝颈静脉反流征阳性、下肢水肿等，结合心电图、X线胸片、超声心动图有肺动脉增宽和右心增大、肥厚征象，可以做出诊断。

本病根据X线、超声心动图等检查，应与冠状动脉粥样硬化性心脏病、风湿性心脏病、原

NOTE

发性心肌病、高血压性心脏病等相鉴别。

**【辨证论治】**

**1. 辨证要点**

（1）辨虚实    总属本虚标实，但有偏实与偏虚的不同。一般感邪时偏于邪实，平时偏于本虚。偏实者早期以痰浊为主；进而痰瘀并重，可兼见气滞、水饮错杂为患；后期痰瘀壅盛，正气虚衰，本虚与标实并重。偏虚者当区别气（阳）虚、阴虚的性质，早期以气虚为主，或气阴两虚，后期气虚及阳，甚则可见阴阳两虚。

（2）辨标本    若感受外邪，症状加重，宜急则治其标，辨其何者为主，分别施以解表宣散、逐饮化痰、理气降逆、调气行血。若标急本虚均明显，可标本同治。缓解期以本虚为主，肺、脾、肾三脏皆损，或阳虚水泛为痰，或阴虚灼津为痰，且累及于心，出现心阳不振、心脉痹阻等证，往往形成本虚标实之象。

**2. 治疗原则**

本病治疗应遵"急则治其标""缓则治其本"的原则，祛邪与扶正共施，依其标本缓急，有所侧重。急则以清热、涤痰、活血、化饮利水、宣肺降气、开窍立法而兼固正气；缓则以补肺、养心、健脾、益肾为主，并根据气虚、阳虚之偏而分别益气、温阳，兼祛痰活血。

**3. 证治分类**

（1）寒饮停肺证

症状：喘满不得卧，咳嗽，痰多，色白、质清稀或呈泡沫状，气短，恶寒或并发热，遇寒发作或加重，周身酸痛。舌体胖大，舌质淡，苔白滑，脉弦紧。

证候分析：肺虚卫外不固，复感风寒，引动体内伏痰，痰从寒化则成饮，上逆犯肺，肺气宣降不利，故喘满不得卧、咳嗽；津液遇寒化饮，以致痰多白沫、质清；饮为阴邪，久留停肺，因而遇寒发作或加重；风寒外束，营卫不和，故见恶寒发热，周身酸痛；舌苔白滑、脉弦紧，皆为风寒束表之征。

治法：疏风散寒，温肺化饮。

代表方：小青龙汤加减。

常用药：麻黄、桂枝、紫苏解表散寒；干姜、细辛、法半夏、茯苓、厚朴、泽泻化饮祛痰；芍药合营养血；五味子敛肺止咳。

饮郁化热，烦躁口渴，加石膏、黄芩兼清郁热；咳而上气，喉中如有水鸡声者，合射干麻黄汤宣肺祛痰，下气止咳；痰多喘息不得卧者，加白芥子、葶苈子泻肺平喘化痰。

（2）痰热壅肺证

症状：喘促，动则喘甚，咳嗽，痰黏稠难咯，色黄，胸闷烦躁，或伴发热，口渴，紫绀，不能平卧，纳呆，尿黄，便干。舌质红，苔黄腻，脉滑数。

证候分析：痰浊内蕴，郁而化热，痰热壅肺，肃降无权而致喘促、胸闷烦躁、咳嗽、咯黄黏痰；痰热郁蒸，可伴发热口渴、尿黄便干；舌质红、苔黄腻、脉滑数为痰热内郁之征。

治法：清热化痰，宣肺降气。

代表方：清气化痰丸加减。

常用药：瓜蒌、黄芩、胆南星清热化痰；半夏、陈皮燥湿化痰；杏仁、枳实降气止咳。

痰黄黏稠，咯痰不爽，加鱼腥草、金荞麦清热化痰；喉中痰鸣有声，喘息不得卧，加射干、桑白皮泻肺平喘；大便秘结，加大黄、芒硝通腑泻热，降肺平喘；口干明显，加天花粉、芦根以生津润燥；热盛伤阴而痰少，加麦冬、生地、沙参等养阴润肺。

（3）痰湿阻肺证

症状：喘促、动则喘甚，咳嗽，痰多色白黏腻，咯吐不爽，或清稀，胸闷，胃脘痞满，纳呆食少，腹胀便溏，乏力。舌淡，舌苔白腻，脉滑。

证候分析：老年体虚，脾肺虚弱，痰湿内生，上逆于肺，阻塞气道，故喘促、动则喘甚，痰多色白黏腻；肺病及脾，脾虚不能运化，故胃脘痞满，纳呆食少，乏力，便溏；舌淡、苔白腻、脉滑为痰湿阻肺之候。

治法：燥湿化痰，宣降肺气。

代表方：三子养亲汤加减。

常用药：法半夏、陈皮燥湿化痰；紫苏子、莱菔子、白芥子化痰降气平喘；茯苓、白术、甘草健脾益气。

脘腹胀闷，加木香、陈皮理气健脾；口黏、纳呆加白豆蔻、白术健脾化湿；尿少浮肿，加车前子、防己、大腹皮利水消肿；痰浊夹瘀，面色晦暗，舌紫暗，合涤痰汤加丹参、地龙、桃仁、赤芍涤痰祛瘀。

（4）阳虚水泛证

症状：咳嗽，喘促，气短，肢体浮肿，痰白，胸闷，不能平卧，心悸，紫绀，肢冷，畏寒，纳呆，神疲乏力，尿少。舌胖质暗，苔白滑，脉沉滑。

证候分析：肺脾肾阳气衰微，水湿泛溢，则见肢体浮肿；水饮上凌心肺则心悸、喘促胸闷；脾阳虚，运化失司，故纳呆、神疲乏力；寒水内盛，故肢冷、畏寒、尿少；舌胖质暗、苔白滑、脉沉滑为阳虚水泛之候。

治法：温补心肾，化饮利水。

代表方：真武汤合五苓散加减。

常用药：白附片、桂枝、生姜温肾通阳；茯苓、白术、猪苓、泽泻、甘草健脾利水；白芍敛阴和阳。

血瘀而紫绀明显，加川芎、泽兰、益母草、丹参化瘀利水；水肿、心悸、喘满、倚息不得卧，加椒目、葶苈子、牵牛子行气逐水；恶心呕吐，加姜半夏、黄连、竹茹清热和胃，理气化痰；兼有伤阴而口渴、舌红，减生姜、猪苓，加阿胶、玄参、天冬以滋阴润肺。

（5）痰蒙神窍证

症状：喉中痰鸣，痰黏稠，喘促，动则喘甚，头痛，烦躁，恍惚，嗜睡，谵妄，昏迷，或伴肢体瞤动，甚则抽搐。舌苔白或黄腻，脉滑数。

证候分析：痰蒙神窍，可见恍惚，嗜睡，谵妄，烦躁不安，昏迷；肝风内动则见肢体抽搐；肺虚痰蕴，故咳逆喘促或喉中痰鸣，动则喘甚；苔白腻或黄腻、脉滑数为痰浊内蕴或化热之象。

治法：豁痰开窍醒神。

代表方：涤痰汤加减。

常用药：半夏、茯苓、橘红、胆南星涤痰息风；竹茹、枳实、清热化痰利膈；郁金、远志、石菖蒲开窍化痰降浊。

痰浊蒙窍，合至宝丹化浊开窍；痰热闭窍，加安宫牛黄丸清热化痰开窍；伴肝风内动、抽搐明显，加羚羊角粉、钩藤、全蝎清热息风；热结大肠，腑气不通，加大黄、芒硝泻热通腑；痰浊蒙窍，合苏合香丸化痰开窍；瘀血明显，唇甲紫绀，加红花、桃仁、水蛭活血通脉。

（6）心肺气虚证

症状：喘促，动则喘甚，咳嗽，胸闷气短，心悸乏力，动则气短心悸加重，神疲自汗，易感冒。舌质淡，苔白，脉结代。

证候分析：肺气虚损则不能辅助心脏通行血脉，又累及心气不足，鼓动无力，心肺两虚，故见喘促、胸闷气短、心悸；肺气虚，故见自汗、易感冒；舌质淡、苔白、脉结代为心肺气虚之征。

治法：补益心肺。

代表方：养心汤加减。

常用药：党参、黄芪、茯苓、炙甘草健脾益肺；肉桂、五味子温肺纳气平喘；麦冬、远志安神益智。

咳嗽痰多，舌苔白腻，加半夏、厚朴、杏仁理气化痰；动则喘，加蛤蚧粉纳气平喘；面目浮肿、畏风寒，加淫羊藿、泽泻、车前子利水消肿；心悸、自汗，加煅龙骨、煅牡蛎、浮小麦安神定悸、固表止汗；血瘀较甚，加当归、地龙、赤芍活血通脉。

（7）肺肾气虚证

症状：喘促，胸闷气短，动则加重，咳嗽，痰白如沫，咯吐不利，面目浮肿，头昏，神疲乏力，易感冒，腰膝酸软，或伴有耳鸣，小便频数，夜尿多。舌质淡，苔白，脉沉弱。

证候分析：肺肾气虚，失于摄纳，所以喘促，胸闷气短，动则加重；寒饮伏肺，肾虚水泛则咳嗽，痰白如沫，面目浮肿；肺肾两虚，则头昏、神疲乏力、易感冒；肾虚膀胱失约，则小便频数，夜尿增多；舌质淡、苔白，脉沉弱为肺肾气虚之征。

治法：补肾益肺，纳气平喘。

代表方：人参补肺饮加减。

常用药：党参、黄芪补肺气；五味子收敛肺气；山萸肉、补骨脂补肺肾；苏子、枳壳、浙贝母、陈皮化痰降气。

咳喘痰多，舌苔白腻，加半夏、厚朴、茯苓、白术健脾化痰；小便频数，加益智仁、莲子、桑螵蛸益肾固摄；怕冷，肢体欠温，加肉桂、干姜、鹿角胶温阳散寒；气虚夹瘀，口唇紫绀，加当归、赤芍、丹参活血通脉。

（8）气阴两虚证

症状：喘促气短，动则加重，不能平卧，气不得续，胸闷，咳嗽少痰，咯痰不爽，自汗，盗汗，神疲乏力，易感冒，手足心热，腰膝酸软，或伴面红，头晕耳鸣，少气懒言。舌质红、苔少，脉沉细。

证候分析：肺肾气虚，则喘促气短、胸闷，动则加重；肺肾气虚日久则兼有阴伤，故自汗、盗汗，神疲乏力，手足心热；肺肾两虚，不能推动气血运行，则见紫绀；舌质红、苔少，脉沉细，为肺肾气阴两虚之征。

治法：补肺滋肾，纳气平喘。

代表方：人参补肺汤合生脉散加减。

常用药：党参、黄芪、炙甘草补肺气；五味子收敛肺气；麦冬养阴；熟地、山萸肉补益肺肾；百部、浙贝母、陈皮化痰降气；当归补血活血。

痰黏难咯，加百合、玉竹、沙参养阴润肺；腰膝酸软，加杜仲、补骨脂温阳补肾，强壮腰膝；盗汗明显，加煅牡蛎、浮小麦养阴敛汗；手足心热甚，加知母、黄柏、鳖甲清虚热。

血瘀既是慢性肺心病的主要病机环节，也是常见兼证。血瘀证常见面色紫暗、胸闷、胸痛，唇甲青紫，舌下脉络迂曲、粗乱，舌质暗红、瘀斑、瘀点、紫暗，脉涩、结、代，治以活血化瘀，方选血府逐瘀汤。

【西医治疗】

**1. 急性加重期治疗** 积极控制感染；通畅呼吸道，改善呼吸功能；纠正缺氧和二氧化碳潴留；控制呼吸和心力衰竭；积极处理并发症。

（1）**控制感染** 参考痰涂片、痰培养及药物敏感试验选择抗生素。不能明确何种致病菌感染时，可根据感染的环境及痰涂片革兰染色选用抗菌药物，提倡对致病菌的覆盖，目前主张联合用药。社区获得性感染多以革兰阳性菌为主，医院获得性感染多以革兰阴性菌为主，或选用两者兼顾的抗生素。常用的有青霉素类、氨基糖苷类、喹诺酮类及头孢类抗生素。原则上选用窄谱抗生素为主，选用广谱抗生素时必须注意可能的继发真菌感染。

（2）**治疗呼吸功能不全** 宜采取综合措施，包括扩张支气管、糖皮质激素、增加分泌物的排出、湿化气道、通畅气道、纠正缺氧和二氧化碳潴留。

（3）**控制心力衰竭** 肺心病患者一般在积极控制感染、改善呼吸功能后心力衰竭便能得到改善，患者尿量增多，水肿消退，肿大的肝缩小，压痛消失，不需加用利尿剂。但对治疗后无效的较重患者可适当选用利尿、强心或血管扩张药。

（4）**控制心律失常** 一般心律失常经过控制感染、纠正缺氧后可自行消失。如果持续存在，可根据心律失常的类型选用药物。

（5）**抗凝治疗** 应用普通肝素或低分子肝素防止肺微小动脉原位血栓形成。

（6）**防治并发症** 积极救治并发症，具体治疗方法可参阅有关章节。

（7）**营养支持治疗** 肺心病多伴有营养不良和呼吸肌疲劳，加强营养支持治疗有利于改善呼吸功能，促进患者康复。

（8）**加强护理工作** 因病情复杂，必须严密观察病情变化，加强对心肺功能的监护。借助翻身、拍背排出呼吸道分泌物，是改善通气功能的一项有效措施。

**2. 缓解期治疗** 多采用中西药结合的综合措施，目的是增强患者的免疫功能，去除诱发因素，减少或避免急性加重期的发生，逐渐使心肺功能得到部分恢复。

【综合治疗】

**1. 肺康复** 参考慢性阻塞性肺疾病相关章节中肺康复的治疗方法。

**2. 针灸治疗** 针刺以肺俞、大椎、定喘、中府、风门为主穴，配穴如下：咳嗽配尺泽、太渊；痰多配中脘、足三里、丰隆；肾虚配肾俞、关元、太溪。虚寒者配以艾条温和灸，虚热或合并肺热较甚者在针后分别于大椎、定喘处和左右肺俞、中府处各一个火罐。为了预防咳喘的复发，次年夏季，不论发作与否可再针灸，以巩固远期效果。

**3. 舒肺贴** 由白芥子、芫花、延胡索、干姜、细辛、椒目、肉桂等组成。第1组穴取大椎、肺俞、定喘、脾俞、肾俞，第2组穴取天突、膻中、肾俞、膏肓俞、中府，两组穴位三伏天交换贴敷。一般 6~12 小时后取下，如有烧灼感可提前取下，无烧灼感可延迟 12 小时，在贴药的局部可出现不同程度的红肿、水泡、麻痒现象。常用于肺心病缓解期。

**4. 食疗调养**　饮食宜清淡，进食营养丰富、高热量、高纤维、易消化的饮食，少食多餐，保持大便通畅。多食用具有祛痰养肺、健脾益气的食品，如雪梨、薏苡仁、山药、木耳，以及黄芪红枣汤、莲子粥等补益肺脾肾的食疗方。忌辛辣、肥甘、过酸、过咸，戒烟酒、浓茶。

**5. 心理疏导**　慢性肺心病患者病程长，发病机理复杂，临床病情表现危重，虽经多方面综合治疗，仍不能有效逆转或阻止肺心病的进行性发展，患者往往因药物治疗效果不佳而缺乏信心，有自暴自弃的心理。成功的心理治疗能克服患者的消极情绪，充分调动患者的积极因素，增强战胜疾病的信心。

【临证备要】

**1. 补虚扶正之法贯穿始终**　肺心病为沉疴痼疾，缠绵难愈，在其发病过程中，虽有外邪侵袭、痰瘀阻络或阳虚水泛等多种情况存在，但其基本病机为本虚标实，虚实夹杂。本虚始于肺，肺病及脾、肾、心，多以气（阳）虚、气阴两虚为主，故补虚扶正应成为其主要治则之一。在治疗中应兼顾缓急，或补肺，或健脾，或温肾，或益心等，或兼而有之，如补肺益肾、温补心脾等，急则治标，缓则治本，使正气存内，邪不可干，从而减少患者复感外邪的机会，降低其发病率。

**2. 注重化瘀通络**　心肺同居胸中，心与脉相连，而百脉朝会于肺，心肺血脉相通。肺气虚可致心气虚，气虚运血无力，血滞于肺内形成瘀血。瘀血既是慢性肺心病发展过程中的病理产物，也是导致其进一步加重恶化的重要病理因素。唐容川《血证论·瘀血篇》记载："瘀血乘肺，咳逆喘促，鼻起烟煤，口丹色黑。"临证要注重调气行血、益气活血、化瘀通脉。此外，痰可致瘀，瘀可生痰，二者常互为因果，交互为患，此时必须痰瘀兼顾。

**3. 强调肺肠同治**　《黄帝内经灵枢集注》曰："大肠为肺之腑而主大便，邪痹于大肠，故上则为气喘争，故大肠之病，亦能上逆而反遗于肺。"大肠以通为用，肺气以降为和，二者一通一降，相互依赖，互为因果。肺主宣发是肠道得以濡润的基础，肺主肃降是肠道传导功能的动力；肠道传导通畅，则肺气不致于壅滞。基于此，通里攻下，从肠治肺，肺肠同治可应用于慢性肺心病的急性发作期。

【预防调护】

中医素有"既病防变""愈后防复"的理论体系，因此要积极防治原发病的诱发和加重因素，如呼吸道感染、各种过敏原、有害气体的吸入等，包括注意防寒保暖、增强机体免疫力、预防感冒、调畅情志、改善环境、控制职业暴露和环境污染、减少有害气体或颗粒的吸入，尤其要积极采取各种措施提倡戒烟。护中要密切观察体温、脉搏、呼吸、血压及痰色、量、质地的变化，密切观察患者的神志、面色、皮肤有无出血点或瘀斑，呼吸的频率、深度等。掌握输液速度，以防心衰加重，导致肺水肿。

【名医验案】

某男，76 岁，2004 年 3 月 19 日初诊。既往有慢性支气管炎病史 60 年，因不慎受凉后加重 1 个月。1982 年在某医院诊断为肺气肿、肺心病。刻下症见：咳嗽，咯白黏痰，不易咳出，活动后气短，喘息，唇甲紫绀，日常活动（如刷牙、洗脸、上厕所等）即有明显症状，休息后可自行缓解，咽痒，夜间口干，疲乏，恶风，易汗出，纳食可，大便干，舌略红，舌苔薄黄，脉沉弦。辨证为肺肾气虚，痰浊阻滞。治宜调补肺肾，化痰降气，宣肺平喘。

处方：炙枇杷叶 10g，紫菀 15g，杏仁 10g，紫苏叶 10g，前胡 10g，蝉蜕 8g，五味子 10g，山茱萸 10g，枸杞 10g，女贞子 15g，菟丝子 10g，百部 10g，黄芩 10g，鱼腥草 25g，麦冬 15g，地龙 10g。

4 月 16 日二诊：服药 14 剂后咳嗽明显减轻，晨起咯多量白黏痰，活动后喘息，时胸闷、憋气，可平卧。服药 21 剂后无咳嗽，晨起少量白黏痰，不易咳出，活动后喘息减轻。上方去前胡、百部、黄芩、鱼腥草、麦冬，加淫羊藿以增强调补肺肾之力。

处方：紫菀 15g，杏仁 10g，紫苏子叶各 10g，半夏 10g，葛根 25g，地龙 10g，蝉蜕 8g，淫羊藿 10g，莱菔子 10g，山茱萸 10g，五味子 10g，菟丝子 15g，枸杞 10g，橘红 10g。

5 月 14 日三诊：病情稳定，可散步慢行，舌淡红，苔白，脉弦。调整治法，益气活血，调补肺肾。

处方：太子参 15g，五味子 10g，麦冬 15g，黄精 10g，丹参 10g，川芎 8g，紫菀 15g，杏仁 10g，紫苏子叶各 10g，地龙 10g，前胡 10g，橘红 10g，淫羊藿 10g，菟丝子 10g，山茱萸 10g。

继续服药 2 个月后，爬三层楼时有气短的感觉，晨咯少量白痰。

**按语：**此为宿有痰浊阻肺、气失宣降、正气暗耗之痼疾，新有外感六淫之邪侵袭而使病情加重。风寒之邪袭肺，肺失清肃，痰浊阻肺，故见咳嗽、咯白色痰等实证；慢性肺系疾病日久，正气亏虚，肾虚不能固摄于下，肺虚难主呼吸，肺肾气虚，故见活动后气短，喘息，易疲乏，易出汗等虚证。

（晁恩祥．晁恩祥临证方药心得．北京：科学出版社，2012）

# 第四节　间质性肺疾病

间质性肺疾病（interstitial lung disease，ILD）亦称作弥漫性实质性肺疾病（diffuse paren-chymal lung disease，DPLD），是一组主要累及肺间质和肺泡腔，导致肺泡-毛细血管功能单位丧失的弥漫性肺疾病。间质性肺疾病种类繁多，其中多数病因尚不明确。不明原因的间质性肺炎即特发性间质性肺炎（idiopathic interstitial pneumonias，IIPs）是 ILD 中的一组疾病。老年人肺部顺应性、弥散功能、气流速度等一些肺功能参数发生退化，肺部感染机会增多，导致患病风险增加，临床以特发性肺间质纤维化（idiopathic pulmonary fibrosis，IPF）和药物性间质性肺炎多见。本节将以 IPF 为重点阐述老年 ILD 的特点和诊疗要点。

本病属于"肺痿""肺痹"范畴。

【病理机制】

间质性肺疾病的病因及发病机制迄今尚未完全阐明，可能是多种环境因素与机体自身因素长期相互作用的结果。病因包括吸烟、大气污染、职业暴露、感染、药物、免疫性疾病、遗传因素等。研究认为，不同组织类型的 ILD 可能有着不同的发病机制。异常的损伤修复及组织重构是 IPF 及其他以纤维化为主的 ILD 的共同通路。大量细胞因子和趋化因子的出现提示免疫炎症反应在发病中发挥着重要作用。

**1. 肺泡损伤修复障碍**　不明病因作用下肺泡上皮细胞受损，氧化-抗氧化、Th1/Th2、凝血与抗凝、纤维细胞和炎症细胞等途径被激活。由此引起抗纤维化介质和致纤维化介质的失衡，导致肺泡上皮细胞向基质转化和分化、血管内皮细胞和成纤维细胞增殖及细胞外基质的产生。最终因过多的细胞外基质沉积而出现纤维化。

**2. 免疫和炎症反应**　疾病早期,肺泡内常见淋巴细胞增高;随疾病进展,中性粒细胞明显增加。大量募集至肺泡的各种炎症细胞引起肺泡免疫性炎症反应,炎症细胞释放的毒性氧化物、蛋白酶类、细胞黏附分子及细胞毒等造成广泛的肺损伤。在肺损伤的同时,复杂的修复和纤维化过程也在进行。在肺泡巨噬细胞等释放生成因子的作用下,合成Ⅰ型胶原的成纤维细胞异常增殖和活化并随病程进展而持续。病程早期Ⅲ型胶原含量增加,此后Ⅰ型胶原含量增高,Ⅲ型/Ⅰ型比值逐渐降低,胶原代谢失常。大量Ⅰ型胶原的沉积,使肺纤维化不断进展,伴有平滑肌细胞的增殖,肺内血管也被累及。正常的肺泡毁损,形成大片瘢痕组织,最终形成蜂窝肺。

**【病因病机】**

本病多因外感邪毒、久病损肺、体弱久卧、误治津伤导致肺气虚损,津气耗伤。其中,肺、脾、肾虚损为间质性肺疾病发病的内因,感受邪毒是发病的重要外在条件。

本病发病隐匿,初起病位在肺,渐及脾、肾、心三脏。基本病机为肺气虚损,痰瘀互结,肺络痹阻。其中正虚邪袭,肺失宣肃为本病的始动因素;正气亏虚,痰瘀互结,痹阻肺络为关键病理因素;肺不主气、肾不纳气,终致他脏受累,为预后不良的重要原因。肺为娇脏,疾病早期,外感六淫、环境毒邪反复侵袭肺脏,邪滞气道,肺失宣降,肺络闭塞;进而五脏失和,津停液聚,痰瘀互结,阻于肺络,外邪引动内毒发为本病;或因年老体衰,气、血、阴、阳亏虚,脏腑功能失调,痰瘀渐聚,内虚易招外邪发为本病。总之,本病正虚邪实互为因果,虚实夹杂,病情缠绵,继而变生危候。其治疗困难、迁延不愈、变证丛生,脏气亏虚贯穿整个疾病的始终,痰瘀阻络的病理基础推动着疾病的发生与发展。

**【诊断要点】**

本病起病隐匿,病程长,具有不明原因咳嗽、呼吸困难进行性加重的临床表现时需考虑诊断。本病诊断需要结合职业和环境暴露史、药物服用史、吸烟史,对临床症状、体征及HRCT、肺功能检查等综合分析,肺活检可以确诊。目前提倡以多学科协商机制,即临床-放射-病理诊断(clinic radiologic pathologic diagnosis, CRP)作为诊断的"金标准"。

老年人最重要的临床症状是进行性劳力性呼吸困难,干咳和乏力也是突出的主诉。两肺底闻及吸气末细小的干性爆裂音(Velcro啰音)、杵状指(趾)是本病的典型体征。由于老年人通常不能进行有创检查,因此HRCT在本病中诊断作用至关重要。HRCT表现包括弥漫性结节影、磨玻璃样变、肺泡实变、小叶间隔增厚、胸膜下线、网格影伴囊腔形成或蜂窝状改变,常伴牵拉性支气管扩张或肺结构改变。肺功能以限制性通气功能障碍和气体交换障碍为特征。

根据病史及影像学特征,本病可与老年吸入性肺炎、慢性阻塞性肺疾病、肺癌鉴别。

**【辨证论治】**

**1. 辨证要点**

(1)**辨标本虚实**　有气滞、痰浊、瘀血等实邪者,治宜理气、化痰、祛瘀等法。随着病情进展,渐致肺脾肾虚,治疗当以益肺、健脾、补肾为主。虚实夹杂或下虚上实者,当分清主次,权衡标本,祛邪与扶正兼施。

(2)**辨病程阶段**　间质性肺疾病早期,肺气虚衰,贯心脉行气血功能减弱,症见刺激性干咳,或见少许白色泡沫痰,活动后气短,伴乏力声低、心悸怔忡、头晕神疲;慢性迁延期,多呈因虚致实、虚实夹杂的病理特点,症见进行性呼吸困难,或咳、或喘,动则加重,伴唇甲青紫、胸满闷窒、咳痰不爽；晚期，肺主气功能低下，终致出入废而神机化灭，症见呼吸不相续接，咯痰不利，大汗淋漓，终致呼吸停止。

**2. 治疗原则**　间质性肺疾病的病性特点为本虚标实、虚实夹杂，故扶正祛邪为其治疗原则。疾病早期，以肺脾气虚为主，予以补肺益气之法；慢性迁延期，病及于肾，虚实夹杂，故在补益肺肾的基础上，予以燥湿化痰、理气活血、化瘀通络等法；疾病晚期，心肺功能濒临衰竭，急予益气固脱。总之，本病以气虚为本，痰瘀互结为标，气虚血瘀的病机贯穿始终，故在病程各期可兼用益气活血之法。

**3. 证治分类**

（1）痰浊阻肺证

症状：喘而胸满闷窒，甚至胸盈仰息，咳嗽痰多，咳痰不爽，兼呕逆纳呆，头晕，口黏不渴。舌苔白腻，脉濡数或滑数。

证候分析：脾失健运，积湿成痰，痰浊干肺，肃降失职，故喘满胸闷，胸盈仰息，痰多色白黏腻；痰湿蕴中，脾胃不和，故见呕逆纳呆，口黏不渴；痰浊中阻，清阳不升，故见头晕；舌苔白腻，脉濡数或滑数，均为痰浊阻肺之象。

治法：健脾燥湿，化痰止咳。

代表方：二陈汤合三子养亲汤加减。

常用药：半夏、陈皮、茯苓燥湿化痰；紫苏子、白芥子、莱菔子化痰下气平喘；杏仁、紫菀、旋覆花肃肺化痰降逆。

胸闷重，加郁金、瓜蒌壳、厚朴理气宽胸；痰浊壅盛，气喘难平，加葶苈子、制南星涤痰平喘；痰浊夹瘀，喘促气逆，喉间痰鸣，舌质紫暗，苔浊腻，用涤痰汤加赤芍、红花、桃仁，或合用桂枝茯苓丸涤痰祛瘀；痰色转黄，舌苔黄腻，加黄芩、枇杷叶、全瓜蒌清热化痰；脘腹胀满，纳呆，加厚朴、白豆蔻燥湿理气。

（2）肺阴亏虚证

症状：胸闷气短，咳吐浊唾涎沫，其质较黏稠，或咳痰带血，咳声不扬，甚则音嗄，气急喘促，口渴咽燥，午后潮热，形体消瘦。舌红而干，脉虚数。

证候分析：肺阴亏耗，虚火内炽，消灼津液，故见午后潮热，咳吐浊唾涎沫，痰质黏稠；燥热伤津，肺失宣降，故咳痰带血，咳声不扬，甚则音嗄，气急喘促；阴津枯竭，无力充养肌肉，则见形体消瘦，口渴咽燥；舌红而干，脉虚数为阴虚内热之象。

治法：滋阴清热，润肺生津。

代表方：麦门冬汤合清燥救肺汤加减。

常用药：太子参、甘草、大枣、粳米益气生津，甘缓补中；桑叶、石膏清泄肺经燥热；阿胶、麦冬、胡麻仁滋肺养阴；杏仁、枇杷叶、半夏化痰止咳，下气降逆。

发热，干咳少痰，汗出不畅，属燥热伤肺者，可予桑杏汤清肺润燥；火盛，出现虚烦、咳呛、呕逆，去大枣，加竹茹、竹叶清热和胃降逆；咳吐浊黏痰，口干欲饮，加天花粉、知母、川贝母润燥化痰；津伤甚，加沙参、玉竹养肺津；潮热加银柴胡、地骨皮清虚热，退骨蒸。

（3）肺气虚寒证

症状：呼吸困难，短气不足以息，动则加重，咳吐涎沫，其质清稀，神疲乏力，形寒食少，不渴，小便数，或遗尿。舌质淡，脉虚弱。

证候分析：肺气虚寒，气不化津，津反为涎，故咯吐涎沫，其质清稀量多，不渴；肺虚及脾，肺脾气虚，故短气不足以息，神疲乏力，食少；肺脾阳气虚弱，温煦失常，则见形寒；上虚不能制下，膀胱失约，故小便数，或遗尿；舌质淡，脉虚弱为肺脾虚寒之象。

治法：温肺益气。

代表方：甘草干姜汤加减。

常用药：甘草、干姜温肺脾，辛甘化阳；人参、大枣、白术、茯苓甘温补脾，益气生津。

大便稀溏，加白术、陈皮、茯苓健脾益气；阳虚痰凝，见白色泡沫痰，怯冷畏寒，语声低怯，加鹿角霜、肉桂、炮姜温阳散寒；肺虚失约，唾沫多而尿频者，加益智仁、附子温肾固脾；肾虚不能纳气，喘息，短气者，可加磁石、五味子，另吞蛤蚧粉纳气平喘。

（4）气虚血瘀证

症状：胸闷短气，动则加重，干咳少痰，少气懒言，神疲乏力，唇甲青紫。舌质黯，有瘀点或瘀斑，苔白腻，脉沉涩。

证候分析：肺气不足，卫表不固，故胸闷短气，动则益甚；肺气亏虚，宣降失常，不能布津，故干咳少痰；少气懒言，神疲乏力，为气虚之证；肺气本虚，气虚无力运行血液而致瘀，故见唇甲青紫；舌质黯，有瘀点或瘀斑，脉沉涩，为气虚血瘀证的常见舌脉。

治法：益气活血。

代表方：补阳还五汤。

常用药：黄芪、人参、白术健脾益气；当归、地龙、川芎、赤芍、红花、桃仁活血化瘀。

咳嗽明显者，可加紫菀、款冬花、百部、苏子止咳化痰；血瘀甚，发绀明显，加丹参、莪术、苏木活血祛瘀；气阴两虚，加党参、沙参、麦冬、百合补肺气，养肺阴；气虚及阳，加附子、补骨脂、淫羊藿补肾助阳，或合用金匮肾气丸；痰黏难出，加浙贝母、瓜蒌壳润肺化痰；气逆于上，动则气喘，加冬虫夏草、紫石英、磁石镇摄肾气；气虚不能固表，加浮小麦、牡蛎、白芍收涩止汗。

（5）肺肾两虚证

症状：喘促不得接续，动则加重，口咽干燥，心悸乏力，肢肿，唇甲紫暗，头晕目眩。舌质干红，脉沉细，或浮大无根。

证候分析：本病日久，肺虚及肾，气失摄纳，故喘促不得接续，呼多吸少，动则加重，乏力；心肾阳虚，故见心悸；气虚不能推动血行，血不利则为水，故见肢肿，唇甲紫暗；气虚清阳不能上行，故头目眩晕；舌质干红，脉沉细或浮大无根为肺肾两虚之象。

治法：补肺益肾，纳气定喘。

代表方：补肺汤合六味地黄丸加减。

常用药：人参、黄芪、白术、茯苓补益肺气；熟地、山药、山茱萸补肾益精；紫菀、桑白皮化痰以利肺气；五味子敛肺平喘。

喘逆甚，加磁石、沉香、蛤蚧粉纳气归元；兼标实，痰浊壅肺，喘咳痰多，气急胸闷，苔腻，治宜化痰降逆，温肾纳气，用苏子降气汤加减；肾阴亏虚，喘咳，口咽干燥，颧红唇赤，舌红少苔，脉细或细数，用都气丸合生脉散；肾阳虚弱，水气泛滥，凌心犯肺，喘咳，心悸，肢冷，浮肿，尿少，治当温阳利水，泻壅平喘，用真武汤合葶苈大枣泻肺汤。

【西医治疗】

间质性肺病临床分类众多，应在多学科合作基础上进行专科治疗。治疗目的是消除有害因素、抑制活动性炎症、减轻或延缓肺纤维化、延缓肺功能下降、改善活动耐力和生活质量及减缓并发症。值得注意的是，中老年人 ILD 的治疗尤其需要趋利避害，在提供合理、可行的诊治方案的同时，尽可能减少各种诊疗相关并发症、降低药物的不良反应。由于目前尚无肯定显著有效的治疗药物，故在解读和运用临床研究结果时要严谨、审慎。在循证医学基础上的"个体化"诊治是老年 ILD 的终极目标。

**1. 特发性肺纤维化**

（1）**药物治疗**　根据我国的实际情况和患者具体病情、意愿，可以采用的药物和方案如下：①吡非尼酮：是一种多效性的吡啶化合物，具有抗炎、抗纤维化和抗氧化特性。随机对照临床试验显示能够显著地延缓用力呼气肺活量下降速率，可能在一定程度上降低病死率。②尼达尼布：是一种多靶点络氨酸激酶抑制剂，能够抑制血小板衍化生长因子受体、血管内皮生长因子受体及成纤维细胞生长因子受体，显著地减少 IPF 患者 FVC 下降的绝对值，一定程度上缓解疾病进程。③抗酸药物：IPF 合并高发的胃食管反流病，近半数患者没有临床症状。鉴于慢性微吸入包括胃食管反流可能的肺损伤作用，IPF 患者可以规律应用抗酸治疗。④N-乙酰半胱氨酸：可以改善 IPF 患者的咳痰症状，长期服用安全性好。但临床对照试验显示本药对 IPF 患者 FVC 的下降没有延缓作用，不能改善生活质量，亦不能降低 IPF 急性加重频率和病死率。

（2）**氧疗**　可以改善患者的缺氧状况。静息状态下存在低氧血症（$PaO_2 < 55mmHg$）的患者应实行长期家庭氧疗，以持续低流量吸氧为宜。氧疗对 IPF 治疗效果甚微，但可显著缓解呼吸困难症状。

（3）**机械通气**　可能是极少数 IPF 患者进行肺移植之前的过渡方式。无创正压通气可能改善部分 IPF 患者的缺氧，延长生存时间，但不能降低病死率。

（4）**肺移植**　已经成为各种终末期肺疾病的主要治疗手段之一，可以改善 IPF 在内终末期 ILD 患者的生存及生活质量。老年患者肺移植后生存率低，故对于 65 岁以上患者通常不考虑肺移植。

（5）**对症治疗**　可减轻患者因咳嗽、呼吸困难、焦虑带来的痛苦，提高生存质量。

（6）**加强患者教育与自我管理**　劝导和帮助吸烟的患者戒烟，积极预防流感和肺炎。

（7）**姑息治疗**　即根据不同老年患者的情况和需要，进行个性化的治疗。具体目标包括缓解躯体症状和减轻心理的焦虑和痛苦，给患者和家属精神上的支持。对于终末期 IPF 患者，应给予临终关怀。

**2. 药物性肺间质纤维化**　发病机制尚不明确，可能与药物细胞毒作用和机体对药物的超敏反应有关。抗肿瘤药物、免疫抑制剂、降压药物、抗心律失常药物等均可导致疾病发生。老年人药物性肺间质纤维化发现可疑药物，应立即停药。早期部分病例停药即可自愈，急性或有过敏者应首选糖皮质激素进行治疗。

**3. 其他 ILD 的治疗**　结节病、嗜酸性粒细胞性肺炎、郎格汉斯细胞组织细胞增生症均可采用糖皮质激素治疗，过敏性肺炎应该脱离或避免抗原接触，肺泡蛋白沉着症首选全肺灌洗，特发性肺含铁血黄素沉着症、肺淋巴管平滑肌瘤病以支持治疗为主。

【综合治疗】

**1. 中医肺康复**　参考慢性阻塞性肺疾病相关章节中肺康复的治疗方法。

**2. 针灸治疗**　①艾灸治疗：以肺俞、膏肓为主穴，足三里、气海为配穴，每日 1 次，7 次为 1 疗程，疗程中休息 2 天。②刺血疗法：选少商、商阳穴，采用三棱针点刺，每次点刺一侧，令其出血 1~2 滴，左右交替进行，隔日 1 次。③三伏贴：白芥子、延胡索、甘遂、细辛、生姜等适量，研成粉末，生姜汁调和做成药丸贴敷，每次贴 2 小时，三伏天首日各贴 1 次，共3 次，3 年为一疗程。

**3. 食疗调养**　饮食宜清淡滋养，多食补肺生津之品，少食多餐，忌辛辣刺激，戒烟酒、浓茶。根据患者病证,辨证选用以下食疗方:①萝卜地黄粥(《食疗方》):白萝卜5个,煮熟后绞成汁,用粳米50g,加水共同煮粥,在临熟之际加入生地黄汁200mL,搅匀,空腹食用。具有化痰清热滋阴的功效,适用于间质性肺疾病虚热证者。②羊肉粥方(《养老奉亲书》):羊肉1000g,人参50g,白茯苓50g,大枣20g,粳米50g,将羊肉去掉皮和脂肪,取瘦肉200g切细,余下800g用水1000mL煮至约600mL,去掉羊肉,放入粳米,临熟之时放入切细的羊瘦肉,共同煮粥,空腹食用。具有补虚助阳之功效,适用于本病虚寒证者。

**4. 心理治疗** 本病目前缺乏行之有效的治疗方法。老年患者由于长期慢性疾病的折磨,往往心情焦虑抑郁,产生悲观失望的不良心理。关注对老年患者的心理疏导,加强医患沟通,可帮助患者树立起战胜疾病的信心,共同对抗疾病。

【临证备要】

**1. 从大气下陷论治间质性肺疾病** 大气是由水谷之气和自然界之清气相结合而积聚于胸中,具有行呼吸、贯心脉、斡旋统摄全身的生理功能。间质性肺疾病,大气虚损,无力托举心肺而有下降之势,是发病的始动因素,大气虚极下陷是病情进行性加重的根本原因,大气耗散终致出入废神机化灭是疾病的结局。益气升陷法是贯彻疾病始终的基本治则。在病程早期,以大气慢性损耗为特点,故培气之本为治疗法则,重视水谷之气和元气之根,方选升陷汤合补肺汤加减。在慢性迁延期,大气下陷所致各种病理产物困阻气机,阻碍大气生成,可辨证选取回阳升陷汤、理郁升陷汤、醒脾升陷汤加减治疗。在疾病末期,大气濒临耗竭,肺主气功能低下、大气耗散,方选生脉散或独参汤。

**2. 阳虚为病情进展的重要病机** 患者素体阳虚,或长期久咳,或大病久病之后,损及肺脏,肺气虚寒,不能布津,或病至后期,累及脾肾心之阳,出现阳虚水泛,或阴损及阳、阴阳两虚,致聚湿生痰,寒凝血瘀,形成阳虚为本、痰瘀为标之证,可予以温阳散寒、温化痰饮、益气温阳、温阳活血等治法。

**3. 慎用破血逐瘀、祛痰峻剂** 间质性肺疾病各个病程阶段均可出现痰浊、瘀血等病理产物,使病情复杂化。痰浊瘀血等的形成原因虽然错综复杂,但均见肺气虚衰,脏腑经络气血失常。此时应以正气虚损为本,痰浊瘀血为标。治疗切忌见痰治痰、见瘀化瘀,应在补益正气的基础上,合理使用祛邪之法,慎用破血逐瘀、祛痰峻剂,以免损伤胸中之气,加重病情。正如张锡纯所强调,医者不能"但见胸中有形之积血,不见胸中之积气",祛除病理产物固然重要,"究不如大气之全身,关于人者尤重也"。

**4. 重视调补肺肾,固护脾胃** 老年人五脏虚衰中,脾肾亏损最甚,治疗尤其要重视脾肾功能的恢复。脾胃为后天之本,肺金之母,培土有助于生金。阴虚者宜补胃津以润燥,使胃津能上输以养肺;气虚者宜补脾气以温养肺体,使脾能转输精气以上承。

【预防调护】

本病预防调护要点为:戒烟避尘,减少对呼吸道的刺激,避免因职业或居住环境造成的粉尘接触;适寒温,随气候变化增减衣物;避时邪,时邪流行时尽量减少外出,避免接触病人。本病病程长,患者应安心养病,保持良好的心态,不可急躁;加强体育锻炼,增强肺卫功能;饮食宜清淡,忌辛辣、寒凉、油腻之品,以利肺气恢复。

【名医验案】

周某,男,60岁,2009年8月27日初诊。患者于1年前无明显诱因出现咳嗽,咯白黏痰,量少,气促，动则加重，病情呈进行性加重。2008 年 10 月在北京某医院查肺 CT 示：双肺弥漫性病变。行肺功能检查示：中度限制性通气功能障碍。当时未行血气分析检查，临床诊断肺间质纤维化。患者诉曾服用激素（强的松）治疗，症状未见明显改善，自行减量至停用，近半年一直服用冬虫夏草，症状未改善。现症见：咳嗽，咯少量白黏痰，气短气促，动则加重，活动耐力下降，步行二层楼即喘促，口唇紫暗，纳眠可，二便调，舌质紫暗苔薄白，脉沉。查体：双肺底可闻及爆裂音。诊断为肺间质纤维化，治疗以益气养阴、活血通络、止咳平喘为法。

处方：仙茅 20g，淫羊藿 20g，补骨脂 12g，葛根 30g，三棱 12g，莪术 15g，威灵仙 30g，络石藤 20g，穿山龙 30g，地龙 20g，黄芩 15g，黄连 10g，半夏 10g，干姜 10g，黄芪 60g，麦冬 15g，紫苏子 12g，杏仁 12g。7 剂。

2009 年 9 月 3 日二诊：患者咳嗽气促较前明显减轻，面色较前有光泽，活动耐力较前改善，仍时有咯痰，量少色白，口唇暗红，舌质紫暗、边有瘀斑瘀点、苔薄白，脉沉。处方：上方去干姜，加僵蚕 10g。继服 7 剂。随症加减，患者坚持服用汤药 3 个月余，复查肺 CT 示：双肺弥漫性病变未见进展，肺功能、血气分析亦在正常范围内。

**按语：** 肺间质纤维化患者，临床常见干咳气促，动则气短难续，甚则咳嗽遗尿，不能自止，唇紫口干，舌暗红瘦小或舌淡胖嫩，脉沉。王老认为肾乃先天之本，立命之根，内寄元阴元阳，全身气机的运行都有赖于肾中元阳的发动。所谓母病及子，肺病日久多伤及肾，肾不纳气故见喘促无根。肺为相傅之官，朝百脉，主气之升降出入，肾阳不足，温煦失职，则血脉紧缩，推动无力，不能助肺行气血，则气血运行不利，留滞上焦。临床配伍或反佐温肾壮阳之品，则肾阳得充，气化有力。此案中以仙茅、淫羊藿、补骨脂甘温补肾；三棱、莪术、地龙、葛根活血通络；黄芩、黄连、半夏、干姜辛开苦降，宣调气机；黄芪、麦冬、紫苏子、杏仁益气养阴，化痰降气；再配伍威灵仙、络石藤、穿山龙辛温通络、祛风湿之品，取其性辛善行，通行十二经络，善除经络之风寒湿邪气，现代药理学证实其有缓解气道痉挛等作用。

　　[王佳兴，王书臣. 王书臣治疗肺间质纤维化经验. 中医杂志，2012，53（13）：1148-1149]

# 第五节　呼吸衰竭

呼吸衰竭（respiratory failure）是指各种原因引起的肺通气功能和（或）换气功能严重障碍，以致在静息状态下亦不能进行有效的气体交换，导致缺氧伴（或不伴）二氧化碳潴留而引起的一系列生理功能改变和相应临床表现的综合征。其临床表现缺乏特异性，明确诊断有赖于动脉血气分析：在海平面、静息、呼吸空气条件下，动脉血氧分压小于 60mmHg，伴或不伴有动脉二氧化碳分压大于 50mmHg，并排除心内解剖分流和原发于心排血量降低等因素。

本病多属于"喘证""脱证"范畴。

## 【病理机制】

**1. 肺泡通气不足**　气道阻力增加、呼吸驱动力弱、无效腔气量增加均可导致通气不足，流经肺泡毛细血管的血液不能充分动脉化，必然引起肺泡氧分压下降，二氧化碳分压升高。

**2. 通气/血流比例失调**　肺泡通气量与其周围毛细血管血流量的比例协调，才能保证有效的气体交换。通气/血流比例是指每分钟肺泡通气量（VA）与每分钟肺毛细血管总血流量（Q）之比，正常成年人安静时约为 0.8。若 VA/Q>0.8，表明通气过剩，血流不足，部分肺泡气未能与血液气充分进行气体交换，致使肺泡无效腔增大，即无效腔效应。反之，VA/Q<0.8

NOTE

则表明通气不足，血流过剩，部分血液流经通气不良的肺泡，未能充分氧合，形成肺动-静脉样分流。通气/血流比例失调对二氧化碳分压影响不大，只引起缺氧，无二氧化碳潴留。

**3. 肺动-静脉样分流** 由于肺部病变如肺泡塌陷、肺水肿等引起肺动-静脉样分流增加，使静脉血不能进行充分气体交换，导致血氧分压降低，机体缺氧。

**4. 弥散障碍** 肺内气体交换是通过弥散过程实现的。弥散量受多种因素影响，如弥散面积、肺泡膜的厚度和通透性、气体和血液接触的时间、气体分压差等。氧弥散能力仅为二氧化碳的1/20，故在弥散障碍时，通常以低氧为主。

**5. 耗氧量增加** 耗氧量增加导致氧分压下降，机体代偿性增加通气量以缓解缺氧症状。本身伴有通气功能障碍的患者若出现耗氧量增加，则会加重缺氧症状。

【病因病机】

本病由多种疾患引起，其病情危笃多变，病因亦极为复杂，概言之有外感、内伤两大类。脏腑虚损是发病的基础，六淫诸邪袭肺为发病条件。按发病急缓有急性和慢性之分，病位多在肺与肾，与心、肝、脾关系密切。

急性呼吸衰竭发病急，变化快，多以邪实为主，且温热毒邪内陷迫肺最为常见。邪壅肺气，毒热入里，炼液成痰，痰壅于肺，闭阻气机。邪盛正衰，正不胜邪，元气耗散，而成内闭外脱，表现为呼吸急迫、喘促、神情异常等症。慢性呼吸衰竭为慢性发病，病程较长，病变多在肺、脾、肾，涉及心、肝。初起病多始于肺、脾，痰浊内生，肺气壅塞，气津失布，血行不利，可形成痰浊血瘀，或与热毒相合。肺脾久病迁延不愈，病势深入，穷必及肾，肾元不固，则气不归元，上逆于肺，而发为喘促，动则加重，且呼多吸少，甚则导致心肾阳衰，肺肾暴脱，化源欲绝，气息微弱，呼吸殆停之喘脱证。本病病理因素主要为热毒、痰浊、瘀血，三者相互影响，兼见同病。病理性质多为本虚标实，本虚为肺、脾、肾、心亏虚，标实有热毒、痰浊、瘀血之别。热毒、痰浊、瘀血相互搏结，阻塞气道，遇外邪引动而反复发作，病情呈进行性加重。

【诊断要点】

本病进展迅速，病情危重。具有呼吸困难，紫绀，神经精神、循环系统症状或其他脏器功能障碍等，应该考虑呼吸衰竭的诊断。老年人呼吸衰竭的临床表现同年轻患者无本质区别，但由于本病常与存在的基础疾病相关，老年人脑、心、肺、血管、肝、肾对缺氧更为敏感，故临床症状包括基础疾病、低氧血症、高碳酸血症及呼吸衰竭并发症。老年人呼吸衰竭的临床特点：①从基础疾病到呼吸衰竭发展迅速。不少老年患者以急性呼吸衰竭为首发症状。②咳嗽症状轻微，而烦躁不安、反应迟钝或神志恍惚等精神症状较突出。主诉呼吸困难者较少；患者虽有 $PaO_2$ 下降，但主诉无明显不适。③同时合并其他脏器衰竭者较多，常见心功能衰竭、肾功能衰竭或消化道出血。

根据病史、缺氧和二氧化碳潴留的临床表现与相应体征，以及动脉血氧分压和二氧化碳分压的检测，可确诊本病。动脉血气分析，对于判断呼吸衰竭、病情的严重程度，指导氧疗、机械通气、纠正酸碱失衡及电解质紊乱等治疗具有重要意义。标准如下：仅有 $PaO_2<60mmHg$ 为Ⅰ型呼吸衰竭；若伴有 $PaCO_2>50mmHg$ 者，则为Ⅱ型呼吸衰竭。

根据动脉血气分析、影像学检查、肺功能和纤维支气管镜等检查，本病可与心源性肺水肿、自发性气胸等鉴别；结合临床症状、原发病史与体征等可区分急性呼吸衰竭和慢性呼吸衰竭。

**【辨证论治】**

**1. 辨证要点**

（1）辨病势缓急　本病极易因感受外邪诱发或加重，临床要辨明患病机体邪正虚实、标本缓急的态势，及时采取扶正祛邪的有效方法，尽快截断其恶化及转变，恢复脏腑阴阳气血的平衡，促使疾病向愈或维持稳定。

（2）辨标本虚实　本病为本虚标实、虚实夹杂。本虚多为肺、心、脾、肾虚损，邪实多为痰浊、热毒、瘀血。病情发作时，以痰瘀互结为关键，痰瘀壅塞肺系，甚或蒙扰脑窍而致窍闭风动；邪盛正衰，可发生邪陷正脱之危候。病情缓解或稳定时，痰瘀减轻但稽留难除，正虚显露而表现为肺、脾、心、肾虚损，常兼有痰瘀。

**2. 治疗原则**　本病的治疗应分清虚实邪正。实者治肺，以祛邪利气为主，根据寒、热、痰、气的不同，分别采用温化宣肺、清化肃肺、化痰理气的方法。虚者以培补摄纳为主，或补肺，或健脾，或补肾，阳虚则温补，阴虚则滋养。至于虚实夹杂、寒热互见者，又当根据具体情况分清主次，权衡标本，辨证选方用药。

**3. 证治分类**

**急性呼吸衰竭**

（1）痰热壅盛证

症状：喘促气急，鼻翼煽动，动则喘甚，痰黏稠色黄，或虽白而黏，发热口渴，烦躁不安，时有抽搐，面赤。舌红，苔黄或黄腻，脉滑数。

证候分析：温热毒邪内陷迫肺，炼津为痰，痰热壅盛，阻遏肺气，故喘促气急、鼻翼煽动，痰黄黏，或虽白而黏；痰热内蕴可致发热口渴、面赤；痰热上扰清窍，故烦躁不安，时有抽搐；舌红，苔黄或黄腻，脉滑数为痰热壅盛之征。

治法：清热化痰平喘。

代表方：清气化痰丸加减。

常用药：瓜蒌、黄芩、胆南星清热化痰；半夏燥湿化痰；杏仁、枳实、陈皮降气止咳。

热盛伤阴者，加花粉、生地黄、玄参养阴清热；热甚者，加黄连、栀子泻火解毒；喘甚痰多者，加射干、桑白皮、葶苈子泻肺平喘；夹瘀者，加桃仁活血化瘀。

（2）热犯心包证

症状：喘促气急，高热夜甚，谵语神昏，心烦不眠，口不甚渴。舌质红绛，脉细数。

证候分析：热毒炽盛，正不胜邪，以致痰阻气道，故喘促气急；热陷心包，扰乱神明，故谵语神昏，心烦不眠；热毒熏蒸，故高热夜甚；邪热深入营分，蒸腾营阴，使血中津液上潮于口，故口不甚渴；血热搏结，或气壅痰凝，或气虚血滞，均可形成血瘀，瘀血随经上攻于肺，可进一步加重喘促气急；舌质红绛，脉细数为热犯心包之征。

治法：清心开窍。

代表方：清营汤加减。

常用药：水牛角、生地、玄参、麦冬清热养阴；金银花、连翘、竹叶心清热解毒，透营转气；郁金、石菖蒲化痰开窍；黄连清心解毒；丹参清热凉血，活血化瘀。

毒热盛者加黄芩、栀子清热泻火；喘甚者加瓜蒌、桑白皮泻肺平喘；昏迷者鼻饲清开灵、安宫牛黄丸、至宝丹以凉血安神；抽搐者加钩藤、全蝎、蜈蚣祛风止痉。

**（3）阳明腑实证**

症状：喘促气憋，胸满抬肩，高热不退，烦躁不安，腹胀满痛，大便秘结，小便短赤。舌苔黄燥，脉洪数。

证候分析：热壅于肺，气机不利，肃降失常，故喘促气憋，胸满抬肩；邪热入于阳明，正邪剧争，故高热不退，烦躁不安；热结肠道，津伤化燥，燥热与糟粕相结，腑气不通，故腹满便结；热盛伤津，则小便短赤；舌苔黄燥，脉洪数为阳明腑实之象。

治法：清肺定喘，泻热通便。

代表方：宣白承气汤加减。

常用药：石膏、全瓜蒌、杏仁、桑白皮清肺定喘；大黄、芒硝泻热通便。

喘甚者加葶苈子、枇杷叶泻肺平喘；腹胀者加厚朴、枳实行气导滞；热邪炽盛者加知母、黄芩泻热养阴。

**（4）气阴两竭证**

症状：呼吸微弱，间断不续，或叹气样呼吸，时时抽搐，神志昏沉，精神萎靡，汗出如油。舌质红无苔，脉虚细数。

证候分析：正气被耗，肺阴涸竭于内，肺气暴脱于外，故呼吸微弱，间断不续，或叹气样呼吸；气阴亏耗，心神失养，故神志昏沉，精神萎靡；筋脉失养，虚风内动，故时作抽搐；阴竭于内，阳失阴敛，则汗出如油；舌红无苔，脉虚细数为气阴两竭证。

治法：益气养阴固脱。

代表方：生脉散合炙甘草汤加减。

常用药：西洋参、麦冬、生地、阿胶、黄芪、山药益气养阴；牡蛎、五味子固脱止汗。

大汗淋漓，阳随阴脱者，加熟附子、肉桂、山茱萸、煅牡蛎、煅龙骨扶阳固脱；暴喘下脱，肢厥滑泻者，合黑锡丹温肾固脱。

**慢性呼吸衰竭（急性期）**

**（1）痰热壅肺证**

症状：咳嗽喘息，气急痰多，色黄或白黏，咯痰不爽，胸闷胸痛，发热汗出，口渴，大便干结，面红。舌质红，舌苔黄腻，脉滑数。

证候分析：热毒内炽，炼液为痰，闭阻气道，肃降无权，故咳嗽喘息，气急痰多，色黄或白黏，咯痰不爽，胸闷；久病入络，或痰凝血滞，壅塞肺气，故胸痛；热邪熏蒸，或下迫于大肠，传导失司，故发热汗出，口渴，大便干结，面红；舌质红，舌苔黄腻，脉滑数为痰热壅肺之证。

治法：清肺化痰，降逆平喘。

代表方：清气化痰丸合贝母瓜蒌散加减。

常用药：全瓜蒌、法半夏、川贝母、栀子、陈皮、黄芩清肺化痰；桑白皮、杏仁降逆平喘；白头翁、鱼腥草清热解毒；麦门冬润肺止咳。

痰鸣喘息而不得平卧者，加葶苈子、射干、苦桔梗泻肺平喘；热甚烦躁、面红、大汗出者，加生石膏、知母清气泻热；热盛伤阴者，加花粉、生地、玄参益气养阴。

（2）痰湿壅肺证

症状：咳嗽喘息，气急痰多，色白黏或呈泡沫状，胸闷，胃脘痞满，纳呆食少。舌淡、胖大，苔白腻，脉弦滑。

证候分析：肺病日久及脾，致肺脾虚弱，脾虚健运失常，痰浊内生，上逆于肺，壅塞气道，故咳嗽喘息，气急痰多，色白黏或呈泡沫；痰阻胸膈，气机不畅，故胸闷；脾胃虚弱，故胃脘痞满，纳呆食少；舌淡、胖大，苔白腻，脉弦滑为痰湿壅肺之候。

治法：燥湿化痰，宣降肺气。

代表方：三子养亲汤合六君子汤加减。

常用药：白芥子、紫苏子、莱菔子、枳壳、厚朴、薤白温肺化痰，宽胸降气；法半夏、陈皮、党参、白术、茯苓、生姜燥湿化痰，益气健脾。

痰多咳喘，胸闷不得卧者，加麻黄、葶苈子宣肺降气；脘腹胀闷，加木香、枳壳行气宽中；便溏者，减苏子、莱菔子，加干姜、莲子健脾止泻。

（3）痰蒙神窍证

症状：喘息气促，神志恍惚，嗜睡昏迷，谵妄，咳嗽痰鸣，肢体抽动，甚则抽搐。舌质暗红或绛紫，舌苔白腻或黄腻，脉滑数。

证候分析：痰浊阻肺，气机不利，血行不畅，血脉瘀阻，肺失肃降，故喘息气促，咳嗽痰鸣；痰蒙神窍，故见神志恍惚，嗜睡昏迷，谵妄；肝风内动，则见肢体抽动，甚则抽搐；苔白腻或黄腻，脉滑数为痰浊内蕴或化热之象；舌质暗红或绛紫，为心血瘀阻之征。

治法：豁痰开窍。

代表方：涤痰汤加减。

常用药：法半夏、橘红、茯苓燥湿化痰；石菖蒲、郁金、细辛、天竺黄开窍化痰降浊；瓜蒌、枳实清热化痰利膈；丹参活血祛瘀；人参益气扶正。

腑气不通者，加大黄、芒硝泻热通腹；抽搐明显者，加钩藤、全蝎、羚羊角粉息风止痉；偏痰浊蒙窍者，合苏合香丸化痰开窍；偏痰热蒙窍者，合安宫牛黄丸或至宝丹凉血开窍。

（4）正虚喘脱证

症状：喘息急促，气短息弱，面色苍白，大汗淋漓，四肢厥冷，神志异常，面色紫暗或潮红，身热烦躁。舌质淡红或青紫，脉微细或疾促。

证候分析：咳喘日久，肺、心、肾俱衰，真元不固，摄纳无权，正虚邪实，阴阳欲脱，故喘息急促；肺气欲绝则气短息弱；阳脱者则神志异常，面色苍白，大汗淋漓，四肢厥冷；阳虚血滞则面色紫暗；阴竭者则面色潮红，身热烦躁；舌质淡，脉微细为阳脱之象；舌质青紫，脉疾促为阴竭之象。

治法：益气救阴，回阳固脱。

代表方：阴竭者以生脉散加味，气虚阳脱者以四逆加人参汤加味。

常用药：西洋参、麦冬、五味子、山茱萸益气救阴；煅龙骨、煅牡蛎固脱止汗。

低热不退者，加青蒿、银柴胡清退虚热；咳甚者，加百部、炙枇杷叶敛肺止咳；食少纳差者，加炒麦芽、神曲消积导滞；腹胀者，加佛手、香橼行气导滞。

（5）血瘀证（兼证）

症状：面色紫暗，唇甲青紫，胸闷痛，舌质紫暗或有瘀斑瘀点，舌下静脉迂曲、粗乱，脉沉涩。

治法：活血化瘀。

代表方：桃红四物汤加减。

常用药：川芎、赤芍、桃仁、红花、莪术等活血化瘀。

根据所兼证候的不同，临床上可灵活增减药物。

**慢性呼吸衰竭（缓解期）**

（1）心肺气虚证

症状：喘息气短，心悸胸闷，动则加重，咳嗽，自汗，面目虚浮，面唇晦暗，神疲乏力，易感冒。舌质淡，脉沉细弱。

证候分析：久病咳喘，耗伤心肺之气，心气亏虚，鼓动无力，气机不畅，故胸闷心悸，动则加重；肺气亏虚，宣降失职，故咳嗽、气短；气虚津液输布无力，血液运行不畅，则面目虚浮，面唇晦暗；气虚失于固摄则自汗，易感冒；心肺气虚，故神疲乏力；舌质淡，脉沉细弱为心肺气虚之征。

治法：补益心肺。

代表方：养心汤加减。

常用药：人参、黄芪、肉桂温阳补气；远志、酸枣仁、五味子养心安神；麦门冬、当归滋阴养血；茯苓、川芎、陈皮活血化瘀，化痰利水。

动则喘甚者，加蛤蚧粉纳气平喘；面目虚浮、畏寒者，加淫羊藿、车前子温阳利水；心悸怔忡、自汗者，加煅龙骨、煅牡蛎、浮小麦镇心安神，收敛止汗。

（2）肺肾气虚证

症状：喘息气短，动则加重，面目虚浮，咳嗽，头昏耳鸣，自汗，小便频数，夜尿增多，咳时遗尿，神疲乏力，腰膝酸软，易感冒。舌质淡，脉沉细弱。

证候分析：肺为气之主，肾为气之根，久病肺虚及肾，肺不主气，肾不纳气，故喘息气短，动则加重，咳嗽；肾气虚则腰膝酸软，膀胱固摄失调则小便频数、夜尿增多，咳时遗尿；气虚失于固摄则自汗、易感冒；舌质淡，脉沉细弱为肺肾气虚之证。

治法：补肾益肺，纳气定喘。

代表方：人参补肺饮加减。

常用药：党参、黄芪补肺气，五味子收敛肺气，山萸肉、补骨脂补肺肾，苏子、枳壳、浙贝母、陈皮化痰降气，赤芍、地龙化痰祛瘀。

动则喘甚者，加蛤蚧或黑锡丹温肾纳气；腰膝酸软者，加菟丝子、杜仲补肾益精；小便频数者，加益智仁、金樱子收敛固摄；畏寒，肢体欠温者，加肉桂、干姜温阳散寒。

**【西医治疗】**

**1. 病因治疗**　必须充分重视治疗和去除诱发呼吸衰竭的基础病因。

**2. 低流量吸氧**　慢性阻塞性肺疾病是导致慢性呼吸衰竭的常见呼吸系统疾病，患者常伴有二氧化碳潴留，氧疗时需注意保持低浓度吸氧，以免加重二氧化碳潴留。

**3. 呼吸支持**　无论何种原因引起的呼吸衰竭，保持气道通畅是最基本、最首要的治疗措施，是进行各种呼吸支持治疗的必要条件。经过一般给氧治疗仍不能纠正低氧血症和（或）二氧化碳潴留者，根据病情选用无创机械通气或有创机械通气。

**4. 控制感染**　感染时需合理选用抗生素。抗生素的选择应根据细菌培养选用敏感抗生素。临床上应首先根据病情，经验性选用抗生素，以免延误治疗。

**5. 呼吸兴奋剂**　肺性脑病时，可以使用呼吸中枢兴奋剂，使用时应保持呼吸道通畅。

**6. 纠正酸碱平衡失调和电解质紊乱**　纠正呼吸性酸中毒的同时，应当注意同时纠正潜在的代谢性碱中毒，通常给予患者盐酸精氨酸和补充氯化钾。

**7. 维持循环稳定与营养支持**　及时纠正低血容量，维持体液平衡以及强心、利尿，必要时应用血管活性药物如多巴胺、多巴酚丁胺。能量供给不足是产生或加重呼吸肌疲劳的重要原因之一，急性呼吸衰竭患者应及时补充足够的营养和热量。能量的供应应尽量选择经胃肠道的方式，不适当补充过量的碳水化合物会增加二氧化碳产量，加重呼吸肌的负担。

**8. 预防并发症**　急性呼吸衰竭时由于低氧及（或）高碳酸血症，常可导致心、脑、肾、肝功能障碍。因此，急性呼吸衰竭时脑水肿的预防与治疗、肾血流量的维持、应激性消化道出血的防治以及各种电解质与酸碱平衡的维持都是不可忽视的环节。

【综合治疗】

**1. 针灸治疗**　①针刺治疗：足三里、人中、内关、十宣，强刺激，不留针。亡阴证取百会、水沟、涌泉、关元，用补法；亡阳证取神阙、关元、足三里；阴阳俱亡用凉泻法，针刺涌泉，加灸神阙，平补平泻百会、水沟、关元。②穴位贴敷：以炒白芥子、甘遂、延胡索、细辛等药研粉末，用生姜汁调涂背部肺俞、肾俞、膈俞穴，暑伏当天贴 1 次，二、三伏各贴 1 次，每次贴 4~6 小时，可改善咳、痰、喘症状。

**2. 肺康复**　参考慢性阻塞性肺疾病相关章节中肺康复的治疗方法。

**3. 饮食调养**　患者常伴有营养不良，耗损较多的热能和蛋白质，故饮食原则是高热量、高蛋白、高维生素。除普通谷米、面食外，宜增加牛奶、鸡蛋、瘦肉等蛋白质丰富食物的摄入。患者需要多饮水，使痰液稀释，利于咳出。但有心功能不全者不宜大量饮水。

**4. 心理调节**　首先要积极控制病情，消除患者躯体痛苦及由此带来的不良心理刺激。其次，消除消极悲观态度及焦虑情绪，克服对疾病症状的恐惧心理，改善其依从性，促使其积极配合治疗。

【临证备要】

**1. 急则祛痰、利水、活血**　痰浊、水饮、瘀血是肺脾肾亏虚的代谢产物，是呼吸衰竭的重要病理因素，急则祛痰浊、化饮利水、活血化瘀，尤其要注重祛痰。痰成之后留于体内，随气升降，无处不到，或阻于肺，或停于胃，或蒙心窍，或郁于肝，或动于肾，或流窜经络，阻滞气血运行，影响水液代谢，易于蒙蔽心神，变化多端，致病广泛，与本病的发生、发展及变症均存在密切的相关性。

**2. 重视调养胃气**　久咳、久喘，肺病不愈，影响及脾，脾虚失运，酿湿生痰，上渍于肺，肺气壅塞，气津失布，血行不利，可形成痰浊血瘀。脾主肌肉，脾虚纳差则气虚无以充养呼吸肌肉，故喘息表浅短促，气短乏力。脾胃为后天之本，气血生化之源，卫气生于水谷，源于脾胃，脾胃功能正常则卫气充足，抵御外邪侵袭。故在呼吸衰竭防治中，顾护胃气的思想可以贯穿疾病全过程。

【预防调护】

呼吸衰竭是内科常见的危急重症之一，由于发病原因多种多样，故减少其诱发因素，强调

NOTE

患者从饮食、起居、药膳等方面因人、因地、因时综合性养生。已病则应注意早期治疗，力求根治，尤其需要防寒保暖，忌烟酒，调情志，积极参与肺康复。呼吸衰竭多为危重患者，除了监测患者的生命体征，还要密切观察面色、球结膜、周身汗出、意识神志、分泌物及排泄物等，动态监测血气分析。注意气道通畅，久病卧床需勤翻身、拍背，防止褥疮。佩戴无创或气管插使用有创呼吸机者，需密切观察人机协调性及参数的控制情况，预防呼吸机相关并发症。

## 【名医验案】

孟某，男，72岁。2004年1月19日初诊。咳喘反复发作30余年，加重2天，由急诊抢救室入院。四诊如下：面色黧黑，大肉陷下，喘息汗出，双下肢指凹性浮肿，神志时清时寐，咳嗽，咳黄黏痰，纳差，大便4日未行，舌质黯紫，苔黄白腻而干，脉滑，重按则无。血气分析示：pH 7.40，$PaCO_2$ 69.3mmHg，$PaO_2$ 68.6mmHg。证属于肺肾气衰，痰瘀内阻，治当标本兼顾，补肺益肾，化痰活血。

处方：生黄芪30g，太子参30g，麦冬30g，山萸肉20g，葶苈子30g，大黄6g，莱菔子10g，浙贝母10g，水蛭10g，土鳖虫10g，白果10g，石菖蒲10g。3剂。

服用2剂时患者大便已通，质地不干，神志变清，但痰量及喘息汗出无明显改善，紫绀仍然，胃纳渐开，舌苔白腻，不甚干燥，舌下静脉迂曲，脉象仍滑。

按语：肺与大肠相表里，肺主宣发肃降，胃主受纳，肺胃通降，胃气因降而活，津液因宣发肃降得布，故舌苔干燥得以缓解，浊气得排则元神自清。

二诊：基本病机未变，仍治以标本兼顾，补肺益肾，纳气平喘敛汗，佐以活血化瘀，降气化痰，更方如下：生黄芪30g，太子参30g，麦冬30g，山萸肉15g，苏子10g，莱菔子10g，葶苈子15g，丹参30g，地龙10g，浙贝母10g，白果10g，石菖蒲10g。7剂。

患者服药后喘息明显缓解，汗出消失，痰量明显减少，食量逐渐恢复到急性发病以来的水平。后改用蛤蚧定喘丸加百令胶囊调理，同时配合无创呼吸机辅助呼吸3个月。规律门诊随诊，3年未曾住院治疗。

再按：肺衰患者多见于疾病后期，证情危重，急性期要分秒必争，适当使用呼吸机辅助呼吸，为抢救患者赢得宝贵的抢救时机十分重要。中医在改善患者症状、提高患者的生存质量、减少急性发作方面有十分重要的意义。

（晁恩祥. 晁恩祥临证方药心得. 北京：科学出版社，2012）

# 第十章　老年循环系统疾病

## 一、循环系统的老化改变

心脏心肌的改变：部分老年人可因心脏长期受累，心肌略有增厚，体积增大，重量稍增加。老年人的心肌纤维减少，结缔组织增加，类脂质沉积，瓣膜结构有钙质沉着。心肌纤维内有脂褐质沉积，使心脏呈棕褐色。约50%的70岁以上老年人心血管系统有淀粉样变性，老年人的心血管代偿失调约25%是由心脏淀粉样变引起的。

心瓣膜和心内膜：由于血液流体压力的影响，老年人心瓣膜纤维化，且随增龄而加重，瓣膜变厚、僵硬，瓣膜缘增厚，部分形成纤维斑块，可有钙化灶。瓣叶交界处可有轻度粘连，导致瓣膜变形，影响瓣膜的正常闭合而有血液反流，临床上可能听到瓣膜杂音，但很少导致狭窄。上述改变称为老年退行性心瓣膜病。心内膜改变主要是内膜增厚、硬化，由于左侧心房和心室血流压力和应力影响较大，故受累较右侧房室明显，心包膜下脂肪增多。

心脏传导系统：随年龄增长有老化现象，窦房结起搏细胞（P细胞）减少，60岁以后减少更快，75岁以后P细胞减少10%，导致自律性降低，故老年人心律较慢。结间束心肌纤维明显减少，线粒体发生萎缩改变，胶原纤维增加。60岁以后左束支往往丧失一些传导纤维，这些部位多有硬化和微小钙化，合并传导阻滞称为Lev氏病，可能是老龄过程加重的表现。

心血管自律神经的改变：呼吸性心律不齐随年龄增加不明显，由于迷走神经活动降低所致老年人机体内环境平衡调节机制的敏感性降低。压力感受器位于血管壁，管壁变形可产生生理效应。老年人血管壁伸张能力下降，故压力感受器活动能力下降。老年人对β受体激动剂（agonist）或拮抗剂（antagoniet）的敏感性均降低。

心脏功能的改变：心脏收缩和舒张功能减退，心肌老化，顺应性减退，收缩功能每年下降约0.9%，心搏出量随增龄每年下降约1%。心搏指数65岁比25岁时减少40%，但静息时射血分数则仍较正常。心肌收缩力降低的程度与肌原纤维中三磷酸腺苷酶活性降低相关。左室顺应性降低，舒张功能下降。心血管功能储备随年龄变老而显著降低。

此外，动脉硬化，大、中和微小动脉均有改变。表现为动脉内膜增厚，内弹力板呈斑块状增厚；中层纤维减少，弹力纤维变性，胶原纤维增生，透明性变或钙盐沉着，血管变脆。随年龄的增长，在单位面积内有功能的毛细血管数量减少，毛细血管通透性降低，血流减慢。静脉也出现老龄化改变，表现为静脉血管床扩大，静脉壁张力和弹性降低，全身静脉压降低。

## 二、老年人心血管功能减退

老年人容易发生晕厥或意识障碍。阵发性室上性或室性心动过速、阵发性快速型心房颤动，高度房室传导阻滞或窦房结功能衰竭均有可能导致晕厥。就诊时如仍有心律失常，则较易

NOTE

确认，如心律失常发作已消失，则易漏诊、误诊。

老年人血压不稳定，呈增龄性增高。老年人压力感受器随增龄有所下降，且自主神经功能不全，突然改变体位，主要是从卧位转为站立时或站立过久，其收缩压一时降低超过 30mmHg 或舒张压下降超过 20mmHg 者，易发生低血压晕厥。老年人患单纯收缩期高血压者较多，由于动脉壁硬化，顺应性下降，故收缩期血压上升特别显著。单纯收缩期高血压患者可能对降压药物表现不理想。临床医生可能单凭收缩压水平给予强烈的血管扩张药物或用大剂量多品种联合，以求速降而易导致体位性低血压。对受体阻断类药物的首剂反应亦常可导致低血压晕厥。必须指出，不少体位性低血压患者晕厥倒地时，紧急测量血压可能不低，甚至仍高于正常，医生需注意测量立位或坐位的血压，以免漏诊。

老年人出现潮式呼吸（Cheyne-Stokes），为延髓呼吸中枢受压或血流量减少的表现，常见于 65 岁以上的患者，多为中枢神经病变或心力衰竭，提示病情严重。该症应注意与老年人睡眠性呼吸暂停综合征（sleep apnea syndrome）相区别，后者呈慢性经过，深睡时呈典型潮式呼吸，多有巨大鼾声，伴周期性长间歇，每次呼吸间歇 10 秒以上，每小时 5~6 次，整个睡眠过程可能反复发作 30 次以上，多见于肥胖老年人，并较易发生脑缺血。

# 第一节　心律失常

心律失常（cardiac arrhythmia）是指心脏冲动的频率、节律、起源部位、传导速度和激动秩序的异常。根据心率快慢，心律失常可分为缓慢性心律失常和快速性心律失常两类。缓慢性心律失常包括窦性心动过缓、病态窦房结综合征、窦房阻滞、房室传导阻滞等，快速性心律失常包括过早搏动、房扑、房颤、心动过速和预激综合征等。

本病多属于"心悸""怔忡""惊悸"范畴，与"眩晕""厥证"等相关。

【病理机制】

**1. 冲动形成异常**　包括正常节律点自律性异常、异位节律点形成和触发激动。正常节律点自律性异常增加或降低引起窦性心动过速、过缓或停搏。缺血、炎症、心肌肥厚或扩张等致病因素作用下，使心肌具有自律性，形成异位节律点，其异常冲动形成期前收缩。此外，单一触发激动和连续触发激动则可引起期前收缩和心动过速。

**2. 冲动传导异常**　包括传导途径异常、传导延迟或阻滞、折返激动。房室旁道是最常见的异常传导途径，窦性或房性冲动经房室旁道传导均可引起心室预激，房室旁道和正常房室传导途径之间折返可形成房室折返性心动过速。冲动抵达部位的心肌处于有效不应期，不能发生可传导的兴奋，即冲动传导完全阻滞；若抵达部位的心肌处于相对不应期，则冲动传导可发生延迟或不完全阻滞。冲动传导至某一部位，该部位存在病理性或功能性的两条或以上的途径，冲动循环往返于多条径路之间，即形成折返激动。折返激动是多种快速性心律失常的发生机制。

【病因病机】

本病多因老年人体质虚弱、饮食劳倦、七情所伤、药食不当及感受外邪，以致气血阴阳亏损，心神失养，心主不安，或痰、饮、火、瘀等阻滞心脉，忤犯心神。

本病病位在心，涉及脾、肾与肝。病理特点以虚为主，虚实夹杂。老年人心胆气虚，突遇惊恐，忤犯心神，心神动摇，不能自主而心悸；素体虚弱，或久病伤正，耗损心之气阴，或劳倦太过伤脾，生化之源不足，气血阴阳亏乏，脏腑功能失调，致心神失养，发为心悸；老年人肝肾本已不足，若调摄失节或病久损伤，则肝肾阴血亏损益甚，不能上奉于心，心之阴血亦虚，心神失养而致心悸；人至老年，阴阳皆虚，而阳气虚衰尤为明显，阳虚不能温养心脉则致心悸。此外，心主血脉，血脉运行正常，则心静神安，若血脉瘀阻，则致心悸；年老脾虚，脾运失司，水湿停聚为痰；或嗜食肥甘厚味之品，体胖多湿多痰，而致痰浊阻滞，内扰心神，发为心悸。严重者可因心气紊乱，心不运血，神明失主，乃至厥脱。

**【诊断要点】**

本病以患者自觉心脏跳动异常、惊慌不安、不能自主为主要症状，同时涉及与心律失常相关的症状及发作的特点。体征上应重视心率、心律、心音、有无杂音、血压等异常改变。确诊主要依靠心电生理（常规心电图、动态心电图及其他特殊心电图）检查。

除心脏传导系统老化和变性所致者外，常见的原发病有冠心病、高血压病、心脏瓣膜病变、肺源性心脏病，或心肌炎、心肌病、甲状腺功能亢进、预激综合征等。此外，其他脏器病变、药物毒副作用、发热、电解质紊乱以及烟酒、疲劳等亦常致心律失常，需加以仔细鉴别。老年人窦性心动过缓（心率在 50 次/分以下）及偶发早搏有功能性与器质性疾病之异，亦应加以鉴别。

本病应与各种期前收缩及不同程度的房室传导阻滞等相鉴别。

**【辨证论治】**

**1. 辨证要点**

（1）**辨虚实**　虚者表现为心之气、血、阴、阳亏虚，并累及它脏，致脾肾阳虚，肝肾阴虚；实者以痰火扰心、水饮凌心、心脉瘀滞、痰瘀互结为常见。临床上虚实夹杂较多。

（2）**辨惊悸与怔忡**　惊悸发病，可由骤然惊恐，忧思恼怒，悲哀过极或过度紧张而诱发，多呈阵发性，病来虽速，病情较轻，实证居多，但也存在内虚因素，其病势较浅，可自行缓解，不发时则如常人。怔忡多由久病体虚，心脏受损所致，无精神因素亦可发生，常持续心悸，心中惕惕，不能自控，活动后加重，病情较重，多属虚证或虚中夹实。

（3）**辨脉象**　脉象的节律异常为本病的特征性征象，通过脉率可辨明快速性或缓慢性心律失常。一般认为，阳盛则促，阴盛则结。沉迟或弱脉多为阳气虚损；细数脉多为阴血不足；痰饮多兼弦滑；瘀血则见涩脉；结脉、促脉和代脉等多为气血不足、阴阳俱虚之候，病情较重。

**2. 治疗原则**　本病治疗以补虚为主，通补结合，并佐以安神镇惊。老年人心悸日久者，往往由虚致实，补虚之时勿忘通利，可酌情予以行水化痰、祛瘀通脉之药。此外，本病以心中悸动不安、心神不宁为主症，故补虚或祛邪的同时常予养心安神或重镇安神之品。

**3. 证治分类**

（1）**心虚胆怯证**

症状：惊悸不安，善惊易恐，稍惊即发，坐卧不宁，少寐多梦而易惊醒。舌淡红，苔薄白，脉细数或细弦。

证候分析：惊则气乱，心神不能自主，故惊悸不安；心不藏神，心中惕惕，则善静易恐，稍惊即发，坐卧不宁，少寐多梦而易惊醒；脉细数或细弦为心胆虚怯、心神不安之象。

治法：镇惊定志，养心安神。

代表方：安神定志丸加减。

常用药：龙齿、琥珀镇惊安神；远志、茯神养心安神；茯苓、人参益气宁心；天冬、生地滋养心血。

心悸气短，动则为甚，气虚明显者，加黄芪、党参益气补虚；自汗加麻黄根、浮小麦固表止汗；夹瘀加丹参、红花活血化瘀；痰火较盛者，加竹茹、胆南星清热豁痰；心气不敛者，加五味子、酸枣仁敛气宁心安神；心气郁结，心悸烦闷，精神抑郁，胸胁胀痛者，加柴胡、郁金、合欢皮解郁安神。

（2）心脾两虚证

症状：心悸头晕，面色不华，倦怠无力，失眠健忘，或有纳呆食少，腹胀便溏。唇舌色淡，脉细。

证候分析：心主血脉，其华在面，血虚故面色不华；心血不足，不能养心，故而心悸；心血亏损不能上营于脑，故而头晕；血亏气虚，不能濡养四肢百骸，则倦怠无力；脾为气血生化之源，脾虚则气衰血少，心无所养，不能藏神，故失眠健忘；运化失健，故纳呆食少，腹胀便溏；心开窍于舌，心主血脉，心血不足，则唇舌色淡，脉细。

治法：补血益气，健脾养心。

代表方：归脾汤加减。

常用药：人参、黄芪、白术、炙甘草益气健脾；当归、龙眼肉补养心血；酸枣仁、茯神、远志宁心安神；木香理气醒脾，使补而不滞。

心烦、口干、心阴不足者，加麦冬、玉竹、北沙参养阴清心；气虚甚者加黄芪益气固虚；血虚甚加枸杞子、熟地黄益精养血；阳虚加附片、仙灵脾温阳补虚；气血虚弱，脉结代，心动悸者，宜用炙甘草汤加减益气滋阴，养血复脉。

（3）肝肾阴虚证

症状：心悸不宁，心烦少寐，头晕目眩，耳鸣腰酸，视物昏花，五心烦热，口干盗汗。舌红少苔或无苔，脉细或细数。

证候分析：肾阴不足，水不济火，以致心火内动，扰动心神，故心悸不宁，心烦少寐；阴亏于下，阳扰于上，则头晕目眩；肾之阴精不足，耳失充养则耳鸣；腰府失于滋养则腰酸；阴虚失润，虚火内炽，故见五心烦热，口干盗汗，舌红少苔或无苔，脉细或细数。

治法：滋补肝肾，养心安神。

代表方：一贯煎合酸枣仁汤加减。

常用药：生地黄滋阴养血，补益肝肾；当归、枸杞子养阴柔肝；沙参、麦冬滋养肺胃，养阴生津，佐金平木；酸枣仁、茯神宁心安神；知母滋阴润燥，清热除烦。

口渴心烦者，重用麦冬、沙参，加石斛、玉竹养阴除烦；阴虚火旺，热象偏重者，加黄连、栀子、淡竹叶清热除烦；潮热盗汗者，加地骨皮、浮小麦滋阴除热；便秘者，加瓜蒌子润肠通便；善惊易恐，加生龙骨、生牡蛎镇静安神；阴虚夹瘀热者，加丹参、丹皮、赤芍祛瘀清热。

（4）阳气虚衰证

症状：心悸不安，胸闷气短，面色苍白，形寒肢冷，神疲倦怠，甚或小便短少，肢体浮肿，胸闷痞满，渴不欲饮，伴恶心呕吐。舌淡胖，苔白滑，脉沉细而迟，或弦滑。

证候分析：久病体虚，损及心阳，心失温养，故心悸不安；胸中阳气不足，故胸闷气短；心阳虚衰，血液运行迟缓，肢体失于温煦，故面色苍白，形寒肢冷；阳虚不能鼓舞精神，则神疲倦怠；肾司二便，肾阳不足，气化失权，水湿内停，津不上承，故小便短少，肢体浮肿，渴不欲饮；气机不利，故胸闷痞满；饮邪上逆则恶心呕吐；舌淡胖，脉沉细而迟为心阳不足，鼓动无力之征；舌苔白滑，脉弦滑为水饮内停之象。

治法：温阳益气，宁心安神。

代表方：桂枝甘草龙骨牡蛎汤加减。

常用药：桂枝、制附子温振心阳；生龙骨、生牡蛎重镇安神定悸。

小便不利，肢体肿胀严重，宜用苓桂术甘汤，酌加五加皮、葶苈子、车前子温阳健脾，利水渗湿；心悸、咳喘、浮肿较甚，不能平卧者，用真武汤加减温肾阳，利水气；大汗淋漓，面青唇紫，肢冷脉微者，当急服独参汤或参附汤回阳益气救脱；兼阴伤，加麦冬、玉竹养阴；心动过缓，加麻黄、补骨脂、细辛振奋心阳。

（5）血脉瘀阻证

症状：心悸不安，胸闷不舒，心痛时作，痛有定处，唇甲青紫。舌质紫暗或有瘀斑，脉涩。

证候分析：心主血脉，心失所养，故心悸不安；血瘀气滞，宗气失于斡旋，则胸闷不舒；心络挛急，心脉不通，则心痛时作；血脉凝滞，故痛处固定不移；气血运行不利，肌肤失养，则唇甲青紫；舌质紫暗或有瘀斑，脉涩，均为瘀血内停之候。

治法：活血化瘀，通络止痛。

代表方：血府逐瘀汤加减。

常用药：桃仁、红花、川芎、赤芍活血祛瘀；牛膝活血通经，祛瘀止痛；生地、当归养血益阴，清热活血；枳壳、桔梗一升一降，宽胸行气；柴胡疏肝解郁，升达清阳。

肢冷畏寒者，加桂枝、细辛温经通阳；心痛甚者加延胡索、乳香、没药活血止痛；因虚致瘀者，去理气之品，气虚者加黄芪、党参益气补虚，血虚者加熟地黄、何首乌、枸杞子养血补虚，阴虚者加麦冬、玉竹、女贞子滋阴清热，阳虚者加制附子、肉桂、淫羊藿温阳补虚。

（6）痰浊阻滞证

症状：心悸怔忡，胸闷痞满，食少痰多，恶心呕吐，或烦躁失眠，口干口苦，小便黄赤，大便秘结。舌苔白腻或黄腻，脉弦滑。

证候分析：心脉痹阻，心阳不振，失于温养，故心悸怔忡；痰浊中阻，胃失和降，故见食少痰多，恶心呕吐；痰浊郁久化热，内扰心神则烦躁失眠；热灼津伤则口干口苦，小便黄赤，大便秘结；舌苔白腻或黄腻，脉弦滑为痰浊内阻之征。

治法：理气化痰，宁心安神。

代表方：导痰汤加减。

常用药：半夏、陈皮燥湿化痰；制南星清热化痰；茯苓健脾渗湿，健脾以杜生痰之源，渗湿以助化痰之力；远志、酸枣仁宁心安神。

脾虚见纳呆腹胀者，加党参、白术、谷芽、麦芽健脾益胃；心悸伴烦躁、口中苦，苔黄脉滑数者，加苦参、黄连、竹茹清热除烦；痰火伤津，大便秘结，加大黄、瓜蒌仁清热润肠通便；痰火伤阴，口干盗汗，舌红少津者，加麦冬、玉竹、石斛养阴生津。

【西医治疗】

**1. 药物治疗**　①抗快速性心律失常药：钠通道阻断药，如利多卡因、普罗帕酮；β肾上腺素能受体阻滞剂，如艾司洛尔、美托洛尔；复极抑制剂，如胺碘酮；钙通道阻滞剂，如维拉帕米；洋地黄类药，如地高辛。②抗缓慢性心律失常药：拟交感胺类药物，如异丙肾上腺素；胆碱能受体阻断药物，如阿托品。老年人由于机体衰老，肝肾功能减退，加之抗心律失常药物毒副作用与不良反应较大，故用药剂量应小于年轻人，给药间隔时间也宜适当延长。

**2. 非药物治疗**　①人工心脏起搏术：对于药物治疗无效的缓慢性严重性心律失常者，应安装永久性起搏器。②导管射频消融术：对一些快速性心律失常，当药物治疗无效时，可考虑此法。

【综合治疗】

**1. 针灸治疗**　①体针：主穴取心俞、神门、膻中、内关、足三里，随症加减。手法：平补平泻，留针30~60分钟，每10日1疗程，间隔3~5日。②耳针：取神门、交感、心、小肠、皮质下，每次2~3穴，捻转轻刺激，留针15分钟。

**2. 食疗调养**　宜低盐低脂饮食，进食营养丰富而易于消化吸收的食物，平素饮食忌过饱、过饥，戒烟酒、浓茶。心阳虚者忌过食生冷，心气虚者忌辛辣，痰浊、瘀血者忌过食肥甘。

【临证备要】

**1. 辨病辨证结合**　功能性心律失常多由植物神经功能失常所致，临床以快速型心律失常多见，辨证多为气阴两虚，心神不安，治以益气养阴、重镇安神之法。器质性心律失常，临床上以冠心病多见。冠心病伴心律失常者以气虚血瘀为主，常选用益气活血之法；兼有痰瘀者，配以豁痰化瘀之剂。

**2. 危急重症处理**　一般室性早搏较房性早搏病情严重，室性早搏中多源性室性早搏、频发室性早搏、两个室性早搏联发以及早搏的R波落在前一个心动周期的T波顶点上，均被认为是危险征象，必须严密观察，及时处理。室性心动过速和室性扑动是严重的心律失常，必须立即处理，以防室颤。

【预防调护】

注意保持心情愉快，精神乐观，情绪稳定，以利气机调达，促进病情的缓解，避免不良情绪的刺激。注意寒暑变化，避免外邪侵袭而诱发或加重心悸。注意劳逸结合，可适当进行体育活动，如散步、慢跑，但应避免过于劳累。心悸病势缠绵，应坚持长期治疗，定期复查。

【名医验案】

王某，女，70岁，1985年4月16日初诊。主诉：心悸，气短，胸闷，口干不欲饮，纳呆嘈杂，耳鸣乏力。诊查：舌淡苔腻略黄，脉滑数且三五不均。心电示：阵发性室上性心动过速伴差异性传导。辨证：湿热内蕴，内合于心。治则：以疏理为治。

处方：紫丹参15g，广郁金10g，制香附10g，香佩兰10g，川厚朴10g，夏枯草10g，苍白术各10g，藿香梗10g，薏苡仁15g，焦六曲12g。7剂。

二诊：药后诸症见瘥，唯觉寐欠安，时有烦热，舌苔黄腻已减，脉滑略数，仍宜疏渗清解。原方加枯黄芩10g，焦枣仁15g，辰砂（冲）1.5g。7剂。

三诊：诸症瘥解。舌淡苔白，脉略滑数。原方加怀山药30g，再进7剂。查心电图已复正常。

按语：心悸一证，多由心气、心血、心阳、心阴之不足而引起，属虚证者为多。此例察其脉症，系由湿热内蕴、内合于心而致，临床颇为少见，况高年心悸胸闷，兼有口苦耳鸣之症，一般易从肾阴不足、肝阳上扰辨证。然本案着眼于舌苔黄腻、脉象滑数，辨证属湿热内蕴，虽属高龄，当作实治，不作虚论；尤值夏末秋初湿热郁蒸之际，疏理之法切中病机，初诊方以清少阳、疏气郁、化湿滞立法，药进 7 剂，病情即得控制。复诊仍续疏理，加黄芩旨在清热，枣仁、辰砂意在安神定志。三诊虽诸症已除，仍原方加山药以收健脾气、化余湿之功。此案治法，不囿于古稀之年，细察舌脉而定诊，不误作肾虚肝旺而以虚论治，可见深明辨证之一斑。

[董建华. 中国现代名中医医案精华（一）. 北京：北京出版社，1990]

# 第二节　冠状动脉粥样硬化性心脏病

冠状动脉粥样硬化性心脏病（coronary atherosclerotic heart disease）是冠状动脉血管发生动脉粥样硬化病变而引起血管腔狭窄或阻塞，造成心肌缺血、缺氧或坏死而导致的心脏病，简称为冠心病（coronary heart disease，CHD），也称缺血性心脏病（ischemic heart disease）。冠心病是动脉粥样硬化导致器官病变的最常见类型，分为无症状心肌缺血、心绞痛、心肌梗死、缺血性心力衰竭和猝死 5 种临床类型。近年来冠心病发病呈年轻化趋势，已成为威胁人类健康的主要疾病之一。本章主要讨论心绞痛和急性心肌梗死。

## 心　绞　痛

心绞痛（angina pericardium）是冠状动脉供血不足，心肌急剧的、暂时的缺血与缺氧所引起的临床综合征。其特点为发作性前胸压榨性疼痛或憋闷感觉。主要位于胸骨后，可放射至心前区与上肢，或伴有其他症状。

本病多属于"心痛""胸痹"范畴，并与"真心痛""厥心痛"等病证相关。

【病理机制】

心绞痛的发病机制主要是冠状动脉存在固定狭窄或部分闭塞的基础上发生需氧量的增加。当冠脉狭窄或部分闭塞时，其扩张性减弱，血流量减少，对心肌的供血量相对固定，如心肌的血液供应减少到尚能应对心脏平时的需要，则休息时可无症状，在劳力、情绪激动、饱食、受寒等情况下，一旦心脏负荷突然增加，使心率增快、心肌张力和心肌收缩力增加等而致心肌耗氧量增加，而冠状动脉的供血却不能相应地增加以满足心肌对血液的需求时，即可引起心绞痛。

【病因病机】

本病发生多与寒邪内侵，饮食失调，情志失节，劳倦内伤，年迈体虚等因素有关。年老体虚，寒邪侵袭，痹阻胸阳；加之年老阳气不足，气血运行不畅，痰浊瘀血内生，脉道失于温运；情志失调，或久坐少动，气机不利，津停为痰，血滞为瘀；素嗜肥甘，或嗜烟无度，熏灼肺胃，浊脂痰热内生，日久瘀阻脉道而成本病。

本病病位在心，与肝、脾、肾有关，病理性质为本虚标实，虚实夹杂。虚者多为气虚、阳虚、阴虚、血虚，尤以气虚、阳虚多见；实者多为气滞、寒凝、痰浊、血瘀，并可交互为患，又以血瘀、痰浊多见。临床一般分发作期和缓解期。发作期痛势明显，以标实为主，血瘀、痰

NOTE

浊突出；缓解期痛势较缓，以本虚为主，主要有心、脾、肾气血阴阳之亏虚，其中又以心气虚、心阳虚最为常见。劳累、情志刺激、饮食失调、感受寒邪等因素，常促进心脉痹阻而痛作，心脉复通则痛止。倘若屡发屡止，延久正气愈虚，邪气愈盛，最终可发生真心痛、喘脱、厥脱等危重证候。

以上病因病机可同时并存，交互为患，病情进一步发展，可见下述病变：瘀血闭阻心脉，心胸猝然大痛，而发为真心痛；心阳阻遏，心气不足，鼓动无力，而表现为心动悸，脉结代，甚至脉微欲绝；心肾阳衰，水邪泛滥，凌心射肺而为咳喘、水肿，多为病情深重的表现，要注意与有关病种相互参照，辨证论治。

【诊断要点】

根据冠心病危险因素、典型的发作特点和体征及冠状动脉造影、超声心动图等物理检查可以确诊。此外还有核素心肌显像、超声心动图、冠状动脉 CT、冠状动脉造影及血管内成像技术等检查手段。24 小时动态心电图可记录患者在日常生活状态下心电图的变化，如一过性心肌缺血导致的 ST-T 变化等。

典型心绞痛的症状与体征为：突然发作的胸骨后或大部分心前区压榨性、闷胀性、窒息性疼痛，可放射至左肩、左前臂内侧，达无名指与小指，常伴濒死感、出汗，持续 3~5 分钟，很少超过 15 分钟。常因劳累、情绪激动、饱餐、受寒等诱发，少数患者为自发性，去除诱因、休息或用硝酸酯制剂后多迅速消失。发作时心电图有心肌缺血表现即可进行诊断。老年人症状常常不典型，可表现为胸部隐痛、胸闷或憋气，含糊不清的不适感，有的表现为背部、咽部或牙齿疼痛。

本病应与急性心肌梗死、心脏神经官能症等引起的心绞痛及食道病变、胃-食管反流病、胆道疾病等鉴别诊断。

【辨证论治】

**1. 辨证要点**

（1）辨疼痛部位　局限于胸膺部或大部分心前区，多为气滞或血瘀，放射至肩背、咽喉、脘腹甚至臂、指者，痹阻较著。

（2）辨疼痛性质　属虚者，病势较缓，其痛绵绵或隐隐作痛，喜揉喜按；属实者，痛势较甚；属气滞者，闷重而痛轻；属血瘀者，痛如针刺，痛有定处，疼痛拒按，夜间尤甚。

（3）辨疼痛程度　疼痛持续时间大多短暂，一般疼痛发作次数多少与病情轻重程度呈正比，即偶发者轻，频发者重。但亦有发作次数不多而病情较重的情况，必须结合临床表现，具体分析判断。若疼痛遇劳而作，休息或服药后能缓解者为顺证。疼痛发作无明显诱因，休息或服药效果较差者，病情较重，并有可能恶化为真心痛，应积极治疗。

**2. 治疗原则**　本病治疗原则为先治其标，后治其本，补其不足，泻其有余。发作期以标实为主，疼痛发作之际，宜采用芳香温通、活血化瘀、宣痹通阳、豁痰开窍等治法以急缓其疼痛，防止发生变证。缓解期以本虚为主，在补益心肾的基础上活血通络、理气化痰。因本病为虚实夹杂，故要做到补虚勿忘邪实，祛邪勿忘本虚，权衡标本虚实之多少，审定补泻法度之适宜。对真心痛的治疗，必须辨清证候之重危顺逆，一旦发现脱证之先兆，必须尽早投用益气固脱之品，或采用中西医结合治疗。

**3. 证治分类**

（1）心血瘀阻证

症状：心胸疼痛剧烈，如刺如绞，痛有定处，甚则心痛彻背，或痛引肩背，伴有胸闷，日久不愈，可因暴怒而加重。舌质黯红，或黯紫，有瘀斑，舌下瘀筋，苔薄，脉涩或结、代、促。

证候分析：血行瘀滞，瘀血内停，络脉不通，故见心胸疼痛剧烈，如刺如绞；血脉凝滞，故痛有定处，甚则心痛彻背，或痛引肩背；血瘀气郁，故胸闷，日久不愈，可因暴怒而加重。舌质黯红，或黯紫，有瘀斑，舌下瘀筋，脉涩或结、代、促，均为瘀血内停之候。

治法：活血化瘀，通脉止痛。

代表方：血府逐瘀汤加减。

常用药：桃仁、红花、川芎活血祛瘀；当归、赤芍、生地黄养血活血；牛膝祛瘀通脉；柴胡、枳壳、桔梗宽胸中之气滞。

兼寒者，加细辛、桂枝温阳；兼气滞者，胸闷痛著，加沉香、檀香理气止痛；瘀血痹阻重证，胸痛剧烈，加乳香、没药、郁金活血止痛；胸痛猝然发作，可含化复方丹参滴丸、速效救心丸活血化瘀，芳香止痛。

（2）寒凝心脉证

症状：卒然心痛如绞，或心痛彻背，背痛彻心，或感寒痛甚，心悸气短，形寒肢冷，冷汗自出。舌质淡苔薄白，脉沉紧。

证候分析：诸阳受气于胸中而转行于背，寒邪内侵致使阳气不运，气机阻痹，故见卒然心痛如绞，或心痛彻背，背痛彻心，或感寒痛甚；胸阳不振，气机受阻，故见心悸气短；阳气不足，故见形寒肢冷，冷汗自出。舌质淡苔薄白，脉沉紧，均为阴寒凝滞，阳气不运之候。

治法：温经散寒，活血通痹。

代表方：当归四逆汤加减。

常用药：当归、芍药养血活血；桂枝、细辛、高良姜、薤白温阳散寒；川芎、香附行气通脉。

疼痛较甚，加延胡索、郁金行气活血止痛；疼痛剧烈，心痛彻背，背痛彻心，伴有身寒肢冷，气短喘息，脉沉紧或沉微者，为阴寒极盛之胸痹心痛重证，加乌头赤石脂丸温阳逐寒止痛。

（3）痰浊内阻证

症状：胸闷重而心痛轻，形体肥胖，痰多气短，遇阴雨天而易发作或加重，伴有倦怠乏力，纳呆便溏，口黏，恶心，咯吐痰涎。苔白腻或白滑，脉滑。

证候分析：痰浊盘踞，胸阳失展，故胸闷重而心痛；气机阻滞不畅，故见痰多气短，遇阴雨天而易发作或加重；脾主四肢，痰浊困脾，脾气不运，故见形体肥胖，倦怠乏力，纳呆便溏，口黏，恶心，咯吐痰涎。苔白腻或白滑，脉滑，均为痰浊壅阻之候。

治法：通阳泄浊，豁痰开结。

代表方：瓜蒌薤白半夏汤加减。

常用药：半夏、石菖蒲、瓜蒌、薤白豁痰通阳，理气宽胸；人参、茯苓、白术、甘草益气健脾。

年老而兼气虚之症，如倦怠乏力，纳呆便溏者，加四君子汤益气健脾；血脉滞涩，痰瘀互结，加郁金、川芎、丹参活血化瘀；痰黏稠，色黄，大便干，苔黄腻，脉滑数，为痰浊郁而化热之象，用黄连温胆汤清热化痰。

（4）气虚血瘀证

症状：心胸刺痛、绞痛，固定不移，劳累易作，静息则止，或心胸隐痛，时作时止，心悸气短，神疲乏力。舌质紫暗或淡紫，脉沉弦或细涩。

证候分析：胸痹日久，心气亏虚，气虚则无力行血，血脉滞涩，故见心胸刺痛、绞痛，固定不移，劳累易作，静息则止；心气亏虚，心脉失养，故见心胸隐痛，时作时止，心悸气短，神疲乏力。舌质紫暗或淡紫，脉沉弦或细涩，均为心气亏虚、血脉凝滞之候。

治法：益气活血。

代表方：补阳还五汤加减。

常用药：黄芪、党参、太子参、甘草健脾益气；丹参、当归、川芎、赤芍、桃仁、红花活血祛瘀；地龙、水蛭通络止痛。

纳呆便溏，加茯苓、白术、陈皮、山药健脾益气；胸部闷痛，加枳壳、瓜蒌壳、延胡索宽胸止痛；湿重苔腻者，加苍术、藿香、佩兰芳香燥湿。

（5）心肾阳虚证

症状：胸闷心痛，气短，心悸怔忡，自汗，动则更甚，神倦怯寒，面色㿠白，四肢欠温。舌质淡胖，苔白滑，脉沉迟。

证候分析：阳气虚衰，胸阳不运，气机痹阻，血行瘀滞，故见胸闷或心痛，气短，心悸怔忡，自汗，动则更甚；肾阳虚衰，故见神倦怯寒，四肢欠温，面色㿠白。舌质淡胖，苔白滑，脉沉迟，均为阳气虚衰之候。

治法：补益阳气，振奋心阳。

代表方：参附汤合桂枝甘草汤加减。

常用药：人参大补元气；附子温壮元阳；桂枝、甘草辛甘化阳；山茱萸、仙灵脾、补骨脂、肉苁蓉温肾助阳。

阳虚寒凝而兼气滞血瘀者，加薤白、降香、延胡索通阳行气止痛；心肾阳虚，虚阳欲脱、厥逆者，合四逆加人参汤回阳救逆；若见大汗淋漓、脉微欲绝等亡阳证，予参附龙牡汤回阳固脱，并加用大剂量山萸肉加强温阳益气、回阳固脱之效。

【西医治疗】

**1. 发作时的治疗**　患者卧床休息以减低心肌耗氧量，使用作用快的硝酸酯制剂如硝酸甘油舌下含化。

**2. 缓解期常用药物治疗**　①硝酸酯类：主要作用是松弛血管平滑肌，产生血管扩张的作用，对静脉的扩张作用明显强于对动脉的扩张作用。周围静脉的扩张可降低心脏前负荷，动脉的扩张可减轻心脏后负荷，从而减少心脏做功和心肌耗氧量。硝酸酯类药物还可直接扩张冠状动脉，增加心肌血流，预防和解除冠状动脉痉挛，对于已有严重狭窄的冠状动脉，硝酸酯类药物可通过扩张侧支血管增加缺血区血流，改善心内膜下心肌缺血，并可能预防左心室重塑。常用药如二硝酸异山梨醇酯等。②β-受体阻滞剂：主要作用机制是通过抑制肾上腺素能受体，减慢心率，减弱心肌收缩力，降低血压，减少心肌耗氧量，防止儿茶酚胺对心脏的损害，改善左室和血管的重构及功能。常用药如阿替洛尔、美托洛尔等。③钙离子拮抗剂：可以选择性抑制 $Ca^{2+}$ 经细胞膜上的钙通道进入细胞内，具有扩张血管和负性肌力作用，松弛血管平滑肌，减少末梢血管阻力，从而降低血压。钙拮抗剂抑制心肌的收缩力及传导，并抑制血管平滑肌的收缩使血管扩张。常用药如硝苯地平、非洛地平、地尔硫卓等。④抗血小板聚集药物：能够抗血小板黏附性和聚集性，防止血栓形成，有助于防止动脉粥样硬化和心肌梗死。常用药如阿司匹林肠溶片、硫酸氢氯吡格雷等。

【综合治疗】

**1. 针灸** 发作时立即用泻法针刺膻中、内关、神门等穴，灸乳根穴。或选耳穴心、皮质下、肾上腺素等，可起到疏通心之脉络以迅速通痹止痛的作用。缓解期治疗以心俞、厥阴俞为主穴，配内关、膻中、通里、间使、足三里等穴。辨证选穴：心阴虚加三阴交、神门、太溪，心阳虚加关元、气海，痰瘀痹阻加膻中、丰隆、血海等。每日1次，每次3~5穴，10~15次为1疗程。轻中度刺激，留针20分钟。

**2. 推拿** 灵道、天池、灵墟、屋翳、内关、心俞、厥阴俞、肺俞、膈俞、至阳或华佗夹脊压痛点。每次选数穴，以轻揉手法进行穴位推拿，每穴2分钟。

**3. 气功** 宜作强壮功，站式、坐式均可。可选用内养功、养生站桩功和气功医疗操。

**4. 药膳** ①山楂水：山楂15~30g，水煎去渣，亦可与荷叶同煎水，代茶饮。②干姜粥：干姜、高良姜各3g，粳米250g，浸泡，每次饭前饮服10mL，每日2~3次。

【临证备要】

**1. 以通为补，通补结合** 胸痹病机为本虚标实。临床治疗应以通为补，其"通"法包括芳香温通法、宣痹通阳法、活血化瘀法，"补"法包括补益气血法、温肾阳和滋肾阴。

**2. 注重活血化瘀法的应用** 胸痹反复发作，病程日久，多为夹杂证候，临床辨治时应注意在活血化瘀基础上配伍益气养阴、化痰理气之品。破血攻伐之品易伤及正气，应慎用。

**3. 慎用芳香温通药物** 寒邪内闭是胸痹的重要病机之一，应注意使用芳香走窜、温通行气类中药。临床辨治时芳香温通药物宜配合温补阳气之剂。因芳香温通之品辛散走窜，故当中病即止，避免伤阳。

【预防调护】

预防或者降低心绞痛发作的风险，需要养成健康的生活习惯。健康的饮食结构能够有效预防或者降低高血压、高胆固醇血症和肥胖的风险。遵照医嘱适度参加体育锻炼，控制体重。食用低热量、低脂肪、低胆固醇和高纤维的食物，避免饱食，禁烟酒，保持大便通畅。早睡早起，养成良好的作息习惯。

【名医验案】

李某，男，72岁，因"阵发性胸闷、心慌2年，加重2月"入院，伴汗出，纳一般，喜进温食，时有胃脘痞满，大便稀薄，日行1~2次，寐尚可，舌淡紫，苔薄白腻，脉涩。既往有房性早搏、短暂房性心动过速、高血压2级、甲状腺功能减退、脑出血后遗症史。证属心脾阳虚，心脉瘀阻，治宜益气温阳，活血通脉。方选黄芪建中汤合桂枝龙骨牡蛎汤加减，组方：炙黄芪18g，炙桂枝8g，白芍10g，炒白术10g，煅龙骨30g，煅牡蛎30g，茯苓10g，茯神10g，紫丹参18g，葛根18g，降香5g，炒枳壳10g，桔梗5g，炮姜5g，炒米仁30g，生甘草3g。7剂药后，患者述胸脘大舒；守方不变，续进14剂后，患者主诉胸闷、心悸明显缓解，大便成形，日行一次，巩固7剂，患者出院。本证即属心脾两虚，中阳式微，输运无权，是以胸阳不旷，离照失明，血脉瘀阻。黄芪建中汤温阳益气治其本，佐以丹参、葛根、降香、龙骨、牡蛎、茯神活血通脉宁心以治其标，标本兼顾，诸症遂平。

**按语：** 胡铁城主任认为，中医临床治疗疾病，最根本的是调整人体的阴阳气血，使人体内部恢复到

"阴平阳秘"，即阴阳平衡的状态，则疾病可渐愈。人体的营和卫皆水谷之精微之气所生成，浊者属阴，是为营气，清者属阳，是为卫气。本方组方合理，桂枝辛温，温从阳而抚卫，芍药酸寒，寒走阴而益阳，桂芍相须，姜枣相得，龙骨、牡蛎潜阳敛阴，调摄肾气，从而达到调和营卫，通阳养阴，宁心安神，镇潜固涩，交通心肾。故于老年病的临床诊治中，凡见阴阳俱损，营卫不谐，平衡失调者，皆可纳入本方的治疗范畴，取得良好效果。

（方祝元．江苏省中医院名医验案医话精粹．江苏：江苏凤凰科学技术出版集团，2014）

## 急性心肌梗死

急性心肌梗死（acute myocardialinfarction，AMI）是心肌缺血性坏死，为在冠状动脉病变基础上，发生冠状动脉血供急剧减少或中断，相应的心肌严重而持久的急性缺血而导致的坏死。临床表现为持久的胸骨后剧烈疼痛、发热、白细胞计数和血清坏死标记物增高以及心电图进行性改变，可发生心律失常、心力衰竭和休克，属冠心病的严重类型。

本病多属于"真心痛""厥心痛"范畴，并与"厥脱""暴脱""喘厥"等相关。

### 【病理机制】

急性心肌梗死的基本病因是冠状动脉粥样硬化造成管腔严重狭窄和心肌血供不足，而侧支循环未充分建立。在此基础上，一旦血供进一步急剧减少或中断，使心肌严重而持久地急性缺血达 1 小时以上，即可发生心肌梗死。研究证实，绝大多数的心肌梗死是由于不稳定的粥样斑块溃破，继而出血和管腔内血栓形成，使管腔闭塞。少数情况下粥样斑块内出血或血管持续痉挛，也可使冠状动脉完全闭塞。心肌梗死后发生的严重心律失常、休克或心力衰竭均可使冠状动脉灌流量降低，心肌坏死范围进一步扩大。

### 【病因病机】

本病与外感六淫、内伤七情、饮食失调、肾元渐衰等因素相关。

本病病位在心，涉及肝、肾、脾、肺等脏，病理性质以本虚标实为主。本虚主要表现在阳虚、气虚、阴虚，标实主要为由虚而导致的气滞、瘀血、痰阻等。临床表现在两方面：其一为邪气痹阻更甚，心脉闭塞，血流断绝，不通则痛，故胸痛剧烈，持续不解；其二为素体本虚，在发展过程中，往往较快出现脏腑亏损，以心的阴阳不足多见，导致血行不畅，心阳痹阻，胸阳不展而发病。若正不胜邪，还可以出现心阳欲脱之危候。本病常并发其他变证，如心之气血不能接续则出现脉结代；阳气匮乏，水气凌心射肺则出现喘息不得卧；严重者出现心阳暴脱之危重症；或因气血阴阳不得顺接而出现厥证。

### 【诊断要点】

有典型的临床表现、特征性的心电图和心肌酶谱的动态变化基本可诊断，有条件的应做冠状动脉造影以确诊。典型的临床表现为：剧烈而持久的胸骨后疼痛，服用硝酸甘油不能缓解，烦躁不安，出汗，濒死感。美国心脏病学会（ACC）、美国心脏学会（AHA）和世界心脏联盟（WHF）联合颁布了最新的全球心肌梗死统一定义，该定义将敏感性和特异性更高的生化标志物-肌钙蛋白（cTn）作为诊断的核心项目。新版定义的心肌梗死标准为：血清心肌标志物（主要是肌钙蛋白）升高（至少超过99%参考值上限），并至少伴有以下一项临床指标：①缺血症状；②新发生的缺血性 ECG 改变：新的 ST-T 改变或左束支传导阻滞（LBBB）；③ECG 病理性 Q 波形成；④影像学证据显示有新的心肌活性丧失或新发的局部室壁运动异常；⑤冠脉造影或尸检证实冠状动脉内有血栓。老年人心肌梗死症状常常不典型，加之并发症多，早期心电图及心肌酶谱变化亦不明显，诊断比较困难。如只有一项明显异常，也应考虑本病，按心肌梗死处理，密切观察其病情变化，反复做心电图、心肌酶谱检查以明确诊断。若老年人突发原因不明的意识障碍、眩晕、休克、心力衰竭、严重的心律失常，亦应考虑本病。

本病应与神经精神系统疾病、急腹症、肺炎、心绞痛相鉴别。

【辨证论治】

**1. 辨证要点**　本病辨证当以虚实为纲。气滞、血瘀、痰浊、阴寒痹阻心脉者属实；阴阳气血亏虚，心脉失养者属实。标实应辨气滞、血瘀、痰浊、阴寒的偏盛。气滞为主，闷重而痛轻，兼见胸胁胀满，善太息，憋气，苔薄白，脉弦；血瘀为主，胸部刺痛，固定不移，舌紫暗，脉涩；痰浊偏盛，胸中闷塞而痛，苔浊腻，脉滑；阴寒偏盛，胸部刺痛，受寒易发，舌苔白滑，脉沉。本虚应辨别阴阳气血亏虚的不同。

**2. 治疗原则**　本病治疗原则为先治其标，后治其本。标实当通，针对气滞、血瘀、寒凝、痰浊而疏理气机、活血化瘀、辛温通阳、泄浊豁痰，尤重活血通脉；本虚宜补，权衡心脏阴阳气血之不足，分别予以补气温阳、滋阴益肾，尤重补益心气。发作期间，首先选用速效止痛之药剂，以缓解心痛症状；其次须辨清证候之危重顺逆，一旦发现脱证之先兆，必须尽早投用益气固脱之品，采用中西医结合救治。

**3. 证治分类**

（1）气虚血瘀证

症状：胸闷胸痛，动则加重，伴短气，乏力，汗出，心悸。舌体胖大，有齿痕、瘀斑或瘀点，或舌黯淡，苔薄白，脉细无力或结代。

证候分析：心主血脉，心气不足则无力鼓动血脉，血行不畅，心脉痹阻，故见胸闷心痛；劳则气耗，故动则痛甚；气为血帅，气虚则运血无权，血运不达四肢，百骸失于充养，故见短气、乏力；汗为心之液，心气虚则心液失于固摄，故易汗出；寸口脉动应于心，心气虚则心血不能接续，脉道失充，故脉细或结代；舌为心之苗，舌质淡胖，瘀点、瘀斑、紫暗，均为气虚血瘀之象。

治法：益气活血，通脉止痛。

代表方：保元汤合血府逐瘀汤加减。

常用药：黄芪、党参益气通脉；桂枝、炙甘草助心阳，通经脉，鼓舞气血运行；丹参、川芎、赤芍、红花、桃仁活血化瘀；檀香、砂仁、薤白、厚朴理气宽胸。

失眠，加酸枣仁、五味子安神定志；气虚及阳，阳失温煦，见畏寒怕冷、肢凉不温，加肉桂、仙灵脾、炮干姜温助阳气；阳虚不化，痰浊瘀阻，见胸脘满闷、恶心呕吐，加半夏、石菖蒲、瓜蒌化痰；瘀血明显，疼痛甚者，加元胡、川楝子行气活血止痛。

（2）痰瘀交阻证

症状：突发胸痛，胸闷如窒，肢冷，甚则晕厥，恶心呕吐，或形体肥胖，素食肥甘厚味。舌质黯，边有瘀点，苔厚腻，脉滑或涩。

证候分析：痰瘀交阻，停于心胸，闭阻心脉，故突发胸痛，胸闷如窒；痰瘀痹阻，胸阳失展，则见肢冷；痰瘀交阻，气血阴阳不相顺接，故晕厥；痰浊上犯，胃失和降，则恶心呕吐；形体肥胖为痰浊停滞之象；舌质黯，边有瘀点，苔厚腻，脉滑或涩均为痰瘀交阻之象。

治法：化痰泄浊，活血化瘀。

代表方：温胆汤合桃红四物汤加减。

NOTE

常用药：半夏、陈皮、竹茹豁痰泄浊；桃仁、红花、川芎、赤芍活血化瘀。

胸闷为甚，苔白腻或垢浊，加桂枝、薤白、石菖蒲温阳泄浊；痰浊化热，见胸脘烦热，大便干结，口苦，苔黄腻者，加黄连、制大黄通腑泄热；血瘀较甚，疼痛较剧者，加失笑散活血化瘀，散结止痛；气滞胸脘，胀痛甚者，加香附、郁金理气止痛。

（3）气阴两虚证

症状：胸闷胸痛，短气乏力，口咽干燥，大便干，或有低热。舌黯红，苔薄少，脉细数无力或结代。

证候分析：气为血帅，气虚则运血无力，阴血同源，阴虚则脉络涩涩，气阴两虚则血行不畅，脉道干涩，心脉瘀阻，故见胸闷胸痛；气虚则乏力气短；阴液亏虚，上不能滋润口咽，下不能濡润大肠，故见口咽干燥，大便干；阴虚生热，故见低热。舌黯红，苔薄少，脉细数无力或结代均为气阴两虚兼瘀血的表现。

治法：益气养阴，活血通络。

代表方：生脉散加减。

常用药：人参、西洋参、麦冬、五味子益气生津；丹参、桃仁、赤芍、川芎活血化瘀。

心阴虚甚，见心悸盗汗，心烦不寐，加酸枣仁、柏子仁、夜交藤滋阴安神；肾阴虚甚，见耳鸣，腰膝酸软，潮热盗汗，加熟地、女贞子滋补肾阴；阴虚阳亢，头晕目眩，舌麻肢麻，面部烘热，加怀牛膝、钩藤、石决明滋阴潜阳；气阴两虚，心失所养，脉结代明显者，加炙甘草、干地黄、桂枝益阴复脉。

（4）心肾阳虚证

症状：卒然胸痛，胸闷气短，四肢不温，平素畏寒肢冷，腰酸耳鸣，夜尿清长，唇甲淡白。舌紫暗，或舌淡苔白，脉沉细或结代。

证候分析：病久体虚，损及心阳，胸阳不振，不能鼓动血脉，则心脉瘀阻；阳虚则寒盛，或因寒邪入侵，致寒凝胸中，心脉挛急不通，故见卒然心痛；胸阳不振，宗气失于充养，则胸闷气短；阳气不足，血脉失于温煦，气血不能布达四肢末端，故见四肢不温，畏寒肢冷；腰为肾之府，耳为肾之窍，肾阳虚不能温阳则见腰酸，不能充养肾窍则见耳鸣；肾阳亏虚，开合失度，膀胱不约，故见夜尿清长；阳气虚弱，脉气鼓动无力或不能接续，故脉沉细或结代；唇甲淡白，舌紫暗，或舌淡，苔白，皆为心肾阳虚，阴寒内盛，血行瘀滞之征。

治法：温补心肾，祛寒通脉。

代表方：右归饮合当归四逆汤加减。

常用药：附子、肉桂温补肾阳；熟地黄滋肾填精；山茱萸、枸杞子滋肾养肝；杜仲补肝肾，壮筋骨；山药、甘草补中养脾。

寒气盛，胸痛彻背，重用附子、干姜，加川椒温阳散寒；阳虚水泛，水气凌心射肺，症见喘息不得卧、心悸、水肿者，加葶苈子、车前子利水通阳；阳损及阴，阴阳两虚，症见心悸盗汗，五心烦热，加麦冬、五味子滋阴清热；阴竭阳脱，四肢厥逆，大汗淋漓或汗出如油，神志淡漠或烦躁不安，面色唇甲青紫，脉沉微者，重用附子，加煅龙骨、煅牡蛎回阳固脱，病情危重者用独参汤大补元气。

【西医治疗】

心肌梗死急性期的治疗原则为：挽救濒死的心肌，保护和维持正常的心脏功能，预防梗死心肌范围的扩大，缩小心肌缺血的范围，及时处理心律失常、心力衰竭等各种并发症。

**1. 一般治疗** ①心电、血压、呼吸监护：密切注意病情的变化，保持静脉通道的畅通，持续低流量吸氧。②缓解疼痛：哌替啶 50~100mg 肌注，或吗啡 5~10mg 皮下注射，也可用硝酸甘油 0.3mg 或消心痛 5~10mg 舌下含服，或使用硝酸酯类静脉制剂。急性期患者血压低者，应避免使用硝酸酯类药物。③控制饮食：饮食清淡易消化，避免饱餐，保持大便通畅，必要时可服用缓泻剂，注意出入量的变化。④预防血栓：卧床休息时，做一定的下肢被动运动，预防静脉血栓的形成。抗血小板治疗，抑制血小板凝聚，可口服阿司匹林肠溶片、硫酸氢氯吡格雷等。

**2. 溶栓治疗** 应及早采用溶栓治疗，恢复心肌的灌注，挽救濒死的心肌，缩小梗死的范围，保护心室的功能，并消除疼痛。适用于发病 6 小时内，相邻两个或两个以上导联 ST 段抬高≥0.2mv，年龄小于 70 岁，无其他禁忌症者。常用尿激酶等静脉给药。

**3. 经皮冠状动脉成形术和放置支架治疗**

【综合治疗】

**1. 针灸** ①体针取内关、间使、阴郄、膻中、巨阙。寒凝心脉加关元、气海，痰浊痹阻加丰隆、太渊，瘀血阻络加膈俞、血海，心肾阳虚加肾俞、足三里，阳衰气脱加人中、素髎，心脾两虚加脾俞、足三里，惊恐不安加神门，恶心呕吐加中脘、公孙，尿少浮肿者加阴陵泉，胸闷气急者加天突。发作期每日针刺 2 次或数次，10 次为一个疗程，缓解期每隔 1~2 日针刺 1 次，30 次为一个疗程。亦可加灸，每次取 2~3 个穴位，温针，或艾条灸。②耳针取心、肾、脾、交感、内分泌、皮质下、神门，每次 3~5 穴，发作期用毫针强刺激，留针 30min，缓解期用毫针弱刺激，或埋王不留行子。

**2. 外敷疗法** ①心通膏：制成小贴膏剂，每张 5 分宽，选心俞、内关、膻中、天池，各贴一张，每周 2 次，2 月为 1 疗程。功用：活血化瘀，芳香止痛。②桃仁栀子糊：上 2 味研末，加蜜调成糊状，摊敷心前区，以纱布覆盖，开始 3 日 1 次，用 2 次后 7 日 1 次，6 次为 1 疗程。功能：活血止痛。

【临证备要】

**1. 芳香理气、活血止痛中成药的运用** ①复方丹参滴丸：由丹参、三七、冰片组成，具有活血化瘀、理气止痛的功效，适用于气滞血瘀所致的胸痹。②速效救心丸：由川芎、冰片组成，具有行气活血、祛瘀止痛的功效，适用于气滞血瘀型冠心病、心绞痛。③麝香保心丸：由人工麝香、人参提取物、人工牛黄、肉桂、苏合香、蟾酥、冰片组成，具有芳香温通、益气强心的功效，适用于气滞血瘀所致的胸痹。④冠心苏合香丸：由苏合香、冰片、乳香、檀香、土木香组成，具有理气、宽胸、止痛的功效，适用于寒凝气滞、心脉不通所致的胸痹。以上四种中成药"性善走窜开窍，无往不达"，可扩张冠脉血管，增加冠脉血流量，降低冠脉阻力和心肌耗氧量，防止心肌缺血，用于胸闷、心前区疼痛、固定不移、心肌梗死见上述证候者。

**2. 从"络风内动"论治急性心肌梗死** 当代王永炎、吴以岭院士丰富了"络脉为病"的病机理论，提出"毒损络脉"和"络脉-血管系统病"等概念，有效地指导了心脑血管疾病的临床实践。"络风内动"是根据胸痹心痛等疾病的发病特点而提出的一个病机概念，凡心脉病证出现动风征象则称之络风内动。从疾病的虚实性质分辨，络风内动包括热毒生风（主症：突发胸痛或胸闷，胸痛时呈被迫体位或"痛迫行止"；次症：心悸喘促，心烦口渴，小便黄赤，大便干结；舌脉：舌红或青紫，舌苔黄腻或黄厚，脉弦滑数）、络虚风动（主症：胸闷或胸痛时作时止，反复发作；次症：心悸气短，动则尤甚，乏力汗出，或虚烦不寐，肢体麻木；舌脉：舌淡苔白，或舌红少苔，脉细弱或结代或沉微）和外风引动内风（主症：猝然心痛如绞，胸痛引肩臂或咽喉、胃脘等部位；次症：自汗气短，喘促不得卧，面色苍白，形寒肢冷；舌脉：舌质暗红或舌质淡，有瘀斑瘀点，舌苔薄白，脉沉紧或结代）三个方面。

【预防调护】

一级预防主要是合理均衡的膳食结构，科学的生活方式。二级预防要对老年人群坚持定期体检及疾病的诊治，随访，早期发现、诊断和治疗冠心病。积极控制危险因素，如高血压、高血糖、高血脂等，以减少冠心病的患病率。三级预防是开展康复医疗、心理医疗等，以降低冠心病的病死率，防止病情恶化，减轻病残，降低复发，提高生活质量。

【名医验案】

李某，女，82岁，2007年12月25日初诊。患者胸骨后辣痛1月，曾在上海第六医院查心脏双源CT提示：左前降支狭窄50%。已服用抗凝、扩冠、调脂等西药，但症状缓解不明显。刻下：胸膺部辣痛，活动后疼痛明显，伴气短乏力，心慌胸闷，嗳气纳差，脉弱不调，舌黯红，苔薄。辨证为气阴两虚，气滞瘀阻，治以益气养阴，行气活血，通阳宣痹。处方：炙黄精30g，麦冬10g，玉竹10g，薤白9g，荜茇6g，甘松9g，石菖蒲10g，失笑散（包煎）10g，降香9g，当归10g，参三七10g，炒苍白术各12g，茵陈10g。14剂，煎服，西药继续使用。药后疼痛减轻，嗳气纳差消失，上方去荜茇、石菖蒲、炒苍白术、茵陈，加瓜蒌皮10g。14剂后日常活动时胸痛基本不发作，晚上饱餐后有隐痛，给予冠心平善后，每次4片，每日3次。随访至今，症情平稳。

按语：本病属中医学"真心痛""胸痹"范畴，多发于中老年人。李七一教授认为本病多属本虚标实，本虚是气、血、阴、阳亏虚，标实是血瘀、痰浊、寒凝、气滞，其中又以气阴两虚、气滞痰阻血瘀最为常见，治疗上多标本兼顾。李七一教授根据40余年的临床经验和经典文献检索，探索总结出院内制剂"冠心平"片，由黄精、当归、参三七、瓜蒌皮、甘松等药组成。方中黄精补中益气，润心肺，谨守"治病求本"之意，是为君药；三七活血化瘀通脉，当归养血活血，补而不滞，共为臣药；瓜蒌皮开痹散结，宽胸化痰，是为佐药；甘松理气止痛，擅治"卒心腹痛满"，是为使药。综观全方，攻补兼施，标本兼顾，攻而不伤正，补而不滞。

（方祝元. 江苏省中医院名医验案医话精粹. 江苏：江苏凤凰科学技术出版社，2014）

# 第三节　高血压病

高血压（hypertension）是一种以体循环动脉血压持续升高为特征的心血管综合征，是多种心脑血管疾病的重要病因和危险因素，动脉压的持续升高可导致靶器官如心脏、肾脏、大脑和血管的损害，最终导致这些器官功能衰竭，是心血管疾病死亡的主要原因之一。高血压分为原发性高血压（essential hypertension，即高血压病，通常简称为高血压）和继发性高血压（secondary hypertension）。原发性高血压占高血压的95%以上，老年人群发病率较高。

本病多属于"眩晕""头痛""中风"范畴，并与"不寐""心悸"等相关。

【病理机制】

高血压的病因尚不完全清楚，目前认为高血压是在一定的遗传易感性基础上，多种后天因素共同作用的结果。公认的病因和危险因素有遗传、高钠低钾饮食、缺乏体育运动、肥胖、吸烟、饮酒、社会心理因素、睡眠呼吸暂停等。此外，老年人动脉弹性下降与本病密切相关。

本病发病机制与交感神经系统活性亢进、肾素-血管紧张素-醛固酮系统激活、血管内皮功能紊乱、胰岛素抵抗、神经体液调节异常和平衡失调以及心血管局部旁分泌或自分泌功能紊乱等有关。

高血压的主要病理改变存在于动脉、心脏、脑、肾脏和视网膜。

**1. 动脉**　①小动脉：小动脉病变是高血压病最重要的病理改变。早期可出现全身小动脉痉挛，随着病情的发展可引起小动脉玻璃样变，中层出现血管壁的重构。各期的小动脉病变可使小动脉管腔狭窄，促使高血压持续和发展。小动脉病变常累及腹腔器官、视网膜及肾上腺包膜的细动脉及肾脏入球动脉，最终导致组织器官的缺血、损伤。②大动脉：随着年龄增长，大动脉顺应性下降，是老年人收缩期高血压的重要原因。病理改变为中膜增厚，主要累及冠状动脉、脑动脉和颈动脉。

**2. 心脏**　高血压持续存在致使左心室负荷加重，日久引起左心室肥厚与扩大，是高血压病心脏最特征性的改变。长期的动脉管腔狭窄导致周围血管阻力上升是左心室肥厚的主要原因，最后引起高血压性心脏病，甚至心力衰竭。

**3. 脑**　高血压可造成脑血管从痉挛到硬化的一系列改变，在小动脉硬化的基础上，促使血栓形成而产生脑梗死。颅内外动脉内壁上的粥样斑块脱落可造成脑栓塞。脑动脉的微动脉瘤在血管痉挛、血管压力波动时会发生破裂出血。

**4. 肾脏**　长期高血压使肾小球囊压力增加，肾小球纤维化，肾小管萎缩，加上肾动脉硬化，进一步导致肾实质缺血和肾单位不断减少，严重者导致肾衰竭。急进型高血压时，入球小动脉与小叶间动脉发生增殖性动脉炎和纤维素样坏死，在短期内可出现肾衰竭。

【病因病机】

本病主要由年老体虚，肾精亏损，或体质禀赋偏颇，瘦人阴虚多火，肥人气虚多痰，或情志不遂，忧郁恼怒太过，或饮食不节，嗜酒无度，过食肥甘，湿热内蕴，或病后体虚以及跌仆损伤，致使脏腑、经络气血功能紊乱，阴阳失去平衡，清窍不利，形成以头晕、头痛等为主要表现的高血压。

本病病位在头窍，与肝、脾、肾三脏相关。病理性质以本虚标实居多，肝肾阴虚为本，肝阳上亢、痰浊内蕴、瘀血阻络为标。风、火、痰、瘀、虚是高血压病的常见病理因素。在高血压病的病变过程中，各个证候之间相互兼夹或转化。如脾胃虚弱，气血亏虚而生眩晕，而脾虚又可聚湿生痰，表现为气血亏虚兼有痰湿中阻的证候。如痰湿郁久化热，形成痰火为患，甚至火盛伤阴，形成阴亏于下，痰火上蒙的复杂局面。再如肾精不足，若阴损及阳，或精不化气，可以转为肾阳不足或阴阳两虚之证。此外，风阳每夹有痰火，肾虚可以导致肝旺，久病入络形成瘀血，故临床常形成虚实夹杂之证候。阴虚阳亢，风阳上扰，往往有中风晕厥的可能。

【诊断要点】

本病绝大部分起病隐匿，进展缓慢，早期无症状，有的患者是在体检中发现。常见的症状有头晕、头痛、后颈部僵硬疼痛、耳鸣以及情绪易波动、失眠健忘等。病程后期心、脑、肾等靶器官受损及有并发症时，可出现相应的症状。当年龄≥60岁，诊室测量静息坐位肱动脉血压持续或非同日3次以上升高时，结合病史与相关实验室检查，如微量白蛋白尿、血液生化、超声心动图、颈动脉超声、眼底检查等，可作出分期诊断，判断有无靶器官损害，同时判断是否为原发性高血压或继发性高血压病。

　　老年人高血压的特点是：①收缩压增高为主。②脉压增大。③血压波动大。④容易发生直立性低血压。⑤常见血压昼夜节律异常。⑥常与多种疾病共存。

　　高血压诊断应该包括心血管危险因素、靶器官损害与相关临床情况及危险分层的评估。心血管风险分层根据血压水平、心血管危险因素、靶器官损害、临床并发症和糖尿病，分为低危、中危、高危和很高危四个层次。3 级高血压（表 10-1）伴一项及以上危险因素（表 10-2），合并糖尿病、心脑血管病或慢性肾脏疾病等并发症，属于心血管风险极高危患者（表 10-3）。

　　老年高血压几乎皆为原发性，继发性患者很少见。尽管如此，仍应排除继发于肾脏、内分泌、血管和颅脑等病变的患者。本病患者多并发或合并脑、心、肾等器官病变，其中以脑血管意外、冠状动脉粥样硬化性心脏病最为常见，诊断时应予以注意。

#### 表 10-1　血压水平的分类

| 类别 | 收缩压（mmHg） | | 舒张压（mmHg） |
| --- | --- | --- | --- |
| 正常血压 | <120 | 和 | <80 |
| 正常高值 | 120~139 | 和（或） | 80~89 |
| 高血压 | | | |
| 　1 级高血压（轻度） | 140~159 | 和（或） | 90~99 |
| 　2 级高血压（中度） | 160~179 | 和（或） | 100~109 |
| 　3 级高血压（重度） | ≥180 | 和（或） | ≥110 |
| 单纯收缩期高血压 | ≥140 | 和 | <90 |

注：当收缩压和舒张压分属于不同分级时，以较高的级别作为标准。

#### 表 10-2　影响高血压患者预后的危险因素

| 心血管危险因素 | 靶器官损害 | 伴随临床疾患 |
| --- | --- | --- |
| · 高血压（1~3 级） | · 左心室肥厚 | · 脑血管病 |
| · 年龄>55（男性），>65（女性） | 心电图：Sokolow（$SV_1+RV_5$）>38mm | 脑出血、缺血性脑卒中、短暂 |
| · 吸烟 | 或 Cornell（RaVL+$SV_3$）>2440mm·ms | 性脑缺血发作 |
| · 糖耐量受损和（或）空腹血糖受损 | 超声心动 LVMI 男性≥125g/m²，女 | · 心脏疾病 |
| · 血脂异常 | 性≥120g/m² | 心肌梗死、心绞痛、冠状动脉 |
| TC≥5.7mmol/L（220mg/dL）或 | · 颈动脉超声 IMT≥0.9mm 或动脉粥样 | 血运重建、慢性心力衰竭 |
| LDL-C>3.3mmol/L（130mg/dL）或 | 硬化斑块 | · 肾脏疾病 |
| HDL-C<1.0mmol/L（40mg/dL） | · 颈股动脉 PWV≥12m/s | 糖尿病肾病、肾功能受损、肌 |
| · 早发心血管病家族史（一级亲属发 | · ABI<0.9 | 酐≥133μmol/L（1.5mg/dL，男 |
| 病年龄男性<55 岁，女性<65 岁） | · eGFR<60mL/（min·1.73m²） | 性），≥124μmol/L（1.4mg/dL， |
| · 腹型肥胖（腰围男性≥90cm，女 | 或血肌酐轻度升高 115~133μmol/L | 女性）尿蛋白≥300mg/24h |
| 性≥85cm 或肥胖（BMI≥28kg/m²） | （1.3~1.5mg/dL，男性）107~ | · 周围血管病 |
| · 血同型半胱氨酸升高（≥10μmol/L） | 124μmol/L（1.2~1.4mg/dL，女性） | · 视网膜病变 |
| | · 尿微量白蛋白 30~300mg/24h 或白蛋 | 出血或渗出、视盘水肿 |
| | 白/肌酐≥30mg/g | · 糖尿病 |

注：TC：总胆固醇；LDL-C：低密度脂蛋白；HDL-C：高密度脂蛋白；BMI：体重指数；LVMI：左心室质量指数；IMT：内膜中层厚度；PWV：脉搏波传导速度；eGFR：估测的肾小球滤过率。

**表10-3 高血压患者心血管风险水平分层**

| 危险因素和病史 | 1级 | 2级 | 3级 |
|---|---|---|---|
| 无 | 低危 | 中危 | 高危 |
| 1~2个危险因素 | 中危 | 中危 | 很高危 |
| 2~3个危险因素或，靶器官损害 | 高危 | 高危 | 很高危 |
| 临床并发症或合并糖尿病 | 很高危 | 很高危 | 很高危 |

**【辨证论治】**

**1. 辨证要点** 本病为本虚标实之证，主要是上实下虚。上实为肝阳上亢，肝火、肝风上扰，气血并走于上，瘀血痰浊阻滞，症见头晕头痛、口干口苦、面红目赤、烦躁易怒。胸闷，腹胀痞满，肢体沉重，舌胖苔腻，脉濡滑者，属痰浊内阻；头晕阵作，偏身麻木，口唇发紫，舌紫，脉弦细涩，属瘀血阻滞。本虚为肝肾阴虚，或肾阳虚衰。头晕目眩，耳鸣，五心烦热，不寐多梦，腰膝酸软，脉细数或细弦者，属肝肾阴虚；头晕眼花，形寒肢冷，心悸气短，腰膝酸软，舌淡胖，脉沉弱者，属肾阳虚衰。

**2. 治疗原则** 治疗以补虚泻实、调整阴阳为原则，治法有从标从本之异。急者多偏实，可选用息风、潜阳、清火、化痰等法，以治其标为主。缓者多偏虚，当用补益气血、益肾、养肝、健脾等法，以治其本为主。

**3. 证治分类**

（1）肝阳上亢证

症状：头晕头痛，面红目赤，口干口苦，烦躁易怒，大便秘结，小便黄赤。舌质红，苔薄黄，脉弦有力。

证候分析：肝阳风火上扰清窍则眩晕头痛，面红目赤；肝胆火旺则急躁易怒，口干口苦，大便秘结，小便黄赤；舌质红，苔黄，脉弦皆是阳亢火旺之征。

治法：平肝潜阳。

代表方：天麻钩藤饮加减。

常用药：天麻、钩藤、石决明平肝潜阳；栀子、黄芩、菊花清泻肝火；牛膝、桑寄生、杜仲补益肝肾；茯神、夜交藤养心安神；益母草活血利水以降压。

阳亢化风者，加羚羊角、珍珠母镇肝息风；便秘者，加大黄、芒硝通便泻热。

（2）痰湿内盛证

症状：头重如蒙，困倦乏力，胸闷，腹胀痞满，少食多寐，呕吐痰涎。舌胖，苔腻，脉濡滑。

证候分析：痰浊中阻，清阳不升，浊阴不降，上蒙清窍，则头重如蒙，多寐；痰浊阻滞中焦气机，故见胸闷，腹胀痞满，少食，呕吐痰涎；舌体胖，苔白腻，脉弦滑皆为痰湿中阻之象。

治法：祛痰降浊。

代表方：半夏白术天麻汤加减。

常用药：半夏、白术、橘红、茯苓、甘草健脾化痰降逆；天麻平肝息风。

眩晕较甚，呕吐频作者，加代赭石、竹茹降逆化痰；脘闷不食，加白蔻仁、砂仁化湿和胃；耳鸣，加石菖蒲、远志化痰开窍；胸闷气促，烦躁呕吐，舌红苔黄腻者，加枳实、竹茹、黄芩、黄连清热化痰。

（3）瘀血内停证

症状：头痛经久不愈，固定不移，头晕阵作，偏身麻木，口唇发紫。舌紫暗，有瘀点或瘀斑，脉弦细涩。

证候分析：瘀血阻络，气血不畅，脑失所养，故眩晕，头痛，偏身麻木；口唇紫暗，舌紫暗，有瘀点或瘀斑，脉涩或细涩，均为瘀血内阻之征。

治法：活血化瘀。

代表方：血府逐瘀汤加减。

常用药：生地、当归、赤芍、川芎、桃仁、红花活血养血；柴胡、牛膝、枳壳调畅气机。

气虚明显者，加黄芪、山药补气活血；阳虚明显者，加仙茅温阳化瘀。

（4）肝肾阴虚证

症状：头晕目眩，耳鸣，目涩咽干，五心烦热，盗汗，不寐多梦，腰膝酸软，大便干涩，小便热赤。舌红，苔少或光剥，脉细数或细弦。

证候分析：肾精不足，髓海空虚，脑失所养，故头晕目眩；肝肾同源，精血同源，肝肾阴虚，肾开窍于耳，故耳鸣；肾精不足，心肾不交，故不寐多梦；腰为肾之府，肾虚则腰失濡养，故腰膝酸软；肾虚精关不固则遗精滑泄；肾阴虚则生内热，故五心烦热，盗汗；舌红，苔少或光剥，脉细数为阴虚之征。

治法：滋补肝肾，平潜肝阳。

代表方：杞菊地黄丸加减。

常用药：熟地、山萸肉滋补肝肾；山药滋肾补脾；泽泻泻肾降浊；丹皮泻肝火；茯苓渗脾湿；枸杞子、菊花养肝明目。

大便秘结者，加玄参、火麻仁润肠通便；虚烦不寐者，合黄连阿胶汤滋阴降火，养心安神。

（5）阴阳两虚证

症状：头晕眼花，耳鸣，形寒肢冷，心悸气短，腰膝酸软，小便短少，下肢浮肿，遗精阳痿，夜尿频数，大便溏薄。舌淡胖，脉沉迟。

证候分析：肾精亏虚，髓海不足则头晕眼花，耳鸣；肾阳不足，失于温煦则形寒肢冷，心悸气短，腰膝酸软；阳气衰微，精关不固则遗精、阳痿；肾阳虚，气化无权则小便短少，下肢浮肿，夜尿频数；舌淡胖，脉沉迟均为阳气亏虚之象。

治法：滋阴温阳。

代表方：济生肾气丸加减。

常用药：肉桂、附子温补肾阳；白术、茯苓、泽泻、车前子通利小便；生姜温散水寒之气；白芍调和营阴；牛膝引药下行，直驱下焦，强壮腰膝。

便溏者，加四神丸温肾散寒，涩肠止泻；小便短少，下肢浮肿者，加葶苈子利水消肿。

【西医治疗】

**1. 治疗目标**　老年高血压的主要治疗目标是保护靶器官，最大限度地降低心血管事件和死亡的风险。一般高血压患者，应将血压降至 140/90mmHg 以下；65 岁及以上的老年人，收缩压应控制在 150mmHg 以下，如能耐受还可进一步降低至 140/90mmHg 以下；伴有糖尿病、肾脏疾病或病情稳定的冠心病高血压患者，治疗宜个体化，一般可将血压降至 130/80mmHg 以下；脑卒中后的高血压患者，一般血压目标为 140/90mmHg；处于急性期的冠心病或脑卒中患者应按相关指南进行血压管理；舒张压低于 60mmHg 的冠心病患者，应在密切监测血压的情况下逐渐实现降压达标。

**2. 非药物治疗**　非药物疗法是降压治疗的基本措施，包括纠正不良生活方式和不利于身心健康的行为和习惯。具体内容如下：①减少钠盐的摄入，增加钾盐摄入，建议每日摄盐量少于 6g。同时，警惕过度严格限盐导致低钠对老年人的不利影响。②调整膳食结构，鼓励老年人摄入多种新鲜蔬菜、水果、鱼类、豆制品、粗粮、脱脂奶及其他富含钾、钙、膳食纤维、多不饱和脂肪酸的食物。③控制总热量摄入并减少膳食脂肪和饱和脂肪酸摄入。④戒烟，避免吸二手烟。⑤限制饮酒。⑥适当减轻体重。⑦规律适度的运动。⑧减轻精神压力，避免情绪波动，保持精神愉快、心理平衡和生活规律。

**3. 降压药物治疗**

（1）降压药物应用的基本原则

①小剂量：初始治疗时通常应采用较小的有效治疗剂量，并根据需要逐步增加剂量。②优先选择长效制剂：为了有效地防止靶器官损害，尽可能使用每天 1 次给药而有持续 24 小时降压作用的长效药物。③联合用药：在低剂量单药治疗疗效不满意时，可以两种或多种降压药物联合应用，以使降压效果增大而不增加不良反应。④个体化：根据患者的病情、耐受性、个人意愿及承受能力，选择适合患者的降压药物。

（2）常用降压药物

①利尿剂：尤其适用于老年高血压、单纯收缩期高血压或伴心力衰竭者，也是难治性高血压的选择用药。主要包括噻嗪类利尿剂、袢利尿剂、保钾利尿剂与醛固酮受体拮抗剂等。在我国，常用的噻嗪类利尿剂有氢氯噻嗪和吲哒帕胺。噻嗪类利尿剂易引起低血钾，导致血糖、尿酸、胆固醇增高，其不良反应与剂量密切相关，故通常采用小剂量。痛风者禁用；高尿酸血症及明显肾功能不全者慎用；糖尿病、高脂血症慎用。

②β受体阻滞剂：适用于伴快速性心律失常、冠心病、慢性心力衰竭、交感神经活性增高以及高动力状态的高血压患者。常用药物有美托洛尔、比索洛尔、阿替洛尔等。高度心脏传导阻滞和哮喘患者禁用。慢性阻塞性肺疾病、周围血管疾病或糖、脂代谢异常者慎用。

③钙通道阻滞剂（CCB）：尤其适用于老年高血压、单纯收缩期高血压、高血压伴稳定性心绞痛、冠状动脉硬化、颈动脉硬化及周围血管病患者。根据药物的分子结构和作用机制分为二氢吡啶类和非二氢吡啶类，前者如硝苯地平、尼群地平、氨氯地平、非洛地平等，后者有维拉帕米和地尔硫卓。此类药物常见不良反应为反射性交感活性增强引起的心率快、面潮红、头痛和踝部水肿，长效制剂不良反应明显减少。二氢吡啶类 CCB 没有绝对禁忌症，但心动过速与心力衰竭患者应慎用。

④血管紧张素转换酶抑制剂（ACEI）：除降压作用外，还具有良好的靶器官保护和减少心血管终点事件作用。适用于伴慢性心力衰竭、心肌梗死后伴心功能不全、糖尿病肾病、非糖尿病肾病、代谢综合征、蛋白尿或微量白蛋白尿患者。常用药包括卡托普利、依那普利、贝那普利、培哚普利等。主要的不良反应是刺激性干咳，多见于用药初期，症状较轻者可坚持服药，不能耐受者可改用 ARB。其他不良反应有低血压、皮疹，偶见血管性水肿，长期应用可导致高钾血症。禁忌症为双侧肾动脉狭窄、高钾血症。

⑤血管紧张素 II 受体拮抗剂（ARB）：适用于伴左心室肥厚、心力衰竭、预防心房颤动、冠心病、糖尿病肾病、代谢综合征、微量白蛋白尿或蛋白尿患者，以及不能耐受 ACEI 的患者。常用药有氯沙坦、缬沙坦、厄贝沙坦、替米沙坦等。此类药物不良反应少见，偶有腹泻，长期应用可使血钾升高。禁忌症为双

NOTE

侧肾动脉狭窄、高钾血症。

⑥α受体阻滞剂：不作为一般高血压治疗的首选药，适用于高血压伴前列腺增生者，也用于难治性高血压患者的治疗。如哌唑嗪、特拉唑嗪等。开始用药应在入睡前，以防止体位性低血压的发生，使用中注意测量坐位、立位血压，最好使用控释制剂。体位性低血压禁用，心力衰竭者慎用。

(3) 降压药物的联合应用

2级高血压和（或）伴有多种危险因素、靶器官损害的高危人群，往往初始治疗即需要应用两种小剂量降压药物，如仍不能达到目标水平，可在原药基础上加量，或给予3种或以上降压药物。我国临床推荐的联合治疗方案为：①主要推荐的优化方案：二氢吡啶类CCB+ARB；二氢吡啶类CCB+ACEI；ARB+噻嗪类利尿剂；ACEI+噻嗪类利尿剂；二氢吡啶类CCB+噻嗪类利尿剂；二氢吡啶类CCB+β受体阻滞剂。②次要推荐的方案：利尿剂+β受体阻滞剂；α受体阻滞剂+β受体阻滞剂；二氢吡啶类CCB+保钾利尿药；噻嗪类利尿剂+保钾利尿药。

【综合治疗】

**1. 针灸治疗**　①耳针：取皮质下、神门、心、交感、降压沟。每穴捻针半分钟，留针30分钟，每日1次。揿针埋藏或王不留行籽按压，每次选取2~3穴，可埋针1~2天，10天为疗程。②体针：主穴取风池、曲池、足三里、太冲。肝火炽盛加行间、太阳；阴虚阳亢加太溪、三阴交、神门；痰湿内盛加丰隆、内关。

**2. 放血疗法**　常规消毒，采用针或三棱针点刺耳尖穴，每侧放血5~10滴，2日1次，10次为1疗程。适用于高血压病肝阳上亢证。

【临证备要】

**1. 补虚与泻实兼施**　阴阳气血亏虚是高血压发病的关键，且与肝、脾、肾关系密切。高血压多为本虚标实之证，本虚是基础，所以常须补虚与泻实兼施，或在标实证缓解之后治本补虚，如滋养肝肾合平肝潜阳，健脾益气合化痰降逆，益气养阴合活血化瘀。

**2. 高血压从肝论治**　肝为风木之脏，内寄风火，体阴而用阳，其性刚劲，故高血压与肝关系最为密切。由于老年人体质因素及病机演变的不同，可表现肝阳上亢、内风上旋，水不涵木、虚阳上扰，阴血不足、血虚生风，肝郁化火等不同的证候，或常见风火相煽，风痰上扰。因此，临证之时当根据病机的异同选择平肝、柔肝、养肝、疏肝、清肝、滋阴、化痰诸法。

**3. 警惕阳亢化风**　老年高血压以虚实夹杂为主，其中因肝肾阴亏、肝阳上亢而导致者，若肝阳暴亢，阳亢化风，夹瘀夹火，窜走经隧，可以出现眩晕头胀、面赤头痛、肢麻震颤，甚至晕倒等症状，当警惕有发生中风的可能。必须严密监测血压、神志、肢体肌力、感觉等方面的变化，以防病情变化。

【预防调护】

高血压及其并发症是我国人群疾病死亡的首位病因，因此必须及早发现、及时治疗、终生服药，尽量防止靶器官损害，减少其严重后果。

高血压的预防分为三级：一级预防针对高血压病的高危人群，减少高血压病的发生；二级预防是针对高血压患者，采用简便、有效、安全、价廉的药物进行药物治疗；三级预防针对高血压重症的抢救，预防其并发症的发生和死亡。

健康宣教，保持健康的生活方式非常重要。生活中要注意劳逸结合，情绪乐观。饮食不宜太精细，多吃富含营养而热量较低的食物，每日盐的摄入不超过6g，少食油腻、动物内脏及含糖的食物。

【名医验案】

潘某，女，63 岁，工人。病史摘要：患有原发性高血压病 20 余年，常服中西药物治疗，但血压始终升降不定，且呈逐渐上升趋势，170~202/100~125mmHg。初诊：1997 年 2 月 15 日。头胀痛，视物模糊，左侧目睛转动欠灵，左手足清冷不温，左臂乏力，难持重物，肢麻，腿足酸软，足底酸痛，舌苔薄，质淡，脉细。血压 170/125mmHg，肾功能正常。肾阳亏虚，肝失温养，风木内动，气血失调。

处方：仙灵脾 10g，仙茅 10g，巴戟肉 10g，当归 10g，炒杜仲 15g，桑寄生 15g，川芎 10g，枸杞子 10g，大生地黄 10g，天麻 10g，鸡血藤 12g，怀牛膝 10g，灵磁石 25g。7 剂，每日 1 剂。

二诊：1997 年 2 月 22 日。药后头昏胀、怕冷减轻，左足冷，左半侧胸闷，嗳气为舒，右目模糊，苔薄质淡。血压 160/96mmHg。温养肝肾有效，原法巩固，原方加青木香 6g，每日 1 剂。

三诊：1997 年 4 月 16 日。药服 1 月，停用 3 周，头昏不显，左手臂酸软麻木，左下肢筋脉牵引疼痛，足底酸痛，行走不利，苔薄质淡，脉细。血压 160/90mmHg。肝肾亏虚，气血失调，仍予温养。2 月 15 日方去大生地、灵磁石，加天仙藤 12g，豨莶草 15g，每日 1 剂。

四诊：1997 年 5 月 28 日。服药 1 周后血压 146/84mmHg，连服月余，血压稳定，未见波动。今测血压 142/84mmHg，左侧足膝关节仍酸胀，下肢筋脉拘急，足底酸痛，行走不利，右手臂时有麻胀，苔淡黄薄腻、质黯紫，脉沉细。肝肾不足，阴中火衰，守法巩固。此后常来调治，血压始终在正常范围，用药随症加减，但治法始终不变，至今 6 年，效果堪称显著。

**按语：** 高血压病多系本虚标实，临床多见肝肾阴虚，风阳上扰证。本案属肾阳亏虚，肝失温养，又有风木内动，气血失调，较为少见。周仲瑛教授在治疗中用仙灵脾、仙茅、巴戟肉、炒杜仲、桑寄生、怀牛膝温阳补肾以暖肝，当归、川芎、枸杞子、大生地黄补肝肾之阴血，天麻、灵磁石平肝息风，鸡血藤活血通络。整体调治，肾阳得复，肝得温养，肝风平降，气血调达，故血压得降。

[周仲瑛. 清温异治高血压病验案. 南京中医药大学学报，2004，20（5）：261-262]

# 第四节　充血性心力衰竭

充血性心力衰竭（congestive heart-failure，CHF）简称心衰，是由于心脏结构或功能性疾病导致心室充盈和射血能力受损，心排血量不能满足机体组织代谢需要，以肺循环和（或）体循环淤血，器官、组织血液灌注不足为主要临床表现的一组临床综合征。主要表现为呼吸困难、体力活动受限和体液潴留。冠状动脉疾病、高血压病、心肌病、瓣膜病、肺心病是老年人心力衰竭的主要原因，几乎所有的心脏疾病最终都会发展为心力衰竭。本病早期若能及时治疗，可延缓病情进展。中后期病情复杂难治，一般预后较差。

本病多属于"胸痹""心悸""喘证""水肿""虚劳"的范畴。

【病理机制】

心肌舒缩功能发生障碍时，最根本问题是心排血量下降，引起血流动力学障碍，维持心脏功能的每一个代偿机制的代偿能力都是有限的，长期维持最终发生失代偿，即可引起心衰。

**1. 血流动力学改变**　根据 Frank-Starling 定律，随着心室充盈压的升高，心肌纤维牵张，一定范围内心肌收缩力增强，心搏排血量相应增加，心功能增强。随着心室充盈压的进一步增

NOTE

加，心室扩张，舒张末压力增高，相应的心房压、静脉压也随之升高，待后者达到一定程度而失代偿时即出现肺或腔静脉淤血。

**2. 心肌肥厚** 当心脏后负荷增高时常以心肌肥厚为主要代偿机制，心肌肥厚以心肌纤维增多为主，心肌整体能源不足，继续发展至细胞死亡。心肌肥厚者，心肌顺行性差，舒张功能降低，心室舒张末压升高，客观上已存在心功能障碍。

**3. 神经体液的代偿机制** 当心排血量不足时，心房压力增高，神经体液机制进行代偿。①交感神经兴奋性增强：心功能不全患者血中去甲肾上腺素（NE）水平升高，作用于心肌 β1 肾上腺能受体，增强心肌收缩力并提高心率，以提高心排血量。与此同时，周围血管收缩，心脏后负荷增加，心率加快，均使心肌耗氧量增加，日久则导致心衰。②肾素-血管紧张素系统（RAS）激活：由于心排血量下降，肾血流量减低，引起 RAS 激活。一方面使心肌收缩力增强，周围血管收缩，保证心脑血供，同时促进醛固酮分泌，使水钠潴留，增加心脏前负荷，对心力衰竭起代偿作用。另一方面，心肌、血管平滑肌、血管内皮细胞等细胞和组织的重塑，可加重心肌损伤和心功能恶化。③心钠肽（ANP）和脑钠肽（BNP）：ANP 主要存在于心房，具有扩张血管、利尿作用。BNP 主要储存于心室肌内，作用与 ANP 类似。心力衰竭时，心室壁张力增加，ANP、BNP 分泌增加，降解很快，生理效应明显减弱。④精氨酸加压素（AVP）：由垂体分泌，具有抗利尿和收缩周围血管的生理作用，心力衰竭时血浆 AVP 升高，水潴留增加，周围血管的收缩使心脏后负荷增加，使心衰加重。⑤内皮素：具有很强的收缩血管作用，血浆内皮素水平与肺动脉压力升高相关，可致细胞肥大，参与心脏重塑。

**4. 心肌损害和心室重塑** 原发性心肌损害和心脏负荷过重使心功能受损，导致心室扩大、心室肥厚等各种代偿变化。在此过程中，心肌细胞、胞外基质、胶原纤维网等均有相应变化，进一步激活神经内分泌细胞因子，形成恶性循环，促使疾病进展，最终导致心衰。

【病因病机】

本病多因宿患心悸、胸痹、咳喘、哮证等，病久及心，或因年老心脏虚衰，血脉失主，血滞为瘀，水停为饮，害及五脏。外邪、劳倦、情志、服药不当等常为诱发或加重因素。

本病病位在心，涉及肺、肝、脾、肾。基本病理以虚为本，多虚中夹实。虚以阳气虚衰为主，实多血瘀、水饮为患，或夹寒、热、痰浊诸邪。正虚与邪实相互影响，形成心失所养、肾虚失纳、肺虚失肃、脾虚失健、气滞血瘀、脉络痹阻、水饮泛滥、凌心犯肺等多脏同病的虚实错杂证候，甚则发生心气衰竭、心阳欲脱的危象。

【诊断要点】

根据明确的心脏器质性病变，结合症状、体征、实验室及其他检查可做出诊断。一般将左心衰的呼吸困难，右心衰的颈静脉怒张、肝肿大、下垂性水肿作为诊断的重要依据。呼吸困难是老年人左心衰竭的最主要症状，表现为：①劳力性呼吸困难。②阵发性夜间呼吸困难。若伴有哮喘可称为心源性哮喘，是左心衰竭的早期典型表现。轻者坐起后数分钟可缓解，重者可伴阵咳、咯泡沫痰，甚至发生急性肺水肿。③端坐呼吸。肺淤血达到一定的程度时表现为严重呼吸困难。右心衰继发于左心衰而形成全心衰时，右心排血量减少，因此阵发性呼吸困难等肺淤血症状反而有所减轻。另外可伴随乏力、疲倦、头晕、心慌、食欲不振、恶心呕吐、腹胀、便秘及上腹疼痛等胃肠道症状，尿量减少、夜尿增多、蛋白尿和肾功能减退等肾脏症状，以及右上腹饱胀不适、肝区疼痛导其他症状，脑缺氧严重者可伴有嗜睡、神志错乱等精神症状，严重者可发生昏迷。

左心衰竭需与支气管哮喘、慢性支气管炎并发肺水肿、气管癌或支气管肺癌、代谢性酸中毒等鉴别，右心衰竭需与肾源性水肿、门脉性肝硬化、腔静脉综合征等鉴别。

**【辨证论治】**

**1. 辨证要点**

（1）辨主症 喘促多是肺气不足，水饮凌肺，肺失宣肃，或肾气亏损，摄纳无权。若喘促声低，气短欲断，慌张气怯，符合虚喘之辨证；若口唇紫暗，呼吸短促，咯痰，下肢浮肿，则属血瘀水阻之实喘。心悸多由心气不足，宗气外泄所致。心悸怔忡兼有盗汗、乏力、心烦者，为气阴两虚；如兼面色苍白，水肿畏寒，肢冷脉涩者，则为心肾阳虚；伴气喘、烦躁、大汗、四肢厥冷者，则属阳气虚脱的危重证候。本病水肿发生较慢，多从下肢开始，下陷难起，一般无表证，属阴水；如患者四肢厥冷，下利完谷，为脾虚；短气喘息、咳嗽、咯血，为肺气失宣；小便短少，为膀胱气化不利。

（2）辨阴阳气血 阴阳气血虚衰是导致心衰的根本原因，心气虚是心衰的最基本病机。心气虚的特点是心悸气短、动则尤甚。心气虚再加形寒肢冷则为心阳虚，心气虚兼头昏则为心血虚，心气虚兼心烦少寐则为心阴虚。

（3）辨证候演变 本病多继发于他病，病程长，容易反复，有逐渐加重之势。某些急性病能使心阳骤衰，其发病急剧，病势危急。病机转化主要是正和邪两者的变化，而关键是心气、心阳的盛衰。如阳气渐复，邪气渐除，则病情好转；若心气、心阳渐衰，邪气渐盛，则心阳虚衰、阳气虚脱、阴阳离决或阴阳俱竭而死亡。

**2. 治疗原则** 补气、活血、利水是治疗本病之要法。补气即补益心气，佐以温阳或滋阴；活血即活血化瘀，或益气化瘀，或温阳化瘀，以消除瘀血；利水即利水化湿，或益气利水、温阳利水、化瘀利水、宣肺利水、泄肺利水、健脾利水、温肾利水，以祛除水肿。本病病程较长，久病及肾，导致肾气不足，故缓解期宜补肾固本。

此外，心衰早期多表现为心肺气虚，以后逐渐影响到脾肾，后期则以心肾阳虚为主，并伴有不同程度的瘀血、痰浊、水饮，形成虚实夹杂之证。补虚、祛痰、利水、活血等治法应灵活运用，以标本虚实兼顾。

**3. 证治分类**

（1）阳虚水困证

症状：心悸气短，下肢水肿明显，甚至腰骶及周身浮肿，腰膝酸冷，恶寒，乏力或伴有腹水，腹胀纳少，尿少，大便溏。舌淡胖，苔白滑，脉沉弱结代。

证候分析：脾肾阳虚，胸阳不振，故见心悸气短，乏力；脾阳不振，健运失司，气不化水，故见下肢水肿明显，甚至腰骶及周身浮肿；肾阳不足，腰府失煦，卫阳不振，故见腰膝酸冷，恶寒；脾虚不运，转输无力，故见腹胀纳少，大便溏；肾阳亏虚，水液失于蒸腾，膀胱气化失司，故见腹水，尿少；舌淡胖，苔白滑，脉沉弱结代为阳虚水困之征。

治法：补脾温肾，化气利水。

代表法：实脾饮加减。

常用药：附子、干姜温阳散寒；黄芪、茯苓、白术、甘草健脾补气；木瓜、大腹皮、车前子、泽泻、猪苓利水祛湿。

NOTE

脘腹胀满，纳少者，加苏叶、陈皮、厚朴理气宽胸；浮肿，尿少明显者，加肉桂、冬瓜皮、五加皮温阳利水；阳虚水泛，见咳喘，难以平卧者，加桂枝、甘草、五加皮、生龙骨、生牡蛎化饮纳气；偏肾阳虚者，用济生肾气丸合真武汤温补肾阳。

（2）水凌心肺证

症状：咳喘，心悸不宁，气短，动则尤甚，端坐倚息，不能平卧，痰白而稀，面白唇青，尿少。舌质淡黯，苔白或白润，脉虚数或沉弱。

证候分析：年老久病，肾阳衰弱，水气泛滥，心阳受损，则心悸不宁，气短，动则尤甚；水邪干肺，肺失宣降，故见咳喘，端坐倚息，痰白而稀；肾阳虚，气化不利，则面白，尿少；阳虚血脉失于温煦而凝滞，则见唇青；舌质淡黯，苔白或白润，脉虚数或沉弱为水凌心肺之征。

治法：补肺益肾，纳气利水。

代表法：济生肾气丸加减。

常用药：熟地黄、山茱萸、山药滋补肝肾；附子、肉桂温肾助阳；泽泻、茯苓、车前子渗湿利水；牡丹皮清肝火；牛膝强壮腰膝，引水下行。

咳喘明显者，加葶苈子、桑白皮泻肺；脘腹胀满明显者，去熟地黄、麦冬，加苏叶、木瓜、焦槟榔、白术健脾理气；偏于肺虚者，加黄芪益气。

（3）气阴两虚证

症状：心悸气短，动则喘息，多汗，口干，心烦，头昏耳鸣，少寐，腰酸腿软，脘腹胀满，下肢浮肿。舌淡红，少苔，脉细数或结代。

证候分析：气阴两虚，血行不畅，心脉失养，则见心悸、心烦、少寐；气虚则见气短，动则喘息；阴血不足，清窍失养，则见头昏耳鸣；阴虚腰府失养，则见腰酸腿软；气阴不足，虚热内生，则见多汗，口干；脾肾气虚，转输无力，则见脘腹胀满，下肢浮肿；舌淡红，少苔，脉细数或结代为气阴两虚之征。

治法：益气养阴，补益心肾。

代表法：生脉散加减。

常用药：人参、麦冬、五味子益气养阴；黄芪、白术补脾益气；熟地黄、玉竹滋补脾肾；丹参、茯苓健脾养心。

口干，心烦内热者，人参易西洋参或太子参，去白术，加生百合、知母滋阴益气；胸闷、胸痛者，加川芎、瓜蒌、薤白宽胸止痛；胁下瘀块者，加三棱、莪术破血行气；气虚较著者，加重黄芪用量；水肿者，加泽泻、猪苓、车前草利水消肿。

（4）气虚血瘀证

症状：心悸怔忡，动则尤甚，面色紫暗，唇绀，胸闷甚至胸痛，脘腹胀满，下肢水肿，甚或腹水，胁下癥块，小便少，大便秘。舌黯有瘀斑瘀点，脉沉涩。

证候分析：心肾气虚，胸阳不振，气机不畅，血行瘀滞，故见心悸怔忡，动则尤甚；气虚无力运血，心血瘀阻，故见胸闷甚至胸痛；血行瘀滞，肌肤失荣，则见面色紫暗，唇绀；肾虚开阖失常，水饮内停，故见脘腹胀满，下肢水肿，甚或腹水；水阻血瘀，气机不畅，肝失疏泄，日久则见胁下癥块；肾司前后二阴，肾虚膀胱气化无权，则见小便少，大便秘；舌黯有瘀斑瘀点，脉沉涩为气虚血瘀之征。

治法：补气活血，化瘀利水。

代表法：补阳还五汤加减。

常用药：炙黄芪、红参益气温阳；桃仁、丹参、川芎、当归、郁金活血化瘀；茯苓、猪苓、葶苈子利水渗湿。

气虚甚者，重用红参；阳气不振，水肿甚者，加附子、桂枝、泽泻温阳泻水；血瘀日久，瘀积坚实者，加三棱、莪术、水蛭、土鳖虫破血化瘀；腹水者，加川椒目、大腹皮、车前子利水；胸水者，加葶苈子、桑白皮行水消肿；肾气虚为主者，用济生肾气丸。

（5）阳脱阴竭证

症状：喘憋，心悸，烦躁不安，端坐倚息，多汗或汗出如油，或冷汗淋漓，四肢厥冷，咯吐痰涎或粉红痰，尿少，甚至神识昏乱。舌淡或伸舌不能，脉疾数无根或脉微欲绝。

证候分析：肺肾衰竭，气失所主，气不归根，则喘憋，端坐倚息；肺肾极虚，累及心阳，心阳虚脱，虚阳躁动，则心悸，烦躁不安；阳脱，阴液外泄则多汗或汗出如油，或冷汗淋漓；阳脱血脉失于温运，则四肢厥冷；阳脱阴竭，固摄无权，则咯吐痰涎或粉红痰，尿少，甚至神识昏乱；舌淡或伸舌不能，脉疾数无根或脉微欲绝为阳脱阴竭之征。

治法：回阳救逆，填精固脱。

代表法：六味回阳饮合生脉散加减。

常用药：人参、麦冬、五味子益气养阴；附子、炮姜回阳救逆；生龙骨、生牡蛎收敛固涩；当归活血化瘀；熟地黄、山茱萸滋补肝肾。

尿少者，加茯苓、车前子、泽泻利尿；四肢厥冷者，加肉桂、桂枝通阳；喘息不得卧者，加服黑锡丹、蛤蚧粉益元补肾，摄纳肾气。本证病情危重，预后极差，可反复、大量应用独参针或参附针，静脉注射或静脉滴注，并需配合西医相关抢救措施。

【西医治疗】

**1. 急性心衰的治疗**　①体位：取坐位，双腿下垂，以减少静脉回心血流量，减轻心脏前负荷。②吸氧：高流量鼻导管给氧，需要时给予面罩加压给氧或正压呼吸。③镇静剂：吗啡静脉注射治疗急性肺水肿极为有效。④快速利尿：如呋塞米或利尿酸钠。⑤血管扩张剂：首选硝普钠，如肺水肿合并低血压或休克时，可用硝普钠和多巴胺或多巴酚丁胺联合静滴。⑥强心苷：如毛花苷 C 或毒毛旋花子苷。⑦氨茶碱：可解除支气管痉挛，减轻呼吸困难，还有扩张外周血管和利尿作用。

**2. 慢性心衰的治疗**　①病因治疗：积极治疗原发病，避免诱因。②减轻心脏负荷：休息，控制钠盐摄入，应用利尿剂，如氢氯噻嗪、呋塞米、螺内酯。应用血管扩张药，如硝酸甘油、硝酸异山梨酯、硝普钠。③增加心排血量：应用正性肌力药物可增加心肌收缩力，明显提高心排血量，常用洋地黄类，如地高辛、毛花苷 C；β 受体激动剂，如多巴胺、多巴酚丁胺；磷酸二酯酶抑制剂，如米力农、氨力农。④抗肾素-血管紧张素系统药物：血管紧张素转换酶抑制剂，如卡托普利、贝那普利；血管紧张素 Ⅱ 受体拮抗剂，如氯沙坦、缬沙坦。⑤β 受体阻滞剂：如美托洛尔、比索洛尔或卡维地洛。⑥醛固酮拮抗剂：如螺内酯。

【综合治疗】

**1. 外治法**　①养心安神膏，贴膻中穴。②大戟、芫花、甘遂等量研末，取少量敷脐中，利尿消肿，用于心衰尿少浮肿者。

**2. 运动训练**　临床稳定的心衰患者进行心脏康复治疗是有益的。心脏康复治疗包括专门

NOTE

为心衰患者设计的以运动为基础的康复治疗计划，要有仔细的监察，以保证患者病情稳定，安全进行，预防和及时处理可能发生的情况，如未控制的高血压、伴快速心室率的房颤等。

**3. 多学科管理方案**　多学科治疗计划是将心脏专科医师、心理、营养、运动、康复师、基层医生（城市社区和农村基层医疗机构）、护士、患者及其家人的共同努力结合在一起，对患者进行整体（包括身心、运动、营养、社会和精神方面）治疗，以显著提高防治效果，改善预后，树立战胜疾病的信心，积极配合治疗。

**【临证备要】**

**1. 慢性心衰的中医治疗**　慢性心衰是心脏病终末期的综合表现，病机复杂，有气虚、阳虚、血瘀、水停、气滞等不同，治疗上应根据其侧重，采取相应的治疗。①以气虚为主者，静点黄芪注射液，中药汤剂中重用人参（或党参、生晒参、太子参）、黄芪；有心律不齐而无明显水肿者，可用炙甘草汤；气虚血瘀者，用补阳还五汤。②以阳虚为主者，给予参附注射液静点；伴血压低，有阳脱迹象者，可用参附注射液静注。心阳虚者投苓桂术甘汤加味，肾阳虚者投真武汤加减。③气阴两虚者，投生脉注射液静点。汤药以生脉散加味：党参、麦冬、五味子、黄芪、生地、茯苓、白术。④喘促甚者，用葶苈大枣泻肺汤加味：葶苈子、大枣、泽泻、瓜蒌、地龙、桔梗、防己。⑤水肿明显，排尿困难者，投真武汤合五苓散加减：附子、茯苓、白术、赤芍、生姜、桂枝、泽泻、猪苓、车前子、玉米须、西瓜翠衣。服汤药后仍排尿困难者，可配合大戟、芫花、甘遂研末敷脐中，以助利尿。目前中药利尿效果尚不理想，对心衰重证，服上方后仍排尿量少者，可配合使用西药利尿剂。

**2. 针对原发病治疗**　①心痹心衰伴关节疼痛者，可予雷公藤片口服，或服用追风透骨丸。血沉增快，抗"O"增高者，可在中药汤剂中加威灵仙、独活、防己。②心厥之心衰，口服复律保心平口服液。③心痛之心衰，口服银杏叶或心可舒，也可静点丹红注射液。④兼有外感者，可静点穿琥宁注射液，或投双黄连粉针剂静点。

**3. 病证结合，分期论治**　心衰早期，相当于心衰Ⅰ度，中医辨证多属心、脾、肺、肾阳气亏虚，或气血两虚，以虚证为主，治疗上要注意培补，常分为心气不足、气阴两虚两种证型；心衰中期，相当于心衰Ⅱ度，症状复杂多变，中医辨证除有心、脾、肺、肾阳气亏虚或阴阳两虚外，大多兼有痰浊、血瘀，治疗上仍以补虚为主，但须佐以化痰利水、活血化瘀等疗法，常分为心肾气虚、痰瘀互阻和脾肾阳虚、水湿不化两型；心衰晚期，相当于心衰Ⅲ度，血流动力学进一步恶化，病情危重，宜采用中西医结合方法积极治疗，中医辨证以心、肾或脾、肺（气）、肾阳虚为本，病重者阳气虚脱，标实证多为痰浊、血瘀，或为痰浊阻肺、水气凌心，或瘀血内阻、肺气壅塞、气道不利，宜根据病情，或泻肺利水，或培补摄纳，或回阳固脱。

**【预防调护】**

注意休息；保持病室安静整洁、空气清新流通；呼吸困难不能平卧者，取半卧位或坐位；长期卧床者，给予气垫床，每小时翻身，以防褥疮和坠积性肺炎的发生；进行肢体主动或被动运动，以防血栓形成；饮食宜清淡，少食多餐，防止过饱，进食容易消化、富有营养的食物，限盐，忌食脂肪和动物内脏、辛辣刺激食物及浓茶等；忌烟酒；老年人尤宜保持大便通畅，必要时给予通便剂；避免各种心衰的诱发因素，如防治呼吸道感染、控制风湿活动及预防复发、控制心律失常、控制血压等。

**【名医验案】**

杜某，62 岁，男，1976 年 3 月 30 日初诊。患者半年前突然胸痛，出汗晕厥，速送某医院，诊为急性广泛前壁心肌梗死，休克。经抢救治疗出院，此后经常胸闷、气短、乏力、活动受限。近两周病情加重，夜间经常憋醒，需坐起，咳嗽、心悸、气短。进食少，睡眠欠佳，易出汗，畏冷。舌质暗胖，苔白，脉沉细数，血压 130/80mmHg。辨证：胸痹、心悸。立法：益气温阳，养心复脉。

处方：党参 24g，茯苓 24g，桂枝 12g，白芍 12g，川附片 9g，玉竹 18g，麦冬 9g，柏子仁 9g，五味子 12g，生姜 12g，白术 18g，川芎 18g，红花 9g，菖蒲 12g，炙甘草 9g，生牡蛎 30g，干晒参 6g。6 剂。

二诊：药后胸闷、心悸、气短减轻，夜间无憋醒。仍易出汗，畏冷，舌质暗胖，苔薄白，脉沉细。血压 130/80mmHg。上方加生黄芪 24g，继服 6 剂。

三诊：服药后，夜间未再憋醒，无咳嗽，出汗明显减少，活动量有增加。快走、劳累时仍有轻度胸闷，气短，未发生心绞痛。睡眠少。守法制方，继治 2 周，体力较前明显恢复，生活自理，活动量较前增加，无自觉不适，继服 1 周，病情稳定。

**按语：** 本例患者真心痛后正气已伤，心气虚，心血不足，致胸闷、心悸、气短、出汗；液为阴，心气不足，故夜间病情更为加重；舌胖为气虚阳虚之象，舌质暗为血瘀之征。给予益气温阳、活血养心之剂。人参、党参、黄芪益气；四物汤养血复脉；桂枝、川附片温阳；玉竹、麦冬、柏子仁、五味子育阴养心；川芎、丹参、红花、三七活血通脉；菖蒲、远志行气祛瘀交通心肾；生牡蛎镇静安神，收敛精气。

（张文康．中国百年百名中医临床家丛书·郭士魁．北京：中国中医药出版社，2002）

# 第五节　周围血管疾病

周围血管疾病（peripheral vascual disease，PVD）是指发生于心、脑血管以外的血管疾病，可分为动脉疾病和静脉疾病。动脉疾病包括血栓闭塞性脉管炎、雷诺病、大动脉炎、动脉粥样硬化闭塞症、肢端动脉痉挛病等。静脉疾病包括下肢静脉曲张、血栓性静脉炎、深静脉血栓形成等。周围动脉疾病是老年人常见的临床综合征，其患病率与年龄有关。据《中国心血管病报告 2015》："下肢动脉粥样硬化性疾病和颈动脉粥样硬化性疾病是中老年人常见的疾病，有危险因素者患病率较高，且随年龄而增高。"

本病多属于"脉痹""筋瘤""脱疽""臁疮"的范畴。

**【病理机制】**

**1. 周围动脉疾病** 病因尚不完全清楚。其危险因素有高龄、高血压、血脂紊乱、糖尿病、吸烟、肥胖、高同型半胱氨酸血症等。内膜损伤及平滑肌细胞增殖，细胞生长因子释放，导致内膜增厚，细胞外基质和脂质积聚；动脉壁脂代谢紊乱，脂质浸润并在动脉壁积聚；血流冲击致血管壁损伤等，导致血管内膜出现粥样硬化斑块，继发腔内血栓形成，使官腔狭窄，甚至完全闭塞。

**2. 周围静脉疾病** 深静脉血栓形成的三大因素是：静脉损伤，血流缓慢和血液高凝状态。静脉直接损伤可造成内皮脱落及内膜下胶原裸露，或创伤造成静脉内皮及其功能损害，均可引起多种生物活性物质释放，启动内源性凝血系统，同时静脉壁电荷改变，导致血小板聚集、黏附，形成血栓。老年人久病卧床、久坐少动导致静脉血流缓慢，血流在静脉瓣窦内形成涡流，使瓣膜局部缺氧，引起白细胞黏附分子表达，白细胞黏附及迁移，血栓形成。血液高凝状态多见于妊娠、产后、创伤、肿瘤及长期服用避孕药等，以上状况可使血小板增高、凝血因子含量增加而抗凝血因子活性降低，导致血管内血栓形成。

**【病因病机】**

本病可分为内因和外因两大类。外因包括外感六淫（以寒、湿居多）、特殊毒邪（烟毒）及外伤等，内因包括饮食不节、情志内伤、脏腑功能失调、劳伤虚损等。外伤可导致脉络损伤，瘀血凝结。老年脏腑机能渐衰，气血津液不足，血虚脉道不充，气虚推动乏力；肾精不足，虚火内生，灼津为痰；肾阳虚鼓动无力、肢体失养，导致脉道滞涩，血瘀、痰浊、气阻；久坐久卧伤气，气虚血瘀，痰瘀阻滞脉络，气血运行不畅；长期吸烟，烟毒熏蒸，炼液为痰；饮食不节，嗜食肥甘厚味，脾失健运，聚湿生痰，痰瘀凝聚脉络；情志内伤，肝气郁结，气滞血瘀，脉络瘀阻；终致痰瘀阻滞，脉络不通，发为本病。

本病病位在脉络，痰和瘀为病理因素，病理性质是本虚标实或虚实夹杂。本虚是气血亏虚、脏腑功能失调，标实是外感六淫、毒邪，两者相互影响。临床上外邪、痰瘀、正虚三者相互作用，互为因果。其中邪既可以是外因，又是瘀血后的病理产物（如瘀血、痰浊、水湿）；虚既是受邪的条件，也可能是血瘀伤正的结果；瘀常因邪而致或因虚而成。虽然血管病多数在血管的某一部位，但与脏腑气血有密切的关系。气血的虚衰与血管病的关系更为直接。

**【诊断要点】**

根据病史、症状体征及检查可诊断。诊断要点：①老年人有周围动脉疾病的危险因素，尤其是吸烟，或有周围静脉疾病如深静脉血栓形成的常见原因；②临床表现为疼痛，皮色、皮温改变，肢体肿胀或萎缩，出现溃疡或坏疽；③一般检查异常，血管功能试验阳性；④特殊检查如超声多普勒检查、血管造影阳性或核磁共振检查发现异常。

本病应与糖尿病坏疽、急性动脉栓塞、神经原性跛行与淋巴水肿等相鉴别。

**【辨证论治】**

**1. 辨证要点**

（1）辨标本虚实　老年患者多有本虚，以气血亏虚、脏腑功能失调、劳伤虚损为主，是发病的内因。面色苍白、消瘦倦怠属气血亏虚，腰膝酸软、便溏为脾肾阳虚。标实主要是感六淫、毒邪、痰浊、水湿。

（2）辨瘀血、水湿、热毒　局部固定性疼痛，局部皮肤及舌质紫暗、青紫，皮肤及舌有瘀斑、瘀点，舌下脉络曲张、紫暗，脉涩为瘀血之征；手足厥冷，患肢苍白或色紫、麻木、间歇性跛行，舌淡，苔白润，为寒湿瘀滞；患肢肿胀，局部红肿热痛，舌苔黄腻，属湿热；坏疽感染，高热、烦躁，乃至神昏谵语，当辨为热毒。

**2. 治疗原则**　活血通络是本病基本治疗原则。老年患者多有气虚，治宜益气活血、化瘀通络、软坚散结。初期多为气滞血瘀，或寒凝血瘀，治宜温阳散寒，活血通脉；瘀久化热，湿热下注，则应清热利湿，活血通络。热毒炽盛，当清热解毒凉血为主；热盛伤阴者，兼养阴生津；热扰神明者，兼解毒宁神开窍。

**3. 证治分类**

（1）寒湿瘀滞证

症状：手足厥冷疼痛，患肢苍白或色紫、麻木、间歇性跛行，或兼有腰膝酸软，便溏。舌质淡，苔白润，脉沉细或沉涩。

证候分析：年老肾气亏虚，肾阳不足，久则脾肾阳虚，寒自内生，或骤受寒湿，凝滞脉络，肢末失于温煦濡养，则手足厥冷疼痛、苍白、麻木、间歇性跛行；寒凝血瘀，则患肢色紫、脉涩；脾肾阳虚，则腰膝酸软、便溏；舌质淡，舌苔白润，脉沉细为阳虚之象。

治法：温阳散寒，理气活血。

代表方：阳和汤加减。

常用药：熟地、鹿角胶滋阴补血；肉桂、炮姜温阳散寒；麻黄、白芥子散寒化痰；甘草调和诸药。

腰膝酸软、便溏，加淫羊藿、巴戟天、杜仲温补脾肾；气虚者，加党参、黄芪益气健脾；阴寒重者，加附子，桂枝易肉桂温阳散寒；血瘀明显者，加桃仁、红花、川牛膝活血化瘀。

（2）气血两虚证

症状：患肢局部创口呈灰白色如镜面，久而不愈，脓液少而清稀，疼痛轻；皮肤干燥、脱屑、光薄，趾（指）甲干厚、变性，生长缓慢，汗毛脱落，肌肉萎缩，伴面色苍白，身体消瘦，神疲乏力，心悸气短，畏寒自汗。舌质淡，苔薄白，脉沉细无力。

证候分析：年老久病体虚，气血亏损，运行无力，四肢失养，卫外不固，故易感受寒湿之邪，创口不愈，脓液少而清稀；烟毒所袭，气血凝滞，瘀阻不通，故肌肉萎缩；舌质淡，苔薄白，脉沉细无力属气血两虚之象。

治法：益气养血，活血生肌。

代表方：人参养荣汤。

常用药：人参、黄芪、白术、茯苓、炙甘草、当归、熟地、赤芍补益气血；黄芪托毒生肌；五味子、桂心、远志养心安神；陈皮行气，补而不腻。

脾虚纳差，伤口肉芽苍白加山药、炒扁豆、薏苡仁渗湿健脾；兼阳虚者，加熟附子、仙灵脾、桂枝温阳散寒；偏阴虚者，加生地、玄参、麦冬、石斛滋阴清热。

（3）脾肾两虚证

症状：局部创口久不敛合，肉芽色黯，下肢肌肉萎缩，神疲乏力，纳食减少，腰膝酸软。舌质淡、舌苔少，脉弦细。

证候分析：脾肾不足，气血亏虚，故创口不敛，肉芽色黯，神疲乏力；舌质淡、舌苔少，脉弦细均为脾肾两虚之征。

治法：益肾健脾，活血生肌。

代表方：补阳还五汤合桂附地黄丸加减。

常用药：重用黄芪大补元气，生肌；当归、赤芍、川芎、桃仁、红花活血祛瘀；地龙通络；熟地黄、山茱萸滋补肾精；山药、茯苓健脾；肉桂、附片温阳补肾。

腰膝酸软加杜仲、续断、菟丝子补益肝肾；若面黄肌瘦，纳谷不香，加山药、麦芽、鸡内金健脾益胃。

（4）瘀血阻塞证

症状：肢体运动性疼痛或静息痛，夜间加重，皮色青紫，肌肤甲错，动脉搏动减弱或消失。舌质紫暗，或有瘀斑，脉沉涩。

证候分析：瘀血阻滞脉络，不通则痛，皮色青紫，肌肤甲错；瘀血为阴邪，故入夜尤甚；舌质紫暗有瘀斑，脉沉涩为瘀血阻塞之象。

NOTE

治法：行气活血，化瘀止痛。

代表方：血府逐瘀汤加减。

常用药：桃仁、红花、川芎、赤芍活血祛瘀止痛；生地黄、当归养血活血；牛膝活血通经，引血下行；桔梗、柴胡、枳壳理气行滞，使气行则血行。

疼痛甚者，加延胡索、全蝎、蜈蚣、土鳖虫行气活血、通络止痛；气虚倦怠者，加黄芪、党参健脾益气。

（5）湿热蕴结证

症状：肢体肿胀疼痛，皮色暗红，皮温升高，甚至肢端坏疽染毒，头痛、身热、口渴、尿黄、便秘。舌质暗红，舌苔黄腻，脉细数或滑数。

证候分析：瘀血阻滞，脉络不通，营血回流受阻，水津外溢，聚而为湿，故肢体肿胀疼痛；郁久化热，故皮色暗红，皮温升高，头痛，身热，口渴；舌质暗红，苔黄腻，脉细数或滑数均为湿热蕴结之象。

治法：清热利湿，活血化瘀。

代表方：四妙勇安汤加减。

常用药：金银花清热解毒；当归活血散瘀；玄参泻火解毒；甘草和中解毒；连翘、黄柏清热利湿、解毒；丹参、赤芍、牛膝活血化瘀，通经止痛。

肿胀明显加土茯苓、泽泻利湿消肿；患足红肿热痛，糜烂恶臭，伴身热者，酌加蒲公英、野菊花、虎杖清热解毒；发热甚者，加石膏、知母清热生津。

【西医治疗】

**1. 非手术治疗** ①调脂稳定动脉斑块：改善高凝状态，扩张血管，促进侧支循环，如他汀类、阿司匹林、双嘧达莫、前列腺素 E1、雷米普利、己酮可可碱、西洛他唑等。②高压氧舱：提高血氧量和肢体的血氧弥散，改善组织缺氧状况。③抗凝治疗：低分子肝素皮下注射，以后改用利伐沙班，口服 3~6 个月。④溶栓治疗：静脉点滴链激酶、尿激酶、组织型纤溶酶激活剂。⑤其他：必要时止痛、抗感染治疗。

**2. 手术治疗** ①经皮腔内血管成形术：用于髂动脉狭窄、闭塞性病变。②内膜剥离术：用于短段的股动脉闭塞病变。③旁路转流术：采用自体静脉或人工血管，于闭塞段近、远端之间作搭桥转流。④取栓术：用于下肢深静脉血栓形成。⑤经导管直接溶栓术：用于静脉血栓形成。⑥创面处理：干性坏疽，予消毒包扎。感染创面可作湿敷处理。⑦截肢术：用于组织坏死界限明确，或严重感染引起毒血症。

【综合治疗】

**1. 外治疗法** ①中药熏洗、热烘：具有温经散寒、活血祛瘀通络的功效。适用于寒湿瘀滞证、瘀血阻塞证未出现坏疽者；或病程日久，溃疡或坏疽已清除，局部溃口久不愈合，周围结硬痂，局部营养不良者。②中药外敷：清热解毒，消肿止痛，多用于湿热蕴结之患处。③敷贴法：也叫箍围，具有活血生肌、祛腐收口的作用，多用于肢体破溃后期的残端溃疡或慢性溃疡经久不愈者。④清创术：对于坏疽形成以及伤口脓腐较多者，适时进行清创，术后按祛腐生肌方法换药。

**2. 针灸疗法** ①针刺法：发生于上肢，针刺曲池、内关、合谷、后溪、少海、外关；发于下肢，针刺足三里、三阴交、阳陵泉、太溪、血海等。有疏通经络、调理气血、止痛的作用。②艾灸法：取足三里、三阴交、肾俞等。有温经通络、散寒止痛的功效。

**3. 注射疗法** 直接营养局部，促进血液循环，达到活血化瘀、缓解症状、促进创口愈合的目的。①活血化瘀药：丹参注射液或当归注射液穴位注射，上肢取曲池、内关或外关穴，下肢取足三里、三阴交等。②维生素 $B_1$：双侧足三里交替穴位注射。

【临证备要】

**1. 熏洗法在周围血管疾病中的应用** 熏洗法可通经活络，促进血液循环，改善或消除肢体的瘀血状态。以下外用方剂煎汤后熏洗患肢，每日 1～2 次，每次 30 分钟。①活血通络散：丹参 30g，当归、红花各 15g，乳香、没药各 10g，川牛膝、延胡索各 12g，土茯苓 20g，白鲜皮、透骨草、白芷各 15g；②温经活血散：当归 20g，川椒、红花各 15g，刘寄奴 10g，延胡索 12g，苏木、桂枝各 15g，川牛膝、生草乌各 10g，透骨草 20g；③解毒洗药：金银花、蒲公英各 30g，连翘、黄柏、苦参、赤芍、丹皮各 15g，芙蓉叶、䗪虫、甘草各 10g；④燥湿解毒洗药：白鲜皮、马齿苋、苦参各 30g，苍术、黄柏各 15g，当归 20g，红花、丹皮各 12g。需要注意的是：药液温度不宜过高，熏洗时间不宜过长，以免烫伤感觉减退的皮肤。此外，严重缺血肢体尚未建立侧支循环前，宜慎用或不用局部熏洗法，以免突然增高患肢温度，增加耗氧量，加重患肢缺血。

**2. 虫类药在周围血管病中的应用** 虫类中药功擅活血破瘀、搜经剔络、清热解毒、消肿止痛，在周围血管病的治疗中往往可提高疗效。临床在辨证选方的基础上，可选用水蛭、地龙、蜈蚣、全蝎、穿山甲、土鳖虫、僵蚕、鳖甲、蜂房等。需要注意的是：虫类药物药性峻猛，或辛燥或咸寒，毒副作用较大，宜根据药物的个性差异与患者的辨证属性配伍益气养血或活血通络之品以增效减毒。此外，使用剂量宜小，炮制品为佳，丸散剂型优先，并注意顾护脾胃。

【预防调护】

增强体质，防止血管病的发生。清淡饮食，禁食油腻、肥甘、辛辣之品。控制体重、禁烟，适量运动；避免寒冷、外伤、久站及久坐；保持良好的精神与情绪；防止各种感染；术后适当抬高患肢。

【名医验案】

王某，男，76 岁，1999 年 6 月 5 日初诊。主诉：左下肢静脉曲张 5 年。现病史：患者近 5 年出现左下肢静脉曲张，多次就诊于当地医院，治疗效果不佳。既往有肺心病史 10 余年，此次并发肺部感染而求治。经中西医治疗病情得到控制，要求一并治疗。症见：左下肢脉络曲张如索，局部皮色暗褐，疼痒，伴扪之欠温，患肢怕冷，踝部肿胀，按之凹陷，步履艰难，久行久站则患肢胀痛乏力，纳差，短气，舌淡暗有瘀斑、边有齿痕、苔微腻，脉细无力，时有结代。中医诊断：筋瘤，证属气虚血瘀，湿浊流注。西医诊断：下肢静脉曲张。治法：益气温阳，化瘀逐湿。

处方：黄芪 60g，桃仁 12g，红花、升麻、川芎、枳壳、柴胡各 10g，川牛膝、赤芍各 15g，桑寄生 30g，艾叶 12g，桂枝、桔梗各 10g，威灵仙 20g。

上方加生葱根茎 6 个，生姜 6 片，煎后加米酒、米醋各 50g。趁温热洗患处并泡浴患足，每天 2～3 次，每次 20～30 分钟。

二诊：患肢脉络曲张明显改善，肿胀消退，久行久站稍有胀痛感。带药 20 余剂，出院继续治疗。

三诊：仅有下肢静脉轻度曲张，余症消失。去桂枝、桔梗、威灵仙，再予 15 剂。1 月后随访，无复发。

**按语**：患者年老，久患肺病，肃降治节失调，湿浊内阻，血滞不行，遏伤心阳，脉道艰涩，久而成瘤，为本病症之基本病机。加之肺虚日久，子盗母气，脾胃受损，运化失权，湿浊内停，伤及脾阳。故遣方立法，在益气活血基础上，加桔梗开肺气，调治节，畅血脉，加威灵仙、桂枝辛温通阳，养血活血，舒经脉，疗顽痹。运用热洗药浴，开瘀泻浊，促进药物渗透吸收。足部为三阴经之起点，又是三阳经终点，泡浴患足有助于发挥药物功效，改善内脏病理变化，达到内病外治的目的。

[贾小庆，赵益业. 邓铁涛教授浴足法治疗下肢静脉曲张经验. 新中医，2000，32（9），8-9]

# 第十一章　老年消化系统疾病

## 一、消化系统的老化改变

老年人常有牙齿部分或全部缺失，牙龈萎缩、味蕾数目减少而使味觉减退，对食物刺激敏感性下降，唾液腺分泌功能降低，因而约40%的健康老年人出现口干。随着肌肉的萎缩，健康老年咀嚼力也有所下降，进而影响消化吸收。此外，老年人患帕金森病、糖尿病、关节炎以及长期服用某些药物也可以出现上述某些变化。

老年人随年龄增加食管黏膜上皮逐渐萎缩，平滑肌蠕动及输送食物的功能减弱，排空延迟，食管扩张，幽门括约肌松弛。如果出现食管运动障碍可能是由于同时并存的糖尿病、周围神经病变、肿瘤等疾病引起，而不是年龄的关系。

## 二、胃肠运动与分泌功能减退

随年龄的老化，腺体组织相对萎缩，胃泌酸功能下降，且对损伤的修复缓慢。在无胃黏膜萎缩的健康老年人，胃酸分泌甚至可能增加。胃蛋白酶原分泌上升，受损伤刺激后的胃黏液分泌减少。老年幽门螺旋杆菌（HP）感染率明显高于青年人，胃溃疡发病率比中青年高已得到公认，胃癌的发生率亦随年龄增加。另外，由于胃腺体萎缩，老年人的胃酸、内分泌减少，影响了铁离子、$VitB_{12}$的吸收，易出现缺铁性贫血。老年人小肠的重量减轻，小肠绒毛变宽而弯曲，蠕动较慢，上皮细胞数目减少，胰腺分泌功能及活性降低，致吸收功能下降，易出现吸收不良综合征，表现为钙、木糖、半乳糖、$VitB_6$、$VitB_{12}$、VitA、胡萝卜素、叶酸和脂肪吸收减少。

老年人随年龄增大，肝细胞核空泡化及双核、巨核细胞增多，胞浆内线粒体减少，内质网空泡化，间质胶原合成增加，可出现白蛋白减低，γ-球蛋白、γ-氨酰转肽酶、碱性磷酸酶、乳酸脱氢酶等轻度增高；肝糖原减少，轻度脂肪变，库普弗细胞减少，吞噬功能下降。随着年龄增大，肝血流量减少。老年人对药物的清除率降低，转化酶减少，药物作用时间延长，易出现不良反应。

老年人胆道系统黏膜萎缩，肌层肥厚，弹力纤维减少，管壁松弛，胶原纤维增加，胆囊迟缓充盈，但浓缩能力和排空能力不变，胆汁量、无机盐减少而胆汁中胆固醇浓度增加，胆固醇与胆汁酸、卵磷脂含量比例发生变化，因此胆结石的发病率明显增加。由于胆囊壁张力减低，易发生穿孔，且有下垂的倾向。随着年龄增长，胆总管近十二指肠乳头部分随年龄增加而逐渐变窄，导致急性胆囊炎和胆总管结石发病率增加。

随着年龄增加，胰腺重量减轻，胰腺位置下降，主胰管的管径扩大；其他分支也显示出与任何其他异常无关的局灶性扩张或狭窄。因此，在行经内镜逆行胰管造影时对X摄片结果的分

NOTE

析应该慎重。胰液中脂肪酶减少，脂肪的吸收降低，易产生脂肪泻。此外，由于患动脉硬化、栓塞，或心力衰竭、低血压、低血容量等，使血液灌注减少而致胃肠道缺血。结肠侧支循环较多而小肠侧支循环缺乏，故易出现小肠缺血。

# 第一节　慢性胃炎

慢性胃炎（chronic gastritis, CG）是由各种原因引起的胃黏膜慢性炎症性疾病，临床以上腹部胀闷不舒或疼痛，伴食欲不振、嗳气、泛酸、恶心等为主要表现。本病的发病率居于各种胃病的首位，且随年龄的增加而升高。慢性胃炎分为非萎缩性胃炎（以往称为浅表性胃炎）、萎缩性胃炎（自身免疫性、多灶萎缩性胃炎）、特殊型胃炎（化学性、放射性、淋巴细胞性胃炎）三种类型。

多数慢性胃炎患者无任何症状，故难以获得确切的患病率。我国慢性萎缩性胃炎的患病率较高，老年人慢性萎缩性胃炎占多数，因此需予足够关注。老年人慢性胃炎有临床症状较少、萎缩性胃炎发病率高、并发症较多等临床特点。

本病属于中医"胃痞""胃脘痛"范畴。

【病理机制】

幽门螺杆菌（Helicobacter pylori, Hp）感染是慢性活动性胃炎的主要病因。Hp 现症感染者几乎均存在慢性胃炎，用血清学方法检测（现症感染或既往感染）阳性者绝大多数存在慢性胃炎。除 Hp 感染外，胆汁反流、药物、自身免疫等因素亦可引起慢性胃炎，遗传、吸烟、饮酒、饮食习惯、不良情绪等与本病有关。

**1. 幽门螺杆菌感染**　幽门螺杆菌引起慢性胃炎的机制包括：Hp 尿素酶分解尿素产生的氨及其产生的毒素（如空泡毒素等）、酶等直接损伤胃黏膜上皮细胞；诱导上皮细胞释放 IL-8，诱发炎症反应，损伤胃黏膜；通过抗原模拟或交叉抗原机制诱发免疫反应，损伤胃上皮细胞。

**2. 自身免疫因素**　患者体内产生针对胃组织不同组分的自身抗体，如抗内因子抗体（致维生素 $B_{12}$ 吸收障碍）、抗胃壁细胞抗体（破坏分泌胃酸的胃壁细胞）、抗胃泌素分泌细胞（致胃泌素分泌障碍）等，造成相应组织破坏或功能障碍。

【病因病机】

嗜食辛辣，饮酒过度，脾胃受损；或常年服药，误中药毒，胃伤不复；或劳倦过度，损伤脾胃；或情志不和，肝气犯胃，均可导致脾胃功能失调而发为本病。

本病病位在脾胃，与肝关系密切。基本病理是脾胃虚弱，气机郁滞。脾胃不健，易致肝气犯胃，引起肝胃不和；气郁化火，蕴于中焦，则形成肝胃郁热；热郁伤阴，又可引起胃阴不足；久病不愈，伤血入络，则致胃络瘀阻。若脾胃素虚，阳气受损，则为脾胃虚弱或脾胃虚寒。脾胃虚弱，气滞不运，又会导致食滞、湿蕴，从而出现虚实夹杂的病理变化。气滞、火热、食、湿、瘀五者相互兼夹，互为因果，从而表现出气滞火郁、食阻气滞、湿热互结、湿瘀互阻或因虚致实等病理变化。病理性质多为虚实夹杂，寒热错杂。实即实邪内阻，包括外邪入里、食滞中阻、痰湿阻滞以及肝脾气滞；虚即中虚不运，主要为脾胃虚弱。

本病病势较缓，外因影响下可出现急性加重。病理演变初期多为实证，久病常由实转虚。

若久病入络，气滞血瘀，可出现顽固性疼痛，甚至吐血、便血；久病不愈，病情恶化，尤其是萎缩性胃炎还可致癌变。

【诊断要点】

本病诊断主要依赖于胃镜和病理组织检查。胃液分析和血清学检查有助于萎缩性胃炎的分型。慢性胃炎缺乏特异性临床表现，多数表现为胃肠道的消化不良症状，如上腹部饱胀、嗳气、胃灼热感、食欲减退、进食后上腹部不适加重等，少数患者可伴有乏力、体重减轻等全身症状。大多无明显体征，有时可有上腹部轻压痛或按之不适感。$^{13}$C-或$^{14}$C-尿素呼气试验（Hp-urea breath test，Hp-UBT）和血清抗体测定可明确有无幽门螺杆菌感染。

通过胃镜、腹部彩超及胃黏膜组织活检等检查，可与消化性溃疡、胃癌、慢性胰胆道疾病等相鉴别。

【辨证论治】

**1. 辨证要点**

（1）辨虚实　无论饥饱自觉胀满，喜暖喜按，纳呆不食，大便清利，脉虚大无力，为虚痞。痞满拒按，进食加重，饥时可缓，舌苔厚腻，脉弦急而滑，或脉滑，或迟滑者，属实痞。

（2）辨寒热　口不渴或口渴不思饮，舌淡苔白，脉沉迟或沉涩者，为寒；口苦，口渴喜饮，恶心，舌红苔黄腻，脉滑数者，为热。

**2. 治疗原则**　本病常虚实夹杂，寒热错杂。治疗以调理脾胃升降、行气消痞除满为基本原则。治疗时宜邪正兼顾，扶正祛邪，平调寒热。扶正总以健脾养胃为先，祛邪则需依据病邪属性，分别采用温中散寒、理气解郁、消食导滞、清热化浊、化瘀通络等治法。

**3. 证治分类**

（1）饮食内停证

症状：脘腹痞闷而胀，进食尤甚，拒按，嗳腐吞酸，恶食呕吐，或大便不调，矢气频作，臭如败卵。舌苔厚腻，脉滑。

证候分析：饮食停滞，胃腑失和，气机郁滞，故脘腹痞闷而胀，拒按；食滞胃脘，胃失和降，故嗳腐吞酸；气机不畅，故大便不调，矢气频作。舌苔厚腻，脉滑为中焦实邪阻滞之象。

治法：消食和胃，行气消痞。

代表方：保和丸加减。

常用药：山楂、神曲、莱菔子消食导滞，行气除胀；半夏、陈皮和胃化湿，行气消痞；茯苓健脾渗湿，和中止泻；连翘清热散结。

食积较重，加鸡内金、谷麦芽消积化食；脘腹胀满，加枳实、厚朴、槟榔下气除胀；食积化热，大便秘结，加大黄、枳实，或用枳实导滞丸清热通便；兼脾虚便溏，加白术、扁豆或枳实消痞丸健脾止泻。

（2）痰湿中阻证

症状：脘腹痞塞不舒，胸膈满闷，头晕目眩，身重困倦，呕恶纳呆，口淡不渴，小便不利。舌苔白厚腻，脉沉滑。

证候分析：痰浊阻滞，脾失健运，气机不畅，故脘腹痞塞不舒，胸膈满闷；湿邪困脾，清阳不升，清窍失养，故头晕目眩；湿邪困脾，胃失和降，故身重困倦，呕恶纳呆；湿阻气机，气化不利，故口淡不渴，小便不利。舌苔白厚腻，脉沉滑为湿邪偏重之象。

治法：除湿化痰，理气和中。

代表方：二陈平胃散加减。

常用药：制半夏、藿香、苍术燥湿化痰；陈皮、厚朴理气消胀；茯苓、甘草健脾和胃。

痰湿盛而胀满甚者，加枳实、苏梗、桔梗，或合用半夏厚朴汤调气除胀；气逆不降，嗳气不止者，加旋覆花、代赭石、沉香、枳实降逆止嗳；痰湿郁久化热，见口苦、舌苔黄者，改用黄连温胆汤清热化湿；兼脾胃虚弱者，加党参、白术、砂仁健脾益气。

（3）湿热阻胃证

症状：脘腹痞闷，或嘈杂不舒，恶心呕吐，口干不欲饮，口苦，纳少。舌红苔黄腻，脉滑数。

证候分析：湿热内蕴，困阻脾胃，气机不利，故脘腹痞闷，嘈杂不舒；湿热中阻，升降失司，热蕴伤津，故恶心呕吐，口干口苦不欲饮；脾为湿困，纳运失职，故纳少。舌红苔黄腻，脉滑数均为湿热壅盛之象。

治法：清热化湿，和胃消痞。

代表方：泻心汤合连朴饮加减。

常用药：大黄泻热消痞，和胃开结；黄芩、黄连、栀子清热燥湿；厚朴理气燥湿；菖蒲芳香化湿，醒脾开胃；半夏和胃燥湿；芦根清热和胃，止呕除烦；黄连、淡豆豉清热燥湿除烦。

恶心呕吐明显，加竹茹、生姜、旋覆花降逆止呕；纳呆加鸡内金、谷麦芽消食开胃；嘈杂不适，用左金丸清热和胃；泛酸加左金丸、煅瓦楞制酸；便溏去大黄，加扁豆、陈皮健脾止泻；寒热错杂，改用半夏泻心汤辛开苦降。

（4）肝胃不和证

症状：脘腹痞闷，胸胁胀满，心烦易怒，善太息，或呕恶嗳气，呕吐苦水，大便不爽。舌质淡红，苔薄白，脉弦。

证候分析：肝气犯胃，胃气郁滞，故脘腹痞闷，胸胁胀满；肝气郁结，气机不舒，则心烦易怒，善太息；胃失和降，故呕恶嗳气；胆胃不和，气逆于上，故呕吐苦水；胃肠不和，气机郁滞，故大便不爽。舌质淡红，苔薄白，脉弦均为肝气郁滞之象。

治法：疏肝解郁，和胃消痞。

代表方：越鞠丸合枳术丸加减。

常用药：香附、川芎疏肝散结，行气活血；苍术、神曲燥湿健脾，消食化滞；栀子泻火解郁；枳实行气消痞；白术健脾益胃；荷叶升清养胃。

气郁明显，胀满较甚者，加柴胡、郁金、厚朴，或用五磨饮子理气除胀；肝郁化火，口苦而干，加黄连、黄芩泻火解郁，或改用丹栀逍遥散。呕恶明显者，加半夏、生姜降逆止呕；嗳气者，加竹茹、沉香降逆止嗳。

（5）脾胃虚弱证

症状：脘腹满闷，时轻时重，胃脘喜温喜按，纳呆便溏，平素神疲乏力，少气懒言，语声低微。舌质淡，苔薄白，脉细弱。

证候分析：脾胃虚弱，健运失职，升降失常，故见脘腹满闷，时轻时重；脾胃虚寒，故胃脘喜温喜按；脾虚不运，湿邪内生，故纳呆便溏；脾胃气虚，形神失养，故神疲乏力，少气懒言，语声低微。舌质淡，苔薄白，脉细弱为脾胃虚弱之象。

治法：补气健脾，升清降浊。

代表方：补中益气汤加减。

常用药：黄芪、党参、白术、炙甘草益气健脾；升麻、柴胡升举清阳；当归养血和营；陈皮理气消痞。

满闷较重，加枳壳、木香、厚朴下气除满；阳虚明显，四肢不温，加制附子、干姜，或合理中丸温中散寒；纳呆厌食，加砂仁、神曲健脾开胃；湿浊内蕴，舌苔厚腻，加半夏、茯苓，或改用香砂六君子汤化湿健脾。

（6）胃阴不足证

症状：脘腹满闷，嘈杂不适，嗳气恶心，饥不欲食，口燥咽干，大便干结。舌红苔少或无，脉细数。

证候分析：胃阴亏虚，胃失濡养，升降失常，故见脘腹满闷，嘈杂不适，嗳气恶心，胃阴不足，受纳失常，故见饥不欲食；阴虚津液不足，故口燥咽干，大便干结。舌红苔少或无，脉细数为胃阴不足之象。

治法：益胃养阴，和中消痞。

代表方：益胃汤加减。

常用药：沙参、麦冬、生地、玉竹益胃养阴；冰糖、白扁豆益胃和中；香橼和胃理脾。

胀闷较重，加绿萼梅、佛手理气除胀；津伤较重者，加天花粉、石斛生津止渴；便秘者，加玄参、郁李仁润肠通便。

【西医治疗】

**1. 根除幽门螺杆菌**　成功根除 Hp 可改善胃黏膜组织学、预防消化性溃疡，可能降低胃癌发生的危险性，少部分患者消化不良症状也可改善。临床上广泛应用的三联 Hp 根除方案是，一种标准剂量的质子泵抑制剂（即奥美拉唑、兰索拉唑或泮托拉唑）加两种抗生素（克拉霉素、阿莫西林和甲硝唑），疗程为 7 天。应在根除 Hp 治疗结束至少 4 周后进行复查，且在检查前停用 PPI 或铋剂 2 周，否则会出现假阴性。

**2. 消化不良症状的治疗**　抑酸或抗酸药、促胃肠动力药、胃黏膜保护药均可试用，除对症治疗作用外，对胃黏膜上皮修复及炎症也可能有一定作用。

**3. 自身免疫性胃炎的治疗**　目前尚无特异治疗，有恶性贫血时，注射维生素 $B_{12}$ 后贫血可获纠正。

**4. 异型增生的治疗**　异型增生是胃癌的癌前病变，应予高度重视。对轻度异型增生除给予上述积极治疗外，关键在于定期随访，最大限度地发现早期病变。对肯定的重度异型增生宜予预防性手术，目前多采用内镜下胃黏膜切除术。

【综合治疗】

**1. 单验方**　①槟榔烧存性，为末，每次服 5g，温开水送下，每日 1~2 次。主治脘腹痞满有积滞者。②砂仁 5g，陈皮 5g，红糖 5g，水煎服。适用于脾胃虚弱，气滞痞满。③丁香 3g，木香 3g，草果 3g，生姜 5g，红糖少许，水煎服。适用于脘腹痞满，喜热喜按者。④浙贝母 10g，煅瓦楞 10g，乌贼骨 10g，吴茱萸 1.5g，黄连 10g，乌药 10g，高良姜 5g，厚朴 10g，神曲 10g，丹参 10g，苏梗 5g，藿香梗 6g。适宜于酸多性萎缩性胃炎，症见脘腹满闷，有烧灼感，反酸，不喜甜食。⑤慢萎复元汤：党参 15g，生黄芪 15g，麦芽 30g，稻芽 30g，山药 15g，鸡内金 12g，青皮 6g，陈皮 6g，菟丝子 15g，枸杞子 12g，粉甘草 5g。适用于慢性萎缩性胃炎。

NOTE

**2. 针灸治疗** ①体针：脾胃虚弱者取脾俞、胃俞、章门、中脘、足三里，用补法，并可加灸。湿热者取胃俞、中脘、内关、三阴交、阴陵泉、内庭。便秘者加承山。肝胃不和者取中脘、肝俞、期门、内关、足三里、阳陵泉、太冲。呕血、黑便加膈俞、血海。②耳针：取胃、脾、神门、交感、内分泌、皮质下、肝、胆。留针 20 分钟，左右耳交替使用，每周治疗 2 次，10 次为 1 疗程。或用王不留行籽贴压。③平衡针灸：胃痛穴在口角下一寸或下颌正中点旁开 3cm（1.5 寸）。从一侧透向另一侧胃痛穴，有针感即出针。

**3. 食疗调养** 饮食宜清淡，忌辛辣、肥甘、过酸、过咸，戒烟酒、浓茶。此外可以辨证选用以下食疗方：①扁豆粥：白扁豆 250g，党参 15g，先煮熟白扁豆，去皮，入党参、大米适量煮粥服。用于脾胃虚弱者。②白萝卜汤：白萝卜半个，切成丝状，煮汤服。功能顺气化痰。③豆蔻砂仁馒头：面粉 1000g，酵母 50g，发酵后，加入研为细末的豆蔻、砂仁各 15g，制成馒头食用。有行气降逆、健脾化湿之功效。④香砂藕粉：木香 10g，砂仁 1.5g，藕粉 30g。将木香、砂仁共研细末，和藕粉、白糖适量，温水调糊，再用开水冲热，晨起服。适用于慢性萎缩性胃炎食后欲吐、腹胀者。

**4. 心理指导** 精神因素与消化不良症状的发生有密切关系，半数以上患者兼有睡眠障碍、抑郁、焦虑状态中的一种或多种。临床上许多患者的上腹不适症状因各种生活应激事件诱发或加重，情绪或心理因素可通过大脑边缘系统和下丘脑使植物神经功能发生改变，导致胃肠功能障碍。经常规治疗无效或疗效差者，应给予心理疏导或心理治疗。

【临证备要】

**1. 辨证治疗幽门螺杆菌感染** ①中医认为 Hp 属于"邪气""邪毒"范畴，其性多湿热。Hp 侵犯人体，和脾胃虚弱有着密切关系。脾胃气虚，复感外邪，升降失常，气机阻滞，进而出现血行不利、气郁化热、肝胃郁热、湿浊内阻等病理变化，见胃痛、嘈杂、反酸、恶心呕吐、纳差等一系列症状。②对于有些 Hp 阳性者，单用中药也有效。不少清热解毒化湿类中药都可以清除 Hp，比如蒲公英，单用就有一定效果，鲜品更佳。如果结合辨证论治，辨别寒热、虚实、气血，疗效更好。清热化湿法治疗 Hp 阳性虽有疗效，但不可滥用，以防苦寒伤胃。通常 Hp 感染者都会出现寒热错杂、虚实夹杂的情况，此时可用半夏泻心汤为主方治疗，一方面辛开苦降，清泻热邪，一方面益气健脾，扶正祛邪。此外，适当加入活血化瘀药如当归、丹参、仙鹤草等，可以改善毛细血管通透性，增强吞噬细胞功能，促进炎症吸收，调节机体免疫功能。

**2. 胃镜与辨证论治** ①胃镜下见黏膜红白相间，以白为主，丝状血管可见，或相当部分胃黏膜红白相间，以红为主，或有发赤斑，证属脾胃虚寒，可予黄芪建中汤加味；②胃黏膜萎缩，呈弥漫性或局限性，黏膜变薄，黏膜下血管网清晰可见，分泌物减少，蠕动减慢，证属胃阴不足，可予一贯煎加乌梅、木瓜、山楂等；③胃黏膜红白相间，以白为主，小弯侧多见，其余部分黏膜充血水肿，分泌物多，散在均匀糜烂出血点，证属脾胃湿热，可予半夏泻心汤加减；④胃黏膜红白相间，以白为主，小弯侧多见，其余部分红白相间，以红为主，黏膜水肿，或黏膜散在糜烂、出血点，并见胆汁返流、淤积，证属胆热犯胃，可予柴芩温胆汤加味；⑤胃黏膜红白相间，树枝样血管透见，色暗红，黏膜呈颗粒样或结节样增生，病理活检常有肠腺化生和异型增生，证属胃络瘀阻，予失笑散合丹参饮加三棱、莪术、路路通、穿山甲等。

【预防调护】

患者应保持精神愉快，避免精神刺激，生活起居要有规律。戒烟酒和浓茶，避免食生冷辛辣之物，勿暴饮暴食，多吃易消化、营养价值高的软食，多吃新鲜蔬菜及水果。预防 Hp 感染，选择分餐制或使用公筷，防止传染。加强体育锻炼，增强体质，劳逸结合，加强胃肠的运动功能。

【名医验案】

毛某，女，64 岁。初诊时间：2006 年 11 月 15 日。症见：脘腹痞满，大便 1~2 日一行，纳食一般。面色无华，畏寒肢冷。长期服用阿胶、桂圆、红枣、人参等，服后常常出现食欲不振或口唇起泡。舌暗红，苔白，脉弦滑。胃镜提示"慢性浅表性胃炎"。诊断：胃痞病（气机壅塞，脾胃呆滞，运化失调）。《内经》云："甘能令人中满。"久服甘温之品，气机壅塞，痰湿内生，脾失健运。《丹溪心法》云："气有余便是火。"久服益气之品，易化火生燥伤阴。故治以健脾和胃，消积导滞，调畅气机。处方以四逆散合越鞠保和丸加减。

处方：柴胡 9g，枳实 10g，赤白芍各 12g，生白术 10g，川芎 10g，香附 10g，黄连 7g，神曲 10g，太子参 15g，乌药 10g，干姜 3g，大黄 7g，厚朴 9g，木香 9g，陈皮 9g，白扁豆 12g，炙甘草 4g。7 剂。

二诊：痞满减轻。大便干，舌红苔少。脾胃升降功能渐复，津液输布功能不健。上方去柴胡、厚朴，加北沙参 15g，荷叶 10g。7 剂。

三诊：痞满明显减轻。大便每日一次，稍硬。纳食可，倦怠乏力，舌淡苔白。此为脾胃功能渐渐来复，上方去干姜。6 剂。

四诊：痞满轻微，倦怠乏力好转，大便正常。脾胃气机已调畅，但仍虚弱。以香砂六君子丸调理善后。

**按语：** 患者素体脾胃虚弱，过食甘温滋腻之品导致气机壅塞，脾胃呆滞，运化失调，痰浊内生。治疗重在调畅气机，平调阴阳，攻补兼施，清上热，温下寒，健脾益气，醒脾理气，而获良效。

（薛西林. 马骏临床治验. 合肥：安徽科学技术出版社，2010）

# 第二节　消化性溃疡

消化性溃疡（peptic ulcer，PU）指胃肠道黏膜被自身消化而形成的溃疡，可发生于食管、胃十二指肠、胃-空肠吻合口附近以及含有胃黏膜的 Meckel 憩室。胃和十二指肠球部溃疡最常见，因为溃疡的形成与胃酸/胃蛋白酶的消化作用有关，故名消化性溃疡，又称胃、十二指肠溃疡。胃溃疡（gastric ulcer，GU）和十二指肠溃疡（duodenal ulcer，DU）是独立的疾病，因其流行病学、发病机制和临床表现有不少共性，故归在一起论述。本病可发生于任何年龄，但中老年最为常见。临床症状不典型，而某些患者又有心绞痛、冠心病等心血管疾病，因此存在一定的误诊率。消化性溃疡的发作有季节性，秋冬和冬春之交发病远较夏季多见。

本病属于"胃痛""胃痞"范畴，与血证中的"呕血""便血"等相关。

【病理机制】

近年的研究已经明确，幽门螺杆菌和非甾体抗炎药是损害胃、十二指肠黏膜屏障，从而导致消化性溃疡的最常见病因。生理情况下，胃、十二指肠黏膜具有一系列防御和修复机制，这足以抵抗胃酸/胃蛋白酶的侵蚀。当这一机制受到损害时，胃酸/胃蛋白酶可侵蚀黏膜而导致溃疡形成。当胃酸分泌远远超过黏膜的防御和修复作用时也可导致消化性溃疡发生。

**1. 幽门螺杆菌**　一般认为 Hp 所产生的毒素和酶可以破坏胃十二指肠黏膜屏障,导致溃疡发生。Hp 感染后,产生的细胞毒素能造成不同程度的细胞空泡变性,损害胃黏膜屏障,造成黏膜损害。Hp 在消化道的定居会激活机体免疫反应,促使中性粒细胞、单核巨噬细胞等从血管内移行到胃上皮处,并激活中性粒细胞释放反应性代谢物和蛋白溶解酶,产生急性炎症反应。Hp 感染形成的抗体与人胃窦部抗原有交叉免疫反应,可能诱发自身免疫反应。该自身免疫反应可能在胃黏膜全层炎症的发生上起一定作用。此外,Hp 感染后血清胃泌素水平升高,促进胃酸的分泌,胃蛋白酶的活性亦相应增加,最终导致溃疡的形成。

**2. 非甾体抗炎药（NSAID）**　NSAID 通过削弱黏膜的防御和修复功能而导致消化性溃疡发病。损害作用包括系统作用和局部作用两方面,系统作用是主要致溃疡机制,通过抑制环氧合酶（CoX）而起作用。传统的 NSAID 如阿司匹林、吲哚美辛等旨在抑制 CoX2 而减轻炎症反应,但特异性差,同时抑制了 CoX1,导致胃肠黏膜生理性前列腺素 E 合成不足。后者通过增加黏液和碳酸氢盐分泌、促进黏膜血流增加、细胞保护等作用在维持黏膜防御和修复功能中起重要作用。

此外,本病和遗传、吸烟、急性应激、胃十二指肠运动功能异常有一定关系。

【病因病机】

年老体衰,脾胃虚弱,饮食不节,服药不当,脾胃受损,或情志不遂,肝气犯胃,或劳倦忧思,损伤脾气,均可导致脾胃功能失调而发为本病。

本病病位在脾胃,与肝有关,涉及于肾。基本病理是胃气不和,气机郁滞。临床主要表现为胃脘部疼痛。外邪内侵,搏结中焦,升降失和,气机阻滞而发为胃痛;饮食不慎,中焦纳运不及,胃气失于和降,不通则痛;肝气郁结,横逆犯胃,气机痞阻,不通则痛;肝气久郁,气滞血瘀,胃络瘀阻,不通则痛。禀赋不足、脾胃素虚,滥用、误用药物均能引起脾胃升降失和,胃气郁滞,不通则痛。此外,阳气不足或胃阴不足可导致胃失濡养,不荣则痛。可见,本病病理因素为气（气滞）、火（肝火、胃火）、瘀、湿、痰（痰饮）、寒、食。它们相互影响兼夹,日久化火或瘀血损伤脉络,络伤血溢,则见吐血或黑便。若吐血或便血不止,气随血脱,或溃疡穿孔,阳气暴脱,均可见面色苍白、汗出肢冷、脉搏细数、血压下降等危象。

【诊断要点】

根据慢性病史及典型的节律性、周期性上腹部疼痛,结合疼痛与饮食前后相关性,可初步诊断本病。十二指肠溃疡多表现为空腹痛、餐后 2~4 小时疼痛或午夜痛,进食可缓解;胃溃疡多表现为餐后 1 小时疼痛,空腹时缓解。疼痛与服用非甾体类消炎药、制酸药的关系,如服用感冒药后诱发或加重,口服制酸药后疼痛缓解。部分患者可无典型上腹痛表现,而仅表现为反复反酸、嗳气、上腹胀等症状。胃镜检查见溃疡病灶或 X 线钡餐检查见到龛影可明确诊断。老年患者因机体反应低下,可无典型上腹疼痛,而以消化道出血或穿孔作为首要就诊原因。

结合胃镜、腹部彩超、X 线钡餐等检查,本病应与慢性胃炎、十二指肠炎、胃下垂、胃神经官能症、胆囊炎及胆结石等疾病相鉴别。

【辨证论治】

**1. 辨证要点**

（1）辨虚实　实证多见于新病体壮患者,痛剧,固定不移,拒按,食后痛甚,脉盛;虚证多见于久病体虚患者，痛势徐缓，痛处不定，喜按，饥而痛甚，脉虚。

（2）辨寒热 寒证多见胃痛暴作，疼痛剧烈而拒按，遇寒则甚，得温痛减；热证多见灼痛，痛势急迫，遇热则甚，得寒痛减，烦渴喜饮，便秘尿赤。

（3）辨气血 一般初病在气，久病在血。在气者，有气滞、气虚之分。气滞者多见胀痛，或涉及两胁，或兼见恶心呕吐，嗳气频频，疼痛与情志因素显著相关；气虚者多为脾胃气虚，除胃脘疼痛外，兼见饮食减少，食后腹胀，大便溏薄，面色少华，舌淡脉弱等。在血者，有血瘀和血虚之异。血瘀者疼痛部位固定不移，痛如针刺，舌质紫暗或有瘀斑，脉涩，或兼见呕血、便血；血虚者兼见面色萎黄不华，唇甲色淡，头晕目眩，心悸神倦，脉细等。

**2. 治疗原则** 本病的基本治则是理气和胃止痛，立足于"通"和"荣"。邪盛以祛邪为急，正虚以扶正为先，虚实夹杂者，则当祛邪扶正并举。祛邪多用散寒、消积、疏肝理气、清热化湿、活血化瘀等治法。扶正多用养阴益胃、温中健脾等治法。对于"痛则不通"，当从广义理解和运用。属于胃寒者，散寒即所谓通；属于食停者，消食即所谓通；属于气滞者，理气即所谓通；属于热郁者，泄热即所谓通；属于血瘀者，化瘀即所谓通；属于阴虚者，益胃养阴即所谓通；属于阳虚者，温运脾阳即所谓通。根据不同病机而采取相应治法，才可谓善用"通"法。

**3. 证治分类**

（1）寒邪客胃证

症状：胃痛暴作，恶寒喜暖，得温则痛减，遇寒加重，口淡不渴，或喜热饮。苔薄白，脉弦紧。

证候分析：寒邪犯胃或饮食生冷，寒积于胃，寒凝气滞，不通则痛，故胃痛暴作；寒遏胃肠，温则寒散，故见恶寒喜暖，得温则痛减，遇寒加重；胃无热邪，故口淡不渴；热能胜寒，故喜热饮。苔薄白为寒痛之象；弦脉主痛，紧脉主寒。

治法：温胃散寒，行气止痛。

代表方：良附丸合香苏散加减。

常用药：高良姜温胃散寒；香附理气止痛；紫苏疏散风寒；陈皮理气和胃；甘草益气和中。

兼风寒表证，症见恶寒、头痛者，加桂枝、防风祛风散寒；寒夹食滞，症见胸脘痞满、胃纳呆滞、恶心呕吐者，加枳实、神曲、鸡内金、制半夏、生姜消食止呕；寒邪郁而化热，寒热错杂者，用半夏泻心汤辛开苦降，寒热并调。

（2）饮食伤胃证

症状：胃脘疼痛，胀满拒按，嗳腐吞酸，呕吐不消化食物，其味腐臭，吐后痛减，不思饮食，大便不爽。苔厚腻，脉滑。

证候分析：暴饮暴食，饮食停滞，胃中气机阻塞，故见胃脘疼痛，胀满拒按；宿食不化，浊气上逆，故见嗳腐吞酸；胃失和降，气逆于上，故见呕吐不消化食物，其味腐臭；食经吐出方能气机得顺，故吐后痛减；宿食停滞，脾胃受损，故不思饮食；食积下迫，大肠传导失司，故大便不爽。苔厚腻，脉滑为宿食停滞之象。

治法：消食导滞，和胃止痛。

代表方：保和丸加减。

**166** 中医老年病学

常用药：神曲、山楂、莱菔子消食导滞；茯苓、半夏、陈皮和胃化湿；连翘清热散结。

脘腹胀甚者，加枳实、砂仁、槟榔下气除胀；胃脘胀痛而便秘者，可合用小承气汤，或改用枳实导滞丸除胀通便；食积化热成燥，症见胃痛急剧而拒按，苔黄腻而便秘者，合用大承气汤下气止痛，通便存阴。

（3）肝气犯胃证

症状：胃脘胀痛，痛连两胁，遇烦恼则痛作或痛甚，嗳气、矢气则舒，脘闷嗳气，善太息，大便不畅。苔薄白，脉弦。

证候分析：肝气郁滞犯胃，不通则痛，故见胃脘胀痛，痛连两胁；情志怫郁，气郁加重，故遇烦恼则痛作或痛甚；嗳气、矢气使气滞暂得缓解，故症状减轻；气机不利，故大便不畅；肝气郁结乘脾，故见脘闷嗳气，善太息。苔薄白，脉弦为肝郁气滞之象。

治法：疏肝解郁，理气止痛。

代表方：柴胡疏肝散合金铃子散加减。

常用药：柴胡、川楝子疏肝解郁，柔肝止痛；佛手、延胡索、陈皮、枳壳、香附、苏梗理气和中；川芎理血调中；白芍、甘草缓急止痛。

嗳气频频，加沉香、旋覆花降逆止嗳；泛酸，加乌贼骨、煅瓦楞制酸；兼有食积者，加神曲、麦芽、莱菔子消积化食。口苦口干，舌红苔黄脉数者，为肝胃郁热，可用丹栀逍遥散疏肝和胃泄热。

（4）湿热中阻证

症状：胃脘疼痛，痛势急迫，脘闷灼热，嘈杂，口干口苦，口渴不欲饮，纳呆恶心，小便色黄，大便不畅。苔黄腻，脉滑数。

证候分析：湿热蕴结于胃，胃气郁滞，故胃脘疼痛，痛势急迫，脘闷灼热；湿热夹杂，故嘈杂，口干口苦，口渴不欲饮；湿热中阻，故纳呆恶心；湿热内盛，下注膀胱，故小便色黄；湿热蕴结肠道，气机不畅，故大便不畅。苔黄腻，脉滑数为湿热中阻之征。

治法：清化湿热，理气和胃。

代表方：清中汤加减。

常用药：黄连、栀子清热化湿；黄芩、蒲公英、茯苓、半夏、白豆蔻健脾除湿；藿香、苍术、陈皮、甘草理气和胃。

湿邪偏盛，加藿香、佩兰、厚朴芳香化湿；热邪偏盛，加黄芩、蒲公英清热和中；恶心呕吐，加橘皮、竹茹降逆止呕；大便秘结，加生大黄（后下）通便；腹胀气滞，加厚朴、枳实下气除滞；纳呆少食，加神曲、谷麦芽消食开胃。

（5）瘀血停胃证

症状：胃脘疼痛，痛如针刺，或似刀割，痛有定处，按之痛甚，痛时持久，食后或入夜痛甚，或见吐血黑便。舌质紫暗，有瘀斑，脉涩。

证候分析：瘀血内阻，胃络壅滞，故胃脘疼痛，痛如针刺，或似刀割；瘀血为有形之邪，故痛有定处，按之痛甚，痛时持久；血属阴，食后、夜间瘀血加重，故痛甚；瘀血内阻，血不循经，故见吐血黑便。舌质紫暗，有瘀斑，脉涩为血瘀之象。

治法：化瘀通络，理气和胃。

代表方：失笑散合丹参饮加减。

常用药：丹参、蒲黄、五灵脂活血消瘀止痛；檀香、砂仁行气和胃；三七活血止血；大黄荡涤肠胃，调畅气机。

胃痛甚者，加延胡索、木香、郁金、枳壳、百草霜理气止痛；气虚无以行血，见四肢不温、舌淡脉弱者，加党参、黄芪、仙鹤草益气止血；便黑加三七粉、白及粉止血生肌；阴虚见口干咽燥，舌光无苔，脉细者，加生地、麦冬滋阴生津。

（6）胃阴亏虚证

症状：胃脘灼痛隐隐，似饥非饥，饥不欲食，口干咽燥，或口渴思饮，消瘦乏力，五心烦热，大便干结。舌红少津，脉细数。

证候分析：郁火伤阴，阴虚则生内热，胃络失于濡润，故胃脘灼痛隐隐；虚火消谷则似饥，胃虚不能消磨水谷则似饥非饥，饥不欲食；胃阴不足，津液不能上承，故口干咽燥，或口渴思饮；胃虚精微不足，形体失养，故消瘦乏力；津液不足，大肠失润，故大便干结。五心烦热，舌红少津，脉细数为阴虚火旺之象。

治法：养阴益胃，和中止痛。

代表方：一贯煎合芍药甘草汤加减。

常用药：沙参、麦冬、生地、枸杞子养阴益胃；当归养肝活血，而具疏通之性；川楝子、生麦芽疏肝理气，和胃止痛；芍药、甘草缓急止痛。

胃脘灼痛，泛酸嘈杂，加珍珠粉、牡蛎、海螵蛸或配左金丸以制酸；胃脘胀痛较剧，兼有气滞，加厚朴花、玫瑰花、佛手理气止痛；大便干结难解，加火麻仁、瓜蒌仁润肠通便；阴虚胃热，加石斛、知母、黄连养阴清热。

（7）脾胃虚寒证

症状：胃痛隐隐，绵绵不休，喜温喜按，空腹痛甚，得食痛减，劳累或受凉后发作或加重，时呕清水，神疲纳少，四肢倦怠乏力，手足不温，大便溏薄。舌淡，脉软弱。

证候分析：脾胃虚寒，胃络失于温养，故胃痛隐隐，绵绵不休；虚则喜按，寒则喜暖，故胃脘喜温喜按；胃络借饮食之暖以温通血脉，故空腹痛甚，得食痛减；劳则气耗，受寒则虚寒加重，故劳累或受凉后发作或加重；脾运迟缓，水饮停留，胃虚和降无权，故时呕清水，神疲纳少，四肢倦怠乏力；脾阳不能达于四肢，故手足不温；脾虚寒湿内生，故大便溏薄。舌淡，脉软弱为中虚有寒，脾阳虚弱之象。

治法：温中健脾，和胃止痛。

代表方：黄芪健中汤加减。

常用药：黄芪、桂枝、饴糖甘温补中，辛甘化阳；白芍、甘草缓急和营止痛；生姜、大枣温胃和中补虚。

泛吐清水较多，加干姜、半夏、茯苓降逆化饮；泛酸去饴糖，加左金丸、乌贼骨、煅瓦楞制酸；胃脘冷痛，虚寒较甚，呕吐肢冷者，合理中汤温中止呕；兼肾阳虚而见形寒肢冷、腰膝酸软者，合附子理中汤温肾散寒；无泛吐清水或手足不温者，改用香砂六君子汤健脾和胃。

【西医治疗】

**1. 一般治疗** 生活要有规律，避免过度劳累和精神紧张。戒烟、酒。服用 NSAID 者尽可能停用，即使未用亦要告诫患者今后慎用。

**2. 治疗消化性溃疡** 分为抑制胃酸分泌和保护胃黏膜两大类药物，主要起缓解症状和促进溃疡愈合的作用，常与根除 Hp 治疗配合使用。

**3. 根除幽门螺杆菌**　具体见"慢性胃炎"一节。

**4. NSAID 溃疡的治疗与预防**　对服用 NSAID 后出现的溃疡，如情况允许应立即停用 NSAID；如病情不允许，可换用对黏膜损伤少的 NSAID，如选择性 CoX2 抑制剂（如塞来昔布）。对停用 NSAID 者，可予常规剂量常规疗程的 $H_2RA$ 或 PPI 治疗；对不能停用 NSAID 者，应选用 PPI 治疗（$H_2RA$ 疗效差）。

【综合治疗】

**1. 单验方**　①绿萼梅、茶叶各 6g，开水冲服。治疗肝胃气痛。②桃仁、五灵脂各 15g，微炒为末，面醋为丸，如小豆粒大，每服 20 粒，温开水送下，孕妇忌服。治疗瘀血胃痛。③莱服子 15g，水煎，送服木香面 4.5g。治疗食积胃痛。④荔枝核（烧焦）、木香按 6：1 比例，共研细末，热汤调服。治疗胃寒气滞疼痛。⑤苍术 30g，吴茱萸 10g，炒研末，每次服 6g，1 日 2 次，温开水冲服。治疗寒湿胃痛。⑥山栀、川芎各等分，水煎服。治疗郁热胃痛。

**2. 针灸治疗**　①体针：主穴为中脘、足三里。配穴为胃俞、脾俞、合谷、太冲、三阴交、建里等。②耳针与平衡针灸：参见慢性胃炎一节。

**3. 食疗调养**　可以辨证选用以下食疗方：①二姜粥：干姜 6g，高良姜 6g，粳米 50g。将干姜、高良姜洗净，用水煎，去渣取汁，把粳米洗净，加入药汁中，文火煮成粥，随量食用。适用于胃寒疼痛。②橘皮粥：陈皮 10g，生姜 4 片，粳米 50g。将陈皮、生姜洗净，水煎，去渣取汁，把粳米洗净，加入药汁中，文火煮成粥，随量食用。适用于脾胃气滞引起的胃脘痛及消化不良。③山楂粥：山楂 30g，粳米 60g，红糖 10g。山楂洗净，水煎，去渣取汁，加入粳米、红糖同煮成粥，空腹食，随量食用。适用于食积引起的胃脘不适。④桃仁粥：桃仁 15g，粳米 50g，将桃仁捣烂如泥，加水研汁，去渣，以汁煮粳米为稀粥，随量食用。适用于血瘀胃脘痛。⑤天花粉粥：天花粉 15g，粳米 60g。将鲜品洗净水煎取汁去渣，同粳米加水煮成粥，将熟时加入天花粉，再煮至粥熟。适用于胃热及胃津不足引起的胃脘不适。

**4. 外治法**　①盐炒麸皮，炒热后盛布袋中，放在痛处熨，冷却后换热的再熨，治胃痉挛痛。②仙人掌不拘多少，捣烂，包痛处，治热性胃痛。③大黄、玄明粉、栀子、郁金、香附各 30g，滑石 50g，黄芩、甘草各 10g，共研细末，姜汁调成糊状，敷胃痛处，治气滞、食积化热之胃痛。

**5. 心理指导**　消化性溃疡是一种常见的心身疾病，多呈慢性反复发作过程。大量研究发现，心理及社会因素通过神经系统、内分泌系统和免疫系统影响胃液分泌、黏膜血管充盈和胃壁蠕动，可能产生消化性溃疡。消化性溃疡单纯用药物治疗的疗程长，疗效低，复发率高，如果合并心理治疗则可能显效快，复发率也会明显降低。心理干预主要有认知疗法、松弛疗法和生物反馈疗法等。

【临证备要】

**1. 重视活血化瘀药物的配伍**　溃疡及其周缘充血、水肿、糜烂是活动期溃疡的基本病变，且溃疡病多有病程较长、反复发作的特点。活血化瘀药物可使局部组织血管扩张，血流加速，改善血运及组织营养状态，从而消除充血、水肿，促使炎症的吸收及溃疡面的愈合。

**2. 胃痛治肾**　钟乳石方：钟乳石 30g，黄柏 10g，肉桂 6g，蒲公英 30g，甘草 6g。适用于寒热错综、虚实夹杂、脾胃不和的溃疡病。钟乳石甘温入肾，温阳以暖脾，补虚损；肉桂辛甘大热，入脾肾两经，温肾阳，暖脾阳，除冷积，通血脉；黄柏清热燥湿，滋肾降火；蒲公英清热解毒，且能健胃；甘草补中健脾，缓急止痛，调和药物。《素问·水热穴论》曰："肾者，胃之关也。"李中梓认为先天之本在肾，后天之本在脾，"精血之司在命门，水谷之司在脾胃，故命门得先天之司，脾得后天之司也，是以水谷之海，本赖先天之主。"赵献可也认为饮食入胃，譬如水谷在锅中，必须火煮才能熟。这个火就是命门之火，因此他提出补脾不如补肾的观点。

【预防调护】

本病诱因常为情志不畅，故须避免忧思恼怒，保持心情愉快、开朗，增强自身抗病能力。切忌暴饮暴食或忽饥忽饱，勿食生冷、炙烤、有刺激性食物和不易消化食物。饮食要定时定量，以清淡易消化为宜。戒烟酒。不可过劳，尤其进餐后应休息半小时以上。避免风、寒、暑、湿等外邪内客于胃。

【名医验案】

某男，32岁，1996年6月初诊。患十二指肠球部溃疡已3年，近3个月疼痛加剧。刻诊：恶风寒，身着厚衣，发热，头疼，胃脘疼痛，得食则减，喜食热粥，轻微吐酸，大便溏薄，苔薄白，脉虚浮。体温37.8℃，大便潜血阳性。问其病史，言每次胃痛发作均有不同程度的寒热症状。前医曾用荆防败毒散、银翘散与新康泰克等药物治疗，取效甚微。脉症参合，证属脾胃虚寒。拟温中健脾法，取黄芪建中汤加味。处方：炙黄芪15g，桂枝10g，炒白芍15g，炙甘草9g，乌贼骨15g，大贝母10g，红枣5g，饴糖30g（冲服）。每日1剂，煎2次混合，分3次，食前服用。服用6剂，外证寒热消失，内证疼痛缓解。服至23剂，疼痛已无，大便转为正常。造影复查，十二指肠球部已无明显异常，充盈尚整，无激惹现象，体部正常，大便潜血阴性。

**按语：**溃疡病属"胃脘痛"与"虚劳"范畴，其发作时并见表证的现象并不少见。清代喻嘉言云："凡虚劳病，多有发热者，须辨其因之内外，脉之阴阳，时之早晚，而定其治。若通套退热之药，与病即不相当，是谓诛伐无过。"毛教授指出，溃疡病属气血虚损者居多。脾胃为气血生化之源，脾胃不足则营卫难以资生，卫虚则畏寒，营虚则发热。《金匮要略·血痹虚劳病脉证并治》篇云："虚劳里急，诸不足，黄芪建中汤主之。"所谓"诸不足"，包括气血营卫俱不足。仲景取甘温之建中汤建立中气，以补气生血。方中桂枝补阳，芍药敛阴，一阴一阳，调和营卫；甘草、饴糖，一阴一阳，补和营卫；大枣、生姜，一阴一阳，宣通营卫。营卫调和，内则溉灌中焦，外则卫护肌表。加甘温之黄芪，使脾元健运，营卫灌溉于肺，里虚可解，外证自然消散。营卫虽行于表，而生化来于中焦，胃为卫之本，脾为营之源。前医不明此理，仅着眼于营卫不和之恶寒发热，标本不明，故效难如期。

［禄保平，孙巧玲．毛德西教授辨治消化系统疾病临症撷萃．

中华中医药杂志，2010，25（11）：1818-1819］

# 第三节　功能性消化不良

功能性消化不良（functional dyspepsia，FD）系指出现上腹部不适症状，且不能以器质性、系统性或代谢性疾病等来解释的一组临床症状群。功能性消化不良常见于消化系统疾病，虽然并不威胁患者生命安全，但反复发作的上腹部胀气、疼痛等症状常困扰患者，降低其生活质量。

本病多属于"痞满"范畴，与"胃脘痛""吐酸""嘈杂"等相关。

NOTE

【病理机制】

目前尚未阐明功能性消化不良的发病机制，许多研究提示多方面因素参与了 FD 的发病。

**1. 动力障碍**    FD 的主要发病基础是动力障碍，约 25%~40% 的 FD 患者胃排空出现延缓。患者近端胃的适应性舒张功能受损，顺应性降低，致餐后胃内食物异常分布；胃中间横带面积增宽，排空时间延长，食物潴留在胃远端。这些均引起早饱、餐后上腹部饱胀等症状。FD 患者还存在胃十二指肠反流、移行性复合运动（MMC）Ⅲ期出现次数减少、Ⅱ期动力减弱等。由于自主或中枢神经系统问题，老年人迷走神经活动降低，致胃窦运动减弱和胃容纳障碍，也可作为 FD 发生的机制。老年人餐后胃收缩力及蠕动降低，胃排空延迟，尤其是低体力活动者较多见。

**2. 内脏高敏感**    FD 患者存在内脏高敏感，主要表现为胃肠道对机械性扩张以及化学性刺激的阈值降低，如对温度、酸感觉过敏，近端胃对机械扩张的敏感性增强等。患者餐后出现的早饱、上腹饱胀、隐痛等症状可由内脏高敏感解释。

**3. 胃酸分泌异常**    绝大多数老年人仍有良好的泌酸能力。许多研究发现 FD 患者基础胃酸分泌仍处于正常范围或代偿性增加。与健康人相比，FD 患者对酸的清除能力降低，十二指肠 pH 值偏低，酸暴露时间延长，十二指肠酸化可导致近端胃松弛、抑制胃容受性舒张功能及对扩张的敏感度增加。临床上患者的酸相关症状，如空腹时疼痛或上腹不适、进食后减轻或抑酸治疗有效，均提示其症状与胃酸有关。

**4. 其他因素**    Hp 感染、精神心理因素、生活方式、饮食结构、环境、遗传、急性胃肠炎史及老年人消化酶分泌减少等可能与 FD 的发病有关。

【病因病机】

饮食不节，过食生冷肥甘，或情志失调，肝气郁结，或劳倦太过，脾气受损，或年老体衰，久病脏虚，均可导致脾胃功能失常而发为本病。

本病病位在胃，与脾、肝关系密切。基本病机是中焦气机不利，脾胃升降失司。轻者脾胃气虚，运化失司，饮食积滞；重者若损及阳气，可致脾肾阳虚；阳虚失于温煦运化，则寒湿内生；肝失调达，横逆侮脾，则出现肝脾同病。病程中气机失调，枢机不利，影响脾胃功能，则致久病难愈。基本病理因素为气滞、食积、寒凝、湿阻，且相互影响兼夹。

【诊断要点】

本病起病多缓慢，呈持续性或反复发作性。主要通过病史、症状、体征、检查等综合分析诊断，其中辅助检查用于排除性诊断。本病症状有餐后饱胀、早饱感、上腹痛、上腹烧灼感，常以上某一个或一组症状为主要表现，出现至少 6 个月，且近 3 个月有出现；体征多无特异性，大多数患者中上腹有触痛或触之不适感；内镜检查无食管、胃和十二指肠的溃疡、糜烂和肿瘤性病变，也无此类疾病病史；B 超、X 线、CT、MRI 及有关实验室检查排除肝、胆、胰腺等疾病，方可明确诊断。

本病可分为上腹部综合征（EPS）和餐后不适综合征（PDS）两种亚型。

上腹部综合征：①至少为中等程度的上腹部疼痛或烧灼感，至少每周发生 1 次；②疼痛呈间断性；③疼痛非全腹性，不放射或不在腹部其他区域/胸部出现；④排便或排气不能缓解；⑤排除胆囊或 Oddi 括约肌功能障碍为必须条件。其中疼痛可为烧灼样，但不向胸骨后传导；疼痛常由进餐诱发或缓解，但也可发生于空腹状态；可能同时存在 PDS。

餐后不适综合征：①正常量进食后出现餐后饱胀不适感，每周至少发生数次；②早饱感阻碍正常进食，每周至少发生数次；符合其中任意 1 项为必须条件。或伴有上腹胀，或餐后恶心，或过度嗳气，且可同时存在 EPS。

本病通过胃镜、X 线钡餐、上腹部超声、CT、MRI，血液生化及消化系统肿瘤标志物检测，食管 PH 监测和食道动力、胃电图、胃容纳功能和胃排空及感知功能检查等，可与器质性消化不良（OD）相鉴别，如胃食管反流、食管癌、慢性活动性胃炎、消化性溃疡、胃癌、十二指肠肿瘤、慢性胆囊炎、胆石症、胆道恶性肿瘤、慢性胰腺炎、胰腺癌等。

【辨证论治】

**1. 辨证要点**

（1）辨虚实　本病有虚实之异，有邪者为实，无邪者为虚。实证者脘腹胀痛、拒按，多为食积、气滞、湿热阻滞中焦；虚证者多为脾胃气虚及胃阴虚。老年患者脾胃虚弱，复受邪气，常为本虚标实或虚实夹杂。

（2）辨寒热　脾胃气虚多伴寒象，如喜热饮、遇寒加重；阴液不足，胃热内生，可见烧灼样疼痛、泛酸、舌质红等。实热苔黄腻，虚热舌光少苔。

**2. 治疗原则**　本病治疗以"和降胃气"为总则。实证可分别予以疏肝、除胀、消食、导滞、清热、降火、化湿等，虚证则配合健脾、益气、温中、养阴、润胃等治法。同时应分清标本虚实主次，或先治其标，后顾其本，或标本兼顾，补消结合。若胃肠无力，清气不能托举而致中气下陷，可用温中升提法。用药避免辛热寒凉太过，且不可妄用攻下之法。

**3. 证治分类**

（1）饮食停滞证

症状：胃脘部饱胀疼痛，进食加重，嗳腐早饱，甚至呕吐不消化的食物，排便不畅。舌苔厚腻，脉滑实。

证候分析：饮食内停中焦，损伤脾胃，气机升降失常，故见胃脘部饱胀疼痛；健运失司，腐熟无权，宿食内停，谷浊之气不得下行而上逆，故见嗳腐早饱，甚至呕吐不消化的食物；食滞胃中，肠道传导受阻，故排便不畅；舌苔厚腻，脉滑实，为饮食停滞之征。

治法：消食导滞，健胃理气。

代表方：保和丸加减。

常用药：神曲、山楂、炒谷芽、炒麦芽、莱菔子消食导滞；茯苓、姜半夏、陈皮和胃化湿；连翘散结清热；木香行气消胀。

食积内阻，气血不畅，合越鞠丸行气消导；食积化热，便秘不通，舌苔黄腻者，合枳实导滞丸或木香槟榔丸行气消导，清热化积。

（2）肝胃气滞证

症状：脘腹胀满，连及两胁，攻撑走窜，嗳气频繁，每因情志不遂而诱发或加重，反胃，泛酸，常伴有焦虑。舌质暗红，苔薄白或白厚，脉弦等。

证候分析：长期情志不畅，气机郁滞，肝失疏泄，肝气逆犯脾胃，脾胃升降失常，故见脘腹、两胁胀满，攻撑走窜；胃气上逆，故见嗳气频繁，甚则反胃呕吐；若遇情志不遂，则肝郁更甚，症状加重；舌质暗红，舌苔薄白或白厚，脉弦为肝郁气滞之象。

治法：疏肝和胃，理气消滞。

NOTE

代表方：柴胡疏肝散合越鞠丸加减。

常用药：柴胡、川芎、香附、枳壳疏肝和胃；白芍、甘草缓急止痛；陈皮、苍术燥湿健脾；栀子清泻肝火；神曲消食和胃。

胁痛明显，加延胡索、川楝子疏肝行气，活血止痛；腹胀明显，加厚朴、大腹皮行气消胀；嗳气、呃逆，加旋覆花、代赭石降逆下气；胃灼热泛酸，加浙贝母、乌贼骨制酸止痛；咽部有异物感，加制半夏、厚朴行气散结。

（3）湿热内蕴证

症状：脘腹滞闷痞满，烧灼疼痛，甚至连及胸咽，泛酸，恶心，呕吐，进食后症状加重，口中黏腻，肠鸣，排便黏滞不爽，夜寐不安，亦可伴有焦虑。舌质红，苔黄腻，脉弦滑或滑数等。

证候分析：湿热内蕴中焦，脾胃气机不畅，故见脘腹滞闷痞满；湿热挟胃气上逆，故见恶心、呕吐、泛酸、口黏；湿热内蕴，肠道传导受阻，故见排便黏滞不爽；湿热灼伤胃络、食道，则见烧灼疼痛，甚至连及胸咽；湿热内蕴，邪热扰神，故见夜寐不安、焦虑；舌质红，苔黄腻，脉弦滑或滑数为湿热内蕴之象。

治法：清热化湿，消痞和胃。

代表方：泻心汤合三仁汤加减。

常用药：黄连、黄芩泻热和中；白蔻仁芳香化湿；薏苡仁、滑石、通草、竹叶淡渗利湿；陈皮、制半夏、厚朴行气化湿。

恶心呕吐，加竹茹、生姜汁止呕；痞满明显，加枳壳、瓜蒌皮行气消痞；纳差，加谷芽、麦芽、神曲消食开胃；大便滞下不爽，加枳实、槟榔行气导滞；胃脘烧灼感，泛酸严重者，合左金丸清降肝火。

（4）脾气虚弱证

症状：脘腹不适，反复发作，餐后痞满，自觉腹中发凉，喜热饮，喜温喜按，纳少便溏，面色萎黄，神疲乏力。舌体胖大或有齿痕，苔白，脉沉细无力或沉缓等。

证候分析：脾气亏虚，运化水谷无力，则见脘腹不适，反复发作，纳少便溏；餐后水谷阻滞胃脘，气机不畅，故见痞满；气损及阳，脾阳不振，失于温煦，故见腹中发凉，喜热饮，喜温喜按；脾气虚弱，气血生化乏源，则见面色萎黄，神疲乏力；舌体胖大或有齿痕，苔白，脉沉细无力或沉缓为脾气亏虚之征。

治法：健脾益气，和胃除满。

代表方：香砂六君子汤加减。

常用药：人参、白术、炙甘草、大枣益气健脾；茯苓、半夏健脾祛湿；陈皮、木香理气和中；砂仁醒脾开胃。

纳少，加焦三仙开胃消食；腹泻，加炒扁豆、炒薏苡仁利湿止泻；腹胀明显，加大腹皮、沉香行气消胀；夹寒者，加高良姜、干姜温中散寒；中气下陷，用补中益气汤升阳举陷。

（5）胃阴不足证

症状：脘腹隐痛时发时止，痞闷不饥，烧灼嘈杂，咽干唇燥，五心烦热，寐少多梦，便秘，消瘦。舌体瘦，舌质红少苔或无苔，脉细无力或细数等。

证候分析：胃阴亏虚，不能濡养胃络，故见脘腹隐痛时发时止，烧灼嘈杂；阴液亏虚，不能上承唇咽，故见咽干唇燥；胃为阳明燥土，喜润恶燥，胃阴不足，受纳失常，则见痞闷不饥；阴虚阳亢，热扰心神，则见五心烦热，寐少多梦；胃阴亏虚，肠道失润，故见便秘；肌肉失于阴液濡养，故见消瘦；舌体瘦，舌质红少苔或无苔，脉细无力或细数为胃阴不足之象。

治法：滋养胃阴，润胃顺降。

代表方：麦门冬汤加减。

常用药：麦冬、沙参、生地黄滋养胃阴；生晒参、炙甘草、大枣益气健脾；山楂、神曲、麦芽消食和中；粳米和胃。

胃脘烧灼感，泛酸严重，加乌贼骨、瓦楞子、黄连、吴茱萸清降肝火，制酸止痛；便秘严重，加火麻仁、瓜蒌仁润肠通便；失眠多梦，加酸枣仁、五味子敛阴安神。

【西医治疗】

**1. 一般治疗** 帮助患者认识、理解病情，指导患者改善生活方式，调整饮食结构习惯。如以 PDS 为主的患者，建议少食多餐、食用易消化、低脂饮食等；以 EPS 为主的患者则食用对胃分泌刺激较少、胃排空较慢的食物。

**2. 药物治疗** 与进餐相关的消化不良（如 PDS）可首选促动力剂或合用抑酸剂；非进餐相关的消化不良/酸相关性消化不良（如 EPS）可选用抑酸剂，必要时合用促动力剂。经验性治疗的时间一般为 2~4 周，无效者应行进一步检查，排除器质性疾病或调整治疗方案。

（1）**促动力剂** 多巴胺受体拮抗剂：①甲氧氯普胺（商品名胃复安）为多巴胺 D2 受体拮抗剂和中枢五羟色胺（5-HT）受体激动剂，具有较强的中枢镇吐作用，能增强胃动力，改善消化不良症状。②多潘立酮为选择性外周多巴胺 D2 受体拮抗剂，能增加胃窦和十二指肠动力，促进胃排空，但该药可能导致心脏不良反应，包括 QTc 间期延长和心律失常。

莫沙必利为强效选择性 5-HT$_4$ 受体激动剂，通过兴奋胃肠道胆碱能中间神经元和肌间神经丛的 5-HT$_4$ 受体促进乙酰胆碱释放，增强胃肠运动，是胃肠动力障碍疾病的常用药物。伊托必利具有多巴胺 D$_2$ 受体拮抗剂和乙酰胆碱酯酶抑制剂双重作用，可协同增加胃肠道乙酰胆碱浓度，增加十二指肠快波幅度和频率，加速胃排空，减少十二指肠胃反流，从而发挥促动力作用。

（2）**抑酸剂** 常用 H$_2$RA 有雷尼替丁、西咪替丁、法莫替丁、尼扎替丁等，常用 PPI 制剂有泮托拉唑、奥美拉唑、兰索拉唑、埃索美拉唑和雷贝拉唑等。

（3）**根除 Hp** 目前推荐含 PPI、铋剂及两种抗菌素的四联 10 天疗法作为根除 Hp 的初治方案。

（4）**精神心理治疗** 可选择三环类抗抑郁药或 5-HT 再摄取抑制剂，如西酞普兰、氟西汀、帕罗西汀等。

（5）**其他** ①抗酸剂及胃黏膜保护剂：铝碳酸镁、氢氧化铝、铋剂及替普瑞酮等可减轻消化不良症状。②助消化药物：微生态制剂和消化酶可作为治疗 FD 的辅助用药，与促动力药联用效果更佳；益生菌制剂和复方消化酶可改善与进餐相关的腹胀、食欲缺乏等症状。

【综合治疗】

**1. 中医康复** 包括健康教育、功能锻炼、心理辅导、太极拳、气功、推拿等。如患者仰卧位，用掌推法由璇玑穴至曲骨穴推 5 遍；然后食、中、无名指按揉膻中穴，掌柔上脘、中脘、下脘、神阙、天枢、气海、关元穴，以舒畅、嗝气或矢气为好；继而掌摩胃脘部及以神阙穴为中心做顺时针摩法，以较热为度，再掌震中脘、神阙，以透热为度。患者俯卧位，由大椎穴推至腰俞穴，以微热为度，然后掌揉大椎至腰俞穴两侧，大杼穴至八髎穴做掌揉法 3~5 遍，继而在胸椎第 7 节至腰椎第 4 节两侧 1 寸左右寻找阳性反应点，做拨法或点按，最后点按内关、足三里、三阴交、太冲、丰隆、公孙穴。

**2. 针灸治疗** 实证常取足厥阴肝经、足阳明胃经穴位为主，采用泻法，常取足三里、天枢、中脘、内关、期门、阳陵泉等。虚证常取背俞穴、任脉、足太阴脾经、足阳明胃经穴为主，采用补法，常用脾俞、胃俞、中脘、内关、足三里、气海等。亦可采用耳针或埋针治疗，选用神门、交感、胃、肠、脾、肝等穴位。

**3. 食疗调养** 应节制饮食，勿暴饮暴食，饮食宜清淡，忌肥甘厚味、辛辣醇酒以及生冷之品。饮食积滞者可用食疗方：鲜鸭肫1~2g，谷芽20g，麦芽30g，将鸭肫割开，除去肫内脏物，保留鸭内金，洗净，与谷芽、麦芽同放入瓦锅内，加水适量，文火焖煮至鸭肫熟透即成。服用时加盐、味精调味，饮汁食肉。

**4. 心理指导** 由于FD患者约半数以上存在情感障碍、心理异常，因此首先要详细了解患者的精神情绪、心理状态、工作特点和生活习惯，了解该病的诱发因素及既往病史，然后针对疾病的特点、性质、病因及预后向患者详细解释，做好心理疏导。

【临证备要】

**1. 醒脾健脾，调畅气机** 功能性消化不良虽病在胃，但与脾密切相关。脾胃同居中焦，常相互影响。胃病日久常累及脾脏，脾阳受损，运化失调，清气不升，浊气不降，中焦气机失常而发病。除和胃降气外，还应重视健脾益气的运用，如以黄芪、党参、升麻、柴胡等升清阳，降浊气。脾以运为健，故遣方时还可配合醒脾运脾法，选用砂仁、木香、厚朴、法半夏等芳香辛散药。

**2. 顾护胃阴** 在治疗FD时，常用辛温燥湿之品，量过则损耗胃阴；湿热蕴结或肝气郁久均易化火伤阴，故在用砂仁、厚朴、陈皮、法半夏等辛燥之药时，需谨防太过，伤及胃阴。对于胃阴亏虚者，选用理气消痞的药物时，宜以轻清为原则，适当使用枳壳、佛手、竹茹等；滋养胃阴药不可过于滋腻，以防阻滞气机，妨碍治疗。

【预防调护】

医生应对患者耐心讲解相关病情，使其认识到功能性消化不良的症状与精神、情绪、饮食结构、应激状态、运动状况有很大关系。对其生活方式进行有效指导，争取患者积极配合治疗。应禁食辛辣、厚腻、冷硬食物，避免浓茶、咖啡、烟酒等，慎用非甾体类抗炎药、茶碱类、钙拮抗剂等。对早饱、餐后腹胀明显者，建议低脂肪和少食多餐。老年人机能活动低下，适宜的劳动可促进血液循环，增强新陈代谢，有利于身心健康。

【名医验案】

焦某，男，67岁。1982年10月12日初诊。主诉：胃脘胀满1年，加重1个月。现病史：患者1年前因发怒致两胁胀满，继而腹痛，胃脘部不适，经疏肝理气之品治疗不愈，日益加重，近1个月尤甚，故来任老处就诊。现症见胃脘痞满，饭前轻、饭后重，逸则轻、劳则重，嗳气不出，遇寒热甚，二便如常。舌质淡苔腻、黄白相兼，脉沉弦而迟。证属脾郁克土，中焦不运。治当辛开苦降。予以附子泻心汤加减。

处方：附子15g（先煎），姜黄连5g，酒元芩15g，酒大黄3g，蜜升麻子3g，半夏4g。水煎服，共3剂，其病豁然而愈。

**按语**：本病因肝气郁滞，木克脾土，脾之运化无权，脾气不升，胃气不降，中焦不运而致。又过用理气之品，一伐肝木，二伤中土，中焦壅滞，痞塞加重。唯用附子泻心汤，以三黄泻热除痞，附子温经扶阳。诸药合用，共建其功。

［南征，任喜尧. 任继学教授医案选. 吉林中医药，1987，（2）：4-5.］

# 第四节 老年性便秘

便秘（constipation）是以持续性排便困难或排便不尽感和（或）排便次数减少、粪便干结量少为特征的一种病症。临床按有无器质性病变分为器质性便秘和功能性便秘，按病程或起病方式可分为急性和慢性便秘。慢性便秘病程多超过 12 周。本节主要讨论功能性便秘。

本病多属于"便秘""老人秘"范畴。

【病理机制】

本病发病机制尚未完全明确，病理生理学机制包括肛门直肠功能障碍和结肠传输延缓两个方面。老年人慢性便秘病理生理变化特征主要包括：

**1. 中枢神经-肠神经轴的综合调控异常** 由于老年人生理功能减退、不良饮食习惯或社会心理因素的影响，引起中枢神经-肠神经轴的综合调控异常，胃肠激素发生变化，致使肛门直肠对排便感觉阈值增高，即肛门坠胀却无便意感。

**2. 盆底肌收缩减弱** 老年人或因盆底结构改变，或因久病长期卧床、运动过少导致盆底肌收缩减弱，难以增加足够的腹腔内压用以排便。

【病因病机】

本病多因年老体虚，阴阳失衡，大肠传导功能失常所致。老年人生理功能衰退，往往多病慢病共存，阴阳气血亏虚，阳气虚则温煦传送无力，阴血虚则荣养不足，均可导致便秘。老年人性情易波动，抑郁恼怒，加之久坐少动，致气机郁滞，通降失调，传导失职，糟粕内停，而成便秘。老年人胃肠功能衰退，进食辛辣厚味或饮酒导致胃肠积热，大便干结，或生冷致阴寒内凝，胃肠传导失司，而致便秘。

本病病位在大肠，与肺、脾、胃、肝、肾有密切的关系。病机主要是腑气不通，大肠传导失司。病理性质可概括为寒、热、虚、实四个方面。燥热内结于肠胃者，属热秘；气机郁滞者，属气秘；气血阴阳亏虚者，为虚秘；阴寒积滞者，为冷秘或寒秘。四者之中，又以虚实为纲，热秘、气秘、冷秘属实，阴阳气血不足的便秘属虚。而寒、热、虚、实之间常又相互兼夹，或相互转化。老年人以虚证为主，但虚实夹杂也不少见。

【诊断要点】

根据类型及病程，本病临床表现有所不同。诊断要点为：每周排便少于 3 次，排便困难，每次排便时间延长，排出粪便干结如羊粪，且数量少，排便后仍有粪便未排尽的感觉，可伴有下腹胀痛、食欲减退、疲乏无力、头晕、失眠等。

本病需经全身检查排除器质性便秘后确诊，大便常规、直肠指检、肠镜、钡剂灌肠等检查有助于诊断。但应根据临床需要做必要的针对性检查，避免过度检查，尤其对于高龄患者、患有多种重要器官疾病和活动不便者，应注意患者对有创检查的接受程度和可行性。

根据直肠指检、大便常规及肠镜等检查，本病应与痔疮、结肠肿瘤等相鉴别。

【辨证论治】

**1. 辨证要点**

（1）辨标本虚实 本病以虚证、虚实夹杂为多见。实证当辨热秘、气秘和冷秘，虚证当辨气虚、血虚、阴虚和阳虚。

（2）**辨大便性状** 大便的形状对辨证有非常重要的意义，大便干结者多是阴血亏虚或胃肠积热，大便不干而便秘多由于气虚推动无力。

**2. 治疗原则** 治疗便秘以通下为总的原则。实秘以祛邪为主，给予泻热、温散、通导之法，使邪去便通；虚秘以扶正为先，给予益气温阳、滋阴养血之法，使正盛便通。

**3. 证治分类**

（1）**胃肠实热证**

症状：大便干结，腹胀腹痛，口干口臭，面红心烦或有身热，小便短赤。舌红苔黄燥，脉滑数。

证候分析：胃肠积热，或热病余邪未清，耗液伤阴，肠道干涩，故大便干结；积热上蒸，浊阴不降，故口干口臭；热盛于内，故面红心烦；热移膀胱，故小便短赤。舌红苔黄燥，脉滑数是热盛伤津之候。

治法：泻热润肠通便。

代表方：麻子仁丸加减。

常用药：麻子仁润肠通便；杏仁降气润肠；芍药养阴和里；枳实、厚朴下气除满；大黄通下泻热；蜂蜜润肠缓下。

津液已伤者可加生地、石斛、麦冬、玄参养阴生津；大便干结坚硬者加芒硝软坚通便；便血者加槐花、地榆清肠止血。

（2）**肝脾气滞证**

症状：大便干结，或不甚干结，欲便不得出，或便而不爽，肠鸣矢气，腹中胀痛，嗳气频作，纳食减少，胸胁痞满。舌苔薄腻，脉弦。

证候分析：老年人因久坐少动、情志不和均可致气机郁滞，大肠传导失司，糟粕内停而为便秘；气滞故胸胁痞满；浊气上扰致胃气上逆而嗳气。舌苔薄腻，脉弦为肝脾不和之候。

治法：顺气导滞。

代表方：六磨汤加减。

常用药：木香、乌药行气；沉香降气；大黄、槟榔、枳实破气行滞通便。

腹胀较著加白芍、柴胡、厚朴理气疏肝；便秘腹痛加厚朴、莱菔子理气止痛。

（3）**肺脾气虚证**

症状：大便并不干硬，虽有便意，但排便困难，用力努挣则汗出短气，便后乏力，面白神疲，肢倦懒言。舌淡苔白，脉弱。

证候分析：肺脾气虚，运化失职，大便传导无力，故虽有便意，但排便困难，用力努挣则汗出；肺气虚，故汗出短气；脾气虚，运化失司，故面白神疲，肢倦懒言。舌淡苔白，脉弱为气虚之候。

治法：益气润肠。

代表方：黄芪汤加减。

常用药：黄芪补益肺脾；麻仁、白蜜润肠通便；陈皮理气。

气虚日久，加党参、白术增强补气之力；兼脘腹坠胀者，加补中益气汤；脘腹痞满者，加白扁豆、生薏苡仁健脾祛湿；兼阳虚者，加附子、肉桂温补肾阳。

（4）血虚阴亏证

症状：大便干结，面色无华，头晕目眩，心悸气短，健忘，口唇色淡。舌淡苔白，脉细。

证候分析：阴血亏虚，肠道失润，则大便干结，难以排出；血虚不能上荣于面，则见面色淡白无华；心神失养则见心悸健忘，失眠多梦；血虚髓海失养，则见头晕目眩；唇甲色淡，舌淡苔白，脉细均为血虚之征。

治法：养血润燥。

代表方：润肠丸加减。

常用药：当归、生地滋阴养血；麻仁、桃仁润肠通便；枳壳引气下行。

阴虚内热而出现烦热、口干、舌红少津者，加玄参、知母、麦冬清热生津，增水行舟。阴血津液已经恢复，仍然大便干燥，用五仁丸润肠通便。

（5）脾肾阳虚证

症状：大便干或不干，排出困难，小便清长，面色㿠白，四肢不温，腹中冷痛，或腰膝酸冷。舌淡苔白，脉沉迟。

证候分析：老年人阳气不展，使肠道传送无力而排便困难；肾阳不足，水不化气，故小便清长；阴寒内盛则气滞，故腹中冷痛；阳虚温煦无权，故四肢不温，身重。舌淡苔白，脉沉迟均为阳虚之候。

治法：温阳通便。

代表方：济川煎加减。

常用药：肉苁蓉、牛膝温补肾阳；附子、火麻仁润肠通便，温补脾阳；当归养血润肠；升麻、泽泻升清降浊；枳壳宽肠下气。

寒凝气滞，腹痛较著者，加肉桂、木香温中行气止痛；胃气不和，恶心呕吐，加半夏、砂仁和胃降逆。

【西医治疗】

器质性便秘主要针对病因治疗，以缓泻药为辅。功能性便秘采用非药物治疗和药物治疗。

**1. 非药物治疗**　主要是教育患者养成良好的生活方式，如定时排便、补充膳食纤维、增加水分的摄入和锻炼。可进行生物反馈治疗，部分合并精神心理障碍的应进行心理指导。

**2. 药物治疗**　经高纤维饮食、排便训练仍无效者或顽固性便秘者，特别是对生活不能自理及长期卧床的老年慢性便秘患者，可酌情选用促泻剂、胃肠动力药等。①泻剂：通过刺激肠道分泌和减少吸收、增加肠腔内渗透压和流体静力压而发挥导泻作用。分为容积性泻剂（如硫酸镁等）、渗透性泻剂（如乳果糖、聚乙二醇）、刺激性泻剂（如大黄、番泻叶、酚酞等）、润滑性泻剂（如液体石蜡等）。慢性便秘以膨胀性泻剂为宜，仅在必要时选用刺激性泻剂。②促动力药：主要对慢传输性便秘有效，机制是刺激肠肌间神经元，促进平滑肌蠕动，常用的药物有莫沙必利、伊托必利等。

【综合治疗】

**1. 针灸推拿治疗**　针刺足三里、中脘、曲池、气海、关元等穴位，根据辨证虚实选用补泻方法。耳穴取大肠、肺、脾、肾、皮质下、交感等，王不留行贴压，两耳交替。灸神阙、气海、关元、足三里。推拿从右下腹沿结肠方向，向上、向左、向下，反复多次。

**2. 局部灌肠通导治疗**　《伤寒论》蜜煎导方：用食蜜七合，微火煎如饴状，做丸，并手捻作挺，令头锐，大如指，纳入肛门。或猪胆1枚取汁，加醋少许，从肛门灌入，适于老年性

NOTE

便秘属胃肠实热型。

【临证备要】

**1. 重视非药物疗法**　老年人便秘原因众多，最根本的是肠道功能减退，治疗应分清主次，深入了解患者的生活习惯，应用非药物疗法为先，如调整饮食习惯、排便习惯、情绪、排便生理教育、运动、摩腹等。

**2. 慎用泻下药物**　六腑以通为用，大便干结、排便困难可予泻下法，但应在辨证基础上选用，且老年人便秘往往虚实夹杂，以虚为主，即使辨证可用攻下之药，亦需注意顾护脾胃之气，随病情的变化而选用寒下、温下、润下等方法，以便软为度。

【预防调护】

老年性便秘的预防关键在于注意起居饮食，不可疲劳过度、酗酒及过食辛辣燥烈食物，如辣椒、葱、生姜、蒜、胡椒，并应忌饮烈性酒、浓咖啡及浓茶等饮料，以免损伤脾胃，滋生湿热，导致湿热下注。教育患者每早按时登厕，养成定时大便的习惯。同时不可滥用泻药，保持心情舒畅，加强身体锻炼，特别是腹肌的锻炼。老年人排便时还应避免过度努挣。

【名医验案】

裴某，女，58岁，1989年10月26日初诊。习惯性便秘2年余，大便偏干，胸闷时见，微咳，面浮肢肿，食纳不振，时有呃逆，舌质红，苔薄黄，脉滑数。证系肺肠不和，肠道失润，治宜调气宽肠，润导通便。自拟润导通便汤加减。

处方：杏仁9g，桃仁9g，柴胡6g，炒枳壳12g，白芍9g，煅赭石10g（先煎），陈皮6g，火麻仁15g，炒当归10g，炙紫菀9g。7剂。另服保和丸，每次5克，日服2次。

11月2日复诊：药后大便已畅，惟气血亏虚，上方去紫菀，加生黄芪20g。7剂。配服当归养血膏，每次10g，日服3次。

11月9日三诊：近因郁怒后胸中灼热，便下又感不畅，拟方：柴胡6g，炒枳壳12g，桑椹子30g，川连3g，赤白芍各10g，甘草4g，火麻仁15g，桃仁9g，丹皮9g，生地10g。7剂。配服保和丸，剂量同前。

1月16日四诊：药证已合，胸热已除，便下通畅，上方去柴胡、川连、丹皮，加首乌10g，麦冬9g，生黄芪9g，炒谷芽12g，炒麦芽12g。10剂。半年后随访，大便一直正常。

**按语**：本例是习惯性便秘，属肺肠不和。肺与大肠相表里，故胸闷、微咳，治疗中用杏仁、紫菀；大便干结，腹气不通，故润肠通便，用火麻仁、桃仁、杏仁。三诊时因情绪变化，故拟疏肝解郁，用柴胡、枳壳、白芍。

[吴成.孟澍江教授治疗习惯性便秘经验.时珍国药研究，1992，3（2）：56-57]

NOTE

# 第十二章 老年泌尿系统疾病

## 一、泌尿系统的老化改变

老年人肾脏逐渐萎缩，重量减轻；80~90岁时，重量可降至成人肾的70%~80%。肾组织的丧失主要是肾皮质，肾髓质改变相对较少。老年肾对一侧肾切除后的代偿生长减弱。肾小球数目减少，并出现肾内血管硬化、肾小球基底膜增厚，至70岁时肾小球数目减少30%~50%。透明变性和球性硬化的肾小球至80岁时可达10%~30%。

肾小管改变：肾小管细胞减少，基底膜增厚，上皮萎缩，脂肪变性。肾小管细胞内线粒体减少，形态不规则，线粒体嵴纵裂溶解；远端肾小管管腔扩张。

肾血管改变：肾动脉明显硬化，血管内膜增厚，有粥样硬化斑；肾小球动脉血管弹性下降，入球小动脉腔堵塞，肾小球血流减少；肾小动脉、毛细血管有类似病变。最终肾小球硬化，被瘢痕组织代替或消失；在髓旁肾单位，硬化的肾小球中毛细血管间吻合，在入球和出球小动脉间遗留一单支血管，造成血流从皮质向髓质分流，肾皮质血流进一步减少，而髓质血流相对正常。

## 二、肾小管功能减退

老年人肾小球动脉硬化，肾血管床减少，心排量减少也是原因之一。近端小管重吸收功能减退；尿浓缩、稀释功能减退；肾小管酸化功能降低；电解质平衡功能低下；肾脏内分泌功能减退。

## 第一节 泌尿系感染

泌尿系感染（urinary tract infection，UTI）又称尿路感染，是指由非特异性致病细菌侵入尿路所引起的感染性疾病。分上尿路感染和下尿路感染，前者包括尿道炎、膀胱炎，后者主要是肾盂肾炎。临床又有急慢性之分，并分为有症状的尿路感染和无症状的细菌尿两种。

尿路感染女性多见。近年来老年男性发病率有增高趋势。老年人尿路感染在感染性疾病中仅次于呼吸道感染。很多无典型的尿频、尿急、尿痛临床症状，仅靠实验室检查确诊。慢性衰弱状态或长期卧床可使尿路感染的患病率增高，严重尿路感染及其引起的严重并发症也随着年龄增长而增加。下尿路感染可痊愈，非复杂性急性上尿路感染经抗菌治疗后，90%可治愈，且极少复发；复杂性上尿路感染治愈低，大多数持续性菌尿或反复发作，发展为慢性肾盂肾炎。伴有尿路梗阻的严重上尿路感染可出现严重并发症，引起死亡。本节仅讨论以尿频、尿急、尿痛为主要症状的尿路感染。

本病多属于"淋证""热淋""血淋""劳淋""石淋"范畴，与"腰痛"等相关。

【病理机制】

老年性泌尿系感染主要致病菌株是大肠杆菌，其次为变形杆菌、绿脓假单孢杆菌、克雷伯杆菌、产碱杆菌等革兰阴性杆菌。近年来泌尿系统结构或功能异常的老年人中，真菌（白念珠菌为主）或 L 型细菌的感染明显增加。体质衰弱或长期卧床的老年患者可由各种非尿路致病菌或条件致病菌导致严重的尿路感染。老年人发生尿路感染的机制主要与以下有关：

**1. 激素水平变化**　老年女性雌激素水平变化，泌尿道上皮细胞对细菌的黏附敏感性增加，雌激素刺激可增加细胞表面细菌受体的密度及细胞黏附的活性。

**2. 尿路梗阻**　老年人可因前列腺增生或膀胱颈梗阻以及尿路结石、肿瘤等因素存在尿路不全或完全梗阻，发生神经源性膀胱或无力性膀胱的概率增多，细菌在尿路中易于生存繁殖。

**3. 免疫力下降**　老年人对感染及其他应激反应能力下降，同时肾脏及膀胱黏膜均处于相对缺血的状态，骨盆肌肉松弛、习惯性便秘等可进一步加剧局部黏膜的血液循环不良，老年男性前列腺液分泌减少，使局部抵抗力减退。此外，老年人肾脏的退行性变化，特别是远曲小管和集合管的憩室或囊肿形成，也是尿路黏膜防御机制下降的原因之一。

**4. 其他**　老年人痴呆，生活不能自理，粪便污染也可导致尿路感染。老年人生理性渴感减退，饮水减少以及肾小管尿浓缩稀释功能的改变均对其易发生尿路感染有一定影响。同时，老年人常伴有高血压、糖尿病等全身性疾病，营养不良及长期卧床，因病滥用止痛药、非类固醇消炎药等，均易导致尿路感染甚至慢性间质性肾炎或慢性肾盂肾炎。

【病因病机】

平素过食肥甘辛热，脾胃运化失司，积湿生热，湿热下注膀胱；或外阴不洁，秽浊之邪侵入膀胱，酿生湿热；或年老久病体虚，操劳过度，脾肾两虚，外邪乘虚而入，以致湿热蕴结下焦，膀胱气化不利，发为本病。

本病病位在肾与膀胱，与肝脾关系密切。病机关键为肾虚而邪热蕴结，肾与膀胱气化失职。年老气化无力，水道不利，郁久化热，蕴于膀胱，膀胱气化失司，熏蒸于肾。急性期以膀胱湿热为主，慢性期以肾虚为主。表现为虚实夹杂之候，病程多缠绵难愈。脾肾久虚，久病入络，瘀血内阻，肾虚瘀热交阻为基本病理转归，亦是本病慢性期难以彻底治愈的根本原因。

若小便灼热刺痛，则为热淋；若膀胱热盛，热伤血络，迫血妄行，血随尿出，则为血淋；若湿热久蕴，煎熬水液，结为砂石，则为石淋；若湿热阻滞脉络，脂液不循常道，渗于膀胱，清浊相混，小便如脂似膏，则为膏淋。

【诊断要点】

根据病史、症状、体征及实验室检查（血常规、尿常规、尿菌检查）等可确诊。常见症状为尿频、尿急、尿痛。急性发作期可伴高热、寒颤，慢性期常伴低热、乏力、腰痛。老年人临床表现常不典型，可无尿路刺激征，易误诊或漏诊。大部分老年尿路感染患者临床表现为肾外的非特异症状，如发热、下腹不适、腰骶部酸痛、食欲减退等，有些仅表现为乏力、头晕或意识恍惚。诊断时应以尿菌检查为主，辅以尿常规。评价尿常规时应注意，部分老年尿路感染患者可无白细胞尿，部分老年人虽无尿路感染也可有白细胞尿，如前列腺炎。此外，老年人尿路感染易并发菌血症、败血症及感染中毒性休克，且多数为慢性顽固性感染，复发率及重新感染率较高。

本病应与肾结核、肾小球肾炎、尿路结石、尿道肿瘤、尿道综合征、全身感染性疾病等相鉴别。

【辨证论治】

**1. 辨证要点**

（1）辨虚实 老年尿路感染易于反复发作，顽固不愈，可导致脾肾两虚。脾气亏虚，中气下陷，清浊升降失调，可见少腹胀满重坠；肾气亏虚，一方面御邪无力，外邪易于侵袭，导致尿路感染，另一方面膀胱与尿道祛邪无力，或因前列腺增生、结石等阻滞，腑气不通，不能将病邪从膀胱与尿道彻底祛除，导致不通则痛；或因秽浊之邪侵入膀胱，酿成湿热，发而为淋，小便刺痛；湿热蕴结不下，以致气化不利，小便如脂如膏。

（2）辨六淋 热淋起病急骤，或伴有发热、小便色热、溲时灼痛、腹痛拒按；膏淋证见小便浑浊如米泔水，而滑腻如脂膏；血淋溺血而痛；气淋少腹胀满，尿有余沥；劳淋遇劳即发，小便淋漓不止；石淋以小便排出砂石为主症。

**2. 治疗原则** 老年尿路感染治疗当以益肾为主，通利为辅，一方面补益肾气，另一方面通气利水。根据"实则清利，虚则补益"原则，分别采用清热利水通淋、清肝泻火通淋、滋阴清热、健脾益气温中、温肾健脾等法治之，但不宜过用苦寒之品，免伤正气。

**3. 证治分类**

（1）脾肾亏虚证

症状：久淋不愈，遇劳则小便频数，淋沥不已，时作时止，面浮足肿，神疲乏力，畏寒肢冷，腰膝酸软，纳差腹胀，大便溏薄。舌质淡胖，苔白腻略黄，脉沉细弱。

证候分析：病久邪气伤正，脾肾两虚，湿浊留恋，以肾虚为主，膀胱气化无权，故久淋不愈，遇劳则小便频数，淋沥不已，时作时止；脾阳不足，运化无力，水湿内停则面浮足肿，神疲乏力，纳差腹胀，大便溏薄；肾阳亏虚，不能温煦肌肤，腰府失养则畏寒肢冷，腰膝酸软；舌质淡胖，苔白腻略黄，脉沉细弱皆为脾肾亏虚之征。

治法：补肾健脾，利湿化浊。

代表方：无比山药丸加减。

常用药：山药、茯苓、泽泻健脾利湿，熟地黄、山萸肉、菟丝子、巴戟天、杜仲、怀牛膝、五味子、肉苁蓉、赤石脂益肾固涩。

偏于脾阳虚者，加黄芪、党参、干姜扶助中阳；偏于肾阳虚者，重用菟丝子、巴戟天补益肾阳；尿检有蛋白者，加蚕蛹、金樱子、芡实固摄精微。

（2）肾阴不足证

症状：小便淋沥，解溺隐痛或尿末疼痛，腰痛隐隐，五心烦热，午后低热，颧红，或有盗汗。舌红少苔，脉细数。

证候分析：年老体虚，肾阴不足，虚火灼络则小便淋沥，解溺隐痛或尿末疼痛；腰为肾之府，肾阴不足，精气亏虚，则腰痛隐隐；阴虚阳亢，虚火内生，迫津外泄，则五心烦热，午后低热，颧红，或有盗汗；舌红少苔，脉细数皆为肾阴不足之征。

治法：滋阴补肾，清热利湿。

NOTE

代表方：知柏地黄汤加减。

常用药：知母、黄柏、丹皮、泽泻清热泻火，茯苓、熟地黄、山药、山萸肉滋阴补肾。

骨蒸潮热，加青蒿、鳖甲、地骨皮清虚热；目干涩者，加枸杞子、菊花清养肝窍。

（3）膀胱湿热证

症状：小便频数，点滴而下，尿色黄赤，灼热刺痛，急迫不爽，痛引脐中，腰痛拒按，或寒热起伏，口苦呕恶，或大便秘结。舌质红，苔黄腻，脉滑数。

证候分析：湿热蕴结下焦，膀胱气化不利，故见小便频数，灼热刺痛，尿色黄赤；湿热壅遏，气机失宣，则小便点滴而下，痛引脐中；腰为肾之府，湿热阻滞肾络，则腰痛拒按；若湿热侵犯少阳，枢机不利，可见寒热起伏，口苦呕恶；热甚波及阳明，则大便干结；舌质红，苔黄腻，脉滑数为膀胱湿热之征。

治法：清热泻火，利水通淋。

代表方：八正散加减。

常用药：车前子、瞿麦、萹蓄、滑石、通草清热利湿，利尿通淋；栀子清泄三焦湿热；大黄清热泻火；甘草梢引药入经，调和诸药。

腹胀便秘，加枳实，并加重大黄用量以行气通便；小腹坠胀疼痛，加川楝子、乌药疏肝泄热，行气止痛；血尿明显者，加小蓟、白茅根凉血止血；尿中夹有砂石，小便艰涩，加金钱草、海金沙通淋止痛；小便混浊，沉淀如絮状，加萆薢、石菖蒲利湿去浊。

（4）肝胆郁热证

症状：小便淋漓，溺出痛如刀割，尿色黄赤，痛引胁下，或见阴肿，烦躁易怒，口苦咽干。舌质红，苔黄腻，脉弦数。

证候分析：足厥阴肝经循行于两胁，绕阴器，抵少腹。肝失疏泄，气郁化火，肝胆郁热循经下注，则小便淋漓，溺出痛如刀割，痛引胁下，或见阴肿；郁热化火，灼伤血络，则尿色黄赤；年老肝肾之阴不足，肝阳上亢则烦躁易怒；肝经郁热，挟胆气上溢则口苦咽干；舌质红，苔黄腻，脉弦数为肝胆郁热之征。

治法：泻肝利胆，清热利湿。

代表方：龙胆泻肝汤加减。

常用药：龙胆草、黄芩、栀子清肝泻火；泽泻、通草、车前子导热下行；当归、生地黄养阴和肝；柴胡疏肝利胆。

大便干结，加生大黄利湿攻积；小便灼热，疼痛较剧者，加知母、黄柏、竹叶、滑石清热利湿止痛。

【西医治疗】

一般治疗包括多饮水，使尿量增加，促进细菌和炎性渗出物从尿液中排出；发热患者注意休息及水、电解质平衡；给予容易消化、高热量和富含维生素的食物。膀胱刺激症状明显者应给予碳酸氢钠，减轻症状并抑制细菌生长繁殖。

**1. 急性膀胱炎**　一般采用单剂量或3天短程的抗生素治疗，常用药物如复方磺胺甲噁唑、甲氧苄氨嘧啶、阿莫西林、氧氟沙星等。

**2. 急性肾盂肾炎**　可用复方磺胺甲噁唑或氧氟沙星，7~14天为一疗程。严重感染有明显全身中毒症状者应静脉用药，可选用氨苄西林、头孢唑啉或头孢噻肟，静脉推注或滴注，必要时联合用药。

**3. 慢性肾盂肾炎**　应寻找并及时有效祛除易感因素，急性发作期的治疗与急性肾盂肾炎相似，需两类抗生素药物联合使用，疗程应适当延长，用至 12 个月甚至更长，可选用氧氟沙星、头孢氨苄。

【综合治疗】

**1. 针灸治疗**　①针刺治疗：湿热蕴结，小便黄赤、淋漓涩痛之症，取中极、膀胱俞、三阴交、阴陵泉为主穴；脾肾亏虚，久淋不愈，遇劳则小便频数，淋沥不已，取肾俞、脾俞、三焦俞、关元为主穴；因石淋而肾绞痛发作者，针刺京门、肾俞，加电针（亦可取三阴交、膀胱俞、次髎）。②耳针：选膀胱、肾、尿道、三焦为主穴，毫针刺。亦可用撤针埋藏或用王不留行籽贴压。③穴位敷药：选穴神阙。方法：大葱剥去老皮切碎，捣烂敷神阙穴；或取大蒜 2 枚，蝼蛄 2 个，共捣烂，用纱布 2 层包裹，贴敷神阙穴；或用田螺 10 个，麝香 0.1g，将麝香末纳入神阙穴，再将田螺捣烂敷神阙穴，外用纱布、胶布固定，加热敷。

**2. 食疗调养**　可辨证选用以下食疗方：①淡竹叶粥（《食医心鉴》）：淡竹叶 30g，粳米 60g，同煮为粥，空腹服。适用于泌尿系感染膀胱湿热证，具有清热、除烦、利尿作用。②鲤鱼汤（《千金要方》）：鲤鱼 1 条（约 500g），白术 15g，茯苓 15g，当归 10g，白芍 10g，生姜 10g，熬汤。饭前吃鱼，喝汤。适用于泌尿系感染脾肾亏虚者，具有健脾利水功效。

**3. 单方验方**　①生白果 7 枚。去壳去心存衣，捣碎；用豆浆 1 碗，煮沸，放入白果，搅匀即可食用，每日 1 次。用于脾肾亏虚证。②生鸡内金粉、琥珀末各 1.5g，日 2 次，吞服，用于石淋。③金钱草 6g，水煎代茶，日 1 剂，用于石淋。④大小蓟、白茅根、荠菜花各 30~60g，水煎服，每日 1 剂，用于血淋或膏淋兼有血尿者。

【临证备要】

**1. 掌握复杂病证的辨证论治**　老年性患者复杂性泌尿系感染多见，同一患者常可发生数种感染并存，虚实夹杂，甚或兼夹消渴、水肿、癃闭等症。辨证时，既要掌握本病共性，又要熟悉各淋证的特征，通过病因分析，虚实判别，正确分辨各种淋证兼夹、转化：初起湿热蕴结，以致膀胱气化失司者为实；病久脾肾两亏，膀胱气化无权者为虚，且可兼杂余热未清。应用实验室检查作为辅助，可明确病因、病机、病位、虚实以及标本缓急。

**2. 急则治标，缓则治本**　如劳淋兼夹热淋，劳淋为本，热淋为标，正虚为本，湿热为标，考虑湿热已上升为主要矛盾，应以治热淋为急务，采用清热解毒、利尿通淋之治则，待湿热已清，转以扶正为主。另一方面，如有对本证影响不大的兼证存在时，还应抓住主要矛盾。以石淋兼夹血淋而言，石淋是病因，属本证，血淋是石淋的兼证，属标证。如若血淋不严重，不上升为主要矛盾时，仍应以排石通淋为主，止血为辅。只有做到本证除，才能达到标证愈。但出血量多时又当治血为先。因此，临证抓住主要矛盾是治疗的关键。

**3. 慎用肾毒性药物**　近年研究表明，含有马兜铃酸的中药，如马兜铃、关木通、青木香、益母草、广防己、天仙藤等大剂量或长期使用可产生明显肾毒性，导致急慢性肾功能衰竭，因此临床应慎用或禁用。氨基糖苷类抗生素亦有肾毒性。

【预防调护】

保持心情舒畅，多饮水，多食新鲜水果和清淡、富含水分食物，忌辛辣刺激食物，戒烟禁酒；保持阴部的清洁，勤换内裤，养成良好的卫生习惯；尽可能不留置导尿管，必须留置时采用密闭引流系统，定期开放，保持通畅引流，尽量减少开放引流；发现尿流点滴或有排尿不尽感时，老年男性应接受前列腺及尿道口检查，女性接受妇科检查；外出旅游、乘车、开会等时间较长者，应先解小便，不可憋尿。

**【名医验案】**

沈某，67 岁，女，1982 年 7 月 15 日初诊。两年前即发腰痛，小腹坠胀，尿频，尿急，尿道有灼热感，大便干。经某医院用青霉素、庆大霉素治疗，数月不愈。后又经多方治疗，时好时犯，劳累加重，故来我院就诊。症见腰酸膝冷，少腹坠胀冷痛，四肢欠温，尿频尿急，遇热减轻，遇寒加重，劳累尤甚。舌质淡红，苔白而润，脉沉濡无力。此乃病久肾阳不足，膀胱气化不利之劳淋证。法取温肾壮阳为主。方用济阳汤加减。

处方：通草 15g，附子 5g，肉桂 10g，小茴香 15g，威灵仙 10g，黄柏 15g，知母 10g，仙茅 15g，地肤子 50g。6 剂。

药后小腹坠胀减轻，腰腹四肢转温，尿频尿急改善。守法制方，继治 2 周，其病告愈。

**按语：** 本案患者两年前曾患"热淋"，虽经多方治疗，症情时有反复，久淋不愈，湿热耗伤脾肾之气，脾虚则中气下陷，肾虚则下元不固。劳则伤气，故遇劳则小便淋漓不已，而成劳淋。肾为水火之脏，元阴元阳所居之处。久病肾阳虚衰，命火不足，不能温煦膀胱，气化不利，开阖失约而致尿频尿急，反复发作；肾阳虚惫，失于温煦，故腰酸膝冷，四肢欠温；阳虚气陷，故小腹坠胀冷痛；舌淡苔白，脉沉濡无力，皆为肾阳不足之征。证属肾阳不足之劳淋，治当温补肾阳。方中附子、肉桂、盐茴香直入肾经，温肾壮阳，补命门之火；仙茅助火，祛寒除湿；地肤子入膀胱，通利小便；威灵仙入膀胱，祛寒积，专治少腹冷痛；盐知母、姜黄柏佐肉桂、附子、仙茅，以启温化之功。药后邪去正复，病告痊愈。

（董建华 . 中国现代名中医医案精华 . 北京：北京出版社，1990）

# 第二节  前列腺炎

前列腺炎（prostatitis）是指前列腺受到致病菌感染和（或）某些非感染因素刺激而出现的骨盆区疼痛或不适、排尿异常、性功能障碍等的一种临床综合征。本病为老年男性最常见的泌尿系疾病之一。

通常将前列腺炎分为四种类型。Ⅰ型为急性细菌性前列腺炎；Ⅱ型为慢性细菌性前列腺炎；Ⅲ型为慢性前列腺炎/慢性骨盆疼痛综合征，又分为ⅢA（炎症性）和ⅢB（非炎症性）两种亚型；Ⅳ型为无症状型前列腺炎。以上分类方法较传统的分类方法（Drach，1978 年分类）有很大进步，在临床诊治中有一定的指导意义，但仍有待进一步完善。

本病多属于"精浊""白浊""白淫"范畴，并与"淋证""癃闭"等相关。

**【病理机制】**

**1. 病原体感染**  病原微生物（如细菌、真菌、支原体、衣原体、病毒等）可作为前列腺炎的感染源。细菌感染在前列腺炎的发病中占据重要地位，前列腺炎患者病原体中，90%～95%为革兰阴性菌，其中 50%～80%为大肠埃希菌。然而，在抗感染治疗中由于患者机体防御功能受抑制，或致病菌毒力增强，其致病菌难以根除，长期存在。

**2. 排尿功能失调**  尿酸是机体细胞代谢、分解核酸及其他嘌呤类产物，相对分子质量小，可经肾小球滤过，98%被近曲小管重吸收。当尿酸盐结晶沉积在组织中时，可引起炎症反应。某些因素引起尿道括约肌频繁的过度收缩或痉挛，膀胱出口梗阻或逼尿肌—括约肌协同失调，造成前列腺部尿道压力升高，尿液反流入前列腺，尿酸产生化学性刺激，可能引起排尿异常或骨盆区域疼痛。

**3. 性激素**　前列腺是性附属器官，依赖于性激素，因此，前列腺的发生、发展、病变等均受性激素及其受体的影响。研究表明，性激素失衡是ⅢB型前列腺炎发生的重要原因之一。

**4. 免疫反应异常**　相关研究表明前列腺炎可能是一种自身免疫性疾病。免疫系统功能较弱的患者，比较容易出现炎症症状，全身免疫功能正常的患者，感染后通常不会出现炎症。细胞因子如 TNF-α 在慢性前列腺炎的发生、发展中起着重要作用。

**5. 神经调控机制**　前列腺炎患者受到炎症刺激，提示患者机体已经发生损伤或将要受到损伤，机体通过神经支配的应激调节机体的防御系统保护机体免受损伤。长期慢性损害性刺激将导致神经系统的慢性损伤，从而表现出一些临床症状。

【病因病机】

本病多因湿热浊邪留滞下焦，蕴结于精室、膀胱；或脾肾亏虚，失于蒸腾、健运、固摄，湿浊、精微下注；或肝气郁滞，横逆犯脾，脾失健运，水湿内停，酿成湿热；或相火妄动，肾经数涌，瘀血败精结聚肝经，气机不畅，发为本病。

本病病位在精室、肾与膀胱。精室贮藏精液，主生育繁衍，其功能与肾精、肾气的盛衰密切相关。肾者主水，维持机体水液代谢。膀胱者，州都之官，有储尿与排尿的功能。肾与膀胱表里相关，经脉相互络属，共主水道、司决渎。湿热等蕴结膀胱，或久病脏腑功能失调，均可引起肾与膀胱气化不利，而致排尿异常，性功能障碍，甚则骨盆区疼痛。病理因素主要为湿热、气滞、血瘀，且相互影响，兼见同病。病理性质多为本虚标实。患者初起多以邪实为主，可见湿热下注和气滞血瘀证。病程日久，耗伤气阴，则可见阴虚火旺证，甚则阴损及阳，见肾阳衰微证。

【诊断要点】

急性细菌性前列腺炎：有典型的临床表现和急性感染史，直肠指检前列腺肿胀、压痛、局部温度升高，表面光滑，形成脓肿则有饱满或波动感，尿沉渣检查有白细胞增多，血液和（或）尿细菌培养阳性。

慢性前列腺炎：慢性细菌性前列腺炎存在反复的尿路感染，前列腺按摩液中持续有细菌存在，分段尿及前列腺液培养可进一步明确诊断。慢性非细菌性前列腺炎的临床表现类似慢性细菌性前列腺炎，主要表现为长期、反复的会阴和下腹部疼痛或不适，或表现为尿频、尿不尽，可伴有不同程度的性功能障碍、生育能力下降、精神、心理症状等一系列综合征，一般无反复尿路感染发作。

前列腺痛：具有慢性前列腺炎的症状，尤其是盆腔、会阴部疼痛明显，而前列腺液检查正常，培养无细菌生长。

无症状性前列腺炎：无主观症状，仅在有关前列腺方面的检查，如前列腺液、精液、前列腺组织活检及前列腺切除标本的病理检查中发现炎症证据。

本病应与前列腺癌、前列腺结核、前列腺增生症、精囊炎、慢性膀胱炎等鉴别诊断。

【辨证论治】

**1. 辨证要点**

（1）分虚实　本病虚实夹杂，偏虚为多。小便涩痛为实，不痛者为虚；尿色黄赤混浊多实，清白多虚；血淋则尿色红赤有块多实，色淡红清稀者多虚。

（2）辨寒热  本病多因湿热为病，导致腺体瘀浊阻滞，腺液排泄不畅，常易阻遏阳气和伤阴伤阳。湿热阻遏阳气者，临床除见湿热证外，伴见会阴、睾丸、下腹部畏寒怕风；湿盛伤阳，而见足心发凉、大便溏或全身怕冷；热盛伤阴，兼见手足心热、潮热盗汗、口干等症。

**2. 治疗原则**  六腑以通为用，因此，通调水道、清利湿热、祛瘀排浊是本病主要治则。老年人，正气之盛衰与患病及预后均有重要关系。因此，对以实邪为主者，既要用药果断，以防邪盛更加伤正，又要用药谨慎，防止过于峻猛，误伤正气。

**3. 证治分类**

（1）湿热下注证

症状：小便不利，尿频急而痛，或尿血，尿后滴沥，白浊，会阴、睾丸、少腹疼痛，伴阴囊潮湿。舌红，苔黄腻，脉滑数。

证候分析：湿热下注，阻隔经络，凝滞气血，膀胱气化不利，故小便不利，尿频急而痛；膀胱失于气化，清浊相混，故尿末有白色或浑浊分泌物滴出；舌红，苔黄腻，脉滑数均为湿热之象。

治法：清热利湿，分清泌浊。

代表方：程氏萆薢分清饮加减。

常用药：萆薢、石菖蒲分清泌浊；石韦、黄柏、车前子清热利湿泄浊；茯苓、白术健脾渗湿；莲子心、丹皮、连翘心、灯心草清心泄热。

尿频而痛，或伴发热，用八正散加减清热泄火，利水通淋；尿道口有白色分泌物，加败酱草、薏苡仁、天花粉、浙贝母、冬瓜子祛瘀排浊；热甚者，加天花粉、知母、生石膏清热生津；尿血重者，加大蓟、小蓟、茅根凉血止血；腰痛者，加怀牛膝、川续断补肝肾，强筋骨；会阴部疼痛者，加川楝子、小茴香理气止痛。

（2）气滞血瘀证

症状：病程较长，以会阴、小腹或阴囊部疼痛为主，或有会阴部外伤史，血尿或血精，腰酸乏力。舌淡红或有紫斑，苔薄白，脉弦紧。

证候分析：气血瘀滞，病在下焦，故会阴、小腹或阴囊疼痛；气血不畅，腰络失养，故腰酸乏力；血溢脉外，故血尿或血精；气血瘀阻脉络，故舌有紫斑，脉弦紧。

治法：行气活血，解毒止痛。

代表方：少腹逐瘀汤加减。

常用药：蒲黄、五灵脂活血祛瘀，散结止痛；延胡索、当归、没药、川芎、赤芍行气活血止痛；川牛膝、败酱草、蒲公英泻浊通淋。

气郁化火，加栀子、丹皮清热泄火；腰酸乏力甚，加续断、杜仲补肝肾，强筋骨；血尿及血精，加三七粉、白茅根凉血止血；尿痛久治不愈者，加王不留行、泽兰活血化瘀。

（3）阴虚火旺证

症状：会阴部坠胀、酸痛、热痛或隐痛，小便短赤，灼热涩痛，尿急，余淋未尽，阳事易举，尿道口常有白色黏性分泌物，头晕眼花，腰膝酸软，失眠，多梦，遗精，咽干口燥，形体消瘦。舌红少苔，脉细数。

证候分析：阴虚火动，膀胱气化不利，故尿道口有白色黏性分泌物；阴虚阳亢，上扰清窍，故头晕眼花；虚火伤及腰络，故腰膝酸软；心阴不足，心神浮越不收，故失眠多梦；虚火扰及精室，故遗精；阴虚津少，形体失养，故咽干口燥，消瘦；舌红少苔，脉细数，均为阴虚火旺之象。

治法：滋阴补肾，清降相火。

代表方：知柏地黄丸加减。

常用药：熟地黄、山茱萸、龟板滋肾益肝；山药滋肾补脾；茯苓、薏苡仁淡渗利湿；知母、黄柏、丹皮滋阴降火；牛膝引火下行，利尿通淋。

小便涩痛明显，加入木香、沉香行气止痛；尿血者，加旱莲草、女贞子、阿胶养血止血；心烦潮热，加秦艽、青蒿辛散透热除烦；口燥咽干甚者，加天花粉、麦冬、沙参滋阴解渴。

（4）肾阳衰微证

症状：会阴部隐痛或冷痛，夜尿频数，尿等待，小便分叉，余淋未尽，或伴耳鸣，腰膝冷痛，阳痿早泄，滑精，畏寒肢冷。舌淡苔薄白，脉沉细或沉迟。

证候分析：肾阳衰微，膀胱气化不利，故小便不通或滴沥不爽；真阳衰竭，命门火衰，鼓动无力，故神疲，会阴、阴囊等隐痛或冷痛，阳痿；腰为肾府，膝为筋府，肾阳虚弱，肾精不充，温养失权，故腰膝酸冷；舌淡苔薄白，脉沉细或沉迟均为肾阳衰微之象。

治法：温肾助阳。

代表方：右归丸加减。

常用药：附子、肉桂、鹿角胶填精补髓，温补肾阳；熟地黄、枸杞子、山茱萸、山药滋阴益肾，养肝补脾；菟丝子、杜仲、续断补益肝肾，强筋壮骨。

若兼见尿频、尿道不适感，为寒热错杂，用薏苡附子败酱散寒热并用，祛瘀排浊；尿滴白甚者，加芡实、莲子、桑螵蛸益肾固精；少腹及会阴疼痛，加郁金、乳香、乌药行气止痛；精神抑郁，忧愁思虑，烦躁不安，合用柴胡加龙骨牡蛎汤疏肝解郁，镇肝安神。

【西医治疗】

**1. 抗菌药**　目前多主张使用喹诺酮类药物如氧氟沙星或左旋氧氟沙星。若无效，继续使用 8 周。复发且菌种不变，改用预防剂量以减少急性发作，使症状减退。长期应用抗生素若诱发严重副反应，如假膜性肠炎、腹泻、肠道耐药菌株滋长等，需更换治疗方案。非细菌性前列腺炎是否适宜使用抗菌药物治疗，临床上仍存在争议。"无菌性"前列腺炎患者也可使用对细菌和支原体有效的药物，如喹诺酮类药物，SMZ-TMP 或单用 TMP，与四环素、喹诺酮类药物并用或间隔使用。

**2. 消炎止痛药**　非甾体抗炎药可改善症状，一般使用消炎痛内服或栓剂。

**3. M-受体拮抗剂**　对伴有膀胱功能过度活动症表现如尿急、尿频、夜尿增多但无尿路梗阻的前列腺炎患者，可以使用 M-受体拮抗剂治疗。

**4. α-受体拮抗剂**　能有效改善前列腺痛及排尿症状，对防止感染复发有重要意义。α 受体拮抗剂宜用较长疗程，保证足够的时间调整平滑肌功能，巩固疗效。

**5. 物理治疗**　前列腺按摩可排空前列腺管内浓缩的分泌物以及引流腺体梗阻区域的感染灶，因此对顽固病例可在使用抗生素的同时每 3~7 天做前列腺按摩。多种物理因子被用作前列腺理疗，如微波、射频、超短波、中波和热水坐浴，对松弛前列腺、后尿道平滑肌、盆底肌肉及增强抗菌疗效和缓解疼痛症状有益。

**6. 手术治疗**　用于反复发作的慢性细菌性前列腺炎。前列腺摘除能够达到治愈的目的，但要慎用。由于前列腺炎通常累及腺体的外周带，因此经尿道前列腺电切术（TURP）难以彻底达到治疗的目的，但

NOTE

TURP 能够去除前列腺的结石和前列腺导管附近的细菌感染病灶，有益于降低外周带病灶的再感染。

**7. 其他治疗** 包括生物反馈治疗、经会阴体外冲击波治疗等。

【综合治疗】

**1. 针灸治疗** 具有较佳的止痛作用。取病变所在经络上的穴位为主，如会阴、血海、足三里、关元、秩边、中髎、次髎、阴陵泉、肾俞、中极、气冲、冲门、曲骨、太溪、太冲、前列腺穴（任脉会阴穴至肛门中点）。

**2. 外治法** ①敷脐疗法：用麝香 0.15g，黑胡椒 0.5g，混匀倒入脐孔，用纸片盖住，大胶布固定，每周换药 1 次，每月为 1 疗程。②坐浴疗法：野菊花 20g，紫花地丁 20g，大黄 10g，透骨草 20g，白芷 20g，川芎 15g，苦参 20g，赤芍 15g，川椒 10g，红花 15g。诸药混合，用冷水浸泡 1 小时，煎沸 20 分钟后取药液 2000mL，熏洗会阴部，待药液温度适宜时坐浴，每次熏洗坐浴时间 30 分钟，每日 1~2 次，避风寒，10~15 天为 1 疗程。

**3. 食疗调养** 注意合理饮食，不过食肥甘厚味、辛辣刺激之品，勿过量饮酒。①慈菇花拌公英：将适量鲜慈姑花、鲜蒲公英洗净，鲜蒲公英切细，放入大碗中，调入葱、姜、味精、食盐、香麻油、醋、大蒜等拌匀服食，每日 2 剂。清热解毒。②苡仁煎剂：薏苡仁 30g，白糖适量，加水浓煎，滤出汁液加白糖，分 3~5 次服用，隔日 1 剂，有健脾渗湿的功效。③马齿苋汁：马齿苋 150g（鲜品加倍），红糖 90g，水煎，每日 1 剂，分 3 次口服。④滑石粥：滑石 30g，瞿麦 10g，粳米 30~60g。先将滑石用布包扎，与瞿麦同入水中煎煮，取汁，去渣，加入粳米煮稀粥。空腹服用。适用于湿热证。

【临证备要】

**1. 详辨标本虚实，以通为用** 体虚者感受湿热之邪，先去其邪，之后扶正。年老体虚甚者或病程日久，须兼顾祛邪与扶正，不可一味苦寒清热，避免邪虽去而正亦伤，正伤而邪易侵。尤其应当注意补益脾肾，攻补兼施，温清并用。此外，前列腺虽非中医的六腑，然其排泄功能与六腑相似，根据"腑以通为用"的原则，适当选用祛瘀排浊之品，如穿山甲、皂角刺、天花粉、败酱草、薏苡仁、冬瓜仁、浙贝母、石菖蒲，以提高疗效。

**2. 按疮疡理论分期论治** 慢性前列腺炎与疮疡在病因病机上相似，即气血瘀阻、壅滞不通、化热成脓。①发病初期或慢性前列腺炎急性发作期，毒蕴精室，应以"消"法为主，兼用"托"法，治以清热解毒、消痈排浊，以四妙散合五味消毒饮加减。②发病中期或慢性发作期，瘀浊互结，应以"托"法为主，兼用"消"法，治以清热利湿、消痈散结，以四妙散合柴胡胜湿汤加减。③发病后期或慢性发作期，余邪未尽，正气已伤，应以"补"法为主，兼用"托"法或"消"法，但应注意补不宜过，以免余邪难除，病久难愈，治以通精活血、消痈止痛，以四妙散合枸橘汤、通精活血汤为基础方。

**3. 以"温、通、清、化"法论治** 根据老年前列腺炎的证型特点，临床可辨病、辨证相结合，治以"温、通、清、化"四法，即温阳以化气，通下以利水，清热以燥湿，化浊以分清。①温法：治以温阳化气利水，以金匮肾气丸、五苓散及苓桂术甘汤加减。②通法：行气活血、通络止痛，或活血散结、通利水道。在活血祛瘀的同时，兼用清热化湿之品。以前列通瘀方（延胡索、川楝子、五灵脂、蒲黄、丝瓜络、地龙、川牛膝、蒲公英、荔枝核、生地黄、淡竹叶、甘草）加减。③清法：清热燥湿为主，同时根据具体辨证分为清心火（导赤散加栀子、泽泻）、清肝热（龙胆泻肝汤）、清下焦热（四妙丸或萆薢分清饮）、清胃湿（二陈汤加萆薢、丹参）等。④化法：治以清热化湿、分清别浊，以肾虚膀胱热方（益智、黄柏、蒲公英、乌药、丝瓜络、金樱子、王不留行、山药、桑寄生、甘草、牡蛎、芡实）或胃湿下流方（陈皮、半夏、茯苓、丹参、白花蛇舌草、黄柏、萆薢、菟丝子、甘草、怀牛膝、车前草、芦根）加减。

**【预防调护】**

多饮水，不憋尿，保持尿路通畅，尽量避免物理、化学、机械因素对尿道的刺激。注意个人卫生，避免不洁的性接触。预防感冒，防止前列腺过度充血及生殖器官感染的发生。

**【名医验案】**

某男，62岁，1996年5月24日初诊。自觉会阴部、睾丸胀痛，时有遗精，小腹凉，腰酸痛不适，体倦乏力，畏寒，得温则诸症有所减轻。前医诊断为慢性前列腺炎。患病3年来曾多方求治，疗效均不明显。舌质淡苔白，脉沉而无力。辨证为肾阳虚，膀胱湿热，治以薏苡附子败酱散加减化裁。

处方：附子10g，苡仁30g，败酱草50g，蒲公英30g，川楝子20g，金银花30g，橘核15g，茴香15g，鹿角霜20g，胡芦巴15g，芡实15g，金樱子20g，丹参15g，桃仁15g，赤芍20g。水煎，早晚温服。

先后复诊6次，共服上方40余剂，前列腺液检查恢复正常，诸症消失，体力明显增加。随访1年，无复发。

按：今张琪教授治疗标本兼顾，消补兼施，调补肾中之阴阳与清热利湿、活血化瘀相辅相成，方能获得满意疗效。本病可有两种情况，一为肾中阴阳亏耗，湿热蕴结之证，以小便不畅、腰酸乏力、尿道痛为主症，治宜滋阴助阳、清热利湿之法，常以滋肾丸合八味地黄丸加清热利湿之品；二为肾阳虚衰，膀胱湿热，寒热互结之证，以会阴及睾丸胀痛、发凉、腰酸痛、脉沉为主要特征，治宜温阳利湿，清热解毒之剂，临床常用薏苡附子败酱散加公英、瞿麦、金银花清热解毒利湿。如阳虚较甚，畏寒明显，可酌情加入鹿角霜、胡芦巴、茴香等温补下元之品。

［孙元莹，张海峰等．著名老中医张琪治疗前列腺炎及增生举隅．中国乡村医生杂志，2000，(7)：6-7］

# 第三节 前列腺增生症

前列腺增生，又称良性前列腺增生（benign prostatic hyperplasia，BPH）或前列腺肥大（prostatic hypertrophy，PH），是引起中老年男性排尿障碍最为常见的一种良性疾病。主要表现为组织学上的前列腺间质和腺体成分的增生、解剖学上的前列腺增大、下尿路症状为主的临床症状以及尿动力学上的膀胱出口梗阻。其最初症状表现为夜尿增多、尿频、尿急、尿涩、尿分叉、尿末滴沥，继而出现排尿无力、尿流缓慢，最终可导致尿潴留、肾积水、肾功能受损，给患者健康和生命带来严重危害。

本病多属于"癃闭""精癃"范畴，与"关格""淋证"等病证相关。

**【病理机制】**

BPH的病因尚不明确。一般认为与体内性激素水平紊乱有关，可以肯定本病发生基础是年龄的增长和有功能的睾丸。近年来，组织病理学上证实BPH的特点是间质细胞以及上皮细胞增生，而细胞增生可能由上皮细胞与间质细胞的增殖失控，细胞凋亡减少引起。生长因子、上皮与间质的相互作用，血清睾酮、雌激素等性激素以及神经递质在其中单独或相互配合、相互影响，最终导致前列腺增生症。

NOTE

BPH 的病理变化主要在移行区或尿道周围区。首先是前列腺尿道黏膜下腺体内发生纤维结节及基质增生，进而出现腺上皮增生，增生组织将前列腺组织向外周挤压，被压迫的组织发生退行性变，形成前列腺包膜。增大的腺体在后尿道及膀胱颈部隆起，或突入膀胱内，使尿道受压、变窄、伸长，膀胱颈部变小或呈唇状突起，导致排尿受阻，进而引起后尿道以上部位的病变。初期膀胱壁肌肉代偿性增厚，膀胱小梁形成，输尿管膀胱壁段延长僵硬，引起输尿管排空障碍。随着病情发展，残余尿量增加，尿潴留可导致膀胱壁变薄，形成无力性膀胱。

【病因病机】

本病多因老年人的肺、脾、肾等脏腑虚弱，推动无力，或肝经不畅，瘀血败精阻塞尿道，影响三焦的气化功能所致。

本病病位在膀胱与肾，与肺、脾、肝、三焦紧密相关。病理特点为本虚标实，肺、脾、肾虚为本，痰瘀阻结为标，痰瘀常贯穿本病的始终。年老体衰，脏腑气血虚损，肾气亏虚，气化失常；或肺气失于宣降，不能通调水道与下输膀胱；或年老命门火衰，开阖不利，气化不及，日久瘀血败精阻于尿道；或饮食不节，脾胃受损，运化失常，不能升清降浊，运化水湿，痰湿凝聚，阻于尿道；或外感湿热火毒之邪蕴结不散，湿热秽浊下注膀胱，或平素嗜食肥甘酒酪、辛辣刺激之品，中土不能运化，内生湿热，下注膀胱与精室，膀胱气化失司；或下阴不洁，包皮过长，藏污纳垢，湿热蕴结，瘀阻于精室；或情志失调，喜怒无常，肝失疏泄，气滞血瘀，致膀胱气化失常而发为本病。

【诊断要点】

本病多见于 50 岁以上的老年男性，早期表现为尿频、夜尿增多、排尿迟缓而续断、尿流无力而细、排尿时间变长等储尿期症状。晚期可出现严重的尿频、尿急、排尿困难，甚至点滴不通等排尿期症状。膀胱逼尿肌失代偿后可出现残余尿量增加、尿不尽等排尿后症状，有小腹胀满，可触及充盈的膀胱。根据年龄、病史、症状，结合 B 超、前列腺特异性抗原检查（PSA）、直肠指诊、尿流率测定即可明确诊断。老年男性患者出现进行性排尿困难，应首先考虑本病。直肠指检扪及增大的前列腺即可确诊。若中叶肥大突出膀胱时，指检增大不甚明显，宜做膀胱镜或膀胱 X 线造影。

本病应与前列腺癌、尿道内口附近膀胱癌相鉴别。

【辨证论治】

1. 辨证要点

（1）辨虚实　湿热下注，肺热壅盛，尿路瘀阻，肝郁气滞所致者，多属实证；中气下陷，肾阳虚衰，膀胱气化无权者，多属虚证。起病较急，病程较短，尿意急迫，小便短少色黄，涩滞不畅，苔黄腻，脉弦数者，属实证；起病较缓，病程较长，排尿无力，神疲乏力，舌质淡，脉沉细者，属虚证。

（2）分癃闭　初起病"闭"后转为"癃"者，为病势减轻。水蓄膀胱，小便闭塞点滴不出为病急；小便量少，但能点滴而出为病缓。

2. 治疗原则

本病主要表现为排尿困难、小便不通，故治疗应根据"腑以通为用"的原则，着眼于"通"。根据脏腑证候虚实不同，而通利之法各异，不可一味通利小便。虚证以治本为主，当补益脾肾，扶助气化，气化功能恢复正常则小便自通；实证以治标为主，据证施以清热利湿、清泻肺热、化瘀散结、疏肝理气，邪气得消、气机调畅则小水通畅。

**3. 证治分类**

（1）湿热下注证

症状：平素即有排尿不畅史，近期尿频、尿急、尿灼热症状加重，小腹部或会阴部发胀，口干口苦或口黏，尿量少。舌质红，苔黄腻，脉数。

证候分析：湿热蕴结下焦，下注膀胱而气化不利，故排尿不畅，湿热加重则尿频、尿急、尿灼热加重及尿量少；湿热下注，阻滞气机，气机不畅则小腹部或会阴发胀；湿热阻滞中焦，则口干口苦或口黏；舌质红，苔黄腻，脉数为湿热蕴结之征。

治法：清热解毒，利湿通淋。

代表方：八正散加减。

常用药：木通、车前子、萹蓄、瞿麦通利小便，使湿热之邪从小便而利；滑石、甘草清利下焦之热；大黄通便泻火。

小腹胀满，大便秘结甚者，加槟榔、枳实以下气通便；少腹挛急，尿急尿痛者，加木香、乌药以行气活血；少腹、会阴部疼痛者，加延胡索、川楝子以行气止痛。

（2）肺热壅盛证

症状：患者有慢性肺部疾患，或外感后出现排尿困难，症状急迫，胸腹胀满，兼见咳嗽气喘，胸闷，痰白或黄，口干咽燥，溲黄便干。舌质红，苔黄腻，脉滑数。

证候分析：邪热壅肺，灼津成痰，肃降无权，而致咳逆气喘，胸闷，痰白或黄；肺热郁蒸或复感外邪，灼伤阴液，故见溲黄便干，口干咽燥；舌质红，苔黄腻，脉滑数为肺热内盛之征。

治法：清热宣肺，降气利水。

代表方：清肺饮加减。

常用药：黄芩、桑白皮、鱼腥草清泄肺热；麦冬、芦根、天花粉、地骨皮清肺生津养阴；车前子、茯苓、泽泻、猪苓通利小便。

伴表证加薄荷、桔梗宣肺解表；肺阴不足，加沙参、黄精、石斛养阴生津润肺；肺热甚，喘咳明显者，加麻黄、生石膏、黄芩清肺平喘；大便不通，加大黄、杏仁通腑泄热。

（3）尿路瘀阻证

症状：有病程较长的排尿困难史，小便点滴而下，或时续时断，尿细如线，尿分叉，尿后余沥不尽，小腹及会阴部胀痛或刺痛。舌质暗或有瘀点、瘀斑，脉涩。

证候分析：瘀血败精或结石阻塞尿道，水道不利，故见小便点滴而出，时有排尿中断，尿细如线，尿分叉，尿后余沥不尽，且小腹及会阴部胀痛或刺痛；舌质暗或有瘀点、脉涩均为瘀阻气滞之象。

治法：活血化瘀，散结利尿。

代表方：代抵当汤加减。

常用方药：当归尾、红花、穿山甲、桃仁、大黄、芒硝化瘀散结；肉桂、桂枝助膀胱气化；牛膝引药下行达病所。

尿路有结石，加金钱草、海金沙、鸡内金利尿通淋排石；病久气血两虚，加黄芪、丹参、当归补益气血。

（4）中气不足证

症状：小便费力，尿细，排尿时间延长，尿后尿意未尽，伴会阴、肛门或小腹部有坠胀感，全身疲倦，四肢乏力，短气，劳则加重，甚则伴有疝气、脱肛等。舌淡，苔白，脉细。

证候分析：脾虚气弱则全身疲倦，四肢乏力，短气，劳则加重；脾气虚则运化无力，中气虚陷，升清降浊失职，膀胱气化无权，故见小便费力，尿细，排尿时间延长，尿后尿意未尽，会阴、肛门或小腹部有坠胀感，甚则疝气、脱肛；舌淡，苔白，脉细均为气虚之象。

治法：补中益气，化气行水。

代表方：补中益气汤合春泽汤加减。

常用药：黄芪、党参、人参、白术益气健脾；柴胡、升麻升阳举陷；茯苓、泽泻、车前子利水渗湿；桂枝、肉桂助膀胱气化。

脾胃虚弱，症见腹胀、嗳气，或呕吐、腹泻，加木香、法半夏、砂仁行气降逆；脾虚及肾，加干姜、制附子、山药温补脾肾。

（5）肾阴亏损证

症状：小便频数，夜尿尤甚，尿灼热感，滴沥不畅，经久不愈，腰膝酸软，口干，心烦潮热，大便干结。舌红，少苔，脉细数。

证候分析：肾阴亏耗，阴虚火旺，热结膀胱，膀胱气化不利，故见小便频数，夜尿尤甚，尿灼热感，滴沥不畅，经久不愈，腰膝酸软；肾阴亏损，肠道失润，津液不能上承于口，故见大便干结、口干；阴虚则阳失所制，虚火内生，故见心烦潮热；舌红，少苔，脉细数为肾阴亏损之象。

治法：滋阴降火，利水通淋。

代表方：知柏地黄丸加减。

常用药：熟地黄、山药、山茱萸滋阴补肾；茯苓、猪苓、泽泻、车前子通利小水；知母、黄柏清热坚阴。

骨蒸潮热，头晕耳鸣，加龟板、鳖甲以滋阴清热；小便热痛者，加虎杖、白花蛇舌草、连翘以清热解毒；小便滞涩，加肉桂、炮山甲通关利窍。

（6）肾阳虚衰证

症状：小便不利或频数，夜尿频多，量少色清，尿末滴沥不尽，或排尿无力，或遗尿不能自禁，面色㿠白，精神萎靡，会阴部或腰部冷痛，伴有阳痿、遗精、便溏。舌质淡，苔白或白腻，脉沉细。

证候分析：膀胱气化无权，故见小便不利或频数，夜尿频多，量少色清，尿末滴沥不尽，排尿无力，或遗尿不能自禁；肾阳虚衰，机体失于温煦，故面色㿠白、精神萎靡，会阴部或腰部冷痛，伴有阳痿、遗精、便溏；舌质淡，苔白或白腻，脉沉细均为肾阳虚衰之象。

治法：温补肾阳，化气利水。

代表方：金匮肾气丸加减。

常用药：附子、肉桂、桂枝温肾通阳；地黄、山茱萸、山药滋补肾阴；车前子、泽泻、茯苓通利小便。

畏寒肢冷，腰膝酸软冷痛甚者，加仙灵脾、肉苁蓉、仙茅补火助阳；脾虚失运，纳少倦怠者，加党参、黄芪、白术健脾益气；小便频数，加金樱子、覆盆子固肾涩尿。

（7）肝郁气滞证

症状：小便不通或通而不畅，情志抑郁，心烦易怒，胁腹胀或痛，会阴部隐痛不舒。舌质红，苔薄黄，脉弦。

证候分析：肝失疏泄，三焦气化失宣，气滞膀胱，水道不利，故小便不通或通而不畅；肝气不舒，经脉之气不行，故情志抑郁，胁腹胀或痛，会阴部隐痛不舒；肝郁日久，化火扰心，故心烦易怒；舌质红，苔薄黄，脉弦均为肝郁气滞之征。

治法：疏肝理气，通利小便。

代表方：沉香散加减。

常用药：沉香、陈皮、川楝子、柴胡疏肝理气；当归、王不留行、牛膝活血化瘀；石韦、冬葵子、滑石通利小便。

肝郁化火，口苦咽痛，心烦易怒，舌苔黄者，加栀子、夏枯草、龙胆草清泄肝火；胁腹胀痛甚者，加郁金、香附、木香疏肝理气，解郁散结。

【西医治疗】

**1. 一般治疗**　注意气候变化，防止受凉，预防感染，戒烟禁酒，不吃辛辣刺激性食物，保持平和心态，适当多饮水，不憋尿。

**2. 药物治疗**　主要包括$5\alpha$-还原酶抑制剂、$\alpha$受体阻滞剂、植物制剂等。①$5\alpha$-还原酶抑制剂：非那雄胺，常用量为5mg，每日2次。②$\alpha$受体阻滞剂：特拉唑嗪、阿夫唑嗪、坦索罗辛等。③植物制剂：可抑制碱性成纤维细胞生长因子、表皮样生长因子，从而改善排尿症状，如太得恩、普适泰等。

**3. 手术治疗**　前列腺患者出现严重梗阻时应考虑手术治疗。

【综合治疗】

**1. 单方验方**　①蟋蟀、蝼蛄（去头、足、翅）、生大黄各10g，焙干研末，分为4份，每4~6小时温水调服。治疗瘀热互结者，有通腑泄热、破瘀散结、通利攻下之效。②蜣螂粉3g，每日1次，有攻坚破瘀功效，使前列腺缩小，尿道梗阻症状解除。

**2. 针灸治疗**　①体针：第一组取关元、次髎、三焦俞，第二组取中极、中髎、膀胱俞。功用：疏通下焦，调节膀胱。两组穴位交替使用，中等刺激，补泻兼施，每日或隔日1次，每次15分钟，10次为1疗程。肺热气滞者，加大椎、肺俞、曲池、合谷，以宣肺泄热、利水开闭；中气不足者，加百会、足三里、脾俞、胃俞、气海，以补中益气、升清降浊；肾阳虚弱者，加命门、肾俞、气海、三阴交，以温补肾阳；肾阴亏损者，加肾俞、三阴交，以养阴培元；湿热下注者，加三阴交、小肠俞、阴陵泉，以清利下焦湿热；肝郁气滞者，加肝俞、章门、期门，以疏肝理气；尿路阻塞者，加志室、太溪，以疏泄水道。②耳针：取膀胱、肾、尿道、三焦、皮质下、神门，中等刺激，每次选2~3穴，留针15~20分钟，每10~15分钟捻针1次。③电针：取双侧维道，沿皮刺，针尖向曲骨透刺，通电15~30分钟。④灸法：多用于虚证、寒证，取神阙、关元、三焦俞、小肠俞、中极、中封、太冲穴，灸10~30分钟。

**3. 药物外敷**　①独头蒜1个，栀子3枚，盐少许，捣烂，摊纸贴脐部，以通为度。②葱白500g，捣烂，入麝香少许，拌匀，分两包，先置脐上1包，热熨15分钟，再换1包，用冰熨15分钟，交替使用，以通为度。③艾叶60g，石菖蒲30g，炒热，以布包，热熨脐部（神阙），冷则去之。

**4. 中药灌肠**　①癃闭为主者，用通关法。方药：大黄20g，肉桂30g，黄柏30g，知母30g，车前子30g，水蛭30g，冰片1g。煎取500mL，每次50mL灌肠。②前列腺肿大而硬，不易消散者，用散结消肿法。方药：大黄30g，肉桂30g，三棱30g，莪术30g，皂角刺30g，水蛭30g，冰片1g。煎取500mL，每次50mL灌肠。

**【临证备要】**

**1. 急则治标，速予通利**　BPH水蓄膀胱，或小便不通，日久排尿困难，残余尿量增多，水毒内蓄，可致肿胀、喘促、心悸、关格等危重变证。因此，必须急则治标。对水蓄膀胱之证，内服药缓不济急，可急用导尿、针灸、少腹及会阴部热敷等法通小便。对膀胱无尿之危症，可用中药灌肠方，高位保留灌肠，使水毒从大便排出。但此乃治标之法，一旦尿出，或水毒症情有所缓解后，应立即针对不同病因，或排石，或祛瘀，或疏肝，或温补脾肾，缓图其本，防止复发。

**2. 下病上治，欲降先升**　BPH的形成与肾、肺、脾相关。尿的生成与排泄，除了肾的气化外，尚依赖肺的通调和脾的转输。急性尿潴留小便滴沥不尽时，常在辨证论治的基础上加开宣肺气、升提中气之桔梗、杏仁、紫菀、升麻、柴胡等，寓下病上治、提壶揭盖、升清降浊之意。除内服药外，取嚏法、探吐法均是取其旨意。

**【预防调护】**

晚餐后睡觉前尽量少进水分，减少夜尿次数。平素尽量不要憋尿，有尿意要及时排空膀胱。饮食清淡，戒酒戒烟，忌食辛辣等刺激性食物，节欲。有急性尿潴留时，要及时导尿。注意控制感染，减少尿道炎、膀胱炎及慢性前列腺炎的发病机会。增强体育锻炼，不宜久坐，减少会阴部充血。慎用阿托品类解痉止痛药物，避免出现急性尿潴留。

**【名医验案】**

高某，男，68岁。初诊：2015年1月17日。主诉：排尿困难、尿涩痛1月余，加重3天。现病史：患者平素排尿不畅，夜尿3~5次，尿不尽感明显。近1个月来出现排尿困难，点滴而出，尿频色黄，近3天来出现小腹疼痛急迫，排尿困难，尿痛，大便干结，手足心热。外院确诊为前列腺增生症，具体治疗不详。患者惧怕手术，要求中医治疗。B超检查：前列腺Ⅲ度增大，无结节，质韧，中央沟消失。舌质红，苔薄黄，脉弦滑有力。中医诊断：癃闭，属湿热蕴结下焦，膀胱气化不利。西医诊断：前列腺增生。治法：清利湿热，利尿通淋。予八正散加减。

处方：大黄10g，金钱草30g，车前草15g，滑石30g，瞿麦15g，萹蓄15g，淡竹叶6g，白茅根15g，生地黄10g，牛膝15g，茯苓15g，泽泻10g，石韦15g，败酱草15g，甘草6g。7剂。

二诊：服后尿量增多，排尿较前缓解，大便通畅。继服上方15剂，诸症皆除。

**按语**：中医认为，前列腺增生症病位虽在肾与膀胱，但与脾、肺、肝、三焦有密切关系。肝之疏泄失常，肾之开阖失司，脾失健运，水津不能上升，水源干涸，致三焦不能通调水道，膀胱虽为储尿之器，但不能气化则尿难排出。张师认为本病患者属湿热蕴结下焦，久而瘀浊阻滞，耗伐肾之气阴，致小便淋沥不畅，甚则癃闭不通。治宜通、清、利、下，故用八正散加减治疗，效如桴鼓。方中滑石、车前子、瞿麦、萹蓄等利水通淋，清利湿热，伍以栀子清泄三焦湿热，大黄泄热降火，甘草调和诸药。加入淡竹叶、泽泻、白茅根、茯苓清热利湿，金钱草、石韦通淋，牛膝散瘀活血，引药下行，生地黄通血脉而养阴，败酱草清热解毒，利水通闭。

（张伯礼，王志勇.中国中医科学院名医名家学术传薪集·医案集·内科.北京：人民卫生出版社，2015）

## 第四节　尿失禁

尿失禁（urinary incontinence，UI）是指在清醒状态下尿液自行排出而不能自控者。尿失禁是老年人的常见综合征，发生率较高，近年来越来越受到重视。UI 分为压力性 UI、急性 UI 和混合性 UI。老年女性因绝经后雌激素水平下降、性器官退化、尿道括约肌松弛等生理特点，UI 发病率高达 30%～65%，严重影响生活质量和身心健康。多数患者认为 UI 是衰老的自然现象，其就诊率低、治疗依从性较差。

本病多属于"遗溺""小便不禁"范畴。

【病理机制】

老年期尿失禁的病因尚不完全清楚，可能是多种环境因素与机体自身因素长期相互作用的结果。目前认为尿路感染、药物（如利尿剂、抗胆碱能药、钙通道阻滞剂等）、大脑皮质疾患（中风、痴呆等）损伤尿道括肌，或骨盆神经的手术、脊髓疾患、糖尿病、前列腺疾病、膀胱疾患等为常见因素，女性更年期的特殊性、多次分娩造成子宫下垂和有过泌尿生殖器手术史的妇女，以及老年女性绝经后体内雌激素水平下降致萎缩性尿道炎、阴道炎，使尿道黏液生成减少，尿道密闭性下降，同时盆腔底部组织老化加速，常引起尿失禁。

【病因病机】

本病的形成多因年迈体虚、久病耗损，加之情志失调、饮食不节、劳心太过等，导致肺、脾、肾三脏功能失调。肾阳虚衰，下元不固，膀胱气化失司，或肝肾两虚，膀胱筋脉失濡，加之虚热内扰，影响膀胱气化功能，或肺脾两虚，气虚失摄，三焦水道失于约束；或湿热实邪下迫、下焦蓄血等，使肾之开合失常，膀胱气化失约而发为本病。

本病病位在膀胱，涉及肺、脾、肾，多为本虚标实之证。本虚为肺、脾、肾三脏之虚，标实有痰浊、寒凝、湿热、瘀血之别，而又相互影响，互为因果，致使疾病缠绵难愈，反复发作。主要以阳虚为本，由肺而及脾肾；晚期气虚及阳，以肺、脾、肾三脏为主，多属阴阳两虚。尿失禁急性加重期以标实为重，稳定期以本虚为主。

【诊断要点】

根据临床表现即可得出初步的诊断，重点检查有无引起尿失禁的解剖和神经方面的异常，有无活动障碍、病理神经反射和认知功能障碍，有无慢性呼吸道疾病及腹部包块等。妇科检查应注意外阴与会阴体情况，是否存在盆腔包块、生殖泌尿系瘘、炎症等。

常见的尿失禁类型有急迫性尿失禁、压力性尿失禁、充溢性尿失禁、功能性尿失禁。急迫性尿失禁的患者有严重尿频、尿急症状，其特点是先有强烈的尿意，后有尿失禁，或在出现强烈尿意时发生尿失禁；压力性尿失禁的病人常在腹压增加（如咳嗽、打喷嚏、上楼梯或跑步）时有尿液自尿道流出；充溢性尿失禁患者通常膀胱内大量尿液充盈，但又排不出，当膀胱内压上升到一定程度并超过尿道阻力时，尿液不断地自尿道中滴出，该类患者的膀胱呈膨胀状态；功能性尿失禁患者能感觉到膀胱充盈，只是由于身体运动、精神状态及环境等方面的原因，忍不住或有意地排尿。

通过盆底肌功能测试、神经反射检查、测定残余尿量、尿动力学检查、诱发试验等可辅助诊断及鉴别诊断。

【辨证论治】

**1. 辨证要点**

(1) 辨虚实 发于年老体弱者居多,多为肺脾肾不足,形成本虚标实之证,临床上应区分偏虚偏实的不同。一般缓慢发病的以正虚为主,急性发病者以邪实为主;老年患者由于年老体弱,肺脾肾不足,或久病不愈,致正气耗损,多形成本虚标实之虚实夹杂证。

(2) 辨阴阳 阳虚者,常伴有少腹拘急不舒,面白无华,畏寒怕冷,手足不温,少气乏力,舌质淡,脉沉细;阴虚者,常伴有心烦失眠,口燥咽干,面色潮红,手足心热,舌质红,舌苔少,脉象细数等。

(3) 辨脏腑 肺气虚,则气短,动则益甚,咯痰清稀,声音低怯,神疲体倦,面色㿠白,畏风自汗,舌淡苔白,脉虚;脾气虚,则脘腹胀满,食后为甚,纳食不馨,大便溏薄,精神不振,形体消瘦,肢体倦怠,少气懒言,面色萎黄或㿠白,或肢体浮肿,舌淡苔白,脉缓无力;肾气虚,则气短自汗,倦怠无力,面色㿠白,滑精,早泄,尿后滴沥不尽,小便次数多而清,腰膝酸软,耳鸣耳聋,四肢不温,脉细弱等。

**2. 治疗原则**

扶正祛邪为其治疗原则。急性加重期以温化痰饮、清热利湿、活血化瘀为主;稳定期以补益肺气、益气健脾、温补肾气为要。

**3. 证治分类**

(1) 肺脾两虚证

症状:小便失禁,尿次频数,量少色清,时有自遗,食欲不振,畏寒,四肢乏力,动则气喘、自汗出,便溏。舌质淡,苔白,脉细而无力。

证候分析:肺病久治不愈,肺脾两虚,气失摄纳,故小便失禁,尿次频数;肺气虚,卫表不固,故自汗出,四肢乏力,畏寒;脾虚运化失常,中气下陷,则食欲不振,便溏;肺失治节,脾不帅血,则见舌淡,苔白,脉细而无力。

治法:健脾补肺,益气固摄。

代表方:补中益气汤加减。

常用药:黄芪、党参、人参、白术、炙甘草补脾肺之气;陈皮、砂仁理气和胃;升麻、柴胡升阳举陷,升提下陷之中气。

肺虚有寒,加桂枝、细辛温肺散寒;面色苍白,冷汗淋漓,四肢厥冷,脉微欲绝等喘脱危象者,加制附子、五味子回阳救逆。

(2) 肾阳虚衰证

症状:小便失禁,量多色清,夜尿多,眼眶黧黑或面色苍白,腰膝酸软,动则气短,倦怠乏力,畏寒肢冷,阳痿早泄。舌质淡嫩,苔少,脉沉细。

证候分析:年老体衰,或久病伤阳,命门火衰,阳气虚弱,膀胱气化乏力,州督之职失司,则小便失禁,量多色清,夜尿多;阳虚失煦,则腰膝酸软,畏寒肢冷,短气乏力,阳痿早泄;舌质淡嫩,苔少,脉沉细,均为肾阳虚衰之候。

治法:温补肾阳,益气缩尿。

代表方:金匮肾气丸加减。

常用药：附子、桂枝、肉桂温补肾阳；熟地、山茱萸、山药滋补肾阴；益智仁、补骨脂、菟丝子、五味子补肾固摄。

阳虚甚者，用四逆汤加减峻补元阳；尿失禁较重者，加煅龙骨、煅牡蛎、桑螵蛸固摄缩泉；腰膝酸软者，加续断、杜仲、淫羊藿温肾助阳；遗精者，加金樱子、芡实摄精止遗。

（3）肝肾阴虚证

症状：小便失禁，色黄量少，伴头晕目眩，耳鸣目干，肢体麻木，口燥咽干，失眠多梦，胁肋隐痛，腰膝酸软。舌红，少苔，脉细或细数。

证候分析：肝肾阴虚，虚火上扰，头目失于阴精的滋养，故见头晕目眩，耳鸣，口燥咽干；虚热内扰，影响膀胱气化功能则小便失禁；肾阴不足，骨骼失养，故腰膝酸软；肝阴不足，肝脉失养，故胁痛；阴虚内热，虚火上扰，则失眠多梦；舌红少苔，脉细数为阴虚内热之象。

治法：滋补肝肾，佐以固涩。

代表方：大补阴丸加减。

常用药：熟地黄、龟板、鳖甲、女贞子、墨旱莲滋补肝肾；黄柏、知母泄火坚阴；猪脊髓、蜂蜜填精益髓，保阴生津。

咯血或吐血，加仙鹤草、侧柏叶止血；盗汗，加糯稻根、浮小麦、煅牡蛎敛汗；尿涩不畅者，加土茯苓、鱼腥草、车前子利尿通淋。

（4）湿热下注证

症状：尿意急迫，小便失禁，尿黄频数，余沥不爽，甚或身热口干，大便秘结，少腹不舒。舌红，苔黄腻或浊腻，脉滑数。

证候分析：湿热下注，蓄滞膀胱，气化失司，约束无权而形成尿失禁；气化不利，则排尿不爽；湿热熏蒸，气机不利，则身热口干，大便秘结，少腹不舒；舌红，苔黄腻或浊腻，脉滑数皆为湿热内蕴之征。

治法：清热化湿，利腑通淋。

代表方：八正散加减。

常用药：滑石、黄柏、木通、栀子、大黄清热利湿；萹蓄、瞿麦、车前子、茯苓、泽泻通利小便。

尿血者，加生地、小蓟、白茅根以凉血止血；脾虚者，加白术、怀山药、苍术益气健脾。

（5）下焦蓄血证

症状：小便失禁，或淋漓不畅，尿色如常或带血，发热或不发热，腹中疼痛，少腹拘急或硬满或疼痛。舌淡暗，或有紫斑，脉涩或细数。

证候分析：久病虚瘀，或行会阴、尿道手术患者，膀胱功能失司，气化失常，则小便失禁；血瘀则气滞，气机不畅，故小腹胀满隐痛；瘀血久而化热，则淋漓涩痛；舌淡暗，或有紫斑，脉涩或细数皆为瘀血之征。

治法：活血化瘀，散结定痛。

代表方：少腹逐瘀汤加减。

常用药：蒲黄、五灵脂、川芎、元胡、没药活血理气；当归、赤芍行瘀活血；小茴香、肉桂、干姜温通血脉。

偏阴虚者,加枸杞、生地、当归滋阴养血;偏阳亢者,加龟板、白芍、天冬、怀牛膝滋补肝肾;瘀血甚者,加桃仁、红花、水蛭、虻虫活血化瘀。

【西医治疗】

急迫性尿失禁首选行为疗法;压迫性尿失禁需加强提肛肌的收缩练习;充盈性尿失禁,主要是减少残尿量,防止尿液逆流回肾与防止肾功能减退。老年性尿失禁的治疗原则是改善症状,提高生活质量。主要保持下尿路干燥,不需其他保护措施,能正常参加社会活动,独自在家处理尿失禁,无须或减少其他护理。

**1. 一般治疗**　①行为方式治疗:主要是制定个体治疗方案,包括排尿时间表,延长排尿时间,盆底肌肉训练,腹压控制,抑制尿急,生物反馈,神经电刺激等。其治疗有效率高达81%。②改变生活方式:尽可能控制液体摄入,减少咖啡饮料,同时减轻体重。通过记录24h液体摄入量和排尿日记有助于避免膀胱突发性充盈而出现尿失禁。避免膀胱刺激性食物。

**2. 确定性病因的治疗**　①逼尿肌功能亢进,行为疗法是治疗的基础,要求患者配合,清醒期间每1~2h排尿1次。一旦白天恢复约制功能,即将排尿间隔延长30min,如此逐步训练,至间隔达4~5h。对不能合作的患者,可选用药物治疗,如钙通道阻滞剂、溴丙胺太林、丙米嗪、多塞平、奥昔布宁等。对顽固性疾病,如间歇性导尿方便易行,可给予膀胱松弛药,有意识地造成尿潴留,让患者每日排空膀胱3~4次。如所有方法都未成功,可能要用体外收集器或保护垫。②压力性尿失禁最有效的治疗方法是手术,传统术式主要为耻骨后膀胱颈尿道悬吊术。不愿手术者而又能长期按医嘱执行的女性,盆底肌训练对轻、中度尿失禁有效。轻至中度尿失禁尚可选用一种α肾上腺素能显效剂,如苯丙醇胺,亦可收效,加用雌激素制剂收效更佳。个别患者应用子宫托甚至塞子(用于阴道狭窄的女性)亦有一定效果。③尿道梗阻最有效的治疗方法是手术解压,尤其适用于尿潴留时。对非手术对象,可做间断或留置导尿。对有前列腺性梗阻的男性,如无尿潴留,又希望推迟手术或不宜手术者,可选用α肾上腺素能受体拮抗剂,如坦索罗辛胶囊。④逼尿肌作用减弱,膀胱收缩性能不良的老年患者,采用加强排尿的技术(如双重排尿,耻骨上施压)常能收效。如尚需进一步排空,或膀胱失去收缩性能,则只能选择间断或留置导尿的方法,同时可用抗生素预防感染。

【综合治疗】

**1. 针刺治疗**　选穴以任脉、膀胱经、脾经为主,局部以腹部及腰骶部腧穴为主,如关元、中极、三阴交、气海、肾俞、百会、次髎、膀胱俞等。特定穴以交会穴使用最多,其次为募穴及俞穴。

**2. 食疗调养**　饮食宜清淡,进食营养丰富、高热量、高纤维、易消化的饮食,少食多餐,保持大便通畅。忌辛辣、肥甘、过酸、过咸饮食,戒烟酒、浓茶。①用公鸡肠一付,宰杀后洗净、风干、磨末。分3天服完,每天2~3次。②猪膀胱1个,大茴香25g,煮熟,共食用两天,每天早晚饭前半小时服。

**3. 心理指导**　对因精神、时间、环境因素所致的尿失禁,应详细了解病因,做好耐心、细致的解释工作,消除患者思想上的不安和恐惧,妥善安排其周围生活环境,在精神上给予最大的安慰,减少孤独感,树立战胜疾病的信心。

【临证备要】

**1. 重视早期调理**　尿失禁属于临床慢性疾病,中医药对于改善老年人的临床症状,减缓病理进展,有着显著疗效。早期可采用以下治法和方药:培补中焦(补中益气汤、六君子汤),清泄湿热法(八正散加减),活血化瘀法(少腹逐瘀汤加减),温阳益肾法(金匮肾气丸、都气丸、人参胡桃汤）。

**2. 久病辨证以阳虚为本** 尿失禁牵涉范围较广，它的成因不论内伤外伤，总系膀胱失于制约所致，其病位在膀胱。然膀胱与肾互为表里，肾主水，其气下通二阴；肺主气，能通调水道，下输膀胱；脾主运化，职司转输水液，故其病变又与肺、脾、肾有着密切关系。在肺脾多为气虚，在肾多为阴阳亏虚。

**3. 老年、久病者虚实夹杂** 老年、久病体虚的患者，久则耗伤正气，由气入血，损及络脉，致络脉瘀滞，导致恶性循环，使疾病缠绵难愈。因此在辨证上要认清病性，准确把握虚实的程度。

【预防调护】

养成大小便后由前往后擦手纸的习惯，避免尿道口感染。有规律的夫妻生活能明显延缓卵巢合成雌激素功能的生理性退变，降低压力性尿失禁发生率。各种慢性疾病都可引起腹压增高而导致尿失禁，应积极治疗。对因自理能力降低或沟通障碍引起的尿失禁，要制定协助排尿的时间计划，及时帮助患者排尿。

【名医验案】

王某，男，75 岁。2012 年 5 月 24 日就诊。患者于 2 年前因脑卒中瘫痪在床，不能自主行动。近 2 月出现尿失禁，家属先后于各大医院求方问药（具体不详），无效，遂至王教授处就诊。尿常规示：WBC（++）。根据家属代述情况，诊断为尿失禁。中医辨证为肾阳不足、膀胱失约。治以温阳补肾，固涩敛精益气。予巩堤丸加减。

处方：怀牛膝 20g，怀山药 30g，五味子 15g，白茯苓 20g，益智仁 20g，菟丝子 30g，熟地黄 25g，韭菜子 15g，覆盆子 15g，缩砂仁 5g，泽泻 15g，山茱萸 15g，金樱子 45g，生龙骨、生牡蛎各 30g，石榴皮 15g，乌梅 15g，芡实 20g。予 3 剂，日 1 剂，水煎取汁 300mL，分早晚 2 次口服。

二诊时述用药后当日患者于小解前有自主排尿感觉，且每次尿量渐增多，小便次数减少，疗效颇佳。效不更方，此后以巩堤丸为主方，随症加减，续服 3 个月，病情乃愈。

**按语：**巩堤丸出自《景岳全书·新方八阵》之固阵，用于治疗"膀胱不藏，水泉不止，命门火衰，水火不禁等证"。此例王教授运用本方肺脾肾同补，阴阳精气同调，使肾气复，阴阳济则膀胱固，津液自藏，堤固而尿止。

[纪璇，王耀光. 王耀光教授临床验案举隅. 长春中医药大学学报，2013，29（1）：79-80]

# 第五节　慢性肾功能不全

慢性肾功能不全，又称慢性肾衰竭（chronic renal failure，CRF），系各种病因引起慢性进行性肾实质损害，导致有效肾单位减少，肾脏正常结构消失或明显萎缩，基本功能得不到维持，出现以代谢产物和毒素潴留、酸碱平衡失调、水电解质紊乱、内分泌功能失调等为主要表现的临床综合征。伴随人类寿命的延长，人口老龄化越来越严重，慢性肾脏病的患病率呈明显上升趋势，老年人慢性肾衰竭的诊治问题日益突出。

本病多属于"溺毒""癃闭""关格""肾劳"范畴，并与"水肿""虚劳"等相关。

NOTE

【病理机制】

本病常由多种病因合并导致。原发性肾病中，慢性肾小球肾炎最为常见，其次为肾小管间质性肾炎。继发性肾病中主要病因是高血压病，其次为糖尿病、梗阻性肾病、缺血性肾病、药物性肾损害、多囊肾等。通常在原有肾脏病的基础上，发生感染、心衰等情况，诱发急性肾衰竭，最终疾病不可逆，转为慢性肾衰竭。

慢性肾功能不全的病理机制目前尚未完全清楚，可能与健存肾单位减少、矫枉失衡、肾单位高滤过、高代谢、肾组织上皮细胞表型转化的作用等有关。

**1. 健存肾单位学说和矫枉失衡学说** 人的肾脏和身体其他脏器一样，在 30~40 岁后开始出现老化。从形态学看，40 岁以后肾脏逐渐萎缩，重量减轻，80~90 岁重量减少 20%~30%。从组织学看，由于肾小球毛细血管丛和肾小动脉硬化，功能健全的肾小球减少，机体在矫正过程中发生新的失衡，使人体遭受新的损害。

**2. 肾单位高滤过学说** 高灌注和高滤过刺激肾小球系膜细胞增殖和基质增加，血小板集聚，内皮细胞损伤，致微动脉瘤形成，引起系膜细胞凋亡增加、炎性细胞浸润等，肾小球不断硬化，肾单位呈进行性丧失。

**3. 肾单位高代谢学说** 老年人肾小管功能老化，表现为肾小管浓缩稀释功能减退，致老年人容易出现脱水或因体液过多导致水肿、水钠潴留或心功能衰竭。残余的肾小管高代谢状况可引起肾小管萎缩、间质纤维化。肾小管氧自由基增多和氧耗增加，小管内液 $Fe^{2+}$ 的生成和代谢性酸中毒引起补体旁路途径激活和膜攻击复合物（C5b-9）形成，进而损伤肾小管-间质。

**4. 其他** 肾组织上皮细胞表型转化、细胞因子和生长因子、细胞凋亡、醛固酮增多在慢性肾功能不全进展中也起到一定作用。

【病因病机】

肾病迁延日久，反复不愈，邪毒外袭，肺气壅闭，通调障碍，或湿浊困脾，气机阻滞，升降逆乱，或老年肾虚，水肿迁延，膀胱闭癃等导致脾肾亏虚，湿浊内蕴。

本病病位在脾肾，以肾为重，同时与肺、心、肝、三焦有密切关系。基本病理是脾肾衰败，湿浊内盛。关键在于肾失开合，水毒内盛。脾肾衰败，阳虚失运而水湿内停，阳虚及阴、肝失涵养而肝阳偏亢，化火生风。湿浊内盛，干犯脾胃，则气机升降逆乱；郁久生痰化热、蒙蔽心窍，则窍闭神昏；入营动血，则引动肝风；伤及心肺，阻滞气血，则气血瘀阻；流注下焦、气化不通，则膀胱闭癃。因此，本病基本病理是湿浊（水邪）、痰、火（热）、瘀（淤血）、风（肝风）五者。它们相互影响，兼夹为患，可表现出阳虚湿阻、湿浊化热、热毒动风、痰热蒙心、阴虚风动等一系列复杂的病理变化。

【诊断要点】

本病主要通过病史、肾功能检查和相关临床表现进行诊断。

慢性肾功能衰竭根据肾脏病史、体征、较典型的氮质血症、水和电解质代谢紊乱及酸碱平衡失调，比较容易诊断。主要体征包括高血压、水肿、胸腹水、贫血等。结合内生肌酐清除率、肾小球滤过率、血肌酐、尿酸、尿素氮、胱抑素 C、血常规、尿常规、肾图和肾扫描等检查可诊断，泌尿系平片或造影、肾穿刺活检等检查有助于病因诊断。其中血肌酐、肾小球滤过率、内生肌酐清除率可对慢性肾功能不全的肾功能损害程度进行分期评估，但伴随年龄的增加，老年人肌肉体积逐渐减少，血清肌酐水平偏低，血清肌酐难以反映肾脏功能情况，肾功能的水平可能被高估。无肾脏病史者，诊断比较困难。对有神志淡漠、嗜睡、高血压、贫血、肤色萎黄、有失水征象而小便仍澄清色淡者，应提高警惕。若同时出现呼吸深大，则需考虑尿毒症的可能。

本病应与急性肾功能衰竭相鉴别。

**【辨证论治】**

**1. 辨证要点**

（1）辨标本虚实 本病多虚实夹杂。本虚当辨气血阴阳之不同，主要以脾肾气虚，阳虚或脾阳虚为主，症见呕吐频繁，伴面色㿠白，神疲乏力；或以肾阳虚为主，症见尿少、尿闭，伴腰酸、肢冷、形寒、水肿。后期阳损及阴，可见肝肾阴虚症状；严重时出现阴阳离决的危重证候。标实当辨水湿、湿热、血瘀及溺毒之偏盛。

（2）辨在气在血 本病早期在气分；后期出现出血等血证，表明病入血分。

**2. 治疗原则** 慢性肾功能不全为本虚标实，虚实夹杂的病证，扶正祛邪为其治疗原则。治疗虚证当温肾健脾、滋补肝肾，实证当行气化湿、利水消肿、活血祛瘀。临证时常补虚泻实法同用。

**3. 证治分类**

（1）脾肾气（阳）虚证

症状：面色无华，少气乏力，腹胀纳差，大便稀溏，口黏，口淡不渴，或渴不欲饮，或饮亦不多，腰膝酸软，夜尿频多。舌淡胖有齿痕，脉象沉弱。

证候分析：脾气虚弱，健运失司，故见腹胀纳差，大便稀溏；脾失健运，不能运化水湿，湿浊中阻，津液不能上潮，故口黏，口淡不渴，或渴不欲饮，喜热饮，饮不多；腰为肾之府，肾气虚则腰膝酸软；肾虚关门不固，则夜尿频多；舌淡胖有齿痕，脉沉弱，亦是脾肾气虚之象。

治法：补脾益肾。

代表方：参苓白术散合右归丸加减。

常用药：党参、山药补脾益肺；白术、茯苓、薏苡仁健脾除湿；熟地黄、枸杞、山萸肉滋阴益肾，填精补髓；菟丝子、杜仲补益肝肾。

脾虚湿困者，合实脾饮加减温阳健脾，行气利水；脾肾阳虚者，用肾气丸加减补肾助阳；若水邪凌心，见心悸、胸闷气喘、不得平卧、咳吐粉红色泡沫样痰、舌淡暗紫、苔浊、脉沉细弱者，用真武汤合己椒苈黄丸加减温阳利水。

（2）肝肾阴虚证

症状：口苦口干，喜饮但饮不多，且喜热饮，目睛干涩，大便干结，腰膝酸痛，头痛眩晕，耳鸣，手足心热，烦躁，失眠多梦。舌淡红偏瘦，少苔或苔薄黄，脉细弱。

证候分析：肝阴亏虚，胆不疏泄，故口苦；阴虚易生内热，耗伤津液，故见口干喜饮；本病先阳虚后阴虚，故喜热饮，但饮不多；肠中液亏，故大便干结；肝开窍于目，阴虚津液耗伤，故目睛干涩；精血亏虚，不能上荣，故头痛眩晕，耳鸣；虚火内扰，故手足心热，烦躁，失眠多梦；舌淡红偏瘦，少苔或苔薄黄，脉细弱乃肝肾阴虚之象。

治法：滋养肝肾。

代表方：知柏地黄汤加减。

常用药：知母、黄柏滋阴降火；熟地黄、山萸肉、山药三阴（肝脾肾）并补；泽泻、牡丹、茯苓泄湿浊而降相火。

心烦失眠加酸枣仁、柏子仁养心安神；肝阳上亢，症见烦躁、手足抽搐、肌肉瞤动、脉弦者，用镇肝息风汤加减镇肝息风，滋阴潜阳；浊邪上逆，症见恶心呕吐、口中尿味、神志不清、烦躁不安、谵语者，用涤痰汤涤痰开窍。

（3）瘀阻肾络证

症见：面色苍黄或晦暗，倦怠乏力，喜暖恶寒，腰部刺痛，肢体浮肿，肌肤甲错。舌质淡紫或瘀斑，脉沉细或结代。

证候分析：瘀血内阻，营气不能荣养全身，故面色苍黄或晦暗，倦怠乏力，肌肤甲错；瘀血闭阻肾络，则腰部刺痛；肾主水，功能失司，可见肢体浮肿；舌质淡紫或瘀斑，脉沉细或结代乃瘀血内阻之象。

治法：活血化瘀，利水消肿。

代表方：血府逐瘀汤合五苓散加减。

常用药：桃仁、红花、赤芍、川芎活血祛瘀；牛膝活血通经，引血下行；生地、当归养血活血；桔梗、枳壳宽胸行气；泽泻、茯苓、猪苓淡渗利水；桂枝温阳化气。

气滞者，加陈皮、木香辛温行气；气虚者，加党参、黄芪补气升阳；阳虚重者，加菟丝子、淫羊藿益精壮阳。

**【西医治疗】**

**1. 非透析治疗**

（1）营养治疗　给予富含维生素、优质低蛋白饮食，后者如牛奶、鸡蛋和瘦肉等。摄入足量热能，必要时可采用去植物蛋白的麦淀粉作为主食。用 α-酮酸治疗时要注意复查血钙浓度，高钙血症时慎用。无明显水肿和严重高血压、尿量>1000mL/天者，食盐 2~4g/d。

（2）降压　小于80岁的老年患者，建议将血压控制在 140/90mmHg 以下；大于 80 岁患者血压控制在 150/90mmHg 以内，对于耐受良好的，可降低至<140/90mmHg。高龄老年高血压患者的降压药物选择需谨慎，从小剂量开始，遵循平稳缓慢适度的原则，避免血压波动。若出现体位性低血压、头晕、心绞痛等心脑血管灌注不足症状时，应减少降压药物剂量。

终末期肾病未透析者，降压治疗一般不使用 ARB、ACEI 以及噻嗪类利尿剂，可用 CCB、β 受体拮抗剂、α 受体拮抗剂、袢利尿剂等。如果一直使用 ARB 或 ACEI，可以继续使用。

（3）调脂　鉴于慢性肾脏病患者真正进入终末肾脏疾病的只占 1/5~1/4，大部分患者进入肾衰前已死于心脑血管疾病，慢性肾脏病 1~4 期患者需要调脂，应重用他汀类药物。

（4）纠正贫血　包括补充红细胞生成素（EPO）和提供造血原料。需注意的是铁作为强氧化剂，过量使用会导致心脑血管疾病，推荐转铁蛋白饱和度>20%，且 100ng/mL<铁蛋白小于<500ng/mL 为宜。

（5）代谢性酸中毒的治疗　常选用碳酸氢钠，也可补充枸橼酸钾、枸橼酸钠等其他碱性药物。当血 pH<7.30 时，应使用 5%碳酸氢钠 100~125mL 静脉注射纠正酸中毒，一次剂量不宜过大，可多次重复给药，避免出现脑水肿。

（6）继发性甲状旁腺功能亢进的治疗　慢性肾功能不全 5 期的患者如血浆甲状旁腺素水平大于 300pg/mL，可给予活性维生素 D 或其类似药物逆转 PTH 过度反应引发的骨病变。

（7）高钾血症的处理　①减少钾的摄入：避免高钾食物，如咖啡、干果、低钠盐等。②停用可导致血钾升高的药物：包括抑制钾在远端肾小管分泌的药物和抑制肾素-血管紧张素-醛固酮系统的药物等。

③促进机体钾的排出：应用排钾利尿剂、阳离子交换树脂等。④促进钾的转移：应用极化液，促进 $K^+$ 向细胞内转移。⑤其他：如果血钾超过 6.5mmol/L，伴有明显的心电图异常，必须果断采取措施，除给予前述治疗外，可注射钙剂或血液透析治疗以保护心脏。

（8）利尿　应根据 GFR 的水平和容量负荷的情况来选择。eGFR<30mL/min 时，不选择噻嗪类利尿剂，应选择袢利尿剂，如呋塞米、托拉塞米、布美他尼等。

**2. 透析治疗**　当 GFR<10mL/min 且伴明显尿毒症表现时，应选择肾脏替代治疗。对糖尿病肾病患者，当 GFR 在 10~15mL/min 之内时可安排替代治疗，包括血液透析、腹膜透析和肾脏移植。透析疗法仅可部分替代肾脏的排泄功能，不能代替其代谢和内分泌功能。患者通常应先作一段时间透析，待病情稳定并符合有关条件后，可考虑进行肾移植术。

【综合治疗】

**1. 中医康复**　主要有健康教育、心理行为辅导、功能锻炼等。功法锻炼结合运动康复作为重要的康复手段，如合理散步、太极拳、保健操、八段锦、五禽戏、易筋经、六字诀等。适当的有氧运动可发挥降压作用，延缓肾功能恶化，推迟进入透析和移植的时间。

**2. 针灸治疗**　选太溪、肾俞、三阴交、脾俞、气海、关元、神阙、中脘、足三里、内关、胃俞、气海俞、大肠俞、阴陵泉、水分、血海和丰隆，除神阙以外其他穴位垂直进针，得气为度，并结合补泄手法；水分至关元穴选用灸法。

**3. 食疗调养**　根据慢性肾功能不全的不同分型进行不同的饮食指导：①脾肾气虚型采用山药粥、参芪砂锅鸡、怀山杂米饭等具有健脾益气功效的药食调养。②肝肾阴虚型采用生地黄鸡、枸杞芝麻粥、雪耳炖雪梨等具有滋补肝肾功效的药食调养。③脾肾阳虚型采用附片羊肉汤、桂附泥鳅生姜粥、巴戟牛膝炖瘦肉等具温补脾肾功效的药食调养。④气阴两虚型采用桑椹山药粥、参芪黄精炖鸡等具有益气养阴功效的药食调养。⑤阴阳两虚型采用地黄桂心粥、参附杞炒肉、麦冬等具有滋阴补阳功效的药食调养。

【临证备要】

**1. 以大黄为主药保留灌肠**　临床可选以下方剂：①生大黄 15~30g，芒硝 10g，赤芍 12g，槐花 15g，生甘草 10g，绿豆 30g。②生大黄 15~30g，土茯苓 20g，六月雪 15g，徐长卿 15g，生牡蛎 20g，皂角子 15g。两次煎汤混合后过滤，浓缩至 200mL。将药液放至 37~38℃左右，进行灌肠。根据患者耐受程度调节灌肠速度，一般保持在每分钟 30~40 滴左右，大约需要 1h，药液滴完后嘱患者保持原来体位，尽量延长药液在肠道中的保留时间。方中生大黄具有荡涤肠胃，推陈致新，活血化瘀，泻火解毒之功。药理实验证实，大黄鞣质和大黄素均具有抗细菌、抗病毒、抗炎的作用，从而发挥泻下排毒作用。

**2. 运用金匮肾气丸法分型论治**　慢性肾功能不全之根本在于肾虚，与肾气丸所治"虚劳腰痛、痰饮、消渴、转胞"四证机理相同，故以补肾为主，兼施健脾、疏肝、利水、解毒、泄浊、化瘀等诸法，可宗肾气丸原意随证化裁：①离明肾气汤：制附子、桂枝、干地黄、山萸肉、山药、炒白术、茯苓、盐泽泻、车前子、巴戟天、生黄芪。温补脾肾，利水消肿，主治慢性肾功能不全脾肾阳虚、水湿泛滥者。②复元固本汤：干地黄、山萸肉、山药、茯苓、人参、黄芪、牡丹皮、菟丝子、枸杞子、五味子、制附子、桂枝。补肾固本，健脾益气，治疗慢性肾功能不全脾肾气虚者。③六五地黄汤：干地黄、丹皮、山药、山萸肉、茯苓、盐泽泻、枸杞、女贞子、桑椹、地肤子、车前子。滋补肝肾，淡渗利水，治疗慢性肾功能不全病久出现肝肾阴

NOTE

虚者。

**【预防调护】**

医护人员应帮助患者正确认识和对待疾病，解除思想顾虑，积极治疗原发病，防止感冒，调控饮食。轻症患者应适当活动，加强锻炼，注意休息，同时配合治疗。养成科学而规律的生活习惯，以利于疾病的康复。

**【名医验案】**

袁某，女，72岁。初诊：2002年2月5日。既往查肾功能发现尿素氮、肌酐偏高，未做特殊处理。2000年3月开始厌食，浑身无力，查肾功能：尿素氮15mmol/L，肌酐160umol/L，长期服用肾衰宁。近因病情加重来诊。症见：食少纳差，脘痞呕恶，浑身无力，大便少行，尿少，舌苔淡黄腻、质暗，脉细滑。拟从脾肾两虚，湿浊中阻，胃气上逆治疗。

处方：藿香10g，苏叶10g，黄连4g，吴茱萸3g，法半夏10g，淡苁蓉10g，淫羊藿10g，潞党参10g，泽兰12g，鬼箭羽15g，生大黄（后下）9g，车前子（包煎）10g。

2004年7月15日二诊：家属诉药后病情稳定好转，以后每次发作便服原方，病情稳定后继续服用肾衰宁。2004年4月因病情加重曾住院，肾功能：尿素氮19.5mmol/L，肌酐300umol/L；彩超：双肾缩小，左肾7.3cm×3.8cm，右肾7.5×3.4cm。诊断：冠心病；高血压3级；慢性肾功能不全（氮质血症期）。目前患者怕冷明显，足背冷甚，如浇冷水，血压基本正常。仍拟温通泄浊，和胃降逆。

处方：藿香10g，苏叶10g，炮姜2.5g，黄连3g，吴茱萸3g，法半夏10g，党参10g，生黄芪15g，淡苁蓉10g，淫羊藿10g，鬼箭羽15g，怀牛膝10g，生大黄（后下）6g，车前子（包煎）10g。

**按语：**本案属因虚致实，本虚标实之证。因病久积渐加重，标实成为病变之主要矛盾，故以治标为急，兼以固本。病变虽在肾，但已损及脾胃，故呕恶厌食等为其特点。此乃水湿内停，湿浊酿热，水毒潴留，久病络瘀，湿热、浊瘀、水毒交互为患，侮脾犯胃，而致脾运胃降失常，由下犯中。六腑以通为用，今胃气不降则腑气不行，湿浊郁阻，故治疗虽重祛邪而意在安正，虽扶正亦不可壅邪。药用藿香、苏叶、黄连、吴茱萸、法半夏苦辛通降，清中化湿，和胃降逆；生大黄通腑泄浊，合肉苁蓉补虚泻实，配泽泻、车前子利水渗湿；泽兰、鬼箭羽化瘀通络，配伍党参、淫羊藿补脾温肾，通中有补。药后症减，病情稳定，以后虽每见反复，但服药即平，迄今4载有余，看似对症治标，实则起到延缓病势发展的良好效果。而辨证求机用药，涉及风、湿、寒、热、浊、瘀、虚多个方面。

（吴勉华 . 周仲瑛临床经验精华 . 北京：科学出版社，2015）

# 第十三章　老年内分泌与代谢系统疾病

## 一、内分泌结构的老化改变

随着年龄的增长，内分泌腺会出现衰退的征象，发生结构与功能的改变，出现激素在合成、转运、代谢、活性以及组织对激素的敏感性等方面的变化。

## 二、内分泌功能减退

**1. 下丘脑-垂体**　①下丘脑-垂体-肾上腺轴：老年人肾上腺皮质网状带分泌雄激素的功能持续减少，球状带和束状带的盐皮质激素和糖皮质激素的分泌改变则不明显，肾上腺皮质的潜在能力减退，应激反应减弱；②下丘脑-垂体-甲状腺轴：血清三碘甲状腺原氨酸（TT3）和促甲状腺激素（TSH）水平降低，基础代谢率减慢；③下丘脑-垂体-性腺轴：随着增龄，性腺功能衰退，性激素分泌原发性减少，女性雌激素水平明显下降，卵泡刺激素、促黄体激素增高，男性游离睾酮的水平下降。

**2. 内分泌胰腺**　由于胰岛素合成、结构及性质的变化，胰岛素受体和（或）受体后的作用缺陷，以及胰岛细胞对葡萄糖的敏感性降低，胰岛素抵抗，老年人游离胰岛素和结合胰岛素的水平较高，60 岁以上的老年人葡萄糖耐量异常的发生率增高，每增加 10 岁空腹血糖约增高 $1 \sim 2 mg/dL$。

**3. 甲状旁腺**　随着增龄，肾功能减退，$1-\alpha$ 羟化酶活性降低，活性维生素 D 的合成减少，肠道对钙的吸收减少，血钙降低，从而刺激甲状旁腺激素（PTH）分泌，其血浓度随着增龄而增高约 30% 以上。

**4. 肾素-血管紧张素-醛固酮系统**　肾脏对醛固酮的反应随着增龄而减退，对抗利尿激素的反应较好，机体清除自由水的能力优于保钠，遇到应激时，多数老年人可出现低钠血症。

## 第一节　糖尿病

糖尿病（diabetes mellitus，DM）是由遗传和环境因素共同作用引起的一组以糖代谢紊乱为主要表现的临床综合征。1999 年 WHO 将糖尿病分为 1 型糖尿病、2 型糖尿病、妊娠糖尿病和其他特殊类型糖尿病四类。本节主要讨论发病率最高、中老年常见的 2 型糖尿病（T2DM）。2 型糖尿病是一组由于胰岛素分泌缺陷和（或）胰岛素作用缺陷而引起的以慢性高血糖为特征的代谢性疾病，典型的临床表现以多饮、多食、多尿、身体日渐消瘦为主症，或伴有蛋白质、脂肪代谢异常。久病可导致眼、肾、神经、心脏、血管等组织器官慢性进行性损害、功能减退及衰竭，病情严重或应激时可发生急性代谢紊乱，如糖尿病酮症酸中毒、高渗高血糖综合征。

本病多属于"消渴"范畴，其慢性并发症可归属于"中风""雀目""肺痨""痈疽""水肿"范畴。

【病理机制】

糖尿病的病因和发病机制至今未完全阐明，一般认为是遗传和环境因素共同作用而形成的多基因遗传性复杂疾病。遗传因素主要指其具有多基因遗传背景。环境因素主要包括年龄增长、现代生活方式、营养过剩、体力活动不足、子宫内环境以及应激、化学毒物等。有高血压、血脂紊乱、糖调节受损者糖尿病患病风险增加。

胰岛素抵抗和 β 细胞分泌缺陷是 2 型糖尿病慢性高血糖发病机制的两个主要环节，此外还与胰岛 α 细胞功能异常和胰高血糖素样肽-1（GLP-1）分泌缺陷有关。

**1. 胰岛素抵抗** 是指机体对一定量胰岛素的生物学反应低于预计正常水平的一种现象。此阶段的患者血胰岛素水平可正常或高于正常，但胰岛素与胰岛素受体的结合能力以及结合后的效应均减弱，胰岛素介导下肌肉和脂肪组织摄取葡萄糖的能力降低，同时肝脏葡萄糖生成增加。为了克服这种情况，胰岛素分泌率增高，最终会导致高胰岛素血症，而高胰岛素血症反过来会加重糖尿病发病过程中心脏和血管系统的损伤。

**2. β 细胞分泌缺陷** 主要表现为胰岛 β 细胞对胰岛素的分泌量减少和分泌模式异常。胰岛素分泌减少主要指胰岛素最大分泌水平下降。胰岛素分泌模式异常主要表现为第一分泌相缺失或减弱，第二个胰岛素高峰延迟，并维持在较高浓度而不能回复到基线水平，导致在此阶段出现餐后低血糖。基因异常可能是导致 β 细胞缺陷的主要因素；糖脂毒性、氧化应激、内质网应激等可能是 β 细胞缺陷的始动因素。

**3. 胰岛 α 细胞功能异常和 GLP-1 分泌缺陷** 胰岛中的 α 细胞分泌的胰高血糖素在保持血糖稳态中起重要作用。糖尿病患者由于胰岛 β 细胞数量明显减少，α/β 细胞比例显著增加，同时 α 细胞对葡萄糖敏感性下降，从而导致胰高血糖素水平升高，肝糖输出增加，血糖升高。

【病因病机】

本病多因禀赋不足或年老体衰，脏腑功能虚损，复因饮食失节、情志失调、劳欲过度等导致阴津亏虚，燥热内盛，痰湿瘀血阻滞，肺、胃（脾）、肾功能失调所致。

本病病位在肺、胃（脾）、肾，以肾为关键。基本病机是阴津亏损，燥热偏胜，其中阴虚为本，燥热为标，两者互为因果，形成"火因水竭而益烈，水因火烈而益干"。老年人由于脏腑功能减退，复因消渴迁延日久，肺之气阴不足，脾肾衰败，痰浊、水湿、瘀血内生，故常表现为本虚标实，虚实错杂为患。本虚方面常阴虚及气，或阴虚及阳、气虚及阳，形成气阴两虚或阴阳两虚。标实方面常燥热灼津成痰，或脾虚痰湿水饮内生，久病入络，血脉瘀滞，或肝郁气滞血瘀等，使燥热、痰浊、痰火、水湿、气滞、血瘀甚或肝阳、肝风等病理因素错杂并见。

消渴日久，脏腑虚损，痰瘀、水湿、热毒内阻，可产生诸多并发症。如阴虚肺失滋养，而见肺痨；心失所养，痰浊瘀血阻心脉，则见胸痹心痛；肝肾阴虚，阳化风动，夹痰夹瘀，脑脉瘀阻或血溢脑脉之外，则形成中风；肝肾阴虚，精血不能上承耳目，则见视瞻昏渺、暴盲、耳聋等；脾肾衰败，水湿潴留，泛滥肌肤，则见水肿；瘀血阻滞，经脉失养，而致肢体麻木刺痛；感受热毒或燥热内结，营阴被灼，脉络瘀阻，蕴毒成脓，而成疮疖、痈疽等；阴液耗损，虚阳上浮，或阴竭阳亡而出现烦躁、昏迷、肢厥等危象。

【诊断要点】

糖尿病诊断主要根据临床症状、糖代谢指标检查确定，如尿糖测定、血糖测定和口服糖耐量实验（OGTT）、糖化血红蛋白（GHbA1c）和糖化血浆白蛋白测定。糖代谢指标中血糖升高是诊断糖尿病的主要依据，应注意单纯检查空腹血糖漏诊率高，应加验餐后血糖，必要时可进行OGTT。糖化血红蛋白（GHbA1c）能反映患者 8~12 周平均血糖水平，现已成为糖尿病诊断和评价的重要依据之一。胰岛 β 细胞功能检查（如胰岛素释放实验、C 肽释放实验）亦可辅助诊断。对于老年人糖尿病的诊断，可参照 1999 年 WHO 诊断标准（表 13-1）和分类标准（表 13-2）进行。

表 13-1　糖尿病诊断标准（WHO 1999）

| 诊断标准 | 静脉血浆葡萄糖水平（mmol/L） |
|---|---|
| ①糖尿病症状（多饮、多食、多尿、体重下降、皮肤瘙痒、视力模糊等）加随机血糖 | ≥11.1 |
| ②空腹血糖（FPG） | ≥7.0 |
| ③葡萄糖负荷后 2h 血糖 | ≥11.1 |

注：表中 3 个条件中，符合其中任何 1 个即可诊断；无糖尿病症状者，需改日重复检查。

表 13-2　糖代谢状态分类（WHO 1999）

| 糖代谢分类 | 静脉血浆葡萄糖水平（mmol/L） | |
|---|---|---|
| | 空腹血糖（FPG） | 糖负荷后 2 小时血糖（2h PPG） |
| 正常血糖（NGR） | <6.0 | <7.8 |
| 空腹血糖受损（IFG） | 6.1~6.9 | <7.8 |
| 糖耐量减低（IGT） | <7.0 | 7.8~11.1 |
| 糖尿病（DM） | ≥7.0 | ≥11.1 |

注：2003 年 11 月国际糖尿病专家委员会建议将 IFG 的界限值修订为 5.6~6.9mmol/L。

糖尿病慢性并发症主要有大血管病变、微血管病变、神经病变、糖尿病足和感染等，应分别进行心、肝、肾、脑、眼科、口腔以及神经系统各项辅助检查。急性并发症主要有高血糖高渗状态（HHS）、糖尿病酮症酸中毒（DKA）和乳酸酸中毒，发生急性严重代谢紊乱时应根据临床表现及酮体、电解质、酸碱平衡检查进行诊断。与糖尿病密切相关的肥胖、高血压、血脂异常等伴发病，应及时进行相关检查和诊断。

老年糖尿病诊断注意事项：①病程长、症状轻、慢性并发症常见：进入老年期之前诊断为糖尿病的患者大多病程较长，慢性并发症常见。新诊断的老年糖尿病多起病缓慢，无症状或症状不明显。多在常规体检或因出现并发症、伴发病检查血糖或尿糖时发现。但诊断糖尿病时一般已存在多种并发症，且比较严重。因此，老年糖尿病一经诊断，应该进行全面细致的并发症筛查。②急性并发症易误诊：老年糖尿病急性并发症临床症状不典型，常同时与其他疾病伴发，易误诊或漏诊。③可伴多种代谢异常或其他疾病：老年糖尿病患者可伴有多种代谢异常，部分同时罹患肿瘤或其他伴随疾病。

本病应与 1 型糖尿病、继发性糖尿病、因其他原因导致的尿糖阳性等相鉴别。

NOTE

**【辨证论治】**

**1. 辨证要点**

（1）辨三消　根据"三多"症状轻重程度的不同，消渴分为上、中、下三消。病位分别在肺、胃（脾）、肾。临床以多饮症状突出者属肺燥；多食症状突出者属胃热；多尿症状突出者多属肾虚。老年患者以肾虚多见，后期常常影响心、肝等脏，出现肝阳、肝风及瘀血等症状。

（2）辨虚实　本病初期多以燥热为主；继则阴虚与燥热互见；日久阴虚及气、阴损及阳，导致气阴两虚、阴阳俱虚。老年患者多属本虚标实、虚实错杂之证。本虚多为气阴两虚或阴阳两虚。标实多为燥热内盛，瘀血阻滞，痰湿郁热，风阳痰火。

**2. 治疗原则**　清热润燥、养阴生津为治疗的基本方法。但因老年患者常表现为本虚标实，虚实错杂之证，故应区分标本虚实的主次进行治疗。治疗本虚常用益气养阴、滋阴温阳法；治疗标实常用清热润燥、活血化瘀、清热化痰法，或兼以利湿化饮、疏肝解郁、平肝潜阳等。

**3. 证治分类**

（1）阴虚燥热证

症状：烦渴喜饮，多食善饥，尿量频多，消瘦乏力，五心烦热，大便秘结。舌质红，苔薄黄，脉细数或弦数。

证候分析：肺热津伤，燥热内生，故烦渴喜饮；肺失治节，水津不化，水液直趋而下，则小便频数量多；胃热消谷，则多食善饥；脾胃运化功能失调，水谷精微不能化生气血，形体四肢肌肉失养，则消瘦乏力；阴虚燥热，则五心烦热；阴津亏虚，肠腑失润，则大便干燥或闭结；舌质红，苔薄黄，脉细数或弦数均为阴虚燥热之征。

治法：清热养阴生津。

代表方：白虎加人参汤合玉女煎加减。

常用药：生石膏、知母、黄连、栀子清热润燥；玄参、生地黄、麦冬养阴生津；川牛膝引热下行。

大便秘结不行者，加大黄、火麻仁，或用增液承气汤润燥通腑，"增水行舟"；头晕目眩，消瘦乏力者，加黄芪、太子参、菟丝子益气养阴；皮肤发生疮疖痈疽者，可用五味消毒饮加黄柏、苦参、地肤子、丹皮、赤芍等清热解毒，化湿消痈。

（2）气阴两虚证

症状：口干口渴欲饮，尿频量多或小便浑浊，消瘦乏力，气短懒言，神疲倦怠，自汗或盗汗，五心烦热，心悸失眠，肢体麻木。舌质红少津，苔薄或花剥，脉弦细或沉细无力。

证候分析：消渴日久，阴虚及气，肺虚及脾肾形成气阴两虚。阴虚或气虚，津液不能上承，则口干口渴欲饮，五心烦热；脾虚水谷精微下泄或肾虚开阖失司，则尿频量多或小便浑浊；脾虚气血生化乏源，形体、筋脉、心神失养，则消瘦乏力，气短懒言，神疲倦怠，肢体麻木，心悸失眠；气阴两虚，营卫不固，则自汗或盗汗；舌质红少津，苔薄或花剥，脉弦细或沉细无力为气阴两虚之征。

治法：益气养阴。

代表方：生脉散合六味地黄丸加减。

常用药：人参、黄芪、茯苓益气；麦冬、五味子养阴；熟地黄、山萸肉、枸杞子、五味子固肾益精；怀山药滋补脾阴，固摄精微；泽泻、丹皮清泻火热。

口渴引饮，能食与便溏并见，或饮食减少者，可用七味白术散益气健脾，生津止渴；气虚气陷者，用补中益气汤补中升阳益气；便秘者去山药，加玄参、火麻仁、生白术润肠通便；阴虚内热者，加知母、黄柏、鳖甲或知柏地黄丸滋阴清热；心悸失眠者，加酸枣仁、远志、夜交藤养心安神；肢体麻木者，加鸡血藤、当归补血养筋；自汗或盗汗者，加麻黄根、浮小麦、龙骨、牡蛎固涩敛汗。

（3）阴阳两虚证

症状：尿频量多，甚则饮一溲一，形寒肢冷，面白无华，耳鸣如蝉，视物模糊，腰酸腿软，大便溏薄，或水肿尿少，或阳痿早泄。舌质淡嫩胖，苔薄白或白滑，脉沉细无力。

证候分析：久病元阴元阳亏虚，命门火衰，肾气失固，故尿频量多，甚则饮一溲一；阳虚失于温煦，故形寒肢冷，面白无华；脾肾阳虚，不能运化水湿水谷，故大便溏薄，尿少水肿；肝肾阴虚，精血不能上养耳目，故见耳鸣如蝉，视物模糊；腰为肾府，肾虚腰膝失养，故腰酸腿软；肾虚精关不固则阳痿早泄；舌质淡嫩胖，苔薄白或白滑，脉沉细无力为阴阳两虚之征。

治法：滋阴温阳益肾。

代表方：金匮肾气丸加减。

常用药：熟地黄、山萸肉、山药、茯苓、泽泻、丹皮滋阴补肾；附子、肉桂温肾助阳。

尿量多而混浊者，加益智仁、桑螵蛸、覆盆子、金樱子等益肾收摄；畏寒肢冷，四肢不温者，加桂枝、细辛、鹿角片温通经脉；大便溏薄，加肉豆蔻、补骨脂、赤石脂、干姜温中健脾，固涩止泻；水肿尿少者，加车前子、川牛膝、猪苓利水渗湿；身体困倦，气短乏力者，加党参、黄芪、黄精、菟丝子益气补肾；耳鸣如蝉，视物模糊者，加菊花、谷精草、密蒙花、青葙子、决明子、磁石养肝明目；肝肾阴虚，瘀血阻滞，耳目失养，见雀盲、白内障、耳鸣者，用杞菊地黄丸或明目地黄丸加三七、丹参、当归、僵蚕滋补肝肾，活血化瘀；肝肾阴虚，肝阳化风，见眩晕耳鸣，头痛肢颤，口舌或偏身麻木者，用天麻钩藤饮加龟甲、鳖甲、牡蛎、麦冬、熟地滋补肝肾，平肝潜阳息风。

（4）瘀血阻滞证

症状：口干多尿，形体消瘦，面色黧黑，或肢体麻木刺痛，入夜尤甚，或肌肤甲错，口唇青紫，或胸闷心悸，或心胸刺痛。舌质紫暗，有瘀点或瘀斑，或舌下青筋怒张，苔白或少苔，脉沉涩或弦。

证候分析：消渴日久，津伤气耗，血行不畅，血脉不充，形体经脉失养，故口干多尿，形体消瘦，肢体麻木刺痛，入夜尤甚；瘀血阻滞，肌肤失养，故见面色黧黑，肌肤甲错，口唇青紫；心主血脉，心脉痹阻，心失所养，故见胸闷心悸，心胸刺痛；质紫暗，瘀点或瘀斑，或舌下青筋怒张，苔白或少苔，脉沉涩或弦均为瘀血阻滞之征。

治法：活血化瘀。

代表方：血府逐瘀汤加减。

常用药：川芎、桃仁、红花、赤芍、活血化瘀，和营通脉；柴胡、桔梗、枳壳、牛膝调畅气机，行气活血；当归、生地黄补养阴血。

肢体麻木刺痛，加鬼箭羽、鸡血藤、豨莶草、海风藤、地龙、僵蚕活血祛风，通络止痛；胸闷心悸，心胸刺痛，加丹参、郁金、降香、枳实、薤白理气宽胸，活血止痛；肢体肌肤麻木

NOTE

刺痛，气短疲乏，用补阳还五汤加忍冬藤、僵蚕、全蝎、乌梢蛇等益气活血，祛风通络；瘀积日久，形体羸瘦，肌肤甲错，面色黧黑者，用大黄䗪虫丸。

（5）痰热阻滞证

症状：口干口苦，小便频数色黄，痰多稠黏色黄难咯，胸闷烦躁，失眠多梦，大便干结。舌红，苔黄腻，脉弦滑。

证候分析：消渴日久，阴津亏虚，虚火灼津成痰而成痰热阻滞。阴津亏虚，虚火灼津则口干；胃热痰火内盛，则口苦、大便干结；肾虚火旺，固涩失职，则小便频数色黄；痰热内盛，灼伤津液，则痰多稠黏，色黄难咯；痰热内扰，心神失养，则失眠多梦，胸闷烦躁；舌红，苔黄腻，脉弦滑为痰热内盛之征。

治法：清热化痰，养阴润燥。

代表方：黄连温胆汤加减。

常用药：黄连、山栀苦寒泻火，清心除烦；竹茹、半夏、胆南星、全瓜蒌、陈皮清化痰热；生姜、枳实下气行痰；麦冬、天花粉、石斛、石膏、知母养阴清热润燥。

失眠多梦，加远志、菖蒲、酸枣仁、生龙骨、生牡蛎宁心安神；痰多稠黏，色黄难咯，加黄芩、瓜蒌皮、浙贝母、海蛤壳清热化痰散结；胸闷烦躁，或胸痛气短者，加地龙、丹参、枳实、薤白、瓜蒌活血化瘀，豁痰泄浊；大便干结，加大黄、莱菔子、厚朴、大腹皮、火麻仁通腑泄热。

（6）湿热阻滞证

症状：口苦口干不欲饮，胸闷脘痞，消谷善饥或食少呕恶，或疲乏无力，大便稀薄或便秘不畅。舌质暗红或绛红，苔黄腻，脉细滑数。

证候分析：消渴日久，气阴亏虚，脾胃运化失调，湿热中阻，故口苦口干不欲饮；和降失司，故胸闷脘痞，食少呕恶；脾虚湿盛，则疲乏无力，大便稀薄；胃肠热盛，故消谷善饥，便秘不畅；舌质暗红或绛红为阴虚热盛、血脉不畅之象；苔黄腻，脉细滑数为湿热内盛之征。

治法：清热化湿，益气和中。

代表方：葛根芩连汤加减。

常用药：葛根清热生津；黄芩、黄连清热燥湿；半夏、生姜降逆和胃；薏苡仁、砂仁化湿和中。

消谷善饥，便秘不畅，加蒲公英、大黄、玄参、知母清胃泻火，润肠通便；胸闷脘痞，加枳实、厚朴、木香行气宽中；疲乏无力，大便稀薄，加党参、黄芪、白术、茯苓、干姜益气健脾，温中化湿；舌质暗红或绛红，加丹参、郁金、赤芍、鬼箭羽清热凉血，化瘀通络。

（7）肝郁气滞证

症状：口干口苦欲饮，消谷善饥或食纳不佳，心烦易怒，抑郁，善太息，失眠多梦，胸部满闷，脘闷嗳气，大便不畅或便秘。苔薄腻或薄黄，脉弦或弦细略数。

证候分析：消渴气阴亏虚日久，津液不能上承，则口干欲饮；肝气乘脾犯胃，脾失健运，则食纳不佳，脘闷嗳气，大便不畅；肝郁气滞，胁络不畅，则胸胁胀痛，抑郁，善太息；气郁化火，则心烦易怒，消谷善饥，口苦便秘；热扰心神，则失眠多梦；苔薄腻或薄黄，脉弦或弦细略数均为肝郁气滞之征。

治法：疏肝理气。

代表方：柴胡疏肝散加减。

常用药：柴胡、枳实、香附、郁金、川楝子疏肝解郁；白芍、甘草柔肝缓急；川芎、丹参活血通络；陈皮、木香、白术运脾和中。

口干口苦，加砂仁、葛根行气升津；小便频数，加菟丝子、补骨脂益气固肾；心情抑郁，善太息，加合欢花、佛手、绿萼梅解郁调气；失眠多梦，加酸枣仁、远志、珍珠母养心安神；心烦易怒，大便秘结，加龙胆草、丹皮、栀子、大黄泻火通便；疲乏无力，加太子参、黄芪益气健脾；气滞血瘀，肌肤麻木刺痛者，加丹参、郁金、地龙活血通络。

【西医治疗】

糖尿病的治疗应遵循早期和长期、积极而理性、综合治疗和全面达标、治疗措施个体化等原则，按照国际糖尿病联盟提出的糖尿病教育、医学营养治疗、运动治疗、血糖监测和药物治疗等五个要点进行。同时，通过糖尿病教育，使每位患者始终能积极主动配合治疗，将糖尿病治疗融入生活。

**1. 医学营养治疗**　制定个体化的食谱，使患者遵从饮食控制原则。老年糖尿病患者的饮食提倡平衡饮食及少量多餐，既要避免摄食过多，又要防止营养不良。

**2. 运动治疗**　长期有规律的运动可增加胰岛素的敏感性，有助于控制血糖和体重。适合老年糖尿病患者的常见运动形式如散步、慢跑、骑自行车、健身操、太极拳、八段锦等。

**3. 药物治疗**

（1）口服降糖药物

①磺酰脲类：本类药物的主要副作用是低血糖，老年患者更容易发生，应从小剂量开始。格列吡嗪、格列齐特和格列喹酮作用温和，较适用于老年人。②格列奈类：如瑞格列奈、那格列奈、米格列奈等。本类药物较适合于早期餐后高血糖阶段或以餐后高血糖为主的老年患者。③双胍类：如二甲双胍。该药单独使用不引起低血糖，能减轻体重，改善胰岛素抵抗和脂肪代谢。但75岁以上的老年患者、具肝肾功能损害及其他急慢性并发症者应避免使用。④噻唑烷二酮类：如罗格列酮等。单独使用不导致低血糖，适用于老年肥胖患者或胰岛素抵抗明显者。⑤α-葡萄糖苷酶抑制剂：如阿卡波糖、伏格列波糖、米格列醇等。主要适用于餐后血糖升高为主的T2DM患者，尤其是肥胖的老年人。单独使用不引起低血糖。

（2）胰岛素

常用的胰岛素有短效、中效、长效和预混胰岛素等。短效胰岛素控制一餐后血糖，是唯一可经静脉注射的胰岛素，可用于应激、手术或抢救糖尿病酮症酸中毒。中效胰岛素控制2餐饭后高血糖。长效胰岛素主要提供基础水平胰岛素。预混胰岛素既可控制餐后的高血糖又能控制平日的基础血糖水平。老年糖尿病患者可使用胰岛素泵或长效胰岛素以降低低血糖的发生率。

（3）GLP-1受体激动剂和DPP-Ⅳ抑制剂

前者如艾塞那肽、利拉鲁肽，单独或与其他降糖药物联合用于肥胖和胰岛素抵抗明显的糖尿病患者。后者如西格列汀、沙格列汀、维格列汀等，单独使用，或与二甲双胍合用。

老年患者无论是使用口服药物治疗还是胰岛素及GLP-1受体激动剂和DPP-Ⅳ抑制剂治疗，血糖标准可适当放宽：一般空腹血糖<7.0mmol/L，餐后2h血糖<10.0mmol/L即可；同时注意降压和调脂治疗。

**4. 老年糖尿病治疗注意事项**

（1）确定血糖控制目标体现个体化原则　根据患者情况确定个体化血糖控制目标，特别是糖化血红蛋白（HbA1c）控制目标应适度放宽。

（2）重视生活方式干预　有些血糖水平不太高的老年2型糖尿病患者，通过生活方式干预可获得相对满意的血糖控制。制订生活方式干预方案时应注意其并发症及伴发病、视力、听力、体力、运动耐力、平衡能力、是否有骨关节病变及心肺等器官功能情况。

（3）注意血压、血脂对血糖的影响　在进行降糖治疗时要注意血压、血脂、凝血机制等的异常，根据异常情况作相关处理。

**【综合治疗】**

**1. 外治法**　①糖尿病足：常用的外洗药有脱疽汤（伸筋草、透骨草、川草乌、秦艽、红花、苏木、松节、川椒、芒硝）、外洗方（桂枝、红花、乳香、没药、干姜、花椒、透骨草、千年健、鸡血藤等），具有温经散寒、活血通络之功，适用于糖尿病足脉络寒凝证。②糖尿病周围神经病变：用祛瘀通脉汤（黄芪、丹参各30g，莪术、三棱、桃仁、红花、地龙、桂枝、乳香、没药、水蛭、牛膝、炮姜各10g，川芎20g，细辛6g），水煎3次，每次30min，取混合药液5000mL，待药液冷至40~45℃时将患足浸泡在药液中，每次30min，每日2次。具有益气活血、通络止痛之效，适用于糖尿病周围神经病变气虚血瘀证。

**2. 针灸治疗**　①针刺治疗：治疗糖尿病神经病变。主穴：足三里、三阴交、肝俞、肾俞、脾俞、肺俞、气海、关元。配穴：上肢（曲池、合谷、手三里），下肢（髀关、梁丘、陷谷、伏兔）。手足麻木严重者取八风、八邪，瘀血取血海、膈俞。每日1次，1周为一个疗程，共3个疗程。②埋线疗法：取脾俞、肾俞、足三里、三阴交、胃脘下俞等穴位埋线，每隔20天施治1次，2次为一疗程。③耳针：取胰、内分泌、肺、渴点、饥点、胃、肾、膀胱等穴，每次选3~4穴，常规消毒后，用毫针施以中等或轻刺激，留针20~30min，隔日1次，或耳穴埋针、压丸。

**3. 食疗调养**　糖尿病中医食疗的目的为促进血糖、血脂达到或接近正常值，防止或延缓血管、神经系统并发症的发生和发展。肺热津伤型食疗当清热润肺，生津止渴，可予银耳、橘子、银鱼、百合、梨、绿豆、冬瓜，忌羊肉、狗肉、韭菜及辛辣之品；胃热炽盛型以清胃泻火、养阴生津之品为主，如香菇、泥鳅、胡萝卜、猕猴桃、苹果、豆腐等，忌辛辣、辛温之品；肾阴亏虚及阴阳两虚型以滋阴固肾补阳之品为主，如木耳、洋葱、韭菜、番石榴、菠萝、山药、莲子、核桃仁等，忌羊肉、动物内脏等。食疗方：①麦冬五味子瘦肉汤：麦冬20g，苦瓜200g，五味子6g，瘦肉200g，葱花、调味品少许。养阴清热，降糖，宁心安神。适用于心肺火旺证。②葛根药芍粥：葛根粉20g，鲜山药50g，白芍6g，魔芋粉丝20g，胡萝卜10g，粳米50g，调味料适量。每日1次。清热养阴，生津补血。适用于阴虚燥热证。

**【临证备要】**

**1. 重视低血糖反应的危害**　年龄是严重低血糖的独立危险因素。低血糖对于老年糖尿病患者危害巨大，有时甚至致命。然而在老年患者中，这种致命的危害常无症状，而直接导致功能损害，例如跌倒、骨折以及逐渐恶化的认知功能等。低血糖反复发作，伴有其他并发症（如自主神经病变），或服用某些药物（如β受体阻滞剂）易发生无症状低血糖，增加了严重低血糖的风险。另外，认知功能的损害也使患者无法自我判断低血糖的发生。选择低血糖风险低的降糖药物、简单的治疗方案，将有助于减少低血糖的发生，有利于患者依从性的提高。

**2. 注意老年综合征对本病的影响**　老年糖尿病患者易出现功能缺陷、认知障碍、抑郁、跌倒、尿失禁、营养不良等老年综合征，严重影响生活质量，并且成为控制糖尿病的障碍。对此类患者应注重多方面机能的恢复，严防各种危险因素之间的累加效应，如鼓励患者进行功能恢复训练、心理辅导，合理选择降糖药物，避免低血糖的发生。

**3. 活血化瘀是防治糖尿病并发症的关键** 血管损害是糖尿病多种并发症的病理基础，故活血化瘀是防治糖尿病并发症的关键。可以辨证施治为主，适当配伍丹参、桃仁、红花、赤芍、葛根、益母草、泽兰、鬼箭羽等。此外，老年人往往合并高血压、血脂异常及血液黏稠度增高等，即使并发症尚不明显时，亦应在辨证治疗的基础上适当运用活血化瘀、化痰泄浊法，可提高疗效和预防并发症的发生。

**4. 辨证用药** 阴虚燥热是本病的常见病机，后期可见阴虚及气，气虚及阳。对于燥热型应予清热润燥，但清热不可过用苦寒，以免伤脾败胃，耗气伤津。对于阳气不足证，应予益气温阳，但亦不可过用干姜、半夏、桂枝、细辛等辛温燥热药，或益气温阳的同时配以养阴润燥之品，防治阴液的耗伤而加重本病。

【预防调护】

预防老年糖尿病需保持愉悦的心情，使情志平和；坚持健康的生活方式，起居规律；合理膳食，限制粮食、油脂的摄入，忌食糖类，戒烟、酒、浓茶及咖啡，定时定量进餐；适度运动，维持合理体重；纠正其他代谢异常；定期筛查等。发病后应更加注意情志、饮食、起居调护；严防低血糖发生；对于不同并发症应进行相应护理；对于长期卧床者应注意防止褥疮发生。

【名医验案】

陈某，女，66岁，长沙市人。2004年7月6日初诊。患者诉患糖尿病十余年不愈，曾服二甲双胍、消渴丸等药，血糖均未得到有效控制。诊见气短，自汗，口渴，乏力，小便多，伴腰酸痛，颈胀，双下肢麻木，面色淡黄，舌苔薄白，脉细略数。辨证为气阴亏虚，治以益气滋养。予生脉散、地黄汤合玉屏风散加减。

处方：西洋参片10g，麦冬40g，五味子6g，熟地黄15g，怀山药30g，山茱萸10g，丹皮10g，茯苓10g，泽泻10g，黄芪20g，炒白术10g，防风6g，葛根30g，花粉20g。10剂。

2004年7月18日二诊：诉疲乏、自汗已减，口渴亦减，小便次数减少，颈胀已愈，面色淡黄，舌淡，脉细。拟生脉散、地黄汤，再进10剂。

处方：西洋参片10g，麦冬30g，五味子6g，熟地黄15g，怀山药30g，山茱萸10g，丹皮10g，茯苓10g，泽泻10g，黄芪20g。10剂。

2004年7月30日三诊：诉疲乏、口渴均大减，小便次数已减少，面色转佳，舌红，苔薄黄，脉细。拟原方再进15剂。

2004年8月18日四诊：诉疲乏、口渴、尿频均显著减轻，舌红，苔薄黄，脉细。拟生脉散、地黄汤制成丸剂，以巩固疗效。

处方：西洋参片60g，麦冬60g，五味子30g，熟地黄60g，怀山药60g，山茱萸60g，丹皮50g，茯苓50g，泽泻40g，黄芪60g。1剂，水泛为丸，如绿豆大，每次服3~4g，每日吞服2~3次。

**按语：** 消渴的基本病机是阴虚为本，燥热为标，故清热润燥、养阴生津为本病的治疗大法。本案患者表现一派气虚之候，故以益气养阴为治。《医学心悟·三消》云："三消之症，皆燥热结聚也……治下焦者，宜滋其肾，兼补其肺，地黄汤、生脉散并主之。"本案即是实例。

（熊继柏学术思想与临证经验研究小组.一名真正的名中医——熊继柏临证医案实录1.

北京：中国中医药出版社，2009）

# 第二节 高脂血症

高脂血症（hyperlipidemia）是脂肪代谢异常，使血浆一种或多种脂质高于正常的一种病症。通常指血中总胆固醇（TC）、甘油三酯（TG）、低密度脂蛋白胆固醇（LDL-C）高于正常。脂质为脂溶性，必须与蛋白质结合成为水溶性复合物，才能运转全身，故高脂血症常为高脂蛋白血症（hyperlipoproteinemia）的反映。由于近年认识到血浆中高密度脂蛋白降低也能导致多种病症，因而目前也称本病为血脂异常或脂质代谢紊乱。高脂血症是老年常见病，与动脉粥样硬化、冠心病等心脑血管疾病密切相关，也是代谢综合征的组成之一。

本病多属于"痰浊""湿阻""湿热""瘀血""肥胖"范畴。

【病理机制】

引起高脂血症的原因很多，有先天因素、后天获得因素及疾病的影响等。

**1. 先天因素** 主要为遗传缺陷导致血脂代谢障碍，如由基因缺陷所致的家族性脂蛋白异常血症等。

**2. 后天获得因素** 主要有高脂饮食、体重增加、增龄、雌激素缺乏、药物因素（如长期应用糖皮质激素、噻嗪类利尿剂等）及不良生活习惯（如摄取大量单糖、吸烟、嗜酒、体力活动过少等）。

**3. 疾病影响** 主要有糖尿病、肾病综合征、甲状腺机能减退症、肥胖症、慢性乙醇中毒及肝胆胰腺疾病等。

脂质代谢的过程极为复杂，高脂血症的发病机制尚未彻底阐明。任何原因引起脂质来源、血脂合成过多和（或）代谢减慢、降解清除减少，均可导致一种或多种脂质组分在血浆中堆积，形成高脂血症。遗传缺陷和环境因素所致者称之为原发性高脂血症，疾病、药物、环境因素所致者称之为继发性高脂血症。

【病因病机】

本病多因年老体虚、饮食失节、劳逸失调、情志不遂、他病久病导致痰浊、水湿、瘀血壅滞经脉而成。

老年人肺脾之气虚弱则运化转输无力，水谷精微失于输布，化为膏脂和水湿，留滞体内，壅滞经脉；胃火盛则食欲亢进，水谷精微摄入过剩，转为痰湿膏脂，留滞肌肤；脾肾阳气虚衰，则水液失于蒸腾气化，水湿内停，而成膏脂；肝肾阴虚，阴血黏滞，运行不畅，或虚火灼津，痰浊痰火内生，则壅滞经脉。此外，心肺气虚则血液鼓动无力，致血行迟缓而瘀阻，肝旺脾虚则气滞血瘀痰凝，均可导致本病。

本病病位主要在脾、肝、肾三脏，基本病理为脏腑功能失调、膏脂输化不利，主要病理因素为痰湿、水湿和瘀血。病久可致胸痹、眩晕、中风、消渴、脉痹等病证。

【诊断要点】

血浆脂质浓度超过正常范围，诊断即可成立。我国老年人一般以血胆固醇（TC）超过6.2mmol/L 或甘油三酯（TG）超过 2.3mmol/L 为准。根据血浆内增高的脂质种类可分别诊断为高胆固醇血症、高甘油三酯血症、高 β-脂蛋白血症，或者高胆固醇高甘油三酯血症。

另外，结合血清、脂蛋白电泳结果，以及检测高密度脂蛋白和载脂蛋白等有利于进一步判断病情。

老年人应定期进行血脂检查，特别是患有冠心病、脑血管病、高血压、糖尿病、肥胖、痛风及肝胆胰疾病的患者和嗜酒、吸烟者是重点检查的对象。目前使用《中国成人血脂异常防治指南（2016年修订版）》制定的血脂水平分层标准（表13-3）。

**表13-3 血脂水平分层标准 [mmol/L (mg/dL)]**

| 分层 | TC | LDL-C | HDL-C | 非-HDL-C | TG |
|---|---|---|---|---|---|
| 理想水平 | | <2.6 (100) | | <3.4 (130) | |
| 合适水平 | <5.2 (200) | <3.4 (130) | | <4.1 (160) | <1.7 (150) |
| 边缘升高 | ≥5.2 (200) 且<6.2 (240) | ≥3.4 (130) 且<4.1 (160) | | ≥4.1 (160) 且<4.9 (190) | ≥1.7 (150) 且<2.3 (200) |
| 升高 | ≥6.2 (240) | ≥4.1 (160) | | ≥4.9 (190) | ≥2.3 (200) |
| 降低 | | | <1.0 (40) | | |

本病应综合家族史、其他病史、饮食习惯、临床表现等来区别原发性与继发性高脂血症。

【辨证论治】

**1. 辨证要点**

（1）辨标本 本病多为虚实夹杂，本虚标实之证，故临证应首先辨明虚实标本的主次，进行治疗。本虚主要表现为脾、肾、心、肝、肺脏的亏损，或气虚、阴虚、气阴两虚和阳气亏虚。标实主要为痰湿、痰浊、痰热、水湿、湿热、气滞、瘀血等。

（2）辨体质 本病的发生与体质因素有举足轻重的作用，如痰湿质、湿热质、阳虚质等。

（3）审病势 本病常与胸痹、痰饮、消渴相关，所以在辨治过程中，应时刻注意有无这些疾病的先兆表现，当见微知著，及时寓防于治，及早防治高脂血症发展为上述相关病症，或兼有上述病症。

**2. 治疗原则** 本病为本虚标实之证，扶正祛邪、标本兼治为其治疗原则。治标常用化痰泄浊、燥湿化饮、清热泻火、导滞通腑、理气活血等法；治本则根据脏腑及气血阴阳的亏损进行补益，常用的有健脾养心、滋补肝肾、温补脾肾、益气养阴等法。在辨证治疗的基础上适当加入药理学研究证实具有降脂作用的药物，如生山楂、绞股蓝、沙棘、蒲黄、刺五加叶、银杏叶、何首乌、决明子、大黄等以提高疗效。

**3. 证治分类**

（1）脾虚湿盛证

症状：腹胀纳呆，四肢困重，胸闷气短，神疲倦怠，面色微黄，大便溏薄。舌质淡胖，苔白腻，脉濡缓。

证候分析：脾主运化，脾虚不能运化水湿，水湿内停，则腹胀纳呆，胸闷不适，四肢困重，大便溏薄；脾虚气血生化不足，则神疲倦怠，面色微黄，气短懒言；舌质淡胖，苔白腻，脉濡缓为脾虚湿盛之象。

治法：健脾化湿。

代表方：香砂六君子汤加减。

常用药：党参、白术、茯苓健脾益气，半夏、陈皮、木香、砂仁行气化痰燥湿。

四肢困重，胸闷腹胀，纳呆者，加苍术、藿香、草豆蔻、薏苡仁、炒麦芽健脾化湿；疲乏无力严重者，加黄芪健脾益气；肠鸣泄泻者，加干姜、泽泻、炒白术健脾止泻；面浮肢肿者，加黄芪、山药、薏苡仁健脾利水；胸胁疼痛，脘腹胀满，不思饮食，大便溏泻者，属于肝气乘脾，可用柴胡疏肝散合痛泻要方加减健脾疏肝。

（2）痰浊阻遏证

症状：胸脘痞闷，头晕目眩，肢体沉重，心悸气短，或呕恶、泛吐痰涎。舌苔白腻，脉弦滑。

证候分析：痰浊中阻，气机不利，故胸脘痞闷，心悸气短；痰浊中阻，清阳不升，浊阴不降，故头晕目眩；痰浊困脾，脾气不运，湿气内盛，故肢体沉重；痰浊中阻，胃失和降，气逆于上，则呕恶、泛吐痰涎；舌苔白腻，脉弦滑为痰浊阻遏之征。

治法：化痰泄浊。

代表方：二陈汤加减。

常用药：半夏、南星、陈皮、枳实、生姜、甘草燥湿化痰，理气和中；茯苓、白术、瓜蒌皮、薤白健脾益气，化痰泄浊。

眩晕者，加天麻、钩藤、泽泻，或用半夏白术天麻汤合泽泻汤平肝息风，化痰祛湿；呕恶者，加苏梗、竹茹、代赭石降逆止呕；若痰浊化热，见口苦口干，舌红苔黄腻者，用黄连温胆汤加味。平时可用六君子汤调理。

（3）肝脾湿热证

症状：口苦而黏，口干口渴不思饮，胸闷腹胀，纳呆恶心，小便黄赤，大便不畅。舌质红，苔黄腻，脉濡数。

证候分析：肝脾失调，水湿内生，湿郁化热，阻遏脾胃，气机不畅，故胸闷腹胀；湿热熏蒸，津液损伤，则口苦而黏，口干口渴不思饮，小便黄赤；湿热中阻，脾胃气机不利，运化失司，故纳呆恶心，大便不畅；舌质红，苔黄腻，脉濡数为肝脾湿热之征。

治法：疏肝健脾，清热化湿。

代表方：茵陈蒿汤合连朴饮加减。

常用药：柴胡、郁金、白术、茯苓疏肝健脾；茵陈、黄连、半夏、石菖蒲、栀子、厚朴、蒲公英清热化湿；决明子、大黄、槟榔、山楂通腹泄浊；芦根清热生津。

胸胁胀满疼痛者，加佛手、延胡索、丹参、蒲黄、香附理气活血止痛；尿赤者加竹叶、车前草、滑石清热利湿。

（4）胃强脾弱证

症状：多食善饥，喜食肥甘厚味，口渴多饮，形体肥胖，大便干燥，小便黄赤。舌质红，舌体胖，苔黄腻或薄黄，脉弦滑。

证候分析：胃强则受纳有余，故多食善饥，喜食肥甘厚味；脾弱则运化功能减退，多余之水谷精微积聚，膏脂内停，故形体肥胖；胃热津伤，则口渴多饮；津亏肠燥，则大便干燥；舌质红，舌体胖，苔黄腻或薄黄，脉弦滑为胃强脾弱、胃热腑燥之征。

治法：清胃通腑。

代表方：大承气汤合白虎汤加减。

常用药：大黄、厚朴、枳实行气通腹；石膏、知母、黄芩、栀子清热生津；沙参、太子参、白术益气健脾。

烦躁口渴、头痛、齿痛者，合玉女煎清胃滋阴；津伤明显，加石斛、葛根、天花粉、五味子、乌梅养阴生津；便秘腹胀为主者，也可用麻子仁丸加生山楂、生决明子、槟榔等调理。

（5）气滞血瘀证

症状：胸闷气短，胸胁胀痛，心烦易怒，面色暗红，失眠多梦，或夜寐不安，形体肥胖。舌质紫暗或有瘀斑瘀点，苔白，脉弦细涩。

证候分析：肝气郁结，气机不畅，故胸闷气短，胸胁胀痛，心烦易怒；瘀血内阻，心脉不畅，心神失养，则失眠多梦，或夜寐不安；气滞血瘀，营卫运行受阻，膏脂内停，积聚于肌肉脏腑，故形体肥胖；面色暗红，舌质紫暗或有瘀斑瘀点，苔白，脉弦细涩均为气滞血瘀之征。

治法：行气活血，祛瘀散结。

代表方：血府逐瘀汤加减。

常用药：柴胡、郁金、枳实疏肝解郁，理气止痛；桃仁、红花、赤芍、川芎、牛膝活血祛瘀，引血下行；生地、当归养血滋阴，清热活血；桔梗、枳壳升降结合，宽胸行气。

肝郁气滞，胸胁窜痛，心情抑郁者，加青皮、川楝子、香附、合欢花疏肝解郁；气郁化火，心烦易怒，面赤头痛，失眠多梦者，加龙胆草、栀子、黄芩、黄连清肝泻火，清热安神；血瘀明显，面色晦暗，心前区沉闷刺痛，入夜加重者，合失笑散、丹参饮，加苏木、三七粉活血化瘀。

（6）脾肾阳虚证

症状：脘腹胀满，纳减便溏，形寒怯冷，神疲乏力，形体肥胖，面浮肢肿，小便清长。舌质淡，苔白腻，脉沉细。

证候分析：年高久病，或素体脾肾阳虚，运化功能减退，则脘腹胀满，纳减便溏，神疲乏力；肾阳虚，不能温煦形体，虚寒内生，故形寒肢冷；肾阳虚，气化无权，开阖失司，水液泛滥，故面浮肢肿，小便清长；舌质淡，苔白腻，脉沉细为脾肾阳虚，虚寒内盛，水湿内停之征。

治法：温补脾肾，化气利水。

代表方：金匮肾气丸合苓桂术甘汤加减。

常用药：附片、桂枝、生姜温肾通阳；山药、茯苓、白术、泽泻、甘草健脾利水；熟地黄、山茱萸、菟丝子、巴戟天、淫羊藿补肾温阳。

气虚明显，神疲乏力者，加生黄芪、党参、黄精健脾益气；虚寒重，形寒肢冷，重用附片，加鹿角片、细辛、干姜温阳散寒；大便溏薄，加苍术、白术、补骨脂、肉豆蔻健脾化湿，补肾固涩；夜尿多而清长者，加乌药、芡实、益智仁、菟丝子补肾缩泉；面浮肢肿，加黄芪、车前子、茯苓、白术益气利水。

（7）肝肾阴虚证

症状：眩晕耳鸣，腰酸腿软，心悸，少寐，健忘，形体消瘦，手足心热，盗汗，口干。舌红少苔，脉细数。

证候分析：年高久病，或素体肝肾阴虚，精血不足，不能上荣于脑，则眩晕耳鸣、健忘；不能上养于心，心神不安则心悸、少寐；腰为肾府，膝为筋府，肝肾亏虚，腰膝失养，则腰酸腿软；阴虚生内热，故手足心热，盗汗，口干；舌红少苔，脉细数为阴虚内热之象。

治法：补益肝肾。

代表方：六味地黄丸合一贯煎加减。

常用药：熟地黄、山药、山萸肉、当归、沙参、枸杞、麦冬滋补肝肾；丹皮、茯苓、泽泻、决明子化湿泄浊。

肝肾亏虚，须发早白而无泽者，加何首乌、黑芝麻、女贞子、旱莲草、桑椹补肾乌发养颜；咽干口燥、颧红潮热、五心烦热者，加鳖甲、青蒿、白薇、地骨皮滋阴清热；心悸失眠者，加酸枣仁、远志、珍珠母、决明子、五味子养心安神；眩晕头痛，目涩者，用杞菊地黄丸加天麻、钩藤、石决明滋养肝肾，清热息风明目。

【西医治疗】

血脂异常治疗的宗旨是防控动脉粥样硬化性心血管疾病，减少心肌梗死、缺血性卒中或冠心病死亡等心血管病临床事件的发生。老年人治疗目标和水平应按《中国成人血脂异常防治指南（2016 年修订版）》建议进行。

**1. 他汀类**　主要有洛伐他汀、辛伐他丁、普伐他丁、氟伐他汀、阿托伐他汀和瑞舒伐他汀等。通过阻断胆固醇生成，加速 LDL 分解，降低血清 TC 和 LDL-C，有一定的降低 TG 和 VLDL 的作用，可轻度升高 HDL-C 水平。副作用是转氨酶升高、肌肉疼痛、血清肌酸激酶升高，严重者引起横纹肌溶解，急性肾衰竭。老年人需谨慎使用。

**2. 贝特类**　如非诺贝特、苯扎贝特等。主要通过促进 VLDL 和 TG 分解以及胆固醇的逆向转运降低血清 TG、VLDL-C，有一定的降低 TC、LDL 和升高 HDL-C 水平的作用。主要副作用是胃肠道反应、一过性转氨酶升高和肌酸激酶升高。

**3. 烟酸类**　如烟酸缓释片、阿昔莫司等。适应于混合性高脂血症。

**4. 胆酸螯合剂（树脂类）**　如考来烯胺、考来替哌等。适用于高胆固醇血症和以胆固醇升高为主的混合型高脂血症。

**5. 肠道胆固醇吸收抑制剂**　如依折麦布。适应症基本与胆酸螯合剂同。

**6. n-3 脂肪酸制剂**　如多烯康胶丸、深海鱼油等。适用于高甘油三脂血症和以甘油三酯升高为主的混合型高脂血症。

**7. 普罗布考**　主要适用于高胆固醇血症。

此外，对高脂血症的治疗还有血浆净化治疗和手术治疗等，一般用于对药物治疗无法耐受的严重难治性高胆固醇血症。

【综合治疗】

**1. 饮食治疗**　又称医学营养治疗，是治疗高脂血症的基本措施，需要长期坚持。根据血脂异常的病因、程度、活动强度以及老年基础病等制定食谱，包括控制总热卡摄入，限制饱和脂肪酸摄入（<总热量的 7%）和胆固醇摄入（<200mg/d），补充植物胆固醇（2g/d）和可溶性纤维（10~25g/d）等。食物以粗粮、蔬菜、瓜果为主，戒烟、限盐、限酒，特别是禁烈性酒等。此外，可选食以苡米、冬瓜、丝瓜、山楂等制作的饭菜汤羹，多饮乌龙茶、龙井茶，或以决明子、绞股蓝等泡水代茶。允许谷类、豆类、蔬菜、水果、鸡蛋蛋白、鱼、鸡、兔、小牛肉、野禽等；限制少脂肪的牛肉、羊肉、火腿、小虾以外的贝类、蛋黄食物；禁用肥猪肉、肥牛肉、鸭与鹅的肥肉、剁碎的肉馅及动物肝、肾、脑、鱼卵、小虾、奶油冰激凌、巧克力、奶油、肥肠等食物；严格限制零食，特别是甜点心、糖果、蜜饯、蜂蜜、蔗糖及油煎、油炸食物。

**2. 运动治疗**　适度运动可增加体内胆固醇降解，使 TC、LDL-C 水平下降，HDL-C 升高。老年人应根据全身情况及基础疾病综合判断而确定运动方式，一般选择散步、太极拳、八段锦、慢跑、游泳等。

**3. 针灸埋线治疗**　①针刺治疗：取中脘、下脘、气海、关元、带脉、五枢、维道、足临泣、风市、足三里、三阴交针刺，每次留针 30min，每日 1 次，治疗 3 次休息 1 天，连续 5 周为一周期，连续 3 个周期。可结合西药口服治疗。②针刺辨证治疗：肝脾湿热型取肝俞、期门、太冲、脾俞、章门、太白、曲池、合谷、足三里、丰隆、三阴交、膈俞、血海；脾肾阳虚型取脾俞、中脘、肾俞、中极、太白、丰隆、太溪、飞扬、三阴交、关元、命门、阴陵泉；脾虚湿盛型取太白、冲阳、阴凌泉、足三里、丰隆、三阴交、中脘、天枢、气海；痰浊阻遏型取肺俞、天枢、脾俞、肾俞、中脘、中极、太渊、太白、太溪、丰隆、足三里、合谷；胃强脾弱型取曲池、足三里、小海、下巨虚、上巨虚、天枢、丰隆、内庭、前谷、二间；肝肾阴虚型取太溪、太冲、太白、神门、太渊、肾俞、脾俞、肝俞、三阴交、合谷、曲池、足三里、阴陵泉、丰隆、膈俞、血海。隔日 1 次，每次留针或加灸约 30min，每 10min 行针 1 次，实者以泻法为主，虚者多用补法，寒者可加温灸，以得气为度。1 个月为 1 个疗程，共 3 个疗程。③埋线法：取 2~3cm 长，3~5 号铬制医用肠线，准确地埋入足三里、三阴交、丰隆、内关、脾俞和胃俞等穴位中。

【临证备要】

**1. 重视合并症的治疗**　对于继发性高脂血症，重点是对原发病进行治疗；合并糖尿病或糖调节受损、高尿酸血症、脂肪肝、高血压、冠心病、甲状腺机能减退症等其他病症者，应注意区别标本缓急，辨证与辨病相结合，综合用药。

**2. 减肥降脂中药的使用**　研究表明，具有减肥降脂作用的中药有何首乌、荷叶、茶叶、山楂、莱菔子、栀子、泽泻、薏苡仁、猪苓、茯苓、茵陈、苍术、灵芝、夏枯草、丹参、决明子、麻仁、昆布、海藻、螺旋藻等，应在辨证论治的基础上配伍使用。

**3. 重视从肝、脾、肾论治**　老年人多因年老体衰，正气不足，特别是脾肾不足。脾虚则运化不及，膏脂内生，治疗应重视治脾，常采用健脾化湿、运脾化湿等法。肾阳虚则蒸化失司，水浊内停，肾阴虚则虚火灼津成痰，久则痰湿水饮内阻，影响气血运行，瘀血阻滞形成膏脂，故治疗应重视治肾，常采用温阳泄浊化瘀、滋阴泄浊化瘀等法。情志失调则肝气郁结，进而出现肝气乘脾、肝郁化火、火盛伤阴、肝阳上亢、阳化风动等，亦为高脂血症的重要病机，故治疗应重视疏肝解郁、清肝泻火、平肝息风等法。

**4. 重视心理疏导**　老年高脂血症患者患抑郁症概率增高，故应在辨证治疗的基础上，进行心理疏导、精神治疗，使患者保持心胸开朗，乐观愉快，有利于本病的坚持治疗和恢复。

【预防调护】

高脂血症的预防，应与糖尿病、肾脏疾患、甲状腺功能减退、肝脏疾患、胆道阻塞、胰腺炎等慢性病防治工作的宣教相结合。婴儿期应尽量采用母乳喂养；儿童时期即注意膳食平衡；合理膳食，戒酒，忌食晕腥滋腻之品，限制糖的摄入；加强体育锻炼，控制体重。发病后应注意：制定食谱，做到合理膳食，营养均衡；参加体育锻炼；对原发病进行有效治疗；保持心情舒畅；对高脂血症引起的动脉粥样硬化等相关疾病早期诊断，早期治疗。

# 第三节    痛风

痛风（gout）是由于长期嘌呤代谢紊乱和（或）尿酸排泄减少引起的一组异质性、代谢性疾病。其临床表现为无症状高尿酸血症、急性痛风性关节炎、慢性痛风石性关节炎，可累及肾脏，发生尿酸盐肾病、尿酸性尿路结石等，严重者可出现关节破坏、肾功能不全，甚则关节致残、肾衰竭。

本病多属于"痹证""痛风"范畴，并与"历节病""白虎风""石淋""腰痛""水肿""关格"等病证有关。

【病理机制】

本病病因和发病机制尚不清楚，主要包括高尿酸血症的形成与痛风的发生。目前认为遗传因素是原发性高尿酸血症及痛风发生的重要原因，而且与环境因素相互作用及共同作用，形成复杂多变的临床症状。高嘌呤食物是最常见的诱因，体力活动、寒冷等也可成为诱因。

**1. 高尿酸血症的形成**

（1）尿酸生成过多    先天性酶缺陷导致尿酸生成增多，是原发性高尿酸血症的病因。继发性尿酸生成过多主要见于各种核酸代谢亢进的疾病及细胞增殖或破坏加速的疾病。

（2）尿酸排泄减少    尿酸排泄障碍是引起高尿酸血症的重要因素，包括肾小管滤过减少，肾小管重吸收增多，肾小管分泌减少以及尿酸盐结晶沉积。80%~90%的高尿酸血症都有尿酸排泄障碍，其中以肾小管分泌减少最为重要。

（3）诱发因素    高嘌呤或抑制尿酸排出的食物是最常见的诱因，例如摄入动物内脏、海鲜、肉类、饮酒或高脂肪食物。体力活动产生大量乳酸，寒冷使尿酸溶解度下降也可成为诱因。

**2. 痛风的发生**

（1）急性期    尿酸钠晶体在关节腔内外组织中析出、沉积，位于关节腔内的巨噬细胞吞噬尿酸钠晶体，分泌炎性因子，中性粒细胞在上述前炎性因子的趋化下，到达炎症部位，吞噬尿酸钠晶体，释放大量炎性因子，导致痛风发作。主要表现为滑膜充血、有滑液产生、滑膜表层细胞呈灶样增生、滑膜有弥漫性或血管周围炎细胞浸润，尿酸盐沉着于关节软骨，使软骨表面糜烂。

（2）慢性期    由于尿酸盐反复刺激使病变成为慢性，此时除有软骨破坏外，关节软骨边缘软骨膜可出现增生并伴钙化、骨化，形成鸡嘴样骨赘，加重关节的肥大和畸形，并造成不规则的软骨下骨损伤，甚至骨折。尿酸盐沉积还会从关节扩散至邻近的软组织，并导致韧带损伤，最终会沉积到皮下组织，导致皮肤溃疡。

（3）肾脏病变    在肾间质内形成明显异物性肉芽肿，中心为尿酸和尿酸盐，周围可见炎细胞浸润，间质纤维化，肾小管萎缩，肾小球硬化。

【病因病机】

本病多因先天禀赋不足，年高正气亏虚，脾肾功能失调，复感风、寒、湿、热之邪，或饮酒伤食、过度劳累、七情内伤，或外伤等诱因，致使湿浊内生，瘀阻留滞关节经络，发为痛

NOTE

风。本病发生与体质因素、气候条件、生活环境及饮食等有密切关系。临床上痛风多呈发作性，脾肾亏虚是发病的内在基础，外感风寒湿热、劳累、饮食不节等为诱发因素。

本病病位在经络、关节，与肾、脾关系密切。轻者病在四肢筋骨、肌肉、关节，重者可内舍于脏腑。老年人多因体弱，脾肾亏虚，痰湿内生，邪痹经脉，气血运行不畅，痰瘀交阻，结于关节、经络等部位而发病。久病不愈则血脉瘀阻，痰浊瘀血闭阻经络而见关节肿大、畸形、僵硬、关节周围瘀斑、结节。后期内损脏腑，可并发有关脏腑病症，尤以肾气受损多见。肾元受损，气化失司，水湿内停，外溢肌肤，而成"水肿"。湿浊内停，郁久化热，湿热煎熬，则致"石淋"。久则脾肾阳虚，甚则肾气衰竭，水毒潴留，可见"水肿""肾劳""关格"。

病理因素主要为湿热、痰浊、瘀血，且相互影响，兼见同病。病初肾气不足，脾失健运，湿浊内生，水湿内蕴，郁久化热，湿热毒邪蒸灼气血津液，而成痰瘀。久则由无形而变有形，闭阻经络、关节、皮肤，可成痰核、肿块。有形之瘀更碍气血，导致关节持续疼痛，甚或畸形。一般而言，痛风早期以湿热、痰浊为主，进而痰瘀互见，终致痰浊、血瘀交相为患。

病理性质多为本虚标实之证。脾肾不足为本，浊毒为标。痛风早期多属湿浊内蕴，继而痰瘀互结，晚期累及肝、脾、肾，以肝肾亏虚、脾肾阳虚为主。痛风急性期病势急，以标实为重；缓解期病势相对平稳，以本虚为主。总之，本虚标实、虚实错杂是本病的病性特点，正虚与邪实相互影响导致疾病反复发作，愈发愈频，缠绵难愈。

【诊断要点】

痛风可以分为三个期，仅表现为高尿酸血症的无症状期、急性关节炎期、痛风石及慢性关节炎期。诊断主要依靠临床表现、血尿酸水平、影像学检查和查找尿酸盐结晶。对已在关节液、滑囊或痛风石中找到尿酸盐结晶者，可直接诊断痛风。男性和绝经后女性血尿酸超过 $417\mu mol/L$（$7.0mg/dL$），绝经前女性超过 $387\mu mol/L$（$6.0mg/dL$）时，即为高尿酸血症。急性痛风性关节炎的诊断目前多采用 1977 年美国风湿病学会的标准：①关节液中有特异性尿酸盐结晶。②用化学方法或偏光显微镜证实痛风石中含尿酸盐结晶。③具备以下 12 项（临床、实验室、X 线表现）中 6 项者：a. 急性关节炎发作在 1 次以上；b. 炎症反应在 1 天内达高峰；c. 单关节炎发作；d. 患病关节皮肤呈暗红色；e. 第 1 跖趾关节疼痛或肿胀；f. 单侧第 1 跖趾关节受累；g. 单侧跗骨关节受累；h. 可疑痛风石；i. 高尿酸血症；j. 关节不对称性肿胀（X线证实）；k. 无骨质侵蚀的骨皮质下囊肿（X 线证实）；l. 关节炎发作期间关节液微生物培养阴性。慢性关节炎由急性期发展而来，表现为多个关节受累，发作频繁，间歇期缩短，疼痛加剧，甚至发作后疼痛并不完全消失，表现为痛风石、关节畸形僵硬、肾脏病变。

本病需要区分原发性与继发性高尿酸血症和痛风，并与其他原因引起的关节炎鉴别。

【辨证论治】

**1. 辨证要点**

（1）辨标本虚实　本病为本虚标实之证，临床上应区分偏虚偏实的不同。早期以实证为主，中晚期多虚实兼见，甚至以虚证为主。一般缓解期、慢性期以正虚为主，急性期以邪实为主。因外邪诱发者多偏实，因劳倦内伤者多偏虚。老年患者由于年老体弱，脾肾不足，或多病久病不愈，致正气耗损，多虚实兼见，重者则见肝肾亏虚、脾肾阳虚证。

（2）辨病理因素　湿热、痰浊、瘀血为本病主要病理因素。初期主要为湿热之邪，湿热聚而生痰，影响气血流通，致气滞血瘀。湿热与痰、瘀俱为有形之邪，常胶结一处，故在辨证

NOTE

方面须掌握其不同特征，以便了解主次，在用药上有所侧重。如瘀滞甚者，局部皮色紫暗，疼痛夜重；痰浊甚者，局部皮色变化不明显，但有肿胀；湿热也能引起肿胀，局部有灼热感等。

**2. 治疗原则**

本病应认清标本缓急，急则治其标，缓则治其本。针对湿热、痰浊、瘀血等病理因素，采取除湿祛浊、化瘀止痛之法。急性期以邪实为主，宜祛湿止痛，控制急性关节炎发作为主。经过1~2周的治疗，急性痛风性关节炎一般都能被控制，关节红肿热痛的症状明显好转，进入发作间歇期，宜注意加用健脾和胃、补益肝肾之药，标本兼治。慢性期久病及肾，患者以脾肾亏虚为基本表现，故治疗重在健脾益气，调补肾阴肾阳，兼祛痰化瘀。同时注意调养，养治结合，控制复发。

**3. 证治分类**

（1）寒湿阻络证

症状：关节局部肿胀疼痛，屈伸不利，痛有定处，局部畏寒，皮色不红，触之不热，得热痛减，遇寒痛增，活动时疼痛加重，大便溏薄，小便清长。舌苔薄白或白滑，脉弦紧或弦缓。

证候分析：年老正气不足，脾肾渐虚，寒湿留于关节，闭阻经络，气血运行不畅，故关节局部肿胀疼痛，屈伸不利；寒为阴邪，其性凝滞，故痛有定处，局部畏寒，皮色不红，触之不热；气血得热运行流畅，遇寒凝涩，故得热痛减，遇寒痛增，活动时疼痛加重；大便溏薄，小便清长，舌苔薄白或白滑，脉弦紧或弦缓属痛属寒之征。

治法：散寒除湿，温经通络。

代表方：薏苡仁汤加减。

常用药：薏仁、苍术祛湿运脾，通利经络；羌活、独活、防风祛风胜湿，通痹止痛；麻黄、桂枝、川乌温经通阳，燥湿止痛；川芎、当归活血通络，祛瘀止痛；甘草、生姜和中调药。

痛在上肢加羌活、姜黄、秦艽；痛在下肢加独活、怀牛膝。

（2）湿热阻络证

症状：关节红肿热痛，活动不利，拒按，局部触之灼热，或发热，口渴，烦闷不安，大便干结，小便黄。舌质红，苔黄腻，脉濡数或滑数。

证候分析：老年患者脾肾渐虚，痰浊内生，湿从热化，或寒湿郁久化热，湿热壅于经络、关节，气血郁滞不通，故关节红肿热痛，活动不利，拒按，局部触之灼热；热盛伤津，故发热，口渴，烦闷不安，大便干结，小便黄；舌质红，苔黄腻，脉濡数或滑数皆为热盛之象。

治法：清热解毒，除湿通络。

代表方：白虎加桂枝汤或四妙丸加减。

常用药：苍术辛苦而温，最宜燥湿强脾；黄柏性味苦寒，善清下焦之湿热；牛膝补肝肾，强筋骨，引药下行；薏苡仁健脾利湿，清热除痹。诸药相合，标本同治，共奏清热祛湿、舒筋利痹之功。

湿胜者加苍术、萆薢；热甚者加黄柏、防己、连翘、忍冬藤；表证甚者，加桂枝、杭芍；寒热错杂，关节疼痛，局部触之发热但自觉畏寒，或触之不热但自觉发热，全身热象不显，舌苔或白或黄，或黄白相间，脉弦数，方选桂枝芍药知母汤或九味羌活汤加减。

（3）脾虚痰湿证

症状：关节可无明显肿胀疼痛，关节周围可见大小不一的皮下结节，神疲乏力，四肢困重，纳食少，大便稀溏。舌质淡、苔白腻，脉滑。

证候分析：脾虚湿盛，痰浊瘀阻经络、关节，故关节周围可见大小不一的皮下结节；脾虚，脾虚失于运化，清浊不分，故神疲乏力，四肢困重，纳食少，大便稀溏；舌质淡、苔白腻，脉滑为脾虚痰湿之象。

治法：益气健脾，燥湿泄浊。

代表方：防己黄芪汤加减。

常用药：黄芪、白术健脾益气；防己、苍术、薏苡仁、土茯苓、萆薢燥湿泄浊；蚕沙、威灵仙、海桐皮利关节，通经络；白附子散结。

脘腹胀满者，加炒枳壳、厚朴行气；口中黏腻者，加藿香、佩兰芳香化湿；兼腰酸肢重者，加桑寄生、杜仲补肾强骨。

（4）痰瘀闭阻证

症状：关节可无明显疼痛，或肌肉关节刺痛，固定不移，发病关节肿大甚至僵硬变形，屈伸不利，有硬结瘀斑，面色黧黯。舌质紫暗或有瘀斑，舌苔白腻，脉弦涩。

证候分析：湿热毒邪酝酿日久，蒸灼气血津液而成痰瘀，导致关节持续疼痛，肿大甚至僵硬变形，屈伸不利，有硬结瘀斑；痰阻血瘀，故肌肉关节刺痛，固定不移，面色黧黯；舌质紫暗或有瘀斑，舌苔白腻，脉弦涩为痰瘀交阻之候。

治法：化痰行瘀，搜风通络。

代表方：消痰汤合桃红饮加减。

常用药：桃仁、红花、川芎、当归活血化瘀；半夏、贝母、南星、茯苓化痰祛浊；海藻、昆布软坚散结。

皮下结节者，加白芥子、僵蚕等。

（5）肝肾亏虚证

症状：关节疼痛、肿胀、时轻时重，关节畸形，筋脉拘急，屈伸不利，或腰膝酸软，腰腿不温，肢体麻木、乏力，屈伸运动时疼痛加剧，或五心烦热，午后潮热，头晕耳鸣，口干口渴。舌边尖红或有瘀点、瘀斑，苔白，脉沉细或沉细涩。

证候分析：久病肝肾亏虚，关节筋脉失于濡养，故见关节疼痛、肿胀、畸形，筋脉拘急，屈伸不利或腰膝酸软，腰腿不温，肢体麻木、乏力，屈伸运动时疼痛加剧；阴虚火旺，故五心烦热，午后潮热，头晕耳鸣，口干口渴；舌边尖红，脉沉细为肝肾阴亏之象，兼有瘀血则见舌有瘀点、瘀斑，脉沉细涩。

治法：补益肝肾，化痰通络。

代表方：独活寄生汤加减。

常用药：独活为君，辛苦微温，善治伏风，除久痹，且性善下行，以祛下焦与筋骨间的风寒湿邪；细辛入少阴肾经，长于搜剔阴经之风寒湿邪，又除经络留湿；秦艽祛风湿，舒筋络而利关节；桂心温经散寒，通利血脉；防风祛一身之风而胜湿。

腰腿痛甚，加乌梢蛇；腰以上痛甚，去牛膝，加姜黄；痰湿甚，合二陈汤加减；阴虚火旺者，加知母、黄柏；兼阳亢者，加石决明、牡蛎、菊花、龙胆草；头晕目眩，加刺蒺藜、天麻、旋覆花；关节痛甚，加鸡血藤、乳香、没药、络石藤；关节肌肉萎缩者，加生黄芪、蜂房、蕲蛇。

（6）脾肾阳虚证

症状：久病不愈，关节僵硬、畸形，形寒肢冷，疲倦乏力，腰膝酸软，面色㿠白，皮下有结节。舌淡，苔白滑，脉沉迟无力。

证候分析：久病脾肾阳虚，肢体、关节、筋脉失于温煦，故见关节僵硬、畸形，形寒肢冷，疲倦乏力，腰膝酸软，面色㿠白；有形痰浊凝滞皮下，故皮下有结节；舌淡，苔白滑，脉沉迟无力为脾肾阳虚之象。

治法：温补脾肾，温煦筋脉。

代表方：真武汤加减。

常用药：炮附子、菟丝子、党参、黄芪、熟地、白术、茯苓、山药温补脾肾；白芍、薏苡仁祛湿柔筋脉。

舌质有瘀斑者，加红花、桃仁活血化瘀；关节有肿胀者，加防己、萆薢利湿消肿；皮下结节较大者，加白附子、天南星化痰通络。

【西医治疗】

**1. 急性发作期**　①非甾体抗炎药（NSAIDs）：可有效缓解急性痛风症状，现已成为急性痛风关节炎的一线用药，如吲哚美辛、依托考昔等。②秋水仙碱：是治疗急性发作的传统药物，不良反应较多，主要是严重的胃肠道反应，也可引起骨髓抑制、肝细胞损害、过敏、神经毒性等。③糖皮质激素：通常用于不能耐受 NSAIDs、秋水仙碱或肾功能不全者。对于多关节或严重的急性发作可口服、肌肉注射、静脉使用中小剂量的糖皮质激素。

**2. 发作间歇期和慢性期**　旨在长期有效地控制血尿酸水平，治疗目标是使血尿酸<6mg/dL。目前临床应用的降尿酸药物主要有抑制尿酸生成药和促进尿酸排泄药。抑制尿酸生成药如别嘌醇、非布司他等。促尿酸排泄药如丙磺舒、苯溴马隆等。

**3. 碱性药物**　在本病治疗的同时需碱化尿液，使尿 pH 保持在 6.5 左右。如碳酸氢钠片、枸橼酸钾钠合剂等。

【综合治疗】

**1. 中药外敷、外洗法**　中药外用作用迅速，使用安全，易被患者接受，尤其对老人虚弱之体，攻补难施之症，或服药困难之病，更具优势。局部用药还可直达病所，起到清热解毒、泄浊化瘀、消肿止痛的作用。①痛风膏外敷方（《痛风与晶体性关节病》）：黄柏90g，生大黄、姜黄、白芷、天花粉、厚朴、陈皮各60g，甘草、生半夏、生南星各30g，冰片20g。将上述药物研成细末，熬成膏状。视患处大小，将膏药平摊于布上，温贴痛处，并用绷带固定，2日换药1次。②樟木屑洗方（《证治准绳》）：樟木屑入锅内，加水2000mL，用大火煮沸后，改用小火再煮40分钟，待温时浸洗。每次浸洗40~60分钟，每日1~2次，5日为1个疗程。主治痛风性关节炎手足冷痛如虎咬者。

**2. 针灸疗法**　①针刺治疗：用于肿胀关节以外的部位，踝痛取解溪、昆仑、中封；膝痛取阳陵泉、膝眼；腕痛取阳池、外关、合谷；肘痛取合谷、手三里、曲池；肩痛取肩髃、肩髎、肩贞等。②刺血疗法：方法一，取委中、委阳或患肢静脉较表浅处，用三棱针刺入，使其自然出血。7~10天治疗1次。方法二，取照海、太冲、丘墟、地五会、足临泣、解溪、委中、阿是穴及足背部瘀阻比较明显的络脉。每次选 2~3 穴，用三棱针快速点刺 1~2mm 深，出血 5~20mL。若出血量小于 3mL，针后加拔罐，并留罐 15 分钟。要求点刺准确，一针到位。根据病变局部的红肿状态、疼痛程度和血尿酸值之高低来决定放血量，轻症约 10mL，重症 30~50mL，一般为 20mL 左右，效果显著。

**3. 食疗调养** ①百合薏米粥：干百合、薏苡仁、粳米各 60g。将上述三味洗净后，放锅中煮粥，每日分中、晚两次服完，连续服用可预防痛风复发。②竹叶茅根茶：鲜竹叶、白茅根各 15g，洗净后用沸水冲泡 30 分钟，代茶饮。能利尿，预防肾结石。③桑枝薏米南瓜汤：桑枝 10g，薏苡仁 30g，南瓜 250g。南瓜洗净、去皮、切片，薏苡仁、桑枝入砂锅，水煎后取汁。入南瓜，可加适量水，文火煮至南瓜熟，纳精盐即可。适用于湿热阻络之证，起到清热化湿止痛的作用。

**【临证备要】**

**1. 重视痛风发作间歇期、慢性期的治疗** 是控制本病进展并使之逆转的关键。本病治疗难点在于易反复发作，疗效不能巩固。强调间歇期和慢性期的调治，是杜绝痛风发病和并发症发生的根本。缓解期脾虚痰湿，常用参苓白术散加减；肝肾亏虚，用杞菊地黄汤加减；脾肾阳虚者，用大补元煎加减。慢性期多痰瘀痹阻，在辨证用药的基础上，宜选用有关虫类药品。如皮下结节，有痛风石，可选用炮穿山甲、蜣螂；疼痛剧烈者，加全蝎、蜈蚣、乌梢蛇。

**2. 详审病因，久病防变** 老年患者往往同时患有多种疾病，同时服用多种药物，而有些疾病和部分药物会影响尿酸的代谢和排泄，导致继发性痛风，故应详细了解病史及用药情况。老年、久病体虚，正气衰退，无力抗邪，正邪交争之象可不显著，故关节症状可不典型，易被忽视。病久浊毒侵蚀筋骨，内舍脏腑，可出现一系列并发症。如痛风石破溃并发感染可引起菌血症、败血症；痛风性肾结石、肾盂积水可继发泌尿系统感染、急慢性肾功能衰竭等，应做到早发现、早诊断、早治疗。

**【预防调护】**

预防痛风要加强自我防护意识，普及全民健康教育和防治知识。对家族中有痛风史者，其家属应定期行血尿酸检查。若尿酸过高，经饮食控制而未能恢复正常者，即使未出现关节肿痛、肾结石或肾功能不全表现，也需要药物治疗，使血尿酸维持在正常范围。痛风患者宜食清淡之品，多饮水，忌酒类、饮料、肥甘等食物；避免受寒与精神紧张；积极进行锻练，但要注意防止剧烈运动；控制体重。痛风久病缠绵，应坚持服药，定期检查。

**【名医验案】**

俞某，男，72 岁，离休干部。1995 年 5 月 4 日诊。左足红肿作痛 1 天，伴发热恶寒。有痛风病史多年，用消炎止痛药物多能缓解，但发作频繁，故求治于中医。检查：左足踇趾根部红肿延及足背，关节膨隆变形，舌质红、苔白腻，脉弦数。体温 38.5℃。以上中下通用痛风方治疗。

处方：黄柏 10g，苍术 10g，防己 10g，桃仁 10g，制南星 6g，桂枝 6g，红花 6g，龙胆草 6g，川芎 6g，炒白芷 6g，羌活 10g，神曲 10g，威灵仙 12g。

每日 1 剂，水煎分 2 次服。3 剂后肿痛减，已能步行就诊。再服 3 剂，红肿热痛全消。以金匮肾气丸、金水宝等调服，随访 1 年未发。

**按语：**本病属中医学"痹证"范畴，相当于"痛风""白虎历节"等病。其发生之内因为肾虚精亏，外因则为寒、湿、痰、热等。在急性发作期，采用急则治其标的方法，选用古方上中下通用痛风方治疗，取得较好效果。方中黄柏清热，苍术燥湿，龙胆草泻火，防己行水，合之清热除湿。南星燥痰散风，桃仁、红花活血行瘀，川芎调血中之气，合而能除痰和血。羌活、白芷、桂枝、威灵仙能祛周身骨节风邪，神曲消中焦脾胃积滞之气。综观本方，既可散风邪于上，又能泻湿热于下，还可活血、燥痰、消滞而调中，可谓组方周密。发作期后，王师强调采用温肾壮阳、健脾益气之法扶正固本，常以金匮肾气丸、人参健脾丸、金水宝等调治，以巩固疗效，防止复发。

（童经陆. 王寿康痛风性关节炎验案. 江苏中医，1999，7（20）：35）

# 第四节　骨质疏松症

骨质疏症松（osteoporosis，OP）是以骨强度下降、骨折风险增加为特征的骨骼系统疾病。骨强度反映了骨骼的两个主要方面，即骨矿密度和骨质量。本病按病因可分为原发性和继发性两类。继发性 OP 的原发病因明确，常由内分泌代谢疾病（如甲状腺功能减退症、甲亢、甲旁亢、库欣综合征、1 型糖尿病等）或全身性疾病引起。Ⅰ型原发性 OP 即绝经后骨质疏松（postmenopausal osteroporosis PMOP），发生于绝经后妇女；Ⅱ型原发性 OP 即老年性 OP，见于老年人。骨质疏松的严重后果是发生骨质疏松性骨折（脆性骨折），即在受到轻微创伤或日常生活中即可发生的骨折。骨质疏松性骨折的危害很大，可导致病残率和死亡率增加。而且，骨质疏松症及骨质疏松性骨折的治疗和护理，需要投入巨大的财力和物力，费用高昂，造成严重的家庭、社会和经济负担。

本病多属于"腰痛""骨痿""骨枯""骨痹""骨痛"范畴。

【病理机制】

原发性骨质疏松症的病因和发病机制目前尚不清楚，可能是多种病因综合作用的结果。目前普遍认为骨质疏松症的病因主要包括种族、遗传、性别、年龄、激素水平、细胞因子、营养状况、生活方式、伴随疾病及服用药物等方面，凡可促使骨吸收增加和/或骨形成减少的因素都会导致骨质疏松的发生。进入中老年以后，虽然骨骼大体形态无明显变化，但骨小梁变得细小、稀疏，骨质量和骨量下降，这是多种因素导致骨吸收超过骨形成的结果。这些因素包括：

**1. 导致骨吸收增加的因素**　性激素不足，主要为雌激素、雄激素；骨代谢相关激素紊乱，如降钙素水平降低，甲状旁腺激素分泌过多或骨对甲状旁腺素（PTH）敏感性增加，成骨细胞谱系的护骨素表达下降等。

**2. 导致骨形成下降的因素**　包括骨营养素摄入减少，血浆活性维生素 D 水平下降，户外活动减少，生活环境不良等。

**3. 影响骨质量的因素**　骨微细结构、骨转换率、骨矿化程度、骨微损伤、骨胶原质量、骨胶原和骨矿盐比例等异常将影响骨质量，遗传因素在骨质量改变中亦起重要作用。

【病因病机】

本病多因肾精不足，骨髓失充；或脾胃素虚，饮食所伤，饥饱不调，久病卧床，导致气血生化不足；或风寒湿痹，精血亏虚，筋骨失养。与先天不足、劳欲过度、饮食所伤、瘀血、风寒湿邪痹阻有关。

本病病位在骨，与肾、肝、脾关系密切，病机关键是肾虚。若脾虚不能运化，肾精乏源，或肾精本虚，脾肾俱虚，则骨髓空虚，骨骼失养，骨量减少，最终导致骨质疏松。气滞血瘀、瘀血阻络是导致骨质疏松症的一个重要因素。血瘀型多见于绝经后女性骨质疏松症。随着年龄的增长，女子肾中精气渐衰，天癸渐竭，骨骼逐渐变得痿软，进而导致骨的退变疏松；同时，女子绝经后肝肾不足，脾胃气虚，由虚致瘀，虚实夹杂，最终导致气血津液不足，骨失所养而发骨质疏松症。疼痛是骨质疏松症最常见、最主要的症状，乃瘀血阻络的主要临床表现之一。瘀血一旦形成，不但在局部产生疼痛症状，而且使气血运行障碍，营养物质不能濡养脏腑，引起脾肾俱虚，骨骼失养，脆性增加，加重骨质疏松症。肝藏血，主筋。若情志抑郁或暴怒伤肝，或外邪阻滞致肝气郁结，气机不畅，影响脾则脾失健运，气血化生不足而不能濡养筋骨，影响肾则致精藏失职，肾精亏虚而不能充养，亦致骨痿。

本病的病性为本虚标实，本虚以肾为主，涉及脾气、肝阴及气血；标实多为寒湿、瘀血、气郁。本病的基本病机在于肾阳衰惫、命门火衰，致精血不足、筋骨失养或脾胃虚损，无以运化水谷精微。初起多由肾精先亏、督脉空虚，筋骨失养，抗邪无力，致使外邪乘虚而入，出现腰背疼痛、四肢关节疼痛等症。寒湿之邪久留，更伤正气，病程日久，痹阻经脉，使病情加重。

【诊断要点】

本病诊断要根据骨质疏松症家族史、骨质疏松性骨质、闭经、绝经过早、消瘦、慢性疾病、长期卧床、长期营养不良等病史，结合临床表现及基于双能 X 线吸收法（DXA）的骨密度测定（BMD）。骨质疏松症的主要特点是骨密度下降，临床诊断也以骨密度改变程度作为主要标准。基于 DXA 测定的骨质疏松诊断标准如表 13-4。

表 13-4 骨质疏松诊断标准

| 诊断 | T 值 |
| --- | --- |
| 正常 | T 值≥-1.0 |
| 骨量低下 | -2.5<T 值<-1.0 |
| 骨质疏松 | T 值≤-2.5 |

※T 值用于表示绝经后妇女和大于 50 岁男性的骨密度水平。

本病鉴别主要是区分原发性骨质疏松症与继发性骨质疏松。

【辨证论治】

**1. 辨证要点** 本病为本虚标实之证，虚者当辨相关脏腑的亏虚，如脾胃虚弱、肝肾亏虚、肾精不足，和气血阴阳的亏虚。肾精不足，日久可累及肾阳，导致肾阳亏虚或阴阳两虚，故肾虚又当区别阴虚与阳虚。标实主要为瘀血、寒湿、气滞。瘀血盛则疼痛盛，痛处固定不移；寒湿盛则肢体重着冷痛，遇寒加重；气滞盛则走窜疼痛。

**2. 治疗原则** 本病以补肾壮骨、健脾益气、活血通络为基本治疗原则。补益相关脏腑及气血阴阳之亏虚时，如兼标实之症，当标本同治，配伍活血化瘀、散寒祛湿之法。本病起病缓，病程长，治疗当持之以恒，缓缓调之。

**3. 证治分类**

（1）肾精不足证

症状：全身骨痛隐隐或腰背疼痛，腰膝酸软，喜揉喜按，遇劳尤甚，头昏耳鸣，齿摇发脱。舌质淡，苔薄白，脉沉弱。

证候分析：肾主骨，藏精生髓，肾精不足，骨髓空虚，则全身骨痛隐隐；腰为肾之府，肾虚故腰背疼痛，腰膝酸软，喜揉喜按，遇劳则甚；精髓内亏则头昏耳鸣，齿摇发脱；舌质淡，苔薄白，脉沉弱为肾精不足之象

治法：补肾填精，强筋健骨。

代表方：河车大造丸加减。

常用药：紫河车、熟地黄、生地黄、当归补气养血填精；天冬、枸杞、五味子滋阴养肾；杜仲、锁阳、牛膝、肉苁蓉温补肾阳，强筋健骨。

因瘀血内阻而致局部刺痛，入夜尤甚，或痛有定处，舌紫暗，有瘀点或瘀斑，脉沉涩，加鸡血藤、黄芪、丹参活血化瘀；肾精不足，日久致肝肾阴虚，方选大补阴丸加减以滋阴养肾，填精益髓；若阴损及阳，则当温阳补肾，填精补髓，方选右归丸加减。

（2）气血亏虚证

症状：肢软乏力或麻木、疼痛，甚则筋脉拘急，自汗声低，面白无华，少气懒言，头晕眼花，食少心悸。舌质淡，苔白，脉细弱。

证候分析：气血亏虚，筋脉失养，轻则肢软无力，重则肢体麻木疼痛，甚则筋脉拘急；脾胃虚弱，运化无力，故食少；气虚失于温煦、固摄而见自汗声低、少气懒言；血虚失养则面色无华、心悸、头昏眼花；舌质淡，苔白，脉细弱为气血亏虚之征。

治法：补气养血，强筋健骨。

代表方：十全大补汤。

常用药：党参、黄芪、肉桂、熟地黄、白芍、茯苓、当归、川芎、白术、炙甘草补气养血；牛膝、骨碎补、杜仲强筋健骨。

血虚血瘀，加三七、红花、桃仁活血化瘀；筋脉拘急，加木瓜、鸡血藤、地龙通络止痛；偏于气虚，重用党参、黄芪、白术补气健脾；偏于血虚，重用熟地黄、当归、白芍，加阿胶、何首乌补血滋阴。

（3）寒湿凝滞证

症状：腰背冷痛，肢体重着，活动不利，遇阴雨天或感寒后加重，体倦乏力，肢末欠温，纳呆腹胀。舌质淡，苔白腻，脉沉紧或沉迟。

证候分析：肾虚复感风寒湿邪，留注关节、筋脉，闭阻气血，则腰背冷痛、肢体重着、活动不利；阴得阴助，故阴雨天或感寒后更甚；寒湿困脾，脾阳不振，化源不足，则体倦乏力、肢末欠温、纳呆腹胀；舌质淡，苔白腻，脉沉紧或沉迟均为肾虚兼寒湿留着之征。

治法：散寒除湿，活血通络。

代表方：蠲痹汤加减。

常用药：桂枝、当归、川芎、薏苡仁、苍术散寒除湿；羌活、独活、秦艽、木香、乳香、防风祛风通络。

寒邪偏胜，见冷痛、拘急不舒者，加制附子或制川乌温阳止痛；湿邪偏胜，以痛而沉重为甚者，加防己、厚朴散寒除湿；寒凝气滞，瘀血内停，见舌紫暗，有瘀点或瘀斑，加桃仁、红花、姜黄活血化瘀。

【西医治疗】

本病强调综合治疗、早期治疗和个体化治疗。治疗方案和疗程应根据疗效、费用和不良反应等因素确

定。合适的治疗可减轻症状,改善预后,降低骨折发生率。

**1. 抗骨质疏松药物**

(1)抑制骨钙吸收的药物 ①钙剂:是治疗原发骨质疏松症的基础药物。常用钙剂有碳酸钙、氨基酸螯合钙、葡萄糖酸钙。②雌激素:如利维爱、倍美力等。在服用雌激素期间,应加钙剂,并定期做妇科、乳腺检查,有子宫内膜癌、阴道癌、乳腺癌家族史、子宫内膜异位症、活动性血栓性静脉炎、肝功能损害者应慎用或禁用。③选择性雌激素受体调节剂:雷诺昔芬。④二磷酸盐:如阿仑磷酸钠、依替磷酸二钠。⑤降钙素:如鲑鱼降钙素、鳗鱼降钙素。⑥依普拉封:有良好的镇痛效果。

(2)促进骨形成的药物 ①维生素 D:如 $1\alpha-(OH)D_3$、$1,25-(OH)_2D_3$,应同时补钙。②氟化物:如氟化钙,应与钙剂联合用,并注意氟中毒。③甲状旁腺激素(PTH):PTH1-34 片段,疗效突出,但价格较贵。

**2. 抗骨质疏松的序贯疗法** 该疗法根据骨代谢周期来进行。A 期活化,即激活骨的重建过程,如 PTH 或较大剂量维生素 D;D 期抑制,即抑制骨的吸收过程,如二磷酸盐、降钙素等;F 期解除,即在无干扰下进行骨的形成过程,一般为 2~4 个月,在这段时间内,除补充钙剂外,不能用任何药物干预,以期达到顺利形成骨量的骨重建单位;R 期重复,指重复上述治疗方法。

不同的治疗方剂各有利弊,应根据患者的具体情况而定,实施中要补充足量的钙剂,定期追踪 BMD、骨吸收和骨形成生化指标,并密切观察各药物的副作用。

【综合治疗】

**1. 针灸治疗** 肾精不足取关元、气海、肾俞、脾俞、三阴交、足三里、命门,施灸,每穴 5~10 分钟,每日 1 次;寒湿凝滞取肾俞、阳关、委中、命门、阳陵泉,体针,每日 1 次,10 次为一个疗程。

**2. 食疗** 豆浆具有健脾利水之功,每日 200~300mL,空腹饮下。

**3. 药膳** ①黄豆猪骨汤:黄豆 100g,猪骨 1000g,加入盐、酒、姜等调料后,一起炖煮,饮汤食黄豆。功能健脾补肾,祛风通络。②三七煨黄鳝:三七 10g,黄鳝 500g(去杂、洗净)加入适量盐、酒、姜、葱白等调料一起煨煮。功能补气养血,祛风通络。

【临证备要】

**1. 从肝肾同源论治** 肝肾同源,精血互生。骨质疏松症主要病机是肾精亏虚、肝气郁结、脾气亏虚。肾精不足,骨髓空虚,则骨质脆弱;精血不足,肝不藏血,则血不养筋;肾精不足,水不涵木,则肝失疏泄,肝气郁结;脾不统血,则气血亏虚,筋骨无养。运用"肝肾同源"学说论治本病,治宜补肾柔肝健脾。常用药如桑寄生、杜仲、牛膝、当归、芍药、熟地、川芎、人参、茯苓、甘草等。

**2. 补肾活血法** "肾主骨生髓",随着年龄增高,肾气渐衰,筋骨懈惰,肾精亏虚,骨骼失养,则骨骼脆弱无力。其病因病机可归纳为肾虚为本,瘀血阻滞为标。临床可选用以下补肾活血方药论治:①补肾活血蠲痹汤:淫羊藿、补骨脂、菟丝子、枸杞子、女贞子、当归、白芍、川芎、丹参、黄芪、白术、佛手、鸡血藤、木瓜、甘草,具有补肾填精、益气养血、活血通络的功效。②益肾活血汤:熟地、山药、杜仲、淫羊藿、黄精、骨碎补、续断、煅自然铜、牛膝、桃仁、川芎、甘草,具有补益肝肾、强筋壮骨、活血化瘀、舒筋活络之功。

【预防调护】

原发性骨质疏松症是一种与衰老过程相关的疾病,因此帮助患者正确认识本病,解除其心理负担;注意起居,预防跌倒;合理饮食,每日饮牛奶,多食豆制品及新鲜蔬菜等;戒烟、避免酗酒及饮过多咖啡因，不滥用药物；适量户外运动，增加阳光照射尤为重要。对于骨折、长期卧床的患者，应定期翻身、按摩。

**【名医验案】**

某女，67岁。因腰背酸痛3年加重1月就诊。患者略有驼背，倦怠乏力，食欲不振，腰背酸痛，不耐久站立，大便溏，舌淡苔薄，脉沉细。骨密度检查示：L1～L4骨密度BMD：0.771g/cm$^2$，T值−2.7。胸椎摄片见多个椎体呈压缩性骨折改变。既往无面部红斑、关节红肿、口咽干燥表现。辨证属脾肾亏虚。治拟健脾补肾，养血活血。

处方：生黄芪30g，炒白术12g，山萸肉9g，生地黄15g，菟丝子15g，桑螵蛸15g，芡实15g，薏苡仁15g，金樱子12g，续断12g，丹参20g。水煎服，日1剂。

服药28剂后，患者腰背酸痛好转，大便转实，舌淡红苔薄，脉沉。

二诊：前方加淫羊藿12g，巴戟肉12g，熟地黄15g，赤芍15g。续服28剂后，患者腰背酸痛明显减轻，能耐久站立，嘱其服用右归丸巩固，并多晒太阳，适当负重运动。患者1年后复查骨密度，骨量未进一步流失，较初诊时同部位骨密度（BMD）增加5.8%。

**按语：**该患者为原发性骨质疏松症，治疗上应以补肾为主，但患者除肾虚所致腰酸背痛之外，见脾气亏虚之乏力倦怠、纳呆便溏，舌脉也示气血俱不足之象，故初诊时以健脾为先，兼以平补肾之精血，敛益肾之精气。二诊时患者大便已实，脾虚得扶，再加温肾养血之品，并注重选用温润补阳之淫羊藿、巴戟肉以促进少火生气，阳中求阴，则肾气得复，骨髓得养而痹痛得减，所谓不止痛而荣养通痹也。

[陈晓云，顾军花.陈湘君治疗骨质疏松症经验.山东中医杂志.2015，34（4）：296-297]

# 第五节　甲状腺功能减退症

甲状腺功能减退症（hypothyroidism）简称甲减，是由于甲状腺激素分泌和合成减少或组织利用不足导致的全身代谢减低综合征。由甲状腺腺体本身病变引起的称为原发性甲状腺功能减退症；由垂体疾病引起的TSH分泌减少，称为继发性甲状腺功能减退症；由下丘脑疾病引起的TRH分泌减少，称为三发性甲状腺功能减退症；由甲状腺激素在外周组织实现生物效应障碍引起的，称为甲状腺不敏感综合症。甲减可以通过甲状腺激素的补充治疗而使机体的代谢完全恢复正常，但如果不予治疗可能会影响心脏、肾脏、脑等重要器官的功能，甚至危及患者生命。

本病多属于中医"虚劳""水肿"范畴。

**【病理机制】**

原发性甲减的主要原因是甲状腺组织功能损伤和甲状腺激素合成障碍。老年性甲减大多与甲状腺组织功能受损有关。医源性甲状腺功能减退也是老年性甲状腺功能减退的重要原因之一。其他原因包括甲状腺激素合成功能障碍和继发性甲状腺功能减低。甲状腺激素抵抗极为罕见。

**1. 自身免疫性甲状腺炎**　本病发现有多种甲状腺自身抗体，如甲状腺球蛋白抗体（TGAb）、甲状腺过氧化酶抗体（TPOAb）或甲状腺微粒抗体（TMcAb）、TSH受体抗体（TRAb）。TRAb中主要是甲状腺阻滞性抗体（TBAb）和甲状腺生长抑制性抗体（TGIAb）。TGAb和TPOAb破坏甲状腺细胞，而TBAb和TGIAb阻滞TSH的作用，均可导致甲减。

**2. 亚急性甲状腺炎** 由于甲状腺组织炎症性破坏，且破坏组织范围较为广泛，甲状腺产生的甲状腺激素明显减少，从而引起甲减。

**3. 甲状腺放射性治疗** 常见原因有甲状腺功能亢进进行放射性碘治疗，使甲状腺细胞变性，随着时间的延长细胞变性逐渐加重，达到一定程度从而导致甲减。

**4. 甲状腺切除** 因甲亢或甲状腺肿瘤行甲状腺部分或全部切除，残存的甲状腺过少或无甲状腺则引起甲减。桥本甲状腺炎出现甲状腺结节而进行手术，因甲状腺细胞功能已有不同程度的损害，甲状腺切除虽然不多亦可引起甲减。

**5. 甲状腺异位或缺如** 因甲状腺发育不良致甲状腺激素分泌不足，或甲状腺完全缺如，从而引起甲减。

**6. 碘缺乏及碘过多** 主要见于流行地区。碘缺乏使甲状腺激素合成原料减少而导致甲减，碘过多可致甲状腺细胞功能障碍引起甲减。

**7. 抗甲状腺药物** 硫脲类、碳酸锂等抗甲状腺药物抑制甲状腺激素合成，从而引起甲减。

**8. 甲状腺激素合成缺陷** 属于先天性缺陷。引起甲减的主要机制有碘运转缺陷、碘有机结合缺陷、甲腺原氨酸偶联缺陷、甲腺原氨酸脱碘缺陷。

**9. 下丘脑-垂体性甲减** 各种原因引起下丘脑和垂体损伤，导致下丘脑 TRH 和垂体 TSH 减少，继而引起甲减。

**10. 周围性甲减** ①甲状腺激素受体障碍：属于基因缺陷病。甲状腺激素生成不减少，但因其受体功能障碍使甲状腺激素不能发挥应有的生理效应，故机体代谢减低。②甲状腺激素抗体：由于血循环中存在大量针对甲状腺激素的抗体，大量结合甲状腺激素，使能够发挥生物效应的甲状腺激素减少，从而导致甲减。

【病因病机】

本病多因禀赋不足、过度烦劳、饮食不当、久病大病失于调理或失治误治引起脾肾亏虚，主要是脾肾阳虚。

本病病位常涉及肾、脾、心、肝。基本病机是肾阳虚衰，命火不足，常兼脾阳不足，抑或心阳不足。脾肾阳虚，阴寒内盛，血行不畅，水湿潴留，影响及心，心阳不振，血运不畅，可致水湿、痰浊、瘀血。因此，肾阳不足为本，痰浊、瘀血、气滞为标。

【诊断要点】

根据症状、体征及血清 $FT_4$、$FT_3$、TSH 即可确诊。早期表现为乏力、困倦、畏寒、便秘等。随着病情进展，逐渐出现反应迟钝、表情淡漠、毛发脱落、声音嘶哑、食欲不振或厌食、体重增加及皮肤粗糙等。较重者出现黏液性水肿征象，见表情淡漠、眼睑及面颊浮肿、面色苍白或蜡黄、舌增大及唇增厚等。心界扩大，可特见异性的深腱反射松弛时间延长，尤以跟腱反射明显。另见心动过缓，心音低弱，脉压小，肠蠕动减弱。实验室检查示血清 TSH 增高，$FT_4$ 减低。若甲状腺过氧化物酶抗体（TPOAb）阳性，提示甲减的病因为自身免疫甲状腺炎；若血清 TSH 减低或正常，$TT_4$、$FT_4$ 减低，考虑中枢性甲减，可通过 TRH 兴奋性试验证实。

本病应与贫血、蝶鞍增大、心包积液、水肿、低 $T_3$ 综合征相鉴别。

【辨证论治】

**1. 辨证要点** 本病辨证主要是辨分期。甲减的典型表现为肾阳虚衰征象，或兼脾阳不足，或心阳不足，痰浊、水湿、瘀血等阴邪留滞于全身。初期多见肝郁气滞痰凝，恢复期则兼有痰阻血瘀的特点。其次甲减辨证论治的关键是明确本虚与标实的关系。初期和恢复期病位在肾，亦可在肝。

**2. 治疗原则** 以温阳补肾、健脾益气为主，配合祛湿化痰、活血化瘀、化气行水等。

**3. 证治分类**

（1）肾阳虚证

症状：畏寒，面色㿠白，腰膝酸冷，小便清长或遗尿，浮肿，腰以下为甚，男子阳痿滑精，女子带下清冷。舌淡苔白，尺脉沉细或沉迟。

证候分析：肾阳虚衰，机体失于温煦，故畏寒，面色㿠白，腰膝酸冷；膀胱开阖失职，故见小便清长或遗尿；固摄无权，故男子阳痿滑精，女子带下清冷；蒸化无权，水寒内聚，泛滥肌肤，故浮肿，腰以下为甚；舌淡苔白，尺脉沉细或沉迟均为肾阳虚之征。

治法：温肾助阳。

代表方：济生肾气丸加减。

常用药：附子、肉桂温肾助阳；熟地黄、山药、山茱萸滋阴补肾；泽泻、茯苓利水渗湿。

小便清长量多，去泽泻、车前子，加菟丝子、补骨脂温固下元；面部浮肿为主，表情淡漠，形寒肢冷，动作迟缓，用右归丸加减；肾虚明显，腰膝酸软，阳痿遗精，带下清冷，可加补骨脂、巴戟天、淫羊藿以壮阳。

（2）脾肾阳虚证

症状：形寒肢冷，面色㿠白，消瘦神疲，少腹冷痛，小便频数，余沥不尽，或小便不利，面浮肢肿，阳痿，或妇女宫寒不孕、带下清晰。舌质淡胖、边有齿痕，脉沉迟而弱。

证候分析：脾肾阳虚，机体失于温煦，故形寒肢冷，少腹冷痛，面色㿠白；脾虚气血生化无源，机体失养，故消瘦神疲；膀胱气化无权，水道不利，故小便频数，余沥不尽，或小便不利；水寒内聚，泛滥肌肤，故面浮肢肿；下元不足，则阳痿，或妇女宫寒不孕、带下清晰；舌质淡胖、边有齿痕，脉沉迟而弱均为脾肾阳虚之征。

治法：温肾健脾，补益气血。

代表方：理中汤合肾气丸加减。

常用药：人参、白术、甘草健脾益气；附子、干姜、肉桂温肾助阳；地黄、山药、山茱萸补肾滋阴；茯苓、车前子利水渗湿消肿。

阳虚致形寒肢冷、面色㿠白，腰膝酸软较甚，加巴戟天、桑寄生、杜仲温肾助阳；小便不利、面浮肢肿，加桂枝、泽泻助膀胱气化行水。

（3）心肾阳虚证

症状：形寒肢冷，心悸怔忡，尿少身肿，身倦欲寐，唇甲青紫。舌质暗淡，苔白滑，脉微沉。

证候分析：心肾阳虚，血液运行迟缓，气血亏虚，肢体失于温煦，故形寒肢冷，身倦欲寐；心失温养，故心悸怔忡；膀胱气化无权，水湿泛溢肌肤，故尿少身肿；舌质暗淡，苔白滑，脉微沉均为心肾阳虚之征。

治法：温补心肾，利水消肿。

代表方：真武汤合保元汤加减。

常用药：人参大补元气；附子、肉桂、干姜温肾助阳；薤白、桂枝通阳散寒。

肾阳虚衰，不能制水，水饮上凌心肺，症见水肿、喘促、心悸，用真武汤加黄芪、汉防己、猪苓、车前子温肾阳而化水饮；阳虚欲脱或厥逆，用四逆汤加人参汤温阳益气，回阳救逆。

（4）阳虚湿盛证

症状：除具有脾肾阳虚之证候外，兼见周身浮肿，以双下肢为甚，小便量少，胸腹满闷，周身沉重，酸软无力，舌体胖大而淡嫩。苔白腻，脉沉迟无力。

证候分析：水湿浸渍，脾阳被遏，运化不健，泛滥肌肤而周身浮肿；湿性趋下，水肿以双下肢为甚；湿邪困脾，阳气不展，故见胸腹满闷，周身沉重、酸软无力；舌体胖大而淡嫩，苔白腻，脉沉迟无力均为阳虚湿盛之征。

治法：温阳益气，化气行水。

代表方：真武汤合五苓散加减。

常用药：干姜、仙灵脾温肾助阳；黄芪、白术、炙甘草益气健脾；茯苓、猪苓、泽泻利水渗湿。

小便不利，全身肿甚，气喘烦闷，加葶苈子、川椒目、泽兰以逐瘀泻肺；腰膝酸软，神疲乏力，合用济生肾气丸以温补脾肾，利水肿。

（5）气血两虚证

症状：神疲乏力，气短懒言，反应迟钝，面色萎黄，纳呆，便溏，手足欠温，月经量少或闭经。舌淡，苔薄，脉细弱。

证候分析：气血两虚，机体失于濡养，故神疲乏力，气短懒言，反应迟钝，手足欠温；气血不能上荣，故面色萎黄；脾气虚，运化失司，故纳呆、便溏；冲任空虚，则月经量少或闭经；舌淡，苔薄，脉细弱均为气血两虚之征。

治法：益气养血。

代表方：十全大补汤加减。

常用药：人参、熟地、黄芪、当归、川芎、白芍益气养血和营；白术、茯苓健脾渗湿。

血虚为主而致心悸明显，加大熟地、白芍用量；以气虚为主，气短乏力明显，加大人参、白术用量；兼见不寐，加酸枣仁、五味子。

（6）水邪凌心证

症状：除阳虚证候外，伴胸闷憋气，心悸怔忡，咳嗽气喘，动则加重，双下肢肿甚，小便短少。舌淡，苔白，脉沉迟、细弱。

证候分析：肾阳虚不能化水，水邪内停，上凌于心，故心悸怔忡；饮阻胸阳，胸中阳气不足，动则耗气，故胸闷憋气，咳嗽气喘，动则加重；水饮泛滥肌肤，故双下肢肿；膀胱气化失职，故小便短少。舌淡，苔白，脉沉迟、细弱均为水饮凌心之征。

治法：健脾温肾，补益心阳，化气行水。

代表方：真武汤合生脉散加减。

常用药：人参、黄芪大补元气；白术、茯苓健脾渗湿；当归、白芍养血和营；桂枝、炙甘草通阳化气。

兼有气滞血瘀，加川芎、郁金以行气活血；小便短少，下肢肿甚，加泽泻、车前子利水消肿；肿势严重，兼见喘促不得卧，加葶苈子、桑白皮泻肺利水。

（7）血瘀痰阻证

症状：除具有阳虚证候外，兼见皮肤粗糙，肢体麻木，女子闭经。舌质紫暗或有瘀斑，脉沉、迟、涩。

证候分析：痰血内停，脉络瘀阻，肢体肌肤失于濡养，故皮肤粗糙，肢体麻木；痰血阻滞冲任，故女子闭经；舌质紫暗或有瘀斑，脉沉、迟、涩均为痰血瘀阻之征。

治法：温阳益气，活血化瘀，化痰行水。

代表方：肾气丸合血府逐瘀汤加减。

常用药：肉桂、附片温阳益气；川芎、赤芍、益母草活血祛瘀；车前子、泽兰化痰行水。

兼痰多胸痞，加半夏、陈皮化痰和中；兼胸中瘀阻，胁下有痞块，加丹参、郁金活血破瘀；血瘀经闭加香附，助益母草、泽兰活血调经止痛。

【西医治疗】

**1. 甲状腺激素替代治疗**　除了一过性甲减外，对持久性甲减应终身给予甲状腺激素制剂维持治疗。给予合适剂量的替代治疗可使机体维持正常的代谢，从而消除甲减的症状和体征。目前常用制剂有左甲状腺素和甲状腺片。①左甲状腺素（L-T$_4$）：为替代治疗的首选制剂。②甲状腺片：由家畜甲状腺的干燥粉末加工而成。因副作用大，且患者与医生难以掌控剂量，故临床使用较少。

**2. 黏液水肿昏迷的治疗**　当排除了产生昏迷的其他原因，临床确立诊断以后，不需要等待实验室检查结果（如甲状腺激素测定），应当尽早开始治疗。最初48h的救治对本病至关重要，如未能及时治疗，则预后较差。①补充甲状腺激素：目的是尽早恢复 TT$_4$、TT$_3$。②一般治疗及支持疗法：保温、供氧、保持呼吸道通畅，必要时行气管切开，机械通气等。③糖皮质激素：一般主张常规应用，无论原发性甲减还是下丘脑-垂体性甲减，均有肾上腺皮质激素分泌相对或绝对不足。④针对诱发因素：有感染应加强抗感染治疗，有药物因素应立即停药，必要时给予透析治疗。

【综合治疗】

**1. 针灸治疗**　①体针疗法：主穴取合谷、内关、关元、三阴交、足三里，均要取双侧。以上穴位可分为关元、内关、三阴交与气海、合谷、足三里两组，交替使用，每日或隔日1次。配穴取命门、肾俞、脾俞、阳陵泉、胃俞、风池，留针时间15~20min，其间行针2~3次。②耳针疗法：取交感、神门、内分泌、肾上腺、皮质醇下、肾，均取双侧。以上穴位可以分为两组，交替使用，留针30min，每隔10min运针1次。

**2. 饮食调养**　①鹿肉适量，洗净切片，肉苁蓉30g（浸酒，去皮切片），共煮熟，加生姜、葱、盐、酒调味后食用，具有温补肾阳作用。②羊肉适量，加蔻仁、肉桂、生姜、茴香、酒等调料煮熟食用，有温补脾肾作用。③羊肉羹：羊肚、羊肝、羊心、羊肾、羊肺各1具，朱酥、胡椒各50克，陈皮6克，良姜6克，苹果2个，葱茎5根。先慢火将羊肚以外原料共煮熟，再放入羊肚内，缝好肚口，再煮至熟，入五味调料吃肉饮汤，具有补肾作用。

**3. 心理指导**　多与患者交流，耐心倾听患者诉说病史，鼓励患者多进行社交活动，减轻孤独感。向患者介绍甲减的相关知识，缓解其不安、焦虑情绪。鼓励患者听轻松、愉快的音乐，使其心情愉快。嘱患者家属多关心患者，使患者感到温暖和关怀，增强战胜疾病的信心。部分甲减可出现严重的焦虑症状甚至人格改变，应了解其心理状态及变化，预防自伤甚至自杀的发生。

**【临证备要】**

**1. 根据病程辨标实** 甲减初期和恢复期常呈现肝郁气滞之标，表现为痰凝于颈之象，而恢复期多伴有痰阻血瘀之形。

**2. 重视并发症的治疗** 浮肿患者，加车前子、泽泻、大腹皮、薏苡仁、白茅根；心率迟缓者，加生脉散、麻黄附子细辛汤等。

**【预防调护】**

甲减是内分泌系统中最常见的疾病之一，其发生和发展与遗传、环境、精神因素有关，其预防应从以上方面入手，同时密切关注亚临床甲状腺功能减退症、微小甲状腺结节的发生和发展，做到早发现、早诊断、早治疗。对有甲状腺疾病遗传背景的人群进行健康教育，普及甲状腺疾病防治知识，可以降低甲减的发生率。同时让患者正确认识疾病，了解终身替代治疗是治疗本病的唯一有效方法。了解药物作用及不良反应，要遵医嘱坚持服药，定期复查，不可自行停药，预防黏液性水肿昏迷（甲减性危象）的发生。如果遇手术、创伤、感染时，要及时告知医生，调整用药剂量。平时不可随便使用安眠、镇静类药物，以免发生意外。

**【名医验案】**

张某，女，56岁，2012年8月23日初诊。患者甲状腺乳头状癌术后出现甲减，查甲状腺功能：游离三碘甲状腺原氨酸（$FT_3$）1.46pmol/L，游离甲状腺素（$FT_4$）6.01pmol/L，促甲状腺素（TSH）91mU/L。患者现服用优甲乐75μg/日。主诉怕冷乏力1月余，加重1周。近1月来怕冷明显，后背甚，伴乏力，少汗，纳差，腹胀。初诊时症见：声音嘶哑，神倦乏力，腹胀纳呆，腰膝酸软，畏寒肢冷，面色淡白，皮肤干燥，毛发稀疏脱落，舌体胖大，舌淡苔白，脉沉迟，尺部尤甚。中医诊断：虚劳，辨证为脾肾阳虚；西医诊断：继发性甲减。

处方：附片20g（先煎30分钟），肉桂15g，杜仲15g，菟丝子15g，山茱萸15g，熟地15g，当归20g，黄芪30g，山药15g，茯苓20g，泽泻30g，鸡血藤20g，大枣15g，黄精20g，车前子20g。7剂。

每日1剂，水煎服。继续服用优甲乐75ug/日。坚持服用2周后，复查甲状腺功能：$FT_3$ 2.01pmol/L，$FT_4$ 8.02pmol/L，TSH 54mU/L，精神状态较前改善，怕冷乏力等症状缓解，仍有纳呆腹胀，舌质淡红，苔薄白，脉沉细，心率60次/分钟。上方减去茯苓，加苍术、厚朴、甘草，嘱续服汤剂。2周后复诊，患者心率68次/分钟，怕冷、乏力等症状基本缓解，甲状腺功能恢复正常，调整优甲乐50μg/日并长期维持。嘱继续服用中药2周以巩固，并常服金匮肾气丸。半年后随访，患者无其他不适，仍服金匮肾气丸，优甲乐50μg/日维持治疗。

**按语：** 谢春光教授认为甲状腺功能减退病机以脾肾阳虚为主，水湿、痰浊、瘀血为标。根据甲减的病机特点，从虚实两端入手，以治虚为主，重视先天、后天的调养。应用中医学"虚则补之，实则泻之""形不足者，温之以气，精不足者，补之以味""阴中求阳，阳中求阴"的基本原则，治疗上以温补脾肾为主，配合利湿化痰，活血化瘀。首诊中附子、肉桂补火助阳，温肾散寒，共为君药；杜仲、菟丝子、山茱萸、熟地黄、山药补肾温阳，益气健脾，共为臣药；黄芪、当归、鸡血藤、大枣、黄精益气养血；泽泻、茯苓、车前子渗湿利水，共为佐药。诸药合用，共奏温补脾肾、祛湿化痰活血之效。

[邱惠琼，谢春光．谢春光教授诊治甲状腺功能减退症经验撷青．

四川中医，2014，32（1）：7-9]

# 第十四章　老年神经精神系统疾病

## 一、神经系统老年性变化

60岁以后脑重量明显变轻，到80岁时脑重量平均减少90g，但存在个体差异。大脑体积缩小，皮质萎缩表现为脑沟增宽加深、脑回变窄，以额叶和颞叶较为明显。白质萎缩表现为脑室扩大、脑室周围白质稀疏或脱髓鞘变化。一般而言，大脑皮质的萎缩较白质早一些。神经系统内部显微结构的变化表现为：①神经元细胞数量减少，而神经胶质细胞数量增加，这是脑老化的基础性变化。老年人对新记忆的衰退与神经元数量减少有关。②老年斑与神经纤维缠结是老年性痴呆患者脑内最显著的标志性病理变化，其数量与患者的认知水平和疾病的严重程度有关。③脂褐素是目前唯一公认的老化色素，脂褐素积聚是神经细胞随增龄发生老化的重要特征。此外，脑内神经递质、微量元素、能量代谢等也随增龄而变化。如黑质-纹状体系统中多巴胺含量减少、胆碱能功能下降，脑血流量减少，糖耐量下降，脑蛋白质含量减少，含水量降低。

## 二、神经系统功能的改变

老年人神经系统功能的改变包括：①认知功能减退。多种认知功能随着增龄而衰退，主要表现在记忆和学习能力的减退，出现渐进性智能减退，并有人格和情感改变。衰退的程度和模式因人而异，因认知功能的类型而异。②运动功能减退。肌肉松弛，肌肉萎缩，动作缓慢，精细动作差，走路步幅小，步态不稳。③感觉功能障碍。感觉迟钝，视、听、嗅、味、痛、温、触觉、震动觉及位置觉等随增龄而阈值上升，平衡觉和内脏觉亦有迟钝，多有四肢远端麻木感。④腱反射减弱，甚至消失，而原始反射发生率增多。⑤自主神经功能较差。血压增高、不稳定或易于发生直立性低血压，出汗异常，对过热或过冷的周围环境适应性较差，瞳孔一般缩小，性功能减弱或尿便控制障碍。

## 第一节　脑梗死

脑梗死（cerebral infarction, CI）又称缺血性脑卒中（cerebral ischemic stroke, CIS），是指各种原因所致脑部血流供应障碍，导致局部脑组织缺血、缺氧性坏死，而出现相应神经功能缺损的一类临床综合征，是脑血管疾病（cerebrovascular disease, CVD）的常见类型之一。牛津郡社区卒中研究分型（OCSP）将脑梗死分为：完全前循环梗死（total anterior circulation infarction, TACI）、部分前循环梗死（partial anterior circulation infarction, PACI）、后循环梗死（posterior circulation infarction，POCI）和腔隙性梗死（lacunar infarction，LACI）四型。临床常用TOAST病因分型，将其分为大动脉粥样硬化型、心源性栓塞型、小动脉闭塞型、其他病因明确型和不明原因型五型。

本病多属于"中风"范畴，与"大厥""仆击""薄厥""偏枯""风痱"等相关。

【病理机制】

依据局部脑组织发生缺血坏死的机制，分为脑血栓形成、脑栓塞和血流动力学机制所致的脑梗死。脑血栓形成是老年人脑梗死的常见类型，本节主要介绍脑血栓形成的病因与发病机制。

**1. 动脉粥样硬化**　是本病最常见的原因，因此，脑血栓形成临床上主要指大动脉粥样硬化性脑梗死。动脉粥样硬化斑导致管腔狭窄，斑块破裂或形成溃疡，血小板、血液中其他有形成分及纤维黏附于受损的粗糙内膜上，形成附壁血栓，在血压下降、血流缓慢、血流量减少、血液黏度增加和血管痉挛等情况影响下，血栓逐渐增大，最后导致动脉完全闭塞。闭塞好发的血管依次为颈内动脉、大脑中动脉、大脑后动脉、大脑前动脉和椎-基底动脉。高血压病、糖尿病和高脂血症等危险因素可加速动脉粥样硬化进程。

**2. 动脉炎**　结缔组织病、细菌、病毒、螺旋体感染等均可导致动脉炎症，使管腔狭窄或闭塞，但多见于中青年，老年人较少见。

**3. 其他少见原因**　包括药源性、血液系统疾病、遗传性高凝状态、抗磷脂抗体、脑淀粉样血管病等。

【病因病机】

本病与内伤积损、饮食不节、情志过极和劳欲过度等有关。老年人素体阴血亏虚，或肝肾不足，或久病损伤五脏气阴，复加饮食不节、情志失调、劳欲过度、气候骤变等诱因，气血上冲于脑，脑脉闭阻或血溢脑脉外，神窍闭阻，发为本病，出现猝然昏仆，不省人事。基本病机为阴阳失调，气血逆乱。

本病病位在脑，与心、肝、脾、肾密切相关。其病理因素不外乎风（肝风）、火（肝火、心火）、痰（风痰、湿痰、痰热）、瘀（血瘀），常相互影响，相互作用，合而为病。病理性质为本虚标实，上盛下虚。肝肾阴虚、气血衰少为发病之本，风、火、痰、瘀为发病之标。

急性期以风、火、痰、瘀等标实证候为主，由于病位浅深、病邪轻重的不同，又有中经络和中脏腑之别。中经络者，正气虚而不甚，邪虽盛而病位浅，病情轻，病机重点是气血亏虚，肝阳、痰浊、瘀血痹阻脑络；中脏腑者，邪气炽盛，正气虚衰，病位较深，病情危重，病机重点为肝火、痰浊、瘀血等蒙蔽清窍。因邪正虚实的不同，中脏腑又有闭证、脱证之分，以及由闭转脱的演变。因于痰火瘀热者，为阳闭；因于痰浊瘀阻者，为阴闭。若风阳痰火炽盛，进一步耗灼阴精，阴虚及阳，阴竭阳亡，阴阳离绝，则出现脱证，危及生命。

恢复期及后遗症期则多表现为虚实夹杂或本虚之证，以气虚、肝肾阴虚为主，而痰瘀互阻往往贯穿中风病的始终。因正气未复，风痰瘀热留滞经络，气血运行不畅，仍留有半身不遂、口舌歪斜或言语不利等后遗症，恢复较慢。亦可出现各种变证，如痰瘀内阻、气机郁滞可继发郁证；如痰瘀阻滞脑脉，神机失用，则逐渐发展为痴呆；如风痰瘀血流窜经络，风阳内动，可发为痫证。若调摄不当，阴血亏虚，阴不敛阳，可致复中。

NOTE

**【诊断要点】**

本病多见于中老年人，发病前多有高血压、糖尿病、心脏病及血脂异常等脑血管病的相关危险因素，多于安静状态下或睡眠中发病，迅速出现局限性神经功能缺失，症状持续24h以上。一般意识清楚，当发生基底动脉血栓或大面积梗死时，可出现意识障碍，甚至危及生命。若有颈内动脉系统和（或）椎-基底动脉系统体征和症状，可在发病后数小时至数日内加重达高峰。

首先，发病后应尽快行神经影像学检查，CT对排除脑出血至关重要，MRI可清晰显示早期缺血性梗死、脑干、小脑梗死、静脉窦血栓形成等。其次，血管造影、心电图、超声心动图、腰穿等有助于本病诊断。

结合脑CT或MRI检查有助于与脑出血、颅内占位性病变相鉴别。

**【辨证论治】**

**1. 辨证要点**

（1）辨中经络与中脏腑　中经络者，病位浅，病情轻，以半身不遂、口舌歪斜、言语謇涩或不语、偏身麻木为主要表现，不伴意识障碍；中脏腑者，病位深，病情重，伴有意识障碍，以突然昏仆、不省人事，或神志恍惚、迷蒙而伴半身不遂、口舌歪斜为主要特征。

（2）辨闭证与脱证　实邪内闭清窍，多属闭证，症见神昏、牙关紧闭、肢体强痉。根据有无热象，又分阳闭和阴闭。阳闭为痰热闭郁清窍，症见面赤身热、气粗口臭、躁扰不宁、舌苔黄腻、脉象弦滑而数；阴闭为湿痰内闭清窍，症见面白唇暗、静卧不烦、四肢不温、痰涎壅盛、舌苔白腻、脉象沉滑或缓。二者可相互转化。五脏阳气欲脱，多属脱证，症见昏聩无知、目合口开、四肢松懈瘫痪、手撒肢冷、汗多、二便自遗、鼻息低微，乃中风危候。

（3）辨病势顺逆　临床应注意观察患者神志与瞳神变化，以判断病情的顺逆。若起病时神清，而逐渐出现神识昏蒙者，则病势为逆；若发病即神昏，治疗后意识逐渐转清，则病势为顺；若见神昏，而正气未衰，瞳神正常，呼吸均匀，脉象实而有力，则或有转机之势；若昏聩不知，瞳神异常，出现呃逆、呕血、抽搐、高热等变证，则病势衰微，难以救治。

**2. 治疗原则**　脑梗死为本虚标实、上盛下虚之证。急性期虽有本虚，但标实更为突出，应以急则治其标为原则。中经络者，宜平肝息风，化痰祛瘀通络；中脏腑者，宜醒神开窍；闭证宜清热开窍或化痰开窍；脱证宜益气回阳，扶正固脱；内闭外脱者，宜醒神开窍、扶正固本兼施。恢复期与后遗症期多为虚实夹杂，邪实未除，正虚已现，治宜扶正祛邪，标本兼顾，常用育阴息风、益气活血等治法。

**3. 证治分类**

中经络

（1）风痰阻络证

症状：突然偏身麻木，肌肤不仁，口舌歪斜，言语謇涩或不语，甚则半身不遂，头晕目眩。舌质黯，苔白腻，脉弦滑。

证候分析：内生之风痰相兼，风邪善行，挟痰流窜经络，脑脉瘀阻，故见突然偏身麻木，肌肤不仁，口舌歪斜，言语謇涩或不语，半身不遂；风痰扰动清阳，故头晕目眩；舌质黯，苔白腻，脉弦滑，均为肝风夹痰瘀之象。

治法：息风化痰，活血通络。

代表方：半夏白术天麻汤加减。

常用药：半夏燥湿化痰；天麻平肝息风；茯苓、白术健脾渗湿；陈皮理气化痰；生姜、大枣调和脾胃；甘草调合诸药。

风痰较甚者，酌加地龙、全蝎、胆南星、天竺黄祛风化痰；头晕头痛甚者，加钩藤、菊花、夏枯草清热息风；舌质紫暗或有瘀斑，加桃仁、红花、赤芍活血化瘀；舌苔黄，兼有热象者，加黄芩、山栀清热泻火；便秘者，加生大黄清热泻下通腑。

（2）风火上扰证

症状：半身不遂，肢体强痉，口舌歪斜，舌强言謇，伴眩晕，头胀头痛，面红目赤，心烦易怒，口苦咽干，便秘尿黄。舌质红或绛，苔黄或黄燥，脉弦或弦数。

证候分析：肝阳暴亢，风阳上扰，血随气逆，血瘀脑脉，故半身不遂，肢体强痉，口舌歪斜，舌强言謇；风阳上扰，故眩晕，头胀头痛，面红目赤；肝经郁热，则口苦咽干；肝火扰心，则心烦易怒，便秘尿黄；舌质红或绛，苔黄或黄燥，脉弦或弦数，均为肝经实火之象。

治法：平肝息风，清热泻火。

代表方：天麻钩藤饮加减。

常用药：天麻、钩藤平肝息风；生石决明镇肝潜阳；川牛膝引血下行；黄芩、栀子清肝泻火；杜仲、桑寄生补益肝肾；茯神、夜交藤养血安神；益母草活血利水。

肝火偏盛者，加龙胆草、夏枯草清肝泻火；口干，五心烦热，舌绛苔燥者，加生地黄、麦冬滋阴清热；心烦不寐者，加莲子心、炒酸枣仁宁心安神；舌苔黄腻者，加胆南星、天竺黄清热化痰；便干便秘者，加生大黄泻下通腑。

中脏腑

闭证

（1）痰热腑实证

症状：半身不遂，口舌歪斜，言语謇涩或不语，偏身麻木，头痛目眩，腹胀，便干便秘，咯痰或痰多。舌质红，舌苔黄腻，脉弦滑或弦滑而大。

证候分析：此属阳闭。肝风夹痰热上扰清窍，闭阻脑脉，则半身不遂，言语謇涩，偏身麻木，头痛目眩；痰湿停留中焦，阻滞脾胃运化，故腹胀，痰多；痰热留滞肠道，腑气不通，则便干便秘；舌质红，舌苔黄腻，脉弦滑或弦滑而大为痰热之象。

治法：化痰通腑，清热泻火。

代表方：星蒌承气汤加减。

常用药：全瓜蒌、胆南星清热化痰；生大黄、芒硝通腑泄热。

口干口苦，热象明显者，加黄芩、山栀清热泻火；阴虚津亏者，加生地黄、麦冬、玄参养阴生津；痰多者，加天竺黄、浙贝母化痰；腹胀明显者，加枳实、厚朴理气消积；舌黯脉涩者，可酌加丹参、赤芍活血通络。

（2）痰火闭窍证

症状：突然昏仆，不省人事，牙关紧闭，两手握固，肢体强痉，或见抽搐，喉中痰鸣，面赤身热，躁扰不宁，气粗口臭，二便不通。舌质红或红绛，苔黄腻或黄厚干，脉滑数有力。

证候分析：此属阳闭。肝阳暴张，阳亢风动，痰火壅盛，气血上逆，闭阻清窍而发病。风火相煽，痰火闭窍，故见神昏，牙关紧闭，两手固握，肢体强痉，或见抽搐，喉中痰鸣；痰火扰心，则躁扰不宁；痰火内结，腑气不通，则便闭，气粗口臭，面赤身热；舌质红或红绛，苔黄腻或黄厚干，脉滑数有力均为痰火内盛之征。

治法：清热涤痰，醒神开窍。

代表方：羚羊角汤合至宝丹或安宫牛黄丸加减。

常用药：羚羊角为主药，合菊花、夏枯草、蝉衣以清肝息风；石决明、龟板、白芍滋阴潜阳；生地、丹皮清热凉血；白芍敛阴柔肝；柴胡、薄荷疏肝解郁。至宝丹、安宫牛黄丸有辛凉开窍醒脑之效。

痰热盛者，加鲜竹沥汁、胆南星、全瓜蒌清热豁痰；火盛者，加黄芩、山栀子、石膏清热泻火；烦扰不宁者，加石菖蒲、郁金、远志、珍珠母宁心安神；大便秘结，脘腹胀满，口臭，日晡潮热者，合大承气汤通腑泻热；抽搐者，加全蝎、蜈蚣、僵蚕息风止痉。

（3）痰浊蒙窍证

症状：突然昏仆，不省人事，口噤握拳，痰涎壅盛，半身不遂，口舌歪斜，兼面白唇黯，静卧不烦，四肢不温。舌苔白腻，脉沉滑或缓。

证候分析：此属阴闭。素体阳虚，痰浊内蕴，复因调摄不当，引动痰浊，上蒙清窍，气血逆乱，神机受损，故见神昏，口噤握拳，痰涎壅盛，半身不遂，口舌歪斜；阳虚于内，故面白唇黯，静卧不烦，四肢不温；舌苔白腻，脉沉滑或缓为阳气不足、痰湿内盛之象。

治法：燥湿化痰，醒神开窍。

代表方：涤痰汤合苏合香丸。

常用药：制南星、制半夏、橘红、茯苓、竹茹燥湿化痰；枳实行气消痰；石菖蒲化痰开窍；人参、甘草益气健脾；苏合香丸鼻饲以芳香开窍。

舌暗有瘀斑，脉涩者，加桃仁、红花、丹参活血化瘀；四肢不温，寒象明显者，加制附子、桂枝温阳通脉。

脱证

症状：突然昏倒，或由闭转脱，逐渐昏迷，目合口开，肢体瘫软，手撒肢厥，汗出如珠，二便自遗，鼻息微弱，瞳神散大。舌萎短缩，脉微欲绝。

证候分析：此属中风危候，乃正不胜邪，元气败脱，阴阳离绝而致。元气败脱，元神散乱则神昏；五脏精气虚脱，四肢百骸无真气充养而失用，故见目合口开，肢体瘫软，手撒肢厥，汗出如珠，二便自遗，鼻息微弱，瞳神散大，舌萎短缩诸症；阳气大虚，脉道鼓动无力，则脉微欲绝。

治法：益气回阳固脱。

代表方：参附汤加减。

常用药：人参、附子益气回阳固脱。

汗出不止者，加山茱萸、黄芪、煅龙骨、煅牡蛎、五味子收涩止汗；兼瘀者，加丹参、赤芍活血化瘀。脱证出现后宜分清阳脱、阴竭，或阴阳俱脱。阳脱以参附汤加减回阳就逆，阴竭以地黄饮子加减固阴救脱，阴阳俱脱则以参附汤合生脉饮加减扶助正气，回阳固脱。

恢复期和后遗症期

（1）气虚血瘀证

症状：偏身麻木，四肢无力，渐觉口舌歪斜，语言不利，口角流涎，甚则半身不遂。舌质黯淡，苔薄白或白腻，脉沉细。

证候分析：气血运行无力，脑脉瘀阻，故偏身麻木，四肢无力；气虚日重，气虚血瘀，脑络闭塞，则半身不遂；脑窍闭阻，则口舌歪斜，语言不利；气虚失于统摄，则口角流涎；舌质黯淡，苔薄白或白腻，脉沉细为气虚血瘀之象。此证亦可见于中风病恢复期和后遗症期。

治法：补气活血，开窍通络。

代表方：补阳还五汤加减。

常用药：黄芪补气养血；当归、赤芍、川芎、红花、桃仁、地龙养血活血，化瘀通络。

气虚明显者，加党参补气；语言不利者，加石菖蒲、郁金开窍；血瘀较重者，加莪术、水蛭破血行瘀；肢体麻木者，加木瓜、伸筋草舒筋活络。

（2）阴虚风动证

症状：平素头晕头痛，耳鸣目眩，少眠多梦，腰酸腿软，突然一侧手足麻木，或半身不遂，口舌歪斜，舌强言謇或不语。舌嫩红或绛红，少苔或无苔，脉弦细或细数。

证候分析：平素肝肾阴虚，阴虚阳亢，上盛下虚，故头晕头痛，耳鸣目眩，少眠多梦，腰酸腿软；若调摄不当，阳亢化风，肝风夹痰上扰，气血逆乱，脑脉受阻，则突发手足麻木，或半身不遂，口舌歪斜，舌强言謇或不语；舌嫩红或绛红，少苔或无苔，脉弦细或细数为阴虚有热之征。

治法：滋阴潜阳，镇肝息风。

代表方：镇肝息风汤加减。

常用药：代赭石、生龙骨、生牡蛎镇肝潜阳；生杭芍、玄参、天门冬、生龟板柔肝滋阴潜阳；牛膝、川楝子活血化瘀，引血下行；生麦芽、茵陈解郁清肝；甘草调和诸药。

内风明显者，加天麻、钩藤、菊花平肝息风；便秘者，加生地黄、熟大黄清热通腑；心烦心悸者，加麦冬、珍珠母宁心安神；肢体拘急麻木者，加当归、鸡血藤、水蛭活血通络；下肢无力或腰膝酸软者，加杜仲、何首乌、枸杞、女贞子补肾强骨。

（3）肝肾亏虚证

症状：手足瘫软不收，酸麻不仁，腰膝软弱，足废不能用，或患肢僵硬、畸形、肌肉萎缩。舌质淡红，脉细。

证候分析：肝血不足，不能下济肾阴，肾水亏竭，不能上滋肝木，精血不足，筋脉失养，故见手足瘫软不收，腰膝软弱，足废不能用，肌肉萎缩。

治法：滋养肝肾。

代表方：地黄饮子。

常用药：生地黄、石斛、麦冬滋养肾阴；制首乌、枸杞子、山萸肉补益精气；当归、鸡血藤、桑寄生养血活络。

腰酸足软加杜仲、川续断、牛膝等补肝肾，强筋骨；夹有痰浊者，加石菖蒲、远志、茯苓化痰开窍；口舌歪斜严重者，加牵正散祛风除痰通络。

**【西医治疗】**

**1. 溶栓**　溶栓治疗是目前最重要的恢复血流的措施，但病情危重或高龄老年人（>80岁）应慎重考虑和权衡溶栓的风险与获益。①静脉溶栓疗法：脑梗死发病3小时内和3~4.5小时的患者，应按照适应症和禁忌症严格筛选，尽快静脉给予重组组织型纤溶酶原激活物（rtPA）溶栓治疗。若没有条件使用rtPA，且在发病6小时内，应按照适应症和禁忌症严格筛选，考虑给予尿激酶（UK）。②动脉溶栓疗法：作为卒中紧急治疗，可在数字减影血管造影（DSA）直视下进行。

**2. 抗血小板聚集**　不符合溶栓且无禁忌症的患者应在发病后尽早给予口服抗血小板聚集药物治疗，常用药有阿司匹林、氯吡格雷等。

**3. 对症与支持治疗**　①吸氧和通气；②心脏监测；③血压控制；④血糖控制；⑤体温控制；⑥营养支持等。

**4. 急性期并发症处理**　常见的急性期并发症有脑水肿、梗死后出血、癫痫、肺炎、尿路感染、深静脉血栓、肺栓塞等，应积极预防并采取合理的处理措施，对本病预后十分关键。

**5. 早期康复治疗**　应早期进行，并遵循个体化原则，分阶段制定治疗计划。病情稳定情况下应尽早开始坐、站、走等活动；卧床者病情允许时应注意姿势摆放；重视语言、运动和心理等多方面的康复训练。

**【综合治疗】**

**1. 针灸治疗**　①体针：半身不遂者，应调和经脉，疏通气血，以大肠、胃经腧穴为主，辅以膀胱、胆经穴位。初病时，仅刺患侧，病程日久后，可先刺健侧再刺患侧。上肢取肩髃、曲池、外关、合谷等穴，下肢取环跳、阳陵泉、足三里、昆仑等穴。中风不语者，应祛风豁痰，宣窍通络，取金津、玉液放血，针内关、通里、廉泉、三阴交等。②耳针：取神门、心、肾、皮质下、脑干等穴，用胶布将王不留行籽贴于穴位上，每天自行按压3~4次，每次3分钟，睡前再按压一次。

**2. 推拿治疗**　适用于中经络和中风后遗症，以疏通经脉，调和气血，促进功能的恢复。取穴重点在手足阳明经，其次是膀胱经，以推法、按法、揉法为主。

**3. 中药熏洗**　具有温经活血、通络逐瘀的作用，直接作用于局部，可以明显减轻中风后肩关节疼痛、手部发胀等症状。药物选用红花、川草乌、当归、川芎、桑枝等，煎汤取1000~2000mL，趁热以其蒸气熏蒸病侧手部，待药水略温后，洗、敷病侧肢体。每日1~2次，20日1疗程。

**【临证备要】**

**1. 化痰通腑法的应用**　有研究指出中风发病后约40~50%的患者表现出痰热腑实证候。若中焦为痰热实邪阻滞，失于升清降浊，影响气血布达，对半身不遂和神识障碍的恢复不利，因此当务之急应化痰通腑。正确适时地应用化痰通腑法是抢救中风急症的重要措施，但掌握泻下的时机甚为重要，便干便秘、舌苔黄腻、脉弦滑为应用通下法的三大指征。化痰通腑治疗，一可使腑气通畅，气血得以敷布，通瘀达络，促进半身不遂等症的好转；二可使阻于胃肠的痰热积滞得以清除，浊邪不得上扰心神，克服气血逆乱，以防内闭；三可急下存阴，以防阴劫于内，阳脱于外，发生抽搐、戴阳等变证。王永炎院士自拟星蒌承气汤：全瓜蒌、胆南星、生大黄、芒硝，硝、黄用量10~15g左右，以大便通泻、涤除痰热积滞为度，不宜过量，等腑气通后，再予清化痰热活络之剂，如瓜蒌、胆南星、丹参、赤芍、鸡血藤、威灵仙等。

**2. 补阳还五汤在后遗症期的应用**　本病经积极治疗后，大多患者均遗留不同程度的偏瘫、麻木、语言謇涩不利、口眼歪斜等后遗症，与恢复期相比，恢复速度与程度较慢，因此，为改善患者的生活质量，后遗症的治疗尤为重要。其中，补阳还五汤在本病后遗症的治疗中应用广泛。因处于后遗症期的患者大多为本虚标实，气虚为本者较多见，痰瘀为标贯穿始终，补阳还五汤具有补气、活血、通络之功，能切中后遗症期气虚痰瘀证患者病机，疗效确切。

【预防调护】

本病预防主要从未病先防和既病防变两个方面入手。未病之时，应根据本病的危险因素采取干预措施，如饮食清淡易消化之物，忌肥甘厚腻、辛辣刺激之品，禁烟酒；保持心情舒畅；做到起居有常，避免疲劳。既病后之后，应加强护理，如中脏腑昏迷者，须密切观察病情变化，防止并发症；恢复期应加强偏瘫肢体的功能锻炼；语言不利者，宜加强语言训练；长期卧床者，要防止褥疮。

【名医验案】

汤某，男，60岁。初诊：平素有高血压，经常头昏头痛，今晨猝然神识昏迷，呼吸气促，喉间痰鸣辘辘，面色潮红，腹胀便秘，小便自遗，左半身不遂，脉来弦滑，舌苔黄腻。肝阳化风夹痰瘀阻遏清窍，横窜经络，肠腑又有积滞，亟拟平肝息风，开窍通腑。

处方：羚羊粉 1.2g（分 2 次冲服），钩藤 12g（后下），天竺黄 9g，竹沥半夏 9g，净橘络 3g，广郁金 9g，桃仁泥 9g，远志肉 6g，九节菖蒲 9g，生军 9g（后下）；另予至宝丹 1 粒，分 2 次化服。

二诊：大腑迭通两次，神识随清，腹胀亦松，喉间痰鸣已少，呼吸较平，小便自知。惟左半身不能自用，言语謇涩，脉来弦滑，舌苔黄腻。肠腑积滞下行，肝风初平，痰瘀横窜经脉，廉泉受阻。症势甫定，仍当息风化痰，祛瘀通络。

处方：羚羊粉 1.2g（分 2 次冲服），钩藤 12g（后下），天竺黄 9g，竹沥半夏 9g，净橘络 3g，广郁金 9g，云茯苓 9g，陈胆星 9g，紫丹参 30g，豨莶草 15g，九节菖蒲 9g。2 剂。

三诊：经熄风化痰，祛瘀通络，神识明了，气粗痰多亦瘥，仍舌本强木，言语謇涩，左侧肢体不用，脉弦已缓，右部寸关细滑，舌苔薄腻。内风初平，痰瘀阻络，气血运行失畅，转为活血化瘀，祛痰通络。

处方：西当归 9g，赤白芍（各）9g，紫丹参 30g，杜红花 9g，左秦艽 6g，竹沥半夏 9g，净橘络 3g，豨莶草 15g，怀牛膝 9g，宣木瓜 9g，桑寄生 12g。7 剂。

**按语**：上例猝然神识昏迷，痰鸣气促，面色潮红，脉弦滑，苔黄腻，乃肝阳化风夹痰瘀上扰，气血逆乱，血随气升，上冲于脑，遂成中风闭证（阳闭）之候。以羚羊、钩藤平肝息风，桃仁、生军祛瘀通腑，半夏、橘络、远志、菖蒲等及至宝丹豁痰开窍，一剂而症势大定，得力于大黄釜底抽薪，火降风平，诸症随减。后用活血化瘀，祛痰通络，配合针灸，2 个月后即能扶杖而行。可见中风虽属重危之症，只要治疗得当，亦能转危为安。

（颜乾麟．颜德馨中医心脑病诊治精粹．北京：人民卫生出版社，2006）

# 第二节　脑出血

脑出血（intracerebral hemorrhage）系指非外伤性脑实质内出血，血液从破裂的血管直接进入脑组织，或称原发性脑出血。绝大多数脑出血是高血压病伴发的脑小动脉病变在血压骤升时破裂所致，以深部穿通支小动脉出血最常见。脑出血在脑卒中各亚型中发病率仅次于脑梗死，居第二位。急性期病死率为 30%~40%，是急性脑血管病中病死率最高的疾病。

本病属于"中风"范畴，与"大厥""仆击"等相关。

【病理机制】

本病最常见病因是高血压合并细小动脉硬化，其他病因包括动-静脉血管畸形、脑血管淀粉样变性、脑动脉粥样硬化、血液病（白血病、再生障碍性贫血、血友病和血小板减少性紫癜）、抗凝或溶栓治疗等。

颅内动脉具有中层肌细胞和外层结缔组织少、外弹力层缺失的特点，长期高血压可使脑细小动脉发生玻璃样变性、纤维素样坏死，甚至形成微动脉瘤或夹层动脉瘤，在此基础上血压骤然升高时易导致血管破裂出血。其中豆纹动脉和旁正中动脉等深穿支动脉自脑底部的动脉直角发出，承受压力较高的血流冲击时，易破裂出血，故又称出血动脉。非高血压脑出血，其病因不同，发病机制各异。

【病因病机】

老年人肝肾阴虚是本病发病的基础。肝肾之阴虚于下，则肝阳易亢于上，复加劳倦内伤、情志过极、饮酒饱食、用力过度、气候骤变等，致阳化风动，血随气逆，痰随风动，导致血溢脑脉之外，引起昏仆不遂，发为本病。气血逆乱、上犯于脑、血溢脉外为基本病机。

本病病位在脑，与肝、心、脾、肾密切相关。病性多属上盛下虚为主，上盛为气血逆乱，下虚为肝肾阴虚。发病之初，邪气鸱张，风阳痰火炽盛，气血上菀，故以上盛为主；如病情剧变，在病邪的猛烈攻击下，正气急速溃败，则以下虚为主，甚至出现正气虚脱。主要病理因素为风、火、痰、瘀。与脑梗死相比，其急性期的风火相煽、痰浊壅盛、气血乖违之象更为突出，中脏腑之重症亦更为常见。中脏腑者病情危重，经积极救治，往往可脱离危险，神志渐趋清醒，但因肝肾阴虚，气血亏损未复，风、火、痰、瘀之邪留滞经络，气血运行不畅，常留有半身不遂、口歪或不语等后遗症，一般恢复较难。

【诊断要点】

本病多有高血压病史，急性起病，通常在活动和情绪激动时突然发病，多无预兆。临床症状常在数分钟至数小时达到高峰，少数可在安静状态下发病。临床症状、体征因出血部位和出血量不同而异。基底节、丘脑与内囊出血引起轻偏瘫是常见的早期症状，重症者迅速转入意识模糊或昏迷。发病后多有血压明显升高，常有头痛、呕吐和不同程度的意识障碍。头颅 CT 或 MRI 可显示出血灶，排除非血管性脑部疾病。临床还应进行血常规、血液生化、凝血功能、心电图和胸部 X 线检查等。

头颅 CT 扫描见高密度出血灶可与脑梗死等鉴别。突然发病、迅速昏迷且局灶体征不明显者，应与全身性中毒（酒精、药物、一氧化碳）与代谢性疾病（糖尿病、低血糖、肝性昏迷、尿毒症）所致昏迷相鉴别。

【辨证论治】

1. 辨证要点

（1）辨病性与病情轻重　脑出血大多来势急骤，病情险恶，总属本虚标实、上盛下虚，急性期以风阳、痰热、腑实等标实症状突出，后遗症期常见气虚与阴虚。

（2）辨中经络、中脏腑　参见"脑梗死"辨证要点。

（3）辨闭证、脱证　参见"脑梗死"辨证要点。

2. 治疗原则　中经络以平肝息风、化痰祛瘀通络为主；中脏腑闭证，治当息风清火，豁痰开窍，通腑泄热；脱证急宜回阳固脱救阴。根据病情长短分为急性期、恢复期、后遗症期。恢复期和后遗症期多为虚实夹杂，当扶正祛邪、标本兼顾、平肝息风、化痰祛瘀、滋养肝肾、益气养血并用。

**3. 证治分类**　参见脑梗死。

【西医治疗】

**1. 内科治疗**　①一般处理：绝对卧床，保持安静，维持呼吸道通畅；重症患者密切观察生命体征、瞳孔及意识变化。②降低颅内压，减轻脑水肿：脑水肿可使颅内压增高，并导致脑疝形成，是影响脑出血死亡率和出血急性期治疗的关键环节。常用甘露醇、甘油果糖、呋塞米或血浆白蛋白。③调控血压：一般老年脑出血患者不要急于降压，而应先降颅内压，再根据年龄、血压情况、出血原因和发病时间等决定是否采取降压治疗。④止血：不推荐常规使用，若合并消化道出血或凝血功能障碍时，可针对性予以止血药物治疗。⑤防治感染、应激性溃疡等并发症。⑥维持水电解质平衡。

**2. 外科手术**　手术适应症、方法和时机选择目前尚无一致性意见，主要根据出血部位、病因、出血量和患者年龄、意识状况、全身状况而定。通常以下情况需考虑手术：①基底核区中等量以上出血（壳核出血≥30mL，丘脑出血≥15mL）。②小脑出血≥10mL或直径≥3cm，或合并明显脑积水。③重症脑室出血（脑室铸型）。④合并脑血管畸形、动脉瘤等血管病变。

**3. 康复治疗**　脑出血后，只要患者生命体征平稳，病情不再进展，宜尽早进行分阶段综合康复治疗。

【综合治疗】

**1. 针灸治疗**　①闭证：治宜醒脑开窍，泄热祛痰。用毫针强刺激或三棱针点刺出血。可先用三棱针点刺手十二井穴出血，再刺人中、太冲、丰隆。②脱证：治宜益气固脱，回阳救逆。如见内闭外脱之证，可先取人中强刺激，再针足三里、气海以调其气。

**2. 心理指导**　卒中后抑郁是脑出血常见的功能障碍，可发生于卒中后各时期。积极引导患者认识疾病，以积极的心态对待疾病，减少孤独感，缓解抑郁、焦虑状态，指导患者树立战胜疾病的信心，必要时可用抗抑郁的药物治疗。

【临证备要】

**1. 辨证与辨病结合**　脑出血急性期，绝大多数表现为中风之阳闭。脑出血量少，或未迫入脑室，未影响脑干网状结构功能，无明显意识障碍，以头痛、呕吐发病，表现为偏瘫、偏身感觉障碍等局灶神经体征时，可按照中经络辨证。脑出血量大，或迫入脑室，或影响脑干网状结构功能，或累及下丘脑，意识障碍明显，呈昏迷状态，伴体温升高、脉搏有力、面色潮红、血压升高、有抽搐、鼾声者，可按中脏腑闭证辨证。若病情危急，呼吸不规则、血压下降、脉搏微弱、大汗淋漓、二便失禁时，则按脱证辨证治疗。

**2. 活血化瘀法的应用**　活血化瘀法是否适用于脑出血急性期的治疗，历来有争议。研究表明，活血化瘀法应用于脑出血急性期可以提高疗效，有利神经功能恢复，符合中医离经之血即为瘀血和治血必先以祛瘀为要的理论。目前问题主要集中在活血化瘀法应用的时间窗、药物的选择以及药物剂型、用量。张学文教授认为在脑出血急性期及时、适当使用活血化瘀药物是十分必要而且有益的。一般在辨证用药基础上加三七3～6g，花蕊石15g，川牛膝15g，丹参15～18g。

**3. 开窍药物的应用**　颜德馨教授认为，中风的发生虽在顷刻之间，然气血逆乱起源于最初的气血失调，继而的气血乖违。神昏而烦躁者常投安宫牛黄丸，神昏而抽搐者用紫雪丹，神昏而惊惕者用至宝丹，"三宝"为常备之抢救用药，能体现降火泄热、息风潜阳、开闭宣窍的综合救治方案，用药得力，抢救及时，成功率可明显提高。

【预防调护】

脑出血预防的关键在于积极防治高血压。平素有高血压病的老年人，若突发半身不遂、口眼歪斜、言语謇涩，伴有剧烈头痛、呕吐者，应重视有脑出血的可能。未病之时，应改变不健康的生活方式；日常生活中注意调情志、慎起居、节饮食，以防止卒中和复中。既病之后，应加强护理，遇中脏腑昏迷时，须密切观察病情变化，注意面色、呼吸、汗出等变化，以防由闭向脱转化；加强口腔护理；恢复期要加强偏瘫肢体的功能锻炼；长期卧床者，防止发生褥疮。

【名医验案】

关某，女，65 岁。主诉及病史：以突然昏仆、右半身不遂、失语 3 天入院。起病急骤，发热，昏迷，右半身不遂，失语，口唇干，舌痿苔薄黄腻，脉滑数有力。入院查：昏迷，体温 38.5℃，血压 150/90mmHg，右偏瘫为完全性弛缓性瘫痪，右侧肌张力低，腱反射低，并可引出病理反射。腰穿脑脊液为血性，压力为 270mmHg。西医诊断为脑出血，合并肺部感染。辨证属中脏闭脱，以阳闭为主。治宜化痰通腑，清心开窍。

处方：全瓜蒌 30g，胆南星 10g，天竺黄 10g，生大黄 10g，芒硝 6g（分冲），菖蒲 10g，郁金 10g。

二诊：上方服 7 剂，同时采用清开灵 40mL 兑入 10% 葡萄糖液 500mL 中静脉滴注，抗生素控制感染等，患者仍昏迷，颈强直，牙关紧，但身热已退，大便已通。舌质红，苔薄黄干腻，脉细弦滑数。改用育阴息风化痰之剂。

处方：生地黄 12g，玄参 12g，牡蛎 30g（先煎），夏枯草 15g，钩藤 30g，菊花 10g，天竺黄 6g，胆南星 10g。

三诊：上方连服 3 剂，并服牛黄清心丸，每次 1 丸，日两次（鼻饲），于昏迷 12 天后神志转清。以后又用育阴益气、活血通络之剂治疗 1 个月，遗留有右侧轻偏瘫，可以扶杖步行，言语不清而出院。

**按语**：中风为本虚标实之症，在本为肝肾亏损、气血不足，在标为痰瘀内阻、风火相煽。此例患者为中风急性期，以标实为主。中焦被痰热湿邪阻滞，不能升清降浊，影响气血运行布达，对半身不遂康复极为不利。考前人治中风用三化汤（厚朴、枳实、大黄、羌活）通腑泻热，除滞降痰，方用化痰通腑饮加减化裁。度过急性期，痰浊实邪已祛，本虚之象渐显，或气虚血瘀，或肝阳上亢，或虚风内动，抓住病机之本，运用平肝息风、益气活血等法而善后调理。

[董建华. 中国现代名中医医案精粹（第 2 集）. 北京：人民卫生出版社，2010]

# 第三节　阿尔茨海默病

阿尔茨海默病（Alzheimer's disease，AD），是一种持续性高级神经功能活动障碍，临床特点为起病隐匿，逐渐出现记忆减退、认知功能障碍、行为异常和社交障碍，病情进行性加重，患者往往 2~3 年内丧失独立生活能力，10~20 年左右因并发症而死亡。AD 是老年人最常见的神经系统退行性疾病之一，也是老年期痴呆中最重要的类型。

本病多属于"痴呆"范畴，与"善忘""郁证""癫疾"等相关。

【病理机制】

一般认为本病的病因与遗传、重金属污染等环境因素、年龄增长、吸烟、文化程度低、神经毒性损伤、自由基损伤、血小板活化、雌激素水平低下和免疫功能缺陷等因素有关。

本病的主要病理学特征为老年斑、神经纤维缠结和神经元丢失，目前 AD 主流的发病机制学说包括：

**1. Aβ 毒性**　Aβ 衍生于淀粉样前体蛋白，在高浓度时，对已分化、成熟的神经元有毒性作用，可以引起神经纤维退行性病变。

**2. 微管相关蛋白 tau 异常**　tau 蛋白是微管相关蛋白的主要成分，具有合成和稳定神经元细胞、骨骼的作用。若 tau 蛋白被异常磷酸化和（或）被异常糖基化，则极易形成双螺旋纤维丝，进而形成神经原纤维缠结，导致 AD。

**3. 载脂蛋白基因多态性**　载脂蛋白作为血浆脂蛋白的一种重要成分，具有三个等位基因，能产生三个等位体 $E_2$、$E_3$、$E_4$。Apo $E_4$ 基因携带者是散发性 AD 的高危群人，随着 $E_4$ 量的增加，患者有发病提早和生存期缩短的趋势。而 Apo $E_2$ 等位基因则可能对本病有保护作用。

**4. 早老素基因突变**　越来越多的证据表明，早发性的、病程较为急进的 AD 与 14 号染色体的早老素 1（presenilin 1，PS1）的跨膜蛋白基因突变相关，参与 Notch、Wnt 等信息传导途径的调节，促进 Aβ 的沉积、损伤线粒体引起氧化应激和钙稳态失调，使神经细胞更易凋亡。早老素 2（presenilin 2，PS2）的基因突变则与德国家系的家族性 AD 相关。

**5. 胆碱能损伤**　在患者大脑皮质和海马中，胆碱酯酶转移酶（choline acetyltransferase，ChAT）和 Ach 显著减少，而应用胆碱酯酶抑制剂治疗 AD 经临床试验证实具有长期稳定的效果。

【病因病机】

本病多因先天不足或年老体虚或后天失养，以及感受六淫邪气、七情内伤、饮食劳倦等，导致髓海不足，终致神机失用而成痴呆。基本病机为髓海不足，神机失用。

本病病位在脑，与心、肝、脾、肾相关，尤与肾关系密切。脑为元神之府，老年人肾中精气不足，不能生髓，髓海不充，髓减脑消，则记忆衰退，不慧失聪；同时，年老之人脏腑功能减退，出现心血亏虚、肝血不足、脾不生血等，导致气血不足，脑髓失养。

病理因素主要为痰、瘀、火、毒。痰浊、瘀血、火扰、毒损等病邪留滞脑络，脑络不通，导致神机失用。病理性质多为本虚标实，本虚为脾肾亏虚、气血不足，标实为痰、瘀、火、毒内阻于脑，虚实之间常相互转化。实证的痰浊、瘀血、火毒日久，损伤心、脾、肝、肾，则转化为虚证；正虚日久，气血亏乏，脏腑功能受累，气血运行失常，或积湿为痰，或滞留为瘀，又可因虚致实，虚实兼夹而成难治之候。

【诊断要点】

AD 通常隐匿起病，持续进行性发展，主要表现为认知功能减退和非认知性神经精神症状。疾病早期症状较轻，首发症状为记忆力减退，语言功能逐步受损，出现语言贫乏、找词困难；疾病中期会逐渐出现认知功能减退，表现为在熟悉的环境里迷路，对日常生活和常识的理解与判断力发生障碍，计算力下降，抽象思维障碍，逻辑推理能力下降，出现命名性失语；疾病晚期，患者判断力、认知力完全丧失，性格发生改变，往往变得主观、固执、孤僻等。随着痴呆加重，还可出现多疑、迫害妄想、幻觉等精神症状。此外，终末期患者可并发全身系统疾病，如肺部及尿路感染、压疮以及全身性衰竭症状等，最终因并发症而死亡。

通过临床特点结合相关检查，应排除肿瘤、硬脑膜下血肿、脑积水、脑脓肿、脑梗死等所致痴呆。

**【辨证论治】**

**1. 辨证要点**

（1）**辨虚实**　本病乃本虚标实之证，临床上以虚实夹杂者多见。辨证时要分清虚实。虚者以神气不足、面色失荣、形体消瘦、言行迟缓为特征，结合舌脉、兼症可分辨气血、肾精亏虚之不同；实者除见记忆、智能减退，反应迟钝外，还可见痰浊、瘀血、风火等邪实引起的相应表现。虚实夹杂者因病程较长，病情顽固，因而需注意病机属性。

（2）**辨脏腑**　本病病位主要在脑，与心、肝、脾、肾相关。若年老体弱、头晕目眩、记忆减退、神情呆滞、腰膝酸软、步履艰难，为病在脑、肾；若兼见双目无神、筋惕肉瞤、爪甲无华，为病在脑、肝、肾；若兼见神疲懒言、食少纳呆、流涎、四肢不温、五更泄泻，则病在脑、脾、肾；若兼见心烦多梦、五心烦热，为病在脑、心、肾。

**2. 治疗原则**　虚者补之，实者泻之。开郁逐痰、活血通窍、平肝泻火治其标，补虚扶正、充髓补脑治其本，是其治疗大法。实证当视其气郁、痰浊、血瘀、火热的侧重点，分别予疏肝解郁、化痰开窍、活血化瘀、平肝清火，以冀气行血活，窍开神醒。补虚扶正，充髓补脑，尤重补益脾肾、精血。对脾肾不足、髓海空虚之证，宜培补先天、后天，以冀脑髓得充，化源得滋，可用血肉有情之品以填精补血。另外，移情易性，智力和功能训练与锻炼亦不可轻视。

**3. 证治分类**

（1）**髓海不足证**

症状：表情呆滞，行动迟缓，记忆减退，词不达意，行为幼稚，忽哭忽笑，懒惰思卧，静默寡言，常伴头晕耳鸣，发稀齿槁，腰膝酸软，步履艰难。舌瘦色淡，苔薄白，脉沉细弱。

证候分析：肾主骨生髓，年高体弱，肾精渐亏，脑髓失充，故神情呆滞，行动迟缓，反应迟钝，记忆减退；肾开窍于耳，其华在发，肾精不足，故头晕耳鸣，发枯易脱；腰为肾之府，肾主骨，精亏髓少，故腰膝酸软，步履艰难；齿为骨之余，故齿枯早脱；舌瘦色淡，苔薄白，脉沉细弱为精亏之象。

治法：补肾益髓，填精养神。

代表方：七福饮加减。

常用药：熟地滋阴补肾；鹿角胶、龟板胶、阿胶、紫河车、猪骨髓补肾填精；当归养血补肝；人参、白术、炙甘草益气健脾；远志宣窍化痰。

肝肾阴虚，年老智能减退，腰膝酸软，头晕耳鸣者，去人参、白术、紫河车、鹿角胶，加怀牛膝、生地、枸杞子、女贞子、制首乌；兼肾阳亏虚，见面白无华、形寒肢冷、口中流涎、舌淡者，加熟附片、巴戟天、益智仁、仙灵脾、肉苁蓉等；兼言行不一、心烦溲赤、舌红苔少、脉弦细数者，是肾阴不足、水不制火而心火妄亢，可用知柏地黄丸加丹参、莲子心、菖蒲等清心宣窍；舌红苔黄腻者，是为痰热内蕴、干扰心窍，可合用清心滚痰丸。

（2）**脾肾两虚证**

症状：表情呆滞，沉默寡言，记忆减退，言语含糊，词不达意，伴腰膝酸软，肌肉萎缩，食少纳呆，少气懒言，口涎外溢，或四肢不温，五更泄泻，腹痛喜按。舌淡白，舌体胖大，边有齿痕，苔白，脉沉细弱，双尺尤甚。

证候分析：脾虚气血生化乏源，气血不足，神明失养，故神情呆滞，神思恍惚；脾虚无力运化，气虚则少气懒言，神疲乏力；脾主四肢肌肉，脾虚无以濡养，故肌肉萎缩；脾气不足，胃气亦弱，故纳呆食少；脾气亏虚，水湿不化，加之肾虚不固，故五更泄泻；舌体胖大，边有齿痕为脾虚不能运化水湿之象；脉细弱为气虚精亏，脉道失充之象。

治法：补肾健脾，益气生精。

代表方：还少丹加减。

常用药：熟地、枸杞子、山萸肉滋阴补肾；肉苁蓉、巴戟天、小茴香助命火，补肾气；杜仲、怀牛膝、楮实子补益肝肾；茯苓、山药、大枣益气健脾；五味子、远志、石菖蒲宣窍安神。

肌肉萎缩，气短乏力较甚者，加紫河车、阿胶、续断、首乌、黄芪等补气益肾；食少纳呆，头重如裹，时吐痰涎，头晕时作，苔腻者，酌减滋肾之品，加陈皮、半夏、生苡仁、白蔻仁等健脾化湿和胃；纳食减少，脘痞，舌红少苔者，去肉苁蓉、巴戟天、小茴香，加天花粉、玉竹、麦冬、石斛、生谷芽、生麦芽等行气消食，养阴生津；伴腰膝酸软，两颧潮红，潮热盗汗，耳鸣如蝉，舌红苔少，脉弦细数者，为肝肾阴虚，改用知柏地黄丸，佐以潜阳息风之品；脾肾阳虚者，用金匮肾气丸加干姜、黄芪、白豆蔻等。

（3）痰浊蒙窍证

症状：表情呆钝，智力衰退，哭笑无常，喃喃自语，或终日无语，呆若木鸡，伴见不思饮食，口多涎沫，脘腹胀痛，痞满不适，头重如裹，纳呆呕恶。舌质淡，苔白腻，脉滑。

证候分析：痰浊壅盛，上蒙清窍，脑髓失聪，神机失运，故表情呆钝，智力衰退，呆若木鸡等症；痰浊中阻，中焦气机不畅，脾胃受纳运化失司，故脘腹胀痛，痞满不适，纳呆呕恶；痰阻气机，清阳失展，故头重如裹；口多涎沫，舌苔白腻，脉滑均为痰浊壅盛之象。

治法：豁痰开窍，健脾化浊。

代表方：涤痰汤加减。

常用药：半夏、陈皮、茯苓、枳实、竹茹理气化痰，和胃降逆；制南星去胶结之顽痰；石菖蒲、远志、郁金开窍化浊。

脾虚明显者，加党参、白术、麦芽、砂仁等健脾理气；头重如裹，哭笑无常，喃喃自语，口多涎沫者，重用陈皮、半夏、制南星，并加莱菔子、全瓜蒌、浙贝母等化痰之品；痰浊化热，干扰清窍，舌红，苔黄腻，脉滑数者，将制南星改为胆南星，并加瓜蒌、栀子、黄芩、天竺黄、竹沥清热化痰；伴肝郁化火，灼伤肝血心液，症见心烦躁动，言语颠倒，歌笑不休，甚至反喜污秽，或喜食炭灰，宜用转呆汤加味；属风痰瘀阻，症见眩晕或头痛，失眠或嗜睡，或肢体麻木，或肢体无力或僵直，脉弦滑者，可用半夏白术天麻汤。

（4）瘀血内阻证

症状：表情迟钝，言语不利，健忘善怒，思维异常，行为古怪，伴肌肤甲错，口干不欲饮，两目晦暗，双目呆视。舌紫暗，或见瘀斑瘀点，苔薄白，脉细涩或迟。

证候分析：瘀阻脑络，脑髓失养，神机失用，故见表情迟钝，言语不利，善忘，思维异常，行为古怪等痴呆症状；瘀血内阻，气血运行不利，肌肤失养，故肌肤甲错，面色黧黑，甚至唇甲紫暗，口干不欲饮；舌质暗或瘀斑瘀点，脉细涩均为瘀血之象。

治法：活血化瘀，开窍醒脑。

代表方：通窍活血汤加减。

常用药：麝香芳香开窍，活血散结通络；当归、桃仁、红花、赤芍、川芎、丹参活血化瘀；葱白、生姜合菖蒲、郁金通阳宣窍。

气虚血瘀为主者，宜补阳还五汤加减；气滞血瘀为主者，宜用血府逐瘀汤加减；气血不足，加党参、黄芪、熟地、当归益气补血；久病血瘀化热，肝胃火逆，症见头痛、呕恶等，应加钩藤、菊花、夏枯草、丹皮、栀子、生地、竹茹等清肝和胃。

（5）心肝火旺证

症状：健忘颠倒，心烦易怒，口苦目干，头晕头痛，筋惕肉瞤，或咽干口燥，口臭口疮，尿赤便干或面红微赤，口气臭秽，烦躁不安甚至狂躁。舌质暗红，苔黄或黄腻，脉弦滑或弦细而数。

证候分析：心肝火旺，扰乱神明，则健忘颠倒；肝阳上亢，则头晕头痛，心烦易怒，口苦目干；尿赤便干、口臭、口疮为热毒内盛之象。

治法：清心平肝，安神定志。

代表方：天麻钩藤饮。

常用药：天麻、钩藤、石决明、龟甲、夜交藤、珍珠粉、川牛膝平肝潜阳；黄芩、黄连、栀子、茯神清心解毒；芦荟、玄参通腑泄热。

口齿不清去玄参，加石菖蒲、郁金；热结便秘加酒大黄、枳实、厚朴通腑泄热；失眠多梦，加莲子心、酸枣仁、合欢皮养心安神；痰热壅盛加天竺黄、郁金、胆南星清热化痰。

（6）毒损脑络证

症状：迷蒙昏睡，不识人物，神呆遗尿，或二便失禁，或躁扰不宁，甚至狂越，谵语妄言，或身体蜷缩，肢体僵硬，或颤动。舌红绛，苔黏腻浊，或腐秽厚积，脉数。

证候分析：痰热瘀毒壅盛，损伤脑络，故迷蒙昏睡，不识人物；脾肾虚极，则神呆遗尿，或二便失禁；火扰毒盛，形神失控，故躁扰不宁，甚至狂越，谵语妄言；阴虚内热，虚极生风，则肢体僵硬，或颤动。舌苔黏腻浊或腐秽厚积为浊毒郁积之象。

治法：清热解毒，通络达邪。

代表方：黄连解毒汤。

常用药：黄连、黄芩、黄柏、栀子、熊胆粉清热解毒。

热毒较盛，可合用安宫牛黄丸清热开窍，通络达邪；痰热之邪内蕴日久，结为浊毒，应用大剂量清热解毒之品配合涤痰之药，如天竺黄、石菖蒲、郁金、胆南星清热化痰；热结便秘，加大黄、枳实、厚朴通腑泄热；热毒入营，神智错乱，加生地黄、玄参、水牛角粉或羚羊角粉、牡丹皮、全蝎、蜈蚣等凉营解毒，化瘀通络。

【西医治疗】

目前尚没有阻止或逆转 AD 病理改变的特殊治疗，但不少综合治疗方法可能减轻病情和延缓发展。

**1. 药物治疗**　（1）改善认知功能：①胆碱能制剂：用于改善认知功能，如多奈哌齐、利斯的明、石杉碱甲等。②NMDA 受体拮抗剂：美金刚能够拮抗 N-甲基-D-门冬氨酸（NMDA）受体，调节谷氨酸活性，用于治疗中重度 AD。③脑代谢赋活剂：如吡拉西坦、茴拉西坦、奥拉西坦等。（2）控制精神症状：淡漠和意志缺失患者可选用哌甲酯（利他林）治疗。抑郁症患者可晚间服用阿米替林、丙咪嗪，也可选择氟西汀、帕罗西汀、舍曲林等 SSRI 抗抑郁药物。出现躁动和精神错乱症状时，可选用短效苯二氮卓类药物如劳拉西泮，或使用氟哌啶醇、利培酮、奥氮平、喹硫平等。这些药物使用原则是：低剂量起始，缓慢增量，增量间隔时间稍长，尽量使用最小有效剂量，治疗个体化，注意药物间的相互作用。

**3. 支持治疗** 注意饮食、营养、水和电解质平衡，鼓励患者适当的活动和锻炼，辅以物理疗法。生活自理能力严重减退，特别是长期卧床者，营养的摄入，心、肺、肾功能及水电解质平衡的维持、高凝状态的纠正等更为重要，并需积极控制感染，如肺部感染、泌尿系统感染、褥疮等。

**4. 对症治疗** 若患者有其他疾病，如高血压、糖尿病、心脏病、癫痫发作等，应适当给予降压、降血糖、抗癫痫等治疗。

【综合治疗】

**1. 高压氧疗法** 用于血压平稳的老年痴呆症患者。每次 60~90min，15 天为 1 疗程。另外，根据病情还可用超声波、脉冲电疗、超高频电疗、光疗法、磁疗法等。

**2. 穴位注射疗法** 以脑萎缩为主的患者可选哑门、双侧风池、肾俞等。用当归注射液或维生素 $B_{12}$ 注射液，每次每穴注射 1mL，隔日 1 次，15~20 次为 1 疗程。伴有肢体活动障碍或偏瘫的，上肢选外关、曲池、手三里、肩髃穴等，下肢选环跳、阳陵泉、足三里、三阴交等。用当归注射液或维生素 $B_{12}$ 注射液、维生素 $B_1$ 注射液，每次每穴注射 1mL，每次或隔天 1 次，15~20 次为 1 疗程。

**3. 心理疗法** 老年痴呆症患者常表现为精神紧张、情绪急躁或抑郁等，心理疗法借助语言、行为等手段对患者进行帮助教育，通常有语言开导法、精神转移法、暗示疗法、宁心静坐法等，可使患者全身放松，经脉通畅，气血周流，阴阳协调，调动体内的免疫功能，增强战胜疾病的信心，以利于疾病的康复。

【临证备要】

**1. 毒损脑络与 AD** 王永炎院士提出的毒损脑络理论，将毒邪和络病作为研究中风后痴呆的切入点。毒损脑络病机被认为是痴呆（包括 AD 和 VD）发生发展的关键，贯穿于整个痴呆的病理演变过程。该理论认为衰老或老年疾病等原因导致脑络硬化或粥样斑块产生，阻滞脑络气血运行，导致脑部供氧不足，功能障碍；脑络失养进一步致气血逆乱，痰瘀阻滞脑络，神机受损；其他疾病日久也会产生毒邪，损伤脑络。上述原因单独或同时损伤脑络，致使记忆和认知功能障碍，进而演变成痴呆。因此其治疗不应局限于补肾填髓、益气养血等"扶正"方法，以清除过度生成的有害物质为目的的"解毒"法在 AD 治疗中越来越受到重视，其中以黄连解毒汤为代表方。

**2. 从肾虚髓减、痰凝血瘀论治 AD** 人到老年肾气亏虚，蒸腾气化作用失常，津液不能蒸化而为痰浊，或肾精亏虚，阴虚火动，灼津为痰。痰瘀相关，血瘀可阻滞气机，气失调达，水津代谢失常可加重痰浊；反之，痰浊之邪内停，阻于脉道，血流受阻，脉络失畅，瘀血渐剧。唐容川在《血证论》中曰："血积日久，亦能化为痰水，须知痰水之壅皆为瘀血使然，但去瘀血则痰水自消。"因此，痴呆以本虚标实为特征，其本虚在于肾的精气不足，髓海亏虚，清阳不升；标实在于痰浊、瘀血蒙蔽脑窍，闭阻脑络。由于其与增龄密切相关，一方面肾虚为主的脏腑功能失调可导致痰浊、瘀血等的产生，即因虚致实；另一方面，痰瘀为患又可影响气血津液的化生和运行，致本虚更甚，所谓因实而致虚。两者互为因果，形成恶性循环，以致病程缠绵，见症多端。

【预防调护】

精神调摄、智能训练、调节饮食起居既是本病预防措施，又是治疗的重要环节。平素应生活规律，饮食清淡，少食肥甘厚腻，多食补肾益精之品，如核桃、黑芝麻、山药等，并戒烟戒酒。对于轻症患者，要耐心和蔼，督促其尽量料理自己的日常生活，细致地指导其进行智能训练，多参加社会活动，适应环境。对重症患者，应按要求给予生活照顾，帮助其搞好个人卫生，防止褥疮和感染，防止患者自伤或伤人。平时生活中要注意调节情志，避免七情内伤。防止跌倒和药物、有害气体中毒等。

【名医验案】

吴某，男，72岁，患高血压、动脉硬化已20余年，经治疗近1年血压已恢复正常，但头晕加重，记忆力锐减，常有四肢颤抖，活动不便，反应迟钝，呆滞少语，有时外出不识归途，理解、判断、计算等智力活动能力全面下降。CT检查提示脑萎缩、脑室扩大、脑裂增宽。面色晦暗，老年斑累累，舌质紫，脉细涩。属瘀阻清窍，凝滞脑气。用活血通窍法。

处方：天麻9g，桃仁9g，红花9g，赤芍9g，川芎9g，郁金9g，远志9g，菖蒲9g，通天草9g，丹参30g，桔梗6g，水蛭2g（研粉吞）。每日1剂。

坚持服药3个月，症状逐渐改善，继用丹参、赤芍泡茶饮用，吞服水蛭粉（装胶囊），半年后能辅导孙儿做数学作业。

按语：本例由于气血不畅、凝滞脑气、瘀阻清窍，故见头晕、呆滞少语、面色晦暗，舌质紫，脉细涩等，即王清任所谓"乃气血凝滞脑气，与脏腑气不接，如同做梦一样"。颜老习用通窍活血汤加减，药用桃仁、红花、丹参、赤芍、川芎等。患者神志淡漠，故加入菖蒲、远志开窍醒脑。此类病忌补，补则壅，应疏通脉道，推陈致新，常于方中加水蛭一味，以其味咸入肝经血分，其性与瘀血相感召，破瘀而不伤气血，常用量为1.5~3g，加入同煎或研粉吞，并辅以通天草，轻清上逸，引药入脑，颇有收获。研究已证实活血化瘀能提高神经元的代谢机能，减少星状细胞水肿，增加脑血流量，对改善脑功能十分有益。因此无论辨为何型，均可适当加用活血化瘀药以提高疗效。

（颜德馨. 颜德馨诊治疑难病秘笈. 上海：文汇出版社，1997）

# 第四节　帕金森病

帕金森病（Parkinson's disease，PD）又称震颤麻痹（paralysis agitans），是锥体外系功能紊乱引起的神经系统退行性疾病。多发于中老年人。临床表现以静止性震颤、动作迟缓、肌强直以及姿势步态异常等运动性症状为主，可伴有嗅觉丧失、精神障碍、睡眠障碍、认知障碍、便秘、尿频、流涎等非运动症状。随着人口老龄化，本病发病率逐年攀升，已经成为引起功能障碍、致残误工、增加社会经济负担和影响人类生活质量的重要原因。

本病多属于"颤证"范畴，与"振掉""痉病"等相关。

【病理机制】

本病的病因迄今尚未明确，可能与多种因素相互作用有关。年龄老化是帕金森病的一个促发因素。此外，遗传、环境因素、神经毒性作用、个体易感性、自由基和氧化应激是较为公认的病因。

本病基本病理特征是：①中脑黑质致密带含色素的多巴胺能神经元变性脱失；②残存的神经元内含有路易小体，为PD的病理标志；③星形和小胶质细胞增多。

生理情况下，黑质产生、储存并释放经由黑质纹状体环路输送的多巴胺乙酰胆碱神经递质处于动态平衡状态。PD患者黑质细胞减少，多巴胺能神经元变性、缺失，使纹状体失去抑制作用，以致乙酰胆碱兴奋性相对亢进，破坏了多巴胺乙酰胆碱的这种平衡状态，导致震颤麻痹等一系列症状的出现，从而发为本病。

【病因病机】

本病多与年老体虚有关，病情逐渐加重，发病缓慢。病因以内因为主，包括年老体衰、情志失调、饮食不节、劳逸失度等。主要病机为肝风内动、筋脉失养。

本病病位在筋脉，与肝、肾、脾三脏密切相关。肝主筋，为风木之脏，肝风内动，筋脉不能自主，随风而动，牵动肢体及头颈颤动；肝肾同源，若水不涵木，肝肾交亏，肾虚髓减，脑髓不充，下虚则高摇；脾胃受损，痰湿内生，土不栽木，亦致风木内动。病理性质为本虚标实，以肝肾亏虚、气血阴精不足为发病之本，风、火、痰、瘀为发病之标。本标可单独为病，也可相兼为病，临床多虚实夹杂。

【诊断要点】

本病主要发生于中老年人，起病缓慢，逐渐进展。临床表现为运动迟缓、静止性震颤、肌强直及姿势平衡障碍（非原发性视觉，前庭、小脑或本体感觉障碍造成）。首发症状可以是震颤，也可以是运动迟缓或强直。常从一侧上肢或上下肢起病，经过一段时间后扩展到另一侧，先发病一侧肢体症状重于对侧，少部分可以下肢起病。对左旋多巴的治疗反应（70%～100%）良好，有助于PD的诊断。临床诊断必须具备运动减少，至少具备肌肉强直、静止性震颤、姿势不良中的一项，同时排除脑卒中、脑损伤、脑炎及药物造成的继发性帕金森综合征等。

根据影像学检查，本病可与小脑性震颤、特发性震颤、帕金森综合症相鉴别。

【辨证论治】

**1. 辨证要点**　本病多为本虚标实之证，气血阴精亏虚为本，风、火、痰、瘀留滞筋脉为标，因此重在辨标本虚实。一般震颤较剧，肢体僵硬，烦躁不宁，遇郁怒而发，多为实证，当辨痰湿内蕴、火热内扰、瘀血阻络之偏盛；颤抖无力，缠绵难愈，腰膝酸软，体瘦眩晕，遇烦劳而加重，多为虚证，须辨明肝肾阴阳气血之不足。病久虚实夹杂者，又需细辨其主次轻重。

**2. 治疗原则**　急则治标，缓则治本，补虚泻实，攻补兼施。初期本虚不显，见风火相煽，痰热壅阻，治标以清热、化痰、熄风、活血为主；病程长，年老体弱，肝肾亏虚，气血不足，治本补虚宜滋补肝肾，益气养血，调补阴阳。震颤日久，息风通络可增强疗效，如加入虫类药以加强其搜风通络、息风止痉之效。平素中老年人宜重视补益肝肾。

**3. 证治分类**

（1）痰热风动证

症状：神呆懒动，形体稍胖，头胸前倾，头或肢体颤振尚能自制，活动缓慢，胸脘痞满，口干或多汗，头晕或头沉，咯痰色黄，小便短赤，大便秘结或数日不行。舌质红或黯红，舌苔黄或黄腻，脉象细数或弦滑。

证候分析：年老体弱，肺脾肾功能失调，水液不循常道，痰湿内生，蒙蔽清阳，故胸脘痞满，头晕或头沉；积痰日久化热，热极生风，故四肢震颤；内热则口干或多汗，痰色黄，小便短赤，大便秘结；舌红苔黄或黄腻，脉象细数或弦滑皆为痰热动风之候。

治法：清热化痰，平肝息风。

代表方：导痰汤合羚角钩藤汤加减。

常用药：半夏、胆南星、竹茹、川贝母、黄芩清热化痰；羚羊角、桑叶、钩藤、菊花平肝息风止颤；生地、生白芍、甘草育阴清热，缓急止颤；橘红、茯苓、枳实健脾理气。

痰湿内聚，见胸闷恶心、咯吐痰涎、苔厚腻、脉滑者，加煨皂角、白芥子燥湿豁痰；震颤较重，加珍珠母、生石决明、全蝎平肝潜阳；痰热明显，加全瓜蒌、竹茹清热化痰；胸闷、纳呆，加苍术、佩兰、焦三仙燥湿健脾；肌肤麻木不仁，加地龙、丝瓜络、鸡血藤通经活络；肢体拘急明显，加白芍、木瓜敛阴柔肝，舒筋活络；肢体僵硬失灵，加蜈蚣、鸡血藤息风镇痉，通经活络。

（2）气血两虚证

症状：神呆懒言，面色苍白或萎黄，肢体颤振或头摇日久，震颤程度重，项背僵直或肢体拘痉，活动减少，步态不稳，气短乏力，头晕眼花，自汗，动则尤甚。舌体胖，舌边有齿痕，舌苔薄白或白腻，脉细无力或沉细。

证候分析：久病失调、思虑过度伤及脾气，致中气不足、精血不生，不能荣于四末，则肢体震颤，缠绵不愈；气血不能上荣，则神呆懒言，面色苍白，头晕眼花，神疲乏力；舌淡胖伴齿痕，苔白，脉细无力均为气血不足之象。

治法：益气养血，活血息风。

代表法：人参养荣汤加减。

常用药：熟地黄、当归、白芍、人参、白术、茯苓、炙甘草健脾益气养血；肉桂温阳，鼓舞气血生长；天麻、钩藤、珍珠母平肝息风止颤；五味子、远志养心安神。

气虚运化无力，湿聚成痰，加半夏、白芥子、胆南星化痰通络止颤；血虚心神失养，心悸，失眠，健忘，加炒枣仁、柏子仁养心安神；气虚血滞，肢体颤抖，疼痛麻木，加鸡血藤、丹参、桃仁、红花以活血通络；失眠者，加酸枣仁、远志宁心安神；便秘者，加苁蓉、当归养血润燥；夹痰热者，加胆南星、竹沥清热化痰。

（3）肝肾不足证

症状：表情呆板，肢体或头颤日久，震颤幅度大，或肢体拘痉，活动笨拙，上肢协调不能，言语謇涩，或智力减退，形体消瘦，头晕耳鸣，失眠多梦，或头痛盗汗，急躁时颤振加重，腰酸腿笨，小便频数，大便秘结。舌体瘦小，舌质黯红，苔少或剥苔或微黄，脉细弦或细数。

证候分析：久病或年老体虚，肾精匮乏，脑髓不足，神机失养，故表情呆板，言语謇涩，或智力减退，头晕耳鸣，失眠多梦；水不涵木，筋脉肢体失于濡润，故四肢震颤或，拘急强直，头摇颤；肾精不足，则腰膝酸软，肢体笨拙；舌体瘦小，舌质黯红，苔少或剥或微黄，脉细弦或细数皆为肝肾阴虚之候。

治法：填精补髓，育阴息风。

代表方：龟鹿二仙膏合大定风珠加减。

常用药：龟板、鳖甲、生牡蛎、钩藤、鸡子黄、阿胶育阴潜阳，平肝息风；枸杞子、鹿角、熟地黄、白芍、生地黄、麦冬补益肝肾，滋阴养血润燥；人参、山药、茯苓健脾益气，化生气血；五味子、炙甘草酸甘化阴以安神。

若肝风甚，肢体颤抖、眩晕较著，加天麻、全蝎、石决明息风止痉；阴虚火旺，兼五心烦热、躁动失眠，便秘溲赤，加黄柏、知母、丹皮、元参滋阴降火；肢体麻木，拘急强直，加木瓜、僵蚕、地龙，重用白芍、甘草舒筋活络；肝阴不足明显者，加枸杞子，重用白芍养阴柔肝；肾虚腰膝酸软明显者，加杜仲、桑寄生补肝肾，强筋骨；失眠烦躁者，加百合、生龙骨宁心镇静；偏于虚热者，加知母、黄柏滋阴降火；伴阳虚者，加巴戟天、山茱萸温肾壮阳。

（4）阳气虚衰证

症状：头摇肢颤，筋脉拘挛，畏寒肢冷，四肢麻木，心悸懒言，动则气短，自汗，小便清长或自遗，大便溏。舌质淡，舌苔薄白，脉沉迟无力。

证候分析：久病失治误治，肾阳衰微，失于温煦，筋脉不用，故头摇肢颤，筋脉拘挛，畏寒肢冷，四肢麻木；肾阳不足，固摄无力，故小便清长或自遗，大便溏；故心阳不振，心悸懒言，动则气短，自汗；舌质淡，舌苔薄白，脉沉迟无力皆为肾阳亏虚之候。

治法：补肾助阳，温煦筋脉。

代表方：地黄饮子加减。

常用药：附子、肉桂、巴戟天温补肾阳；山萸肉、熟地黄补肾填精；党参、白术、茯苓、生姜补气健脾；白芍、甘草缓急止颤。

大便稀溏者，加干姜、肉豆蔻温中健脾；心悸者，加远志、柏子仁养心安神。

【西医治疗】

帕金森病以药物治疗为主，同时辅以康复治疗、心理治疗、外科手术等。

**1. 药物治疗**　①多巴胺替代疗法：如左旋多巴、复方左旋多巴，是目前最有效的抗帕金森病药物。②抗胆碱能药物：如苯海索、东莨菪碱。③多巴胺受体激动剂：包括麦角碱和非麦角碱两类，前者如溴隐亭，后者如罗匹尼罗，一般与左旋多巴合用。④B 型单胺氧化酶抑制剂（MAOB-1）：如左旋司来吉兰。⑤儿茶酚胺-氧位-甲基转移酶抑制剂（COMT-1）：如珂丹。⑥金刚烷胺：适用于轻症患者。

**2. 外科治疗**　利用微电极介导的外科毁损术和脑深部电极刺激术，针对已出现左旋多巴引起的运动障碍者疗效好。脑深部电极丘脑底核刺激术对帕金森病多个症状均有较好效果。手术治疗适宜于各种药物治疗效果欠佳的严重患者，或严重异动症的患者，是适合中晚期患者的治疗手段，通常不作为一般治疗方法。

**3. 体疗训练**　可改善患者症状，提高生活质量，宜在体疗训练医师的指导下选用，包括活动范围训练、行走训练、平衡运动训练。

【综合治疗】

**1. 针灸治疗**　①体针治疗：以合谷、太冲、外关、风池、曲池、阳陵泉、下关、承筋、人中、阴陵泉、丰隆为主穴。每日或隔日针刺 1 次，7 次为 1 疗程，疗程间休息 2~3 日。亦可在上述穴位施电针、激光针、微针等。②头针：选舞蹈震颤控制区域（运动区前方 1.5cm 的平行线）。单侧病变针对侧，双侧病变针两侧。每日针 1 次，15 次为 1 疗程。间隔 3~5 天再行第2 疗程。

**2. 食疗调养**　①天麻炖猪脑：天麻 15g，猪脑 1 个。将猪脑、天麻片洗净后一同放入砂锅内，加入适量清水，文火炖约 1 小时，调味后即可饮用。功效平肝息风。适用于帕金森病肝肾阴虚者。②二豆红枣粥：白扁豆 10g，蚕豆 20g，大枣 5 枚，大米 50g。将白扁豆、蚕豆分别入锅炒香，研末后备用；大米、红枣洗净后入锅熬粥，粥将成时调入二豆粉，煮沸后服用。功效

NOTE

益气养血。适用于帕金森病气血亏虚者。③桑椹桂圆饮：鲜桑椹 50g，鲜桂圆 50g。将桑椹、桂圆洗净后一起捣烂，加入适量纯净水，榨汁饮用即可。功效：滋阴补血。适用于帕金森病阴血亏虚者。

**3. 心理调护** 本病病程长，呈进行性加重，常在情绪紧张、激动或窘迫情况下肢体震颤加重。心理调护通过医护人员和患者家属、朋友娓娓动听的语言来开启患者的心扉，并通过具体的关心、体贴、帮助等措施，建立和保持良好的医患关系，促进稳定情绪，树立抗病的信心。

【临证备要】

**1. 治当权衡标本** 本病与肝、脾、肾三脏相关，总属本虚标实，以肝肾亏虚，气血阴阳的不足为本，风火痰瘀为标。基本治疗大法为培补肝肾，息风通络。震颤较甚，风象显著者，重在平肝息风，治标为先；震颤不甚者，以补虚为要，治本为主。本病标本关系紧密，可单独为病，可相兼为病，也可相互转化。如气虚最后可累及阳虚；痰湿内蕴，日久可化热生火；阴虚不能敛阳时，则会化风。此时应谨守病机，抓住标本缓急，辨证论治。

**2. 酌情使用虫类药** 本病缠绵难愈，属"久病入络"之证，虫类药能搜剔络脉，祛除络脉风邪，善于息风止痉，解毒散结，通络止痛，使脉道通畅，经气运行。

【预防调护】

本病的护理强调以人为本，身心并重，具体措施有：①调节情志：保持心情愉快，避免忧思郁怒。②谨慎起居：避免受风、受热、受潮，生活规律，劳逸适度，减少房事，按时休息，保证充足的睡眠，适度的运动，避免过劳与过逸。③饮食调摄：控制饮食总量，多食用蔬菜、水果和富含酪氨酸的食物；补充优质蛋白质，增强机体抵抗力。但在采取药物治疗的时候，一定要严格控制蛋白质的摄入。④适当运动：适当参加体育锻炼，每天坚持运动两小时。⑤防治结合：本病需要坚持长期调治。对于中毒及颅脑外伤等继发震颤者，应重视原发病治疗。

【名医验案】

孟某，女，63 岁。2012 年 10 月 8 日初诊。患者 4 个月前始无明显诱因出现头部不自主晃动，不自知，症状持续，伴有视物模糊，头晕耳鸣，未行治疗。症状持续不缓解，遂就诊。现患者头部不自主晃动，头晕耳鸣，口干，视物模糊，纳食、夜眠差，多梦易醒，醒后难以再入眠，大便不成形，日一次。既往体健。否认家族遗传病史。查体：血压 135/90mmHg，心肺听诊未及明显异常。舌质红、苔少，脉弦细。予杞菊地黄丸加减。

处方：枸杞 30g，菊花 15g，熟地 20g，生山药 10g，山萸肉 12g，泽泻 10g，云苓 12g，丹皮 12g，知母 12g，炒黄柏 6g，钩藤 10g，龟板 10g，天麻 10g，远志 10g，僵蚕 10g，地龙 10g。6 剂，水煎服。

2012 年 10 月 15 日二诊：服药平妥，头晃动症状减轻，时有耳鸣，视物模糊，口干，纳眠差，大便不成形，小便可。舌质红、苔薄黄，脉弦缓。

处方：上方加天花粉 10g，水煎服，6 剂。

2012 年 10 月 22 日三诊：服药后头部晃动症状减轻，头晕、耳鸣较前改善，仍视物模糊，口干减轻，夜尿频，纳食不佳。夜眠略改善，大便较前成形，日 1~2 次。舌质红、苔薄黄，脉弦细。

处方：枸杞 30g，菊花 15g，熟地 20g，生山药 15g，山萸肉 12g，泽泻 15g，丹皮 15g，炒白蒺藜 15g，沙苑子 15g，益智仁 30g，知母 10g，厚朴 15g，砂仁 6g，茯神 15g，远志 12g，杜仲 10g，僵蚕 10g，地龙 10g。6 剂，水煎服。

**按语：** 颤证是以头部或肢体摇动颤抖，不能自制为主要临床表现的一种病症。浦家柞认为本患者年过五旬，肝肾阴亏，因此治疗更重视补益肝肾，治病求本。方选杞菊地黄丸加减，同时配伍菊花、黄柏、钩藤、天麻、僵蚕、地龙清肝息风，知母、龟板滋阴制阳。二诊头晕减轻，舌苔薄黄示有微热之象，故加花粉清热生津。三诊诸症改善，然视物模糊，故仍应宗前法治疗。患者肾阴亏虚，日久损伤脾肾之阳气，故兼补脾肾之阳，加砂仁健脾和胃，厚朴行气，杜仲温肾缩尿固精，僵蚕、地龙活血化瘀，搜风通络，对于久病入络之颤证，配合补肝肾、滋水涵木之品，可获良效。

（李春红，赵世珂. 名老中医浦家祚临床经验集萃. 济南：山东科学技术出版社，2015）

# 第五节　老年期抑郁症

老年期抑郁症（depression in the elderly）是指发病于 60 岁以后，因持久心境障碍所致的异常情绪状态和精神障碍，是一种功能性精神疾病。其主要临床特征为情绪低落、孤独感、自卑感、焦虑、认知功能障碍、妄想观念、思维、行为迟滞和繁多的躯体不适症状等。本病病程较长，具有缓解和复发倾向，部分病例预后不佳，可发展为难治性抑郁症，在老年精神障碍性疾病中有较高的发病率。

本病多属于"郁病""脏躁""梅核气"范畴。

【病理机制】

本病的病因有遗传因素、生化因素、老化因素和心理社会因素等。早年发病与遗传因素密切相关，较晚发病与生化、老化和心理社会因素关系密切，特别与老年期大脑的退行性变化和频繁遭遇的多种负性生活事件有关。

**1. 遗传因素**　抑郁症与遗传密切相关。家系研究发现，抑郁症患者在一般人群中的患病率为 1%，而在患者一级亲属中终身患病率却为 15%。至于遗传方式及发病机制尚不清楚，有单基因染色体显性遗传、性连锁显性遗传、多因遗传的假说。

**2. 生化因素**　主要指随增龄引起的中枢神经系统生物化学的变化。研究显示，随着年龄增长，脑组织内儿茶酚胺，特别是去甲肾上腺素（NE）活性下降、5-羟色胺（5-HT）、多巴胺（DA）含量减少，乙酰胆碱的功能增强，这都与本病发生发展密切相关。

**3. 老化因素**　主要指老年期特有的生物学改变，如中枢神经系统出现的脑萎缩、神经纤维变性、中枢神经系统递质功能减退、性腺激素和生长激素的降低等，导致老年人信息整合和传导功能减退，调节机体各系统之间的能力和调节与外界环境平衡的能力下降。

**4. 社会心理因素**　指患者一生中的生活遭遇或磨难，特别是老年期不断遇到的新问题和生活事件。如退休所致的失落、空虚、无所适从、焦虑、情绪不稳等一系列心理症状；角色改变所致的寂寞、孤独、无助、被抛弃等负性心理感受；家庭关系改变所致的问题和矛盾；丧偶所致的精神打击；经济问题所致的精神负担；衰老与各种疾病所致的生理与心理功能老化、免疫功能下降等。

上述原因和发病机制往往相互影响，其中老化因素在老年抑郁症发病中具有更为明显的作用，生化因素、心理社会因素也与老化因素密切相关。

【病因病机】

本病的病因有内外之分。外因为情志失调，内因为体质因素，如原本肝旺，或体质素虚，脏气失调，内外因相合，致郁结而发病。其基本病机为气机郁滞。

本病病位在肝，与心、脾、肾关系密切。肝喜条达而主疏泄，与精神情志活动关系密切，长期肝郁不解，肝失疏泄，或横逆犯脾，致肝脾失和；或化火扰心，致心肝火旺；或忧思伤脾，致心脾两虚；或火郁伤阴，肾阴被耗，致阴虚火旺，发为本病。

本病病理性质多为本虚标实，本虚为肝、脾、肾、心亏虚，标实有气、血、痰、火、湿、食之别。本虚和标实常相互影响，致使疾病缠绵难愈，反复发作。一般初起多实中夹虚，日久虚中兼实。初期多表现为肝郁气滞、肝郁化火、气郁痰阻、气滞血瘀，后期则表现为心神失养、心脾两虚、心肾阴虚、肝肾亏损等。

【诊断要点】

本病应做全面的精神检查和必要的量表检测，以明确诊断和判定疾病严重程度。患者于60岁以后缓慢起病，可有一定的诱发因素。患者发作以心境低落为主，与其处境不相称，可以从闷闷不乐到悲痛欲绝，甚至发生木僵，严重者可出现幻觉、妄想等精神病性症状。某些患者的焦虑和运动性激越表现显著。患者症状至少持续2周，且发作频繁。同时患者的抑郁情绪妨碍工作、学习和人际交往等社会功能，往往伴有相应的认知和行为改变。

抑郁量表测评是抑郁症诊断和评价的重要依据，目前被广泛认可和应用的汉密尔顿抑郁量表测定，对患者感受、精神症状、躯体症状进行量化，从而帮助诊断和指导药物选择。

心电图、头颅CT、激素水平测定有助于排除心脏器质性病变、脑梗塞、脑出血、颅内占位性病变及其他精神疾病所致的抑郁综合征。

【辨证论治】

**1. 辨证要点**

（1）辨明六郁与脏腑　老年期抑郁症应辨清六郁及其与脏腑的关系。一般说来，气郁、血郁、火郁主要在肝，食郁、湿郁、痰郁主要在脾，而虚证则与心、肾的关系最为密切。

（2）辨证候虚实　实证病程较短，表现为精神抑郁、时欲太息等症，有气郁、血郁、化火、食积、湿滞、痰结之别；虚证病程较长，表现为心神不宁、精神不振、虚烦不寐等症，为心、脾、肝、肾的气血或精气亏虚所致。

**2. 治疗原则**　理气开郁、调畅气机、怡情易性是治疗本病的基本原则。对于实证，首当理气开郁，并根据是否兼有瘀血、痰浊、湿邪等而分别采用活血、降火、祛痰、化湿等法。虚证则应根据损及的脏腑及气血阴精亏虚的不同情况，或养心安神，或补益心脾，或滋养肝肾。对于虚实夹杂者，又当视虚实的偏重而虚实兼顾。

**3. 证治分型**

（1）肝气郁结证

症状：精神抑郁，情绪低落，坐卧不安，意志消沉，善太息，胸部满闷，胁肋胀痛，痛无定处，脘闷嗳气，不思饮食，大便不调，健忘失眠。舌苔薄白或薄腻，脉弦。

证候分析：老年人长期情志所伤，心肝气郁，失于条达，故精神抑郁，情绪低落，坐卧不安，善太息；肝脉布于胁肋，肝气郁结，脉络不和，则胸闷，胁肋胀痛；肝气乘土，脾胃升降失调，则脘痞纳呆，嗳气，大便失常；肝失疏泄，脾失健运，心失所养，故健忘失眠；苔薄，脉弦为肝郁气滞之征。

治法：疏肝解郁，理气畅中。

代表方：柴胡疏肝散加减。

常用药：柴胡、香附、枳壳、陈皮疏肝解郁，理气畅中；郁金、青皮、苏梗、合欢皮调气解郁；川芎理气活血；芍药、甘草柔肝缓急。

胁肋胀满，疼痛较甚者，加郁金、青皮、佛手疏肝理气；肝气犯胃，而见嗳气频作，脘闷不舒者，加旋覆花、代赭石、法半夏和胃降逆；兼有食滞腹胀者，加神曲、麦芽、山楂消食化滞；肝气乘脾而见腹胀、腹痛、腹泻者，加苍术、茯苓、白豆蔻健脾除湿；兼有血瘀而见胸胁刺痛或头痛者，加当归、丹参、郁金活血化瘀，或合血府逐瘀汤。

（2）气郁化火证

症状：性情急躁易怒，胸胁胀满，口苦而干，或心神不定，心烦不安，失眠多梦，汗多，或头痛，目赤，耳鸣，或嘈杂吞酸，大便秘结，小便黄赤。舌质红，苔黄，脉弦数。

证候分析：肝郁日久化火，疏泄失度，故性情急躁易怒，胸闷胁胀；气郁化火，上扰心神，则心神不定，心烦不安，失眠多梦；火性上炎，循肝脉上行，则头痛，目赤，汗多；肝经郁火犯胃，则呕恶吞酸，口苦；肝火灼津，则口干便结，小便黄赤；舌红苔黄，脉弦数为气郁化火之象。

治法：疏肝解郁，清肝泻火。

代表方：丹栀逍遥散加减。

常用药：柴胡、薄荷、郁金、制香附疏肝解郁；当归、白芍养血柔肝；白术、茯苓健脾祛湿；丹皮、栀子清肝泻火。

热势甚，口苦、大便秘结者，加龙胆草、大黄泻热通腑；口苦，嘈杂吞酸，嗳气呕吐者，加左金丸清肝泻火，降逆止呕；头痛目赤，耳鸣汗多者，加菊花、刺蒺藜、夏枯草、龙胆草、黄芩清热平肝；肝阳上亢，眩晕肢颤者，加天麻、钩藤、石决明平肝潜阳；失眠多梦，加枣仁、夜交藤、合欢皮养心安神。

（3）痰气郁结证

症状：精神抑郁或烦躁易怒，胸部闷塞，胁肋胀满，咽中如有物梗塞，吞之不下，咯之不出，或表情淡漠，反应迟钝，寡语少言，头身困重。苔白腻，脉弦滑。

证候分析：老年人长期肝郁脾虚，聚湿生痰，或气滞津停，凝聚成痰，气滞痰郁交阻于胸膈咽部，则胸中窒闷，胁肋胀满，咽中如物梗阻，吞之不下，咯之不出；肝郁失疏，情志不畅，则精神抑郁；气郁痰凝化热，则烦躁易怒；痰气阻滞，心气不畅，心神失养，则表情淡漠，反应迟钝，寡语少言，头身困重；舌苔白腻，脉弦滑为肝郁挟痰之象。

治法：行气开郁，化痰散结。

代表方：半夏厚朴汤加减。

常用药：厚朴、紫苏理气宽胸，开郁畅中；半夏、茯苓、生姜化痰散结，和胃降逆；枳壳、桔梗、佛手等调畅气机。

胸闷嗳气，头身困重，加香附、佛手片、苍术、藿香理气除湿；痰郁化热，见烦躁，舌红苔黄者，加竹茹、黄芩、黄连、贝母，或用黄连温胆汤加贝母、全瓜蒌、枳壳、郁金清化痰热；病久入络，胸胁刺痛，脉涩者，加郁金、丹参、姜黄、赤芍活血化瘀；病久伤阴者，加麦冬、玄参、沙参养阴生津。

（4）心神失养证

症状：精神恍惚，心神不宁，多疑易惊，悲忧善哭，喜怒无常，或时时欠伸，或手舞足蹈，骂詈喊叫等，或忽然失音，不能言语，或言语失常，无故悲伤，行动反常，或心烦不眠，坐卧不安，或身如虫行，或惧怕声光，寡言少语。舌质淡，脉弦。

证候分析：忧思郁虑，情志过极，肝郁日久，心气耗伤，营血不足，以致心神失养，故心神不宁，多疑易惊，悲忧善哭，或时时欠伸，或言语失常，无故悲伤，行动反常，心烦不眠，坐卧不安，惧怕声光，寡言少语；心神惑乱则喜怒无常，甚至精神恍惚，骂詈叫号或手舞足蹈；心肾阴虚，舌络失养，故忽然失音，不能言语；舌质淡，脉弦为心神失养，心气郁结之象。

治法：甘润缓急，养心安神。

代表方：甘麦大枣汤加减。

常用药：炙甘草甘润缓急；小麦补益心气；大枣益脾养血；郁金、合欢花解郁安神。

心烦易怒，躁扰失眠者，加酸枣仁、柏子仁、茯神、制首乌等养心安神，或加珍珠母、生龙骨等重镇安神；心神不宁，失眠多梦，神疲纳呆者，合归脾汤健脾养心；喘促气逆者，合五磨饮子理气降逆。

（5）心脾两虚证

症状：多思善疑，多愁善感，情绪抑郁，头晕神疲，嗜卧，寡言少语，心悸气短，善恐易惊，胆小怕事，失眠健忘，纳差便溏，面色不华。舌质淡，苔薄白，脉细。

证候分析：长期忧愁思虑，损伤心脾，心神失养，则多思善疑，多愁善感，情绪抑郁，寡言少语，心悸，失眠健忘；心胆气虚，则善恐易惊；脾失健运，气血亏虚，则头晕神疲，气短嗜卧，面色不华；脾失健运，故纳差便溏；舌质淡，苔薄白，脉细均为心脾两虚之征。

治法：健脾养心，补益气血。

代表方：归脾汤加减。

常用药：党参、茯苓、白术、炙甘草、黄芪、当归、龙眼肉益气健脾生血；酸枣仁、远志养心安神；木香、神曲理气醒脾；合欢花、郁金开郁安神。

心胸郁闷，情志不舒，叹息频频者，加郁金、佛手、香附、枳壳理气开郁；头痛者，加川芎、白蒺藜活血祛风止痛；多梦易惊，心神不宁，加夜交藤、珍珠母、生龙骨安神定志。

（6）心肾阴虚证

症状：情绪不宁，心悸健忘，失眠多梦，腰酸或痛，头晕耳鸣，五心烦热，盗汗，口咽干燥。舌红少津，脉细数。

证候分析：老年素体阴虚或郁久化火，损伤心肾之阴，心失所养，心神不宁，则情绪不宁，心悸健忘，失眠多梦；肾阴虚，腰膝清窍失养，则腰酸或痛，头晕耳鸣；虚火内扰，故虚烦不宁，潮热，盗汗，口咽干燥；舌红少津，脉细数为阴虚有热之象。

治法：滋养心肾。

代表方：天王补心丹合六味地黄丸加减。

常用药：地黄、怀山药、山茱萸、天冬、麦冬、玄参滋阴补肾；西洋参、茯苓、五味子、当归益气养血；柏子仁、酸枣仁、远志、丹参养心安神；丹皮凉血清热。

心阴亏虚，心火偏旺，酌加黄连、莲子心清心泻火；心肾不交而见心烦失眠者，可合交泰丸交通心肾；肝肾阴虚，急躁易怒，失眠多梦，眩晕耳鸣，双目干涩，或头痛且胀，面红目赤，或肢体麻木，舌干红，脉弦细或数，用一贯煎合滋水清肝饮加减滋阴潜阳。

（7）脾肾阳虚证

症状：忧郁不畅，精神萎靡，情绪低沉，神疲乏力，食欲不振，腹痛腹泻，反应迟钝，嗜卧少动，心烦惊恐，心悸，夜寐早醒，面色㿠白，畏寒肢冷，性欲下降，小便不利。舌质胖淡，或有齿痕，苔白滑，脉沉细。

证候分析：脾肾两脏阳气虚衰，温煦、运化作用减弱则气血津液生化乏源，终致心失所养，肝失疏泄，则忧郁不畅，精神萎靡，情绪低沉，神疲乏力，食欲不振；阳气虚，阴寒内盛，则畏寒肢冷，小腹冷痛，面色㿠白；肾阳虚，则性欲下降，小便不利；舌淡胖，苔白滑，脉沉细为阳虚之征象。

治法：温阳通脉，解郁安神。

代表方：补中益气汤合四逆汤加减。

常用药：黄芪、人参、白术益气健脾；柴胡、升麻升阳举陷；当归养血和营；附子、干姜温肾壮阳；甘草和中缓急。

腹中冷、小便清长者，加肉桂、小茴香引火归元；噩梦连连或夜卧不能安者，加生龙骨、生牡蛎潜阳安神；口干、咽喉疼痛者，加木蝴蝶、黄柏、砂仁交通心肾。

【西医治疗】

**1. 心理治疗** 主要采取支持性的心理治疗，即通过建议、劝告和鼓励等方式对心理严重受损患者进行治疗的一种方法。由于老年抑郁症患者理解能力降低，语言交流可能受到限制，因此医护人员与患者通过身体动作、体态、语气语调、空间距离等方式交流信息、进行沟通的非语言支持对于改善患者无力感和自卑感有一定效果。目前认知行为疗法（CBT）应用较为广泛，能够显著改善患者的症状，降低抑郁症的复发几率，与药物联合治疗，更为安全、有效、持久。

**2. 药物治疗** 选择性5-羟色胺再摄取抑制药（SSRI）、选择性5-羟色胺及去甲肾上腺素再摄取抑制剂（SNRI）等广泛用于老年抑郁症。用药原则为：起始剂量小；加药速度慢；治疗剂量少；应选择不影响心血管系统、肝肾功能和易导致代谢综合征的药物；注意药物之间的相互作用，避免出现影响疗效、加重药物不良反应的现象。

【综合治疗】

**1. 康复治疗** 老年抑郁症具有反复发作的特点，所以康复目标首先是预防复发，同时促进对社会环境的适应能力和生活自理能力的恢复。①家庭康复：指家庭成员对患者进行心理护理、生活照顾和监护等。加强亲情关系和感情交流，活跃生活气息，预防患者消极、孤独情绪，指导患者自我心理调适。②社区康复：与家庭康复方法基本相同，要根据老年抑郁症的特点进行。③中医康复：气功、导引、吐纳是我国古老的养生祛病方法，情志精神方面的导引也是重要方面，可通过一些吐纳动作，消除不良情绪，维护身心健康。

**2. 针灸治疗** ①针刺治疗：以百会、安眠、内关、合谷、太冲、神门为主穴。每日1次，10次为1疗程，连续3个疗程。②电针结合耳穴治疗：针灸取百会、印堂、合谷、太冲、太溪、三阴交。常规进针后行平补平泻法，百会、印堂，针刺后连接电针，低频连续波，留针30min，每隔10min行针1次。耳穴选神门、心、皮质下、交感、肾等，每次选1侧2~3个穴位，以王不留行籽贴压后每穴重压1min。每周治疗2次，10次为1个疗程。

NOTE

**3. 食疗调养**　饮食宜清淡，进食营养丰富、高热量、高纤维、易消化的饮食，忌辛辣、肥甘、过酸、过咸。①玫瑰花 10g，代茶冲饮，适用于肝气郁结者；②百合 20g，莲子 10g，龙眼肉 10g，水煎代茶，适用于心肾阴虚者；③鳖 1 只，煮熟去壳，加油、盐炖烂，未发作时汤肉 1 次食完，7 天为 1 疗程，适于心脾两虚者。

【临证备要】

**1. 重视精神治疗**　本病主要由精神因素所引起，因此精神治疗具有重要意义。如《临证指南医案》所载："郁证全在病者能移情易性。"努力解除致病原因，使患者正确认识和对待自己的疾病，增强治愈疾病的信心，保持心情舒畅，避免不良的精神刺激，对促进疾病的好转乃至痊愈都甚有裨益。

**2. 用药不宜峻猛**　郁证一般病程较长，患者往往需要长期用药，因此，用药不宜峻猛，以免损伤正气，加重或妨碍疾病恢复。叶天士《临证指南医案·郁》华岫云按语指出，治疗郁证"不重在攻补，而在乎用苦泄热而不损胃，用辛理气而不破气，用滑润濡燥涩而不滋腻气机，用宣通而不揠苗助长"。故实证治疗应注意理气而不耗气，活血而不破血，清热而不败胃，祛痰而不伤正；虚证治疗应注意补益心脾而不过燥，滋养肝肾而不过腻。

【预防调护】

提高老年人的思想境界和文化修养，树立正确的人生观、世界观，及时适应社会和时代的变化，适应老年人生理和心理变化，对预防本病有重要意义。保持乐观的情绪，正确对待各种事物，避免忧思郁虑，是防治郁病的重要措施。对郁病患者，应作好精神心理治疗工作，使其正确认识和对待疾病，增强治愈疾病的信心，并解除情志致病的原因，以促进郁病的完全治愈。

【名医验案】

龚某，女，84 岁，干部，孀居，1997 年 8 月 15 日就诊。患者早年生活经历曲折，"文革"期间备受折磨，近年来常感心烦急躁，焦虑不安，往事常常充斥心中，精神紧张，夜不能寐，头晕耳鸣，血压不稳，记忆力减退，口苦咽干，二便尚调，舌质红，苔心黄燥，脉弦细。既往有高血压、冠心病、慢性阻塞性肺疾病、陈旧性肺结核、慢性胃炎、肾囊肿、甲状腺增生性结节等。神经内科诊断为老年性抑郁症，予安定、谷维素、海洛神等治疗。李老辨证属心肝火旺、肝阳上亢之证。

处方：菊花 10g，川芎 10g，天麻 15g，首乌藤 20g，茯苓 20g，知母 10g，石斛 10g，酸枣仁 20g，石菖蒲 10g，当归尾 10g，枸杞子 10g，五味子 5g。

服 7 剂后症状减轻，原方加减续服 1 个月余，症状大减而停药。以后每遇精神不适即来求诊，均以清心平肝为法，每服每效。

**按语：**本例患者基础疾病众多，病程长，旧病伤及肝肾之阴，造成阴虚阳亢的病理基础，加之情绪因素的诱发，导致心肝火旺、肝阳上亢。心火旺可见心烦，焦虑，不寐；阴虚火旺则口苦咽干；肝风上扰则头晕耳鸣；舌质红，苔心黄燥，脉弦细是为佐证。治疗中取菊花、天麻清热平肝；茯苓、石菖蒲安神开窍；首乌藤、石斛、枸杞子、当归尾补益肝肾阴血；五味子、酸枣仁、川芎、茯苓、知母即酸枣仁汤，养血安神，清热除烦。

（张剑. 李仁辅治疗老年抑郁症经验. 中医杂志，2000，41（4）：208-209）

# 第十五章 老年血液与营养疾病

## 一、造血系统的老化改变

造血容量萎缩：磁共振检查证实，随着衰老，老年人骨髓的造血空间与造血容量呈向心性进行性萎缩。骨髓尤其是周边骨髓的造血细胞减少，渐呈增生低下状态，造血组织被脂肪组织取代。

骨髓的造血应激能力降低：动物实验证实，老年动物的造血储备能力低下，对造血应激的反应力减弱。如骨髓移植后的造血重建，放疗、化疗后骨髓损伤的修复，都显示出反应能力的低下。此外，与老年相关的细胞遗传学变化主要是染色体丢失，微核出现频率增加和端粒缩短。

## 二、造血系统功能的变化

进入老年期以后，男性的平均血红蛋白浓度呈小幅缓慢下降。更年期后的女性，平均血红蛋白的浓度变化不大。因此，老年期两性间血红蛋白浓度的差别逐渐缩小。老年人血中的粒细胞数改变不明显，淋巴细胞数有所减少，血小板数改变也不明显，但血小板的黏附和聚集活性增高，对聚集诱导剂的反应增强，易于在损伤的血管内皮表面形成附壁血栓。

## 第一节 贫 血

贫血（anemia）是指多种疾病引起外周血红蛋白量（Hb）、红细胞数（RBC）和（或）红细胞比容（HCT）低于正常范围下限而形成的临床表现，不是一个独立疾病。我国尚无老年人血红蛋白的正常值标准，目前提倡 RBC<3.5×10$^{12}$/L，Hb<110g/L，HCT<0.35 作为老年人贫血的标准。老年贫血往往发生较为缓慢、隐匿，且常以疲劳、无力、气短等为临床症状，因此常被归咎于老龄或伴发的心血管疾病而被忽略。

本病多属于"虚劳""血虚"范畴，与"血证""眩晕""心悸"等相关。

【病理机制】

多种原因可以导致贫血，老年人贫血最常见的原因是营养缺乏和慢性病（肾脏疾病、感染、肿瘤、慢性炎症性疾病）。其机制大致可归纳为红细胞生成不足、红细胞破坏过多和失血三类。

NOTE

**1. 红细胞生成不足**　任何导致造血原料不足，造血干细胞异常，骨髓微环境改变的原因均可导致红细胞生成障碍。①造血原料缺乏：铁、叶酸和维生素 $B_{12}$ 缺乏均可以导致红细胞生成障碍，造成贫血。美国第三次全国健康与营养调查显示，营养性贫血占到老年贫血的1/3。②造血干细胞异常：分为造血干细胞数量减少和质量异常，主要表现为骨髓衰竭、先天性红细胞生成异常性贫血、造血干细胞克隆性疾病、骨髓抑制、骨髓转移癌等。衰老可能影响多能干细胞数量，在骨髓长期培养实验中，造血维持的长短与供者的年龄成反比。③骨髓微环境异常：骨髓微环境包括由骨髓基质细胞、淋巴细胞、造血调控因子、微循环、神经内分泌因子等所构成的复杂网络。当微循环遭到破坏时，造血干细胞无法得到自我更新、成熟分化的必需条件和场所。

**2. 红细胞破坏过多**　红细胞在血管内破裂溶解称为血管内溶血。阵发性睡眠性血红蛋白尿（PNH）、自身免疫性溶血、葡萄糖-6-磷酸脱氢酶（G6PD）缺乏症均可发作急性血管内溶血，短时间内释放出大量血红蛋白，造成明显的血红蛋白尿和溶血性黄疸；地中海贫血、遗传性球形红细胞增多症等由于先天性红细胞缺陷导致红细胞易被脾脏、肝脏的内皮细胞吞噬而发生血管外溶血，其进程缓慢，血红蛋白尿、黄疸表现不明显，但脾脏肿大明显；其他红细胞的破坏因素有药物、蛇毒、机械挤压、高温等。

**3. 失血**　在消化道出血、手术、创伤等急性大量失血情况下，可以造成失血性贫血；反复消化道出血、痔疮出血等慢性失血可以导致长期铁丢失，最终造成缺铁性贫血。

【病因病机】

贫血多因饮食失调，损伤脾胃；七情过极，损伤五脏；大病久病，失于调摄；失治误治，损伤正气以及反复失血而致。上述各种病因均可导致脾胃功能受损，气血生化乏源而发展成为本病。病机的关键是脾胃虚弱。

本病病位在脾，与心、肝、肾关系密切。脾胃虚弱，运化失常，导致气血生化不足，是本病发生的关键。同时，心、肝、肾的虚损也可互相影响，出现多脏同病。本病以虚为本，气血不足，继而气血阴阳俱损，但病久生瘀，或因瘀致虚，也可成虚实夹杂之证。

【诊断要点】

诊断是否贫血本身并不是目的，而应查明引起贫血的病因，进而采取针对性治疗措施，从根本上改善贫血。故临床应详细询问病史和查体，结合恰当的实验室检查，确定是否贫血、贫血严重程度及引起贫血的明确病因。

**1. 临床表现**　贫血早期最常见的症状是疲乏无力，最常见的体征是皮肤黏膜苍白，在指甲、口唇及睑结膜等处最明显。轻度贫血多无症状，或仅在体力活动后感觉心悸、气促；中重度贫血患者在体力活动后明显感觉心悸、气促，体征有心率增快，心尖部可听到收缩期吹风样杂音。长期重度贫血可出现心脏扩大，心电图出现 ST 段降低及 T 波低平倒置等，贫血纠正后可恢复。老年心血管疾病患者临床表现可因贫血而加重，心绞痛发作次数可增加，冠状动脉狭窄严重者可出现心肌梗死甚至心脏骤停。此外，常见头痛、头晕、耳鸣、注意力不集中等症状，严重贫血患者可出现晕厥、意识模糊。贫血影响消化功能和消化酶的分泌，可出现食欲不振、恶心、呕吐、腹胀、便秘、腹泻，甚至出现舌炎和舌乳头萎缩。血管内溶血可见血红蛋白尿，严重者可导致急性肾衰竭。约20%贫血患者眼科检查异常，包括眼底出血、渗出、棉絮样斑点、静脉迂曲，也有贫血相关视乳头水肿的报告，多数贫血纠正后可消退。

**2. 实验室检查**　外周血细胞计数可以确定有无贫血，及是否伴有白细胞或血小板数的变化。红细胞体积参数（MCV、MCH、MCHC）可将贫血分为小细胞、正细胞及大细胞性贫血；网织红细胞间接反应骨髓红系增生情况，网织红细胞高提示增生性贫血，降低则提示增生降低或再生不良。临床上根据血红蛋白水平可划分贫血程度：血红蛋白 90～120g/L 为轻度贫血，60～90g/L 为中毒贫血，30～60g/L 为重度贫血，≤30g/L 为极重度贫血。

此外，骨髓检查、尿常规检查等常用于贫血病因及有无溶血的判定。

【辨证论治】

**1. 辨证要点**　本病初期多为脾胃虚弱，气血生化不足，继之影响心、肝、肾。若面色萎黄，口唇色淡，同时伴有纳差食少，倦怠乏力，少气懒言，大便溏薄，形体消瘦，为脾胃虚弱；若面色不华，伴有心悸，失眠，健忘，倦怠乏力，为心脾两虚；若面色青白无华，伴有目涩畏光，视物不明，爪甲不荣，肢体麻木，筋脉拘急，为肝之阴血亏虚；若面色㿠白，伴有神倦，耳鸣，腰膝酸软，或小便不利，面浮肢肿，为脾肾阳虚。

**2. 治疗原则**　健脾益气补血是治疗本病的基本原则。久病可损及心、肝、肾，因此病程久者，补益心脾、滋补肝阴、温补脾肾、益气养血是其大法。因治疗贫血的过程中容易出现壅补则实，温则生热的变证，所以用补法时必须补而不滞，温而不燥。

**3. 证治分类**

（1）气血亏虚证

症状：面色苍白或萎黄少华，倦怠无力，心悸，气短，头晕。舌淡，苔白，脉细弱。

证候分析：血不华色则面色苍白或萎黄少华、舌淡；血不养心则心悸；气虚则倦怠无力，气短；气血虚弱，清窍失养则头晕；气血虚弱不能充养脉道则脉细弱。

治法：补益气血。

代表方：八珍汤加减。

常用药：党参、白术、茯苓、山药、炙甘草健脾益气；熟地、当归、白芍、川芎、何首乌、枸杞子、阿胶养血补血。

腹胀明显，加木香、砂仁行气消胀；气短乏力明显，加大党参、白术用量；心悸头晕明显，加大熟地、白芍用量。

（2）脾胃虚弱证

症状：面色萎黄，口唇色淡，纳差食少，倦怠乏力，少气懒言，大便溏薄，形体消瘦。舌淡苔白，脉软弱无力。

证候分析：脾与胃表里相合，脾主运化，胃主受纳，脾失健运，胃肠受纳传化失常，故纳差食少，大便溏薄；脾虚不能化生精微，气血亏虚，故倦怠乏力，少气懒言，形体消瘦，面色萎黄；舌淡苔白，脉软弱无力均为气血亏虚之征。

治法：健脾和胃，益气养血。

代表方：香砂六君子汤加减。

常用药：党参、白术、茯苓、炙甘草健脾益气以生血；当归、熟地补血养血；姜半夏、陈皮、砂仁、鸡内金健胃和胃；木香行气。

脘腹胀满、嗳气者，加枳实、炒莱菔子行气除胀；寐差梦多者，加酸枣仁、茯神宁心安神；气虚偏重、气不摄血而见便血或黑便者，加黄芪、三七、白及益气止血。

NOTE

（3）心脾两虚证

症状：面色不华，倦怠乏力，心悸气短，失眠健忘，头晕目眩。舌质淡，脉细弱。

证候分析：思虑劳心，暗耗心血，或脾气不足，生化乏源，皆可致心失所养，心神不宁，见心悸、失眠健忘；血虚不能荣濡清窍肌肤，故眩晕、面色无华、倦怠乏力；气血虚弱，脉道失充，则脉细弱。

治法：益气养血。

代表方：归脾汤加减。

常用药：党参、炙黄芪、白术、炙甘草健脾益气；熟地、当归、阿胶、龙眼肉、炒枣仁、远志养血安神；木香、陈皮理气。

失眠多梦，加合欢皮、夜交藤养血安神；血虚较重，加何首乌、枸杞子补血益精；腹胀便溏，加木香、砂仁、白扁豆益气健脾。

（4）肝血亏虚证

症状：面白无华或萎黄，头晕目眩，视力减退，或夜盲，爪甲不荣，肢体麻木，筋脉拘急，妇女月经量少、色淡，或经闭。舌淡，脉细或涩。

证候分析：血不养肝，肝阳上扰清窍，则头晕目眩，耳鸣；血虚不能上荣清窍，故视力减退，或夜盲，面白无华；血虚不能充实血脉，荣养筋肉，故肢体麻木，筋脉拘急，爪甲不荣；舌质淡，脉细或涩，为血虚之象。

治法：养肝补血。

方药：当归补血汤合四物汤加减。

常药用：炙黄芪、党参补气以生血；当归、白芍、熟地、川芎、制首乌、黄精、阿胶补血养肝。

若寐差梦多者，加酸枣仁、茯神、夜交藤、珍珠母养血安神；若肢体麻木，筋脉拘急较甚，加鸡血藤、炙甘草柔肝缓急。

（5）肝阴不足证

症状：眩晕耳鸣，目涩畏光，视物不明，急躁易怒，潮热盗汗，胁痛，手足蠕动或肢体麻木，筋惕肉瞤。舌干红，脉弦细数。

证候分析：肝阴不足，阴不制阳，肝阳上亢，则眩晕耳鸣；肝开窍于目，肝阴亏虚，目窍失濡，则目涩畏光，视物不明；肝主筋，肝阴亏虚，筋脉失濡，则手足蠕动或肢体麻木，筋惕肉瞤；阴虚火旺，则急躁易怒，潮热盗汗。

治法：养阴补肝，兼以清热。

代表方：补肝汤加减。

常用药：熟地、当归、白芍、川芎养血柔肝；木瓜、甘草酸甘化阴；山茱萸、何首乌滋养肝阴。

失眠多梦，加合欢皮、夜交藤、珍珠母镇静安神；肢体麻木颤抖者，加伸筋草、天麻舒经活络；兼心悸、气短者，加人参、黄芪益气宁心。

（6）脾肾阳虚证

症状：面色苍白，畏寒肢冷，神倦耳鸣，腰膝酸软，久泻久痢，或面浮肢肿，小便不利。舌淡胖，苔白滑，脉沉细。

证候分析：阳虚气血温运失职，面失所荣，故面色苍白；阳虚失于温煦则畏寒肢冷；腰为肾府，肾阳不足以温养，故腰膝痠软；阳气虚衰，神明失养，则神倦；脾主运化，肾司二便，脾肾阳虚则久泻久痢；肾主水，肾阳虚水液代谢失常，则小便不利，面浮肢肿；舌质淡胖，苔白滑，脉沉细均为阳虚之象。

治法：健脾补肾。

代表方：右归丸加减。

常用药：附子、肉桂温补肾阳；鹿角胶、菟丝子、山萸肉、杜仲温补肾气；熟地黄、山药、枸杞子、当归滋阴以助阳。

纳差腹胀者，加鸡内金、木香、砂仁行气和胃；兼心阳虚，心悸怔忡者，合桂枝甘草龙骨牡蛎汤温补心阳，安神定悸。

（7）瘀血内阻证

症状：面色黧黑或晦暗少华，头晕，疲乏，寐差梦多，胁下痞块，或腹内积聚。舌质暗淡，边有瘀斑或瘀点，脉细涩。

证候分析：瘀血内结，新血不生则面色晦暗黧黑或晦暗少华；气血凝结，脉络阻塞，血瘀日甚，则胁下痞块，或腹内积聚，质地较硬，固定不移，隐痛或刺痛；病久气血亏损，则头晕，疲乏，寐差梦多；舌质暗淡，边有瘀斑或瘀点，脉细涩均为瘀血内阻之象。

治法：活血化瘀，祛瘀生新。

代表方：桃红四物汤加减。

常用药：桃仁、红花、川芎、当归、赤芍、熟地活血养血。

气机阻滞，腹痛腹胀者，赤芍改白芍，加炒枳壳、木香、蒲黄、五灵脂行气止痛；兼气虚者，加党参、黄芪补气以活血；兼有郁热者，加黄芩、丹皮、赤芍凉血散血。

【西医治疗】

**1. 去除病因**　老年人贫血常合并其他系统疾病，查明贫血的原因，尽可能去除病因极为重要。

**2. 补充造血要素**　①铁剂：是缺铁性贫血的首选治疗。目前常用的有琥珀酸亚铁片、富马酸亚铁片，也可选用硫酸亚铁片。注射铁剂应严格掌握适应症，常用右旋糖酐铁注射液、葡萄糖酸铁注射液。首次给药应先做过敏试验。②叶酸：用于叶酸缺乏引起的巨幼细胞性贫血。③维生素 $B_{12}$：常用甲钴胺。对于恶性贫血患者由于内因子缺乏导致维生素 $B_{12}$ 吸收障碍，则必须肌内注射，终生使用。

**3. 造血生长因子**　针对肾性贫血、慢性病贫血、原因不明的贫血，目前常用促红细胞生成素。老年人使用促红细胞生成素既有有利的一面，如减少由于缺血所致的终末器官损害，又有不利的一面，如血压升高。临床应注意观察，调整剂量。

**4. 免疫抑制剂**　适用于免疫相关性贫血，常用肾上腺皮质激素（适用于自体免疫性溶血性贫血、纯红细胞再生障碍性贫血）、抗人胸腺球蛋白和环孢素（适用于重型再生障碍性贫血）。

**5. 脾切除**　主要用于治疗脾功能亢进所致的贫血等。

**6. 输血**　必须严格掌握输血指征。

**7. 造血干细胞移植**　骨髓造血功能衰竭和某些严重遗传性贫血可以考虑使用，但需谨慎。

【综合治疗】

**1. 食疗调养**　①党参红枣茶：党参 30g，红枣 10g，煎水，放入红糖，代茶饮。②芪归鸡汤：母鸡 1 只，黄芪 60g，当归 30g，党参 20g，白芍 15g，葱、姜、黄酒、盐适量。将鸡宰杀、洗净。药物纳鸡腹中,加葱、姜等调料炖煮即可。③猪肝100g,加少许盐煮食,或加葱、姜、盐炒后食用,每周2次。可作为缺铁性贫血的辅助治疗。④水发海带50g,洗净切丝,瘦肉丝100g,加油、盐,炒后食用,或加盐、糖、醋、香油,凉拌食用。

**2. 针灸** ①体针:主穴取脾俞、肾俞、膈俞、肝俞、足三里、三阴交。心血虚,加内关、神门、通里;肝血虚,加太冲;脾胃气虚,加胃俞、中脘;肾阴虚,加关元、气海;肾阳虚,加命门、百会。以补法为主,留针15~30min,或针后加灸,每1~2日1次。②耳针:取皮质下、内分泌、交感、神门、脾、胃、肾、心、肝,用针刺、埋针或压籽法。

【临证备要】

**1. 血虚不拘泥于补血** 血虚者当补血,然仅拘泥于血虚补血之见则误也。因为从脏腑论,血由脾胃化生,且脾统血,心主血,肝藏血,肾精转化为血。若脾虚不能化生气血而贫血者,当健脾益气补血;若脾胃湿热而致脾胃不能化生气血者,当健脾燥湿清热;若心血虚者,当补心血;若心火灼血而致贫血者,当泻心火;若肝之阴血虚者,当养肝阴;若肝胆实火灼血而血虚者,当清泻肝火;若肾精亏虚而致血虚者,当益精填髓;若肾阴阳两虚者,当滋阴温阳。

**2. 补血需兼补气** 血虚者当补血,然血为气之母,血虚均伴有不同程度的气虚,故补血时应当酌情配伍补气药,以达到益气生血的目的。《脾胃论》曰:"血不自生,须得生阳气之药,血自旺矣。"常用补气药物有黄芪、人参、党参、白术等。

【预防调护】

贫血者应注意饮食均衡,进食富含营养又易于消化的食物,如新鲜蔬菜,动物性食物如瘦肉、鱼、虾、肝脏等。此外,适当服用营养添加剂,定期体检,积极治疗各种伴发疾病。很多慢性病可以导致贫血,应早发现、早治疗,避免疾病进展而使贫血加重。对造血系统有损害的药物应严格掌握使用指征,防止滥用,使用过程中应定期随访血象。

【名医验案】

袁某,男,70岁,1993年3月12日初诊。患再生障碍性贫血3年余,屡进温补,疗效欠佳。自述牙龈经常出血,近日加重,每日必作。面色萎黄,神疲乏力,心烦急躁,夜寐梦多。舌淡胖,苔腻垢厚,脉象弦滑细数。Hb:50g/L,WBC:$2.9×10^9$/L,RBC:$2.6×10^{12}$/L,PLT:$60×10^9$/L。辨证为肝经郁热,兼湿热中阻。治宜清泻肝胆,疏调三焦。方用升降汤加味。

处方:蝉蜕6g,柴胡6g,片姜黄6g,大黄1g,僵蚕10g,黄芩10g,川楝子10g,焦六曲10g,焦麦芽10g,焦山楂10g,水红花子10g。

1993年3月19日二诊:服上方7剂后,牙龈出血显著减少,患者自觉体力增加,血常规化验:Hb90g/L,RBC、PLT数量均有提高。

依上方加减治疗2月余,牙龈出血完全消失,血红蛋白稳定在110g/L左右,自觉症状大减,面色渐现红润,精神体力大增。

**按语:** 再生障碍性贫血是由于多种原因引起的骨髓造血功能障碍所致的一种综合征,其特征是全血细胞减少,临床表现为严重贫血、反复出血和抵抗力低下所致的继发感染。由于本病的贫血貌表现明显,如面色无华或萎黄,口唇爪甲色淡无华,并常伴见神疲乏力、心悸气短等虚弱症状,故常常被辨为血虚而用补法治疗。然而,无论补气、补血、补脾、补肝,还是补肾,均鲜有效果。赵师认为本病之本虚只是表面现象,病之本质乃是肝经郁热,灼伤阴血。血伤则虚,血热则溢。因肝主藏血,又主疏泄,肝经郁热不得宣泄,则见心烦急躁、夜寐梦多等症;疏泄失职,三焦不畅,则舌苔黏腻垢厚;郁热伤血动血,则脉来弦细动数。因此，虽见血虚，亦不可温补，且热不去则血难复，故治宜疏泄肝胆郁热，可用清降散加清肝之品。

（赵绍琴．赵绍琴临床经验辑要．北京：中国医药科技出版社，2002）

# 第二节　营养不良

营养不良（malnutrition）是由于摄入不足、吸收不良或过度损耗营养素所造成的营养不足。老年人由于重要脏器功能贮备明显减少、内环境稳定性显著下降以及各种急慢性疾病短期或长期影响，营养不良发生率较高。营养不良包括蛋白质-能量营养不良（protein-energy malnutrition，PEM）及微量营养素缺乏营养不良（micronutrient deficiencies malnutrition，MDM）。本节主要讨论蛋白质-能量营养不良。

本病多属于"虚劳"范畴，与"痿证""水肿"等相关。

【病理机制】

本病总由营养摄入相对或绝对不足、利用障碍、消耗太过等方面引起，常可互相影响。常见发病原因如下：

**1. 能量摄入不足**　因食欲减退，消化功能障碍、神经系统疾病、慢性消耗性和功能性衰退性疾病造成食物摄入减少，或因饮食结构不合理等影响营养素摄入及消化吸收，导致能量摄入不足。

**2. 食物比例失宜**　营养素比例失衡而出现的蛋白能量失调，因基础热能不足导致机体对蛋白利用差，尤其在蛋白营养不良鼻饲患者中，家属喂养蛋白比例偏高，而主食比例过少，热氮比偏低等均可导致营养相对不足。

**3. 肝脏疾病导致代谢障碍**　老年人肝脏合成分解能力下降，加之肝脏疾病致腹水，蛋白流失，而转化不足，则表现为相对严重的低蛋白血症。

**4. 消耗性疾病**　肿瘤、感染、发热、缺氧、焦虑等因素所引起的机体代谢与内分泌紊乱，使患者处于严重的应激和高分解状态。如肺部感染时，产生的痰液中富含大量蛋白质，造成蛋白丢失，以致营养不良，免疫防御功能低下，可加重呼吸衰竭，形成恶性循环。

【病因病机】

本病多因饮食不节、情志不调、先天禀赋不足、久病体虚、误治失治等多种因素导致脏腑元气亏损、精血不足。饮食偏嗜，或暴饮暴食，影响脾胃运化，导致气血生化乏源；情志不遂或思虑忧伤过度导致肝失疏泄，脾失健运，则气血生化不足；久病不愈，邪气久居不去，或变生痰浊、瘀血、水饮，消耗正气，最终致气、血、阴、阳虚损，机体失养。

本病病位在五脏，尤以脾肾为主。脾为后天之本，气血生化之源，肾为先天之本，五脏之根，故脾肾亏虚，则气血生化乏源，精气亏虚，机体失于濡养，继而出现气、血、阴、阳虚损之候。病理性质多为气、血、阴、阳的虚损，如兼有痰浊、瘀血、水饮则可见本虚标实。本虚标实、虚实错杂是本病的特点。

【诊断要点】

本病临床表现因个体差异、严重程度、发病时间等因素而不同。临床症状包括体重不增和减轻、皮下脂肪减少和消失、贫血、水肿、毛发脱落、皮肤干燥、腹水、无力、肝脏肿大等，全身各器官系统会伴有不同程度的功能紊乱。临床上一般分为消瘦型、水肿型和混合型；根据营养缺乏的程度，分轻、中、重3度；根据发病过程，又可分急性、亚急性和慢性3种。

**1. 消瘦型**　由能量严重不足所致，其特点为消瘦，皮下脂肪消失，皮肤干燥松弛、失去弹性和光泽，严重者呈"皮包骨头"样。头发枯黄稀疏，容易脱落，双颊凹陷呈猴腮状，患者体弱无力，萎靡不振，脉搏细缓，血压、体温偏低，淋巴结易触及，烦躁不安，对冷敏感，严重者伴有腹泻、呕吐，并可导致脱水、酸中毒及电解质紊乱，常是死亡的原因。

**2. 水肿型**　由蛋白质严重缺乏所致，以全身水肿为其特点。水肿先见于下肢、足背，渐及全身，患者体软无力，表情淡漠，食欲减退，常伴腹泻，肝脾肿大，有腹水，严重者可并发支气管肺炎、肺水肿、败血症、胃肠道感染及电解质紊乱，常是致死的原因。

**3. 混合型**　绝大多数患者因蛋白质和能量同时缺乏，临床表现可兼见上述二型。

血常规可有贫血表现；尿常规可见比重偏低，进食少时，可出现尿酮体阳性；生化检查可见白蛋白、胆固醇、肌酐等指标下降，相关维生素或微量营养素缺乏等。

本病结合年龄、病史、临床特点及相关实验室检查，应与生理性体质消瘦及其他系统疾病引起的水肿或消瘦相鉴别。

**【辨证论治】**

**1. 辨证要点**

（1）*辨脏腑气血阴阳*　本病总不离乎五脏，而五脏之伤又不外乎气、血、阴、阳，故辨证以气、血、阴、阳为纲，五脏虚候为目。早期往往以脾胃虚弱和气血不足表现为主，症见纳差、腹胀、神疲、乏力、唇舌色淡、脉细弱等；后期脾虚及肾，往往气血阴阳俱虚，而见腰膝酸软、头晕耳鸣、动辄气促、肢体浮肿等。偏于阳气虚者，多见形寒肢冷、短气自汗、心悸气喘、身疲乏力、面色苍白、舌淡、脉沉细弱等。偏于阴血虚者，多见口眼干涩、心烦失眠、潮热盗汗、舌红少津、脉沉细弦数等。

（2）*辨标本虚实*　本病病理性质多为虚证，表现为气、血、阴、阳虚损，但病程中又可兼有痰浊、瘀血、水饮等标实之证。本虚标实、虚实错杂是本病的特点，故临证时应明辨标本虚实。

**2. 治疗原则**　本病治疗以补益为基本原则，一则根据病理属性的不同，分别采取益气、养血、滋阴、温阳之法；二则密切结合五脏病位的不同遣方用药，以加强治疗的针对性，尤其要重视补益脾肾，以保先后天之本不败，才能促进各脏虚损的恢复。对于虚中夹实，当补中有泻，祛邪以扶正。

**3. 证治分类**

（1）*脾胃虚弱证*

症状：形体消瘦，面色萎黄，身倦乏力，少气懒言，食欲不振，脘腹痞胀，食后尤甚，大便溏薄。舌质淡或有齿痕、苔薄白，脉细弱。

证候分析：脾胃为后天生化之本，脾胃损伤，元气不充，故身倦乏力；脾胃虚弱，气血生化乏源，肌肉失养，故形体消瘦，面色萎黄；脾胃运化水谷功能减退，故食欲不振，脘腹痞胀；运化水湿功能减退，故见大便溏薄；舌质淡边有齿痕、苔薄白，脉细弱都是脾胃虚弱之征。

治法：健脾益气。

代表方：参苓白术散加减。

常用药：人参、白术、茯苓、白扁豆、薏苡仁益气健脾渗湿；山药、莲子肉健脾益气，兼能止泻；砂仁醒脾和胃，行气化滞；桔梗宣肺利气，通调水道；甘草健脾和中，调和诸药。

纳呆食少，加山楂、神曲、谷麦芽健脾消食，或用楂曲六君子汤；面色萎黄，唇甲色淡，加四物汤，或用十全大补汤以补血养血；痰多合用二陈汤或三子养亲汤理气化痰；脘腹疼痛，喜暖喜按，合用黄芪建中汤以温中止痛；肢体浮肿，合用五苓散利水渗湿消肿。

（2）气阴两虚证

症状：形体虚羸，体倦乏力，气短难续，两颧潮红，五心烦热，语声低怯，自汗或盗汗，或咳嗽咯血，血色淡红。舌嫩红，有齿痕，苔少，脉细弱或细数。

证候分析：久病失治误治，化火损及气阴，气阴两虚，肌肉失养，故形体虚羸，体倦乏力；气虚则语低气短，自汗；阴虚则潮红烦热，盗汗；虚火灼伤肺络，则咳嗽咯血；舌嫩红，有齿痕，苔少，脉细弱或细数均为气阴两虚之候。

治法：益气养阴。

代表方：生脉散合六味地黄丸加减。

常用药：六味地黄丸滋阴清热，"壮水之主以制阳光"；生脉散益气生津，敛阴止汗。

自汗明显者，可加玉屏风散以固表；气虚明显者，加人参、黄芪以补气；五心烦热者，加地骨皮、秦艽以凉血除烦；心悸不安者，可用天王补心丹或炙甘草汤。

（3）脾肾阳虚证

症状：形寒肢冷，面色㿠白，肢体浮肿，步履艰难，腰膝酸软，腹中冷痛，久泻久痢，五更泄泻，下利清谷，小便不利或频数，余沥不尽，或夜尿频多，舌淡胖或边有齿痕，舌苔白滑，脉沉细无力。

证候分析：脾肾阳虚，气化失常，气不布津，故肢体肿胀；阳气不荣腹部经脉，则腹中冷痛；不荣下肢，则步履艰难；阳虚则寒，故形寒肢冷，面色㿠白；脾肾阳虚则腰膝酸软，五更泄泻，小便不利或频数；舌淡胖或边有齿痕，舌苔白滑，脉沉细无力均为脾肾阳虚、寒湿内生之象。

治法：温补脾肾。

代表方：右归丸加减。

常用药：附子、肉桂、鹿角胶温补肾阳，填精补髓；熟地黄、枸杞子、山茱萸、山药滋阴益肾，阴中求阳；菟丝子补阳益阴，固精缩尿；杜仲补益肝肾，强筋壮骨；当归养血和血；鹿角胶补养精血。

浮肿明显者，合用真武汤；喘促明显者，合用参蛤散；腹泻明显者，合用四神丸。

（4）气虚血瘀证

症状：肌肤甲错，毛发不荣，面色淡白，身倦无力，少气懒言，面色淡白或晦滞，胸胁部痛处固定，疼痛如刺或拒按。舌淡暗或见瘀斑，脉沉涩。

证候分析：脏腑气机衰减，气虚推动无力，血行不畅而瘀滞，肌肤毛发失养，故肌肤甲错，毛发不荣；面色淡白，身倦乏力，少气懒言为气虚之征；疼痛如刺，拒按不移为瘀血内阻；血行缓慢，瘀阻络脉，故面色晦滞；舌暗淡有瘀斑，脉沉涩，均为气虚血瘀之象。

治法：益气活血。

代表方：补阳还五汤加减。

常用药：重用生黄芪大补脾胃之元气，使气旺血行，瘀去络通；当归尾活血养血，化瘀而不伤血；赤芍、川芎、桃仁、红花助当归尾活血祛瘀；地龙通经活络。

疼痛明显者，加乳香、没药活血行气止痛；肌肉萎缩明显者，合用十全大补汤。

【西医治疗】

**1. 营养治疗** 补充热量和优质蛋白质，分为肠内和肠外营养。如有微量营养素缺乏，则需要根据实际情况补充。

**2. 纠正水、电解质平衡紊乱** 严重的低蛋白血症常需输注人血浆白蛋白维持胶体渗透压，但有钠潴留的副作用，不推荐常规应用。在电解质方面，应重点关注钠、钾、钙等常量元素的平衡。

**3. 促进食欲及消化代谢** 对于食欲严重减退者，可短期应用泼尼松、甲羟孕酮等激素改善食欲。对于老年人消化功能减退的情况，临床上常给予各类消化酶，如胃蛋白酶、胰酶、多酶片等，但停药后症状容易反复。

**4. 并发症和原发病的治疗** 对于基础疾病多且病情严重的老年人，应当积极治疗，但是多病与重病兼严重营养不良，又增加了治疗的难度。

【综合治疗】

**1. 食疗调养** 本病患者饮食要软、烂、细，以利消化吸收；多补充富含优质蛋白质、锌、铁和维生素的食物；少食多餐，保持大便通畅。忌挑食、偏食；忌煎、炸、熏、烤和辛辣、肥腻、过咸、过甜的食物；戒烟酒、浓茶。

**2. 单验方** ①西洋参 10g，以水 300ml，浸泡 2 小时后温服，不拘时，最后将渣全部食用。或用洋参片先舌下含，随后嚼食。治气阴两虚证。②紫河车粉 30g，装胶囊，每粒 0.5g，每次 6 粒，每日 4 次。治肾虚证。③乌龟粉：取乌龟洗净，去肠杂，放在低温的铁板上烘烤，待壳、肉呈焦黄时研粉。每次 3~5g，每日 3 次。治阴虚证。④海枣方：海参（干品）50g，大枣 10 枚，猪骨 200g，加水炖服，每日 1 剂，10 天为 1 个疗程，每个疗程间隔 2~4 天。治疗脾肾阳虚证。

**3. 针灸治疗** ①左常波脾胃升降方：按顺序针刺左太白、曲池、太溪、阳陵泉、大陵，右足三里、太渊、委中、太冲、阳池。本方取五输穴之土穴为主，按五行相生、阴阳互生以及气机左升右降顺序针刺，具有调补后天之力，特别适用于年高体弱或久病亏虚者。②选用大椎、关元、气海、足三里、三阴交、脾俞、肾俞等穴位，用补法针刺或艾灸（阴虚慎灸），能扶助正气，促进气血阴阳恢复，每次 2~3 穴，交替进行，亦可根据气血阴阳虚损之不同，辨证取穴。气虚取脾俞、胃俞、中脘、足三里。血虚取心俞、巨阙、神门、三阴交。阳虚取百会、大椎、肾俞、关元。阴虚取肺俞、肾俞、太溪、三阴交。

【预防调护】

消除和避免病因是预防营养不良的根本措施。注意冷暖，避风寒，适寒温，尽量减少伤风感冒。饮食以富于营养，易于消化，不伤脾胃为原则。吸烟嗜酒有损正气，应该戒除。生活起居要有规律，做到动静结合，劳逸适度。病情轻者，可适当安排工作和学习。过分的情志刺激易使气阴伤耗，是促使病情加重的原因之一，而保持情绪稳定，舒畅乐观，则有利于疾病的康复。

**【临证备要】**

**1. 注意调理五脏** 由于气血同源，阳阳互根，五脏相关，在病理情况下往往互相影响，由一虚而渐至多虚，由一脏而累及他脏，使证候趋于复杂，临证必须有机联系，方能灵活应用。如气阴耗伤，肺肾气虚，心脾（气血）两虚，肝肾阴虚，脾肾阳虚，心肾阳虚，阴阳两虚等。

**2. 充分重视食补** 本病的病程一般比较长，护理与食疗对促进营养不良的好转乃至痊愈具有十分重要的意义。因而应高度重视饮食的补益作用，进食富于营养而易于消化的食物，以保证气血的化生。阳虚者忌食寒凉，宜温补类食物；阴虚者忌食燥热，宜淡薄滋润类食物。

**【名医验案】**

贾某，女，81岁，2013年12月因"面色少华、体倦乏力2年余，加重2个月"就诊。患者诉2年前无明显诱因出现面色少华、体倦乏力，经检查诊断为缺铁性贫血，予输血、补充铁剂、造血原料等对症支持治疗，症状有所缓解，此后服用铁剂维持治疗，胃肠道反应大，效果不显，病情时轻时重。2个月前因劳累病情加重，就诊时症见：神志清，精神可，面色少华，口唇色淡，体倦乏力，时心悸气短，活动后加重，无明显胸闷憋气，腰膝酸软，胃脘部疼痛，纳呆食少，夜寐欠安，小便调，大便溏泄，舌质淡、苔薄白，脉沉细。既往冠心病、慢性胃炎史2年。血常规：WBC7.98×10^9/L，RBC1.85×10^{12}/L，Hb46g/L，MCV63.8fL，PLT364×10^9/L。中医诊断为缺铁性贫血，证属心脾两虚，治法以健脾和胃、益气养心为主。方选归脾汤合生脉散加减。

处方：陈皮10g，半夏10g，茯苓15g，焦山楂10g，焦神曲10g，焦麦芽10g，砂仁10g，鸡内金15g，党参15g，麦冬15g，五味子10g，白术20g，黄芪30g，当归15g。并紧急输悬浮红细胞2U，迅速改善贫血状态。配合本院制剂补铁丸（中成药，可用其他铁剂替代），口服，早晚各1丸。嘱患者注意调节情志，勿劳累，注意饮食摄取营养物质。

复诊：2周后自觉乏力减轻，心悸较前好转，纳食好，寐安，大便成形，舌质淡，苔薄白，脉沉细。继续以健脾和胃为主，并在原方的基础上加入丹参10g，以防补血留瘀，并继续服用补铁丸，用法用量同前。

2个月后复诊：患者服上方后，自觉乏力较前明显好转，腰膝酸软改善，纳可，寐安，舌淡红、脉细。在原方基础上加入补肾生血的药物阿胶10g，菟丝子20g，枸杞子15g，并继续服用补铁丸，用法用量同前。

1个月后再诊：患者感觉良好，面色较前红润。继续服药3个月后，复查血常规：WBC6.45×10^9/L，RBC3.94×10^{12}/L，Hb120g/L，MCV90.6fL，PLT236×10^9/L，未诉其他不适。

**按语：** 老年人脏腑功能虚弱，再加上患有慢性胃炎，脾胃功能虚弱或失调，造成长期饮食营养摄入不良，血液化生之源匮乏，从而形成血虚，而且不能耐受铁剂。初期治疗以健脾和胃为主，旨在改善脾胃运化吸收功能，促进水谷精微化生气血，同时有助于补铁丸治疗，避免其消化道反应。患者有冠心病史，因心血不足、血不养心而出现心悸等症状，生脉散益气养心，改善症状。老年人肾气虚弱，肾精自亏，精血互生，肾精充足，则可化为肝血以充实血液。正如《诸病源候论》所载："肾藏精，精者，血之所成也。"治疗后期患者脾胃功能恢复后，适当加入补肾生血的药物，疗效甚佳。

［刘富春.史哲新治疗缺铁性贫血验案1则.湖南中医杂志，2015，8（8）：99-100］

# 第十六章　老年骨关节疾病

## 一、骨质结构老化改变

人体骨骼约占体重的 20%，随增龄而逐渐减少，老年人骨骼在内结构方面出现明显变化。老年人的成骨细胞明显减少，活力下降，故内膜的重吸收增多，成熟骨单位减少，钙化的结缔组织增多，成骨与破骨平衡失调，钙的交换呈负平衡，骨皮质变薄，骨髓腔中骨内膜下骨小梁的吸收较快，因而使骨髓腔逐渐扩大。由于骨的吸收大于形成，骨骼开始萎缩，每单位体积中的骨质含量减少，碳酸钙和磷酸钙等无机成分增多，最终形成老年性骨质疏松，使骨骼变得脆弱易折。

## 二、骨关节功能退变

关节借助纤维结缔组织的关节囊和关节软骨将骨与骨连接。老年人骨关节退行性变随年龄增加而严重，其中以关节软骨的改变最为明显，软骨细胞减少，耗氧量降低，关节软骨的硬度、脆性和不透明度增加，蛋白质、黏多糖和水分减少，水分由 80% 减少到 75%，亲水性黏多糖减少到 60%，而胶原由 26% 增至 59%；硫酸软骨素 A 亦逐渐减少，关节软骨失去正常的弹性与韧性，加之关节面长期磨损变得粗糙，关节软骨纤维化后欠光滑，活动时磨损、钙化和增生，骨刺形成。滑膜萎缩变薄导致血供应障碍；表面皱襞和绒毛增多，滑膜细胞减少，纤维组织增多，基质减少，代谢功能下降，细胞透明质酸分泌减少，血循环障碍，关节囊因纤维结缔组织增生而增厚，从而改变了关节的承重性能，韧带韧性和弹性减退，使关节不灵活、僵硬，活动受到严重影响。软骨下骨出现骨质增生和骨质囊性变，在负重的松质骨区出现凹陷，整个关节退行性改变。

此外，椎间盘亦出现退行性改变。30 岁以后髓核的柔韧而富有弹性的胶状物质多由纤维组织与软骨细胞取替，最终演变成为软骨实体，液体含量明显减少。50 岁以后弹性锐减，明显变硬。脊椎负重时椎间盘由于缺乏缓冲弹力，纤维环向四周膨出，椎间隙变窄，椎间盘周围韧带松弛，刺激椎体边缘的骨膜形成骨赘。

总之，老年人肌张力减退，行动的灵敏性、协调性和稳定性降低，骨质疏松和软骨的退变使骨韧性与强度降低，关节内压力分布不均，稳定性差，因此老年骨关节疾病多发而且复杂。

## 第一节　颈椎病

颈椎病（cervical spondylosis）是颈椎间盘退行性病变及其继发的病理改变刺激或压迫邻近

的脊神经根、脊髓、椎动脉或交感神经等组织，产生相应症状和体征的一种综合症。病情轻者感觉头、颈、肩及手臂疼痛麻木，重则出现肢体酸软无力，甚至出现大小便失禁和瘫痪等，是老年人易患的一种脊柱退行性疾病。

本病多属于"骨痹""项强""眩晕"范畴。

【病理机制】

颈椎位于活动度较小的胸椎和颅骨之间，其活动度较大，又需保持头颈部平衡，故颈椎易劳损，尤以下颈椎更易发生。由于颈部外伤、劳损或受凉等使颈椎间盘组织、椎体与关节发生退行性改变，影响附近的神经、血管、脊髓及椎动脉而出现各种临床症状。

**1. 椎间盘变性**　是颈椎病发病的重要原因。早期纤维环纤维组织出现透明变性，此后逐渐破裂甚至完全断裂。髓核变性多继发于纤维环的变性，并逐渐为纤维组织所替代。

**2. 椎体骨质增生**　椎间盘变性后引起继发性的椎间盘不稳定，局部压力增高产生韧带和骨膜及椎体骨皮质的分离，导致韧带-椎间盘间隙的形成，进一步产生韧带-椎间盘间隙血肿，随着时间的延长，血肿发生机化，形成突向椎管或椎体前缘的骨赘，压迫周围的神经根、脊髓和椎动脉。

**3. 关节突及其他附件组织的改变**　由于椎间盘脱水变薄，附近的组织如小关节囊、棘上韧带、前后纵韧带、黄韧带均有相应改变，特别是黄韧带肥厚临床常见。

**4. 脊神经根或脊髓受压**　椎体骨质增生后连同膨出的纤维环等，在椎间盘部位形成一个突向椎管内的混合物，对颈神经或脊髓产生压迫作用。钩椎关节的骨赘还可从前向后突入椎间孔压迫神经根与椎动脉，产生严重的颈椎病症状。

**5. 血流循环改变**　骨质增生、椎间盘病变、椎动脉硬化等病理改变能够引起同侧椎-基底动脉供血不足。正常情况下，转头时虽一侧椎动脉的血运减少，但另一侧椎动脉可以代偿，故不出现症状。在病理情况下，转头或挥鞭样损伤，或拔牙、全身麻醉、插管等均可使椎动脉血液循环受到影响而产生椎动脉型颈椎病症状。

【病因病机】

本病多在气血亏虚、肝肾不足的基础上，又因外伤、劳损及感受风寒湿邪等因素而致病。年老之人气血亏虚，阳气渐衰，督脉空虚，阳气不用，卫外不固，风寒湿邪乘虚而入，阻滞经脉，或因跌打损伤，经络受损，瘀血内停，或因积劳成疾，肝肾亏损，督阳不运，痰凝血瘀，而成本病。

本病病位在颈椎，与肝、肾密切相关。肾主骨，生髓，通于脑，肾精充足则颈椎生化有源；肝主一身之筋膜，筋膜附着于骨而聚于关节，有赖肝血的滋养。肝的血液充盈，筋得其所养，才能维系正常的颈椎连结。肝肾亏虚，则颈椎、筋肉失于濡养，易于损伤。

病理因素主要为风、寒、湿、痰、瘀、虚。病理性质多为本虚标实、虚实错杂，正虚与邪实常互为因果，导致疾病愈发愈频。

【诊断要点】

根据累及部位本病常划分为不同的类型，各型之间临床表现和症状轻重不尽相同，且各型中症状又可交叉或合并出现。临床主要根据症状、体征，并结合影像学检查综合分析而确定。

**1. 颈型**　症状和体征均很轻，一般为颈椎病的早期。临床表现为颈部不适感，可出现颈部、肩部的疼痛，有颈部活动受限。颈椎 X 光片符合颈椎病的改变；CT 或 MRI 有与临床表现相关性改变。

**2. 神经根型**　临床表现为颈肩部局限性疼痛，较典型的根性症状（即上肢的放射痛和感觉障碍）。轻者酸痛，重者刀割样疼痛，麻木，运动、感觉障碍，仰头、咳嗽、打喷嚏可加重疼痛。颈椎 X 光片可见曲度变化，钩椎关节增生，病程长者可见椎体滑脱，椎间隙变化，韧带钙化，椎间孔变形、缩小。

**3. 脊髓型**　起病缓慢，常为一侧或双侧下肢紧箍感，举步沉重、步态不稳易绊倒，继而可出现上肢麻木、疼痛、无力，双手活动笨拙、持物失落，胸或腹部有束带感。晚期可出现大小便功能障碍。X 线片可见椎间隙变窄，椎体后缘骨赘形成；CT 显示椎体后缘有骨赘形成，椎间盘突出，后纵韧带骨化和黄韧带钙化；MRI 可显示骨、椎间盘、脊髓及其软组织影像，能分辨脊髓受压程度、有无变性和空洞。

**4. 椎动脉型**　眩晕是本型早期出现的最主要症状，或有耳鸣、听力障碍、恶心呕吐、视物不清、言语不清、吞咽困难，多因回头、转身等头颈部动作而诱发或加重，严重时可发生猝倒。X 线表现为钩椎关节增生，斜位片椎间孔狭小或椎间的不稳改变；脑血流图椎-基底动脉可见缺血性改变；MRA 椎动脉成像有助于明确诊断及定位。

**5. 交感神经型**　临床表现复杂多变，大多数病例表现为交感神经兴奋症状，如头痛、视物模糊、视力下降、怕冷、多汗、青紫、肿胀等。少数病例可表现为交感神经抑制症状，如头昏眼花、眼睑下垂、流泪、鼻塞、心动过缓、血压偏低、胃肠蠕动增强等。颈椎 X 线有典型的颈椎病改变，但椎动脉造影正常。

本病应与胸廓出口综合症、梅尼埃综合症、糖尿病周围神经病等相鉴别。

**【辨证论治】**

**1. 辨证要点**

（1）辨标本虚实　本病多正虚邪实或虚实夹杂。肝肾亏虚、气血不足为本，风、寒、湿、痰、瘀阻滞经络为标。一般疾病初起多为风寒湿邪乘虚侵入人体，阻滞经络；病久则影响气血运行，导致气滞血瘀。

（2）辨外邪、气滞、痰浊、瘀血　老年人肝肾亏虚，风、寒、湿等外邪乘虚入侵，注于颈部经络、关节之间，致使经络不利而成本病；外邪久留导致经络气机阻滞不通，经脉闭塞而使病情加重；气机阻滞导致血运无力，而生瘀血；瘀血阻络可使津液难行，聚为痰浊。

**2. 治疗原则**　本病以补益肝肾、祛邪通络为基本治疗原则，但在具体实施时要根据虚实轻重，或寓补于攻，或寓攻于补，从证择之。

**3. 证治分类**

（1）风寒闭阻证

症状：颈、肩背疼痛，痛有定处，项强转侧不利，有压痛，上肢沉重、无力、麻木或有肌肉萎缩，手指屈伸不利。舌质黯，舌体胖，舌苔薄白，脉沉迟或弦滑。

证候分析：风为阳邪，善透肌表，夹寒侵袭经络关节及筋膜，气血运行不畅，故见颈、肩背疼痛；寒滞而项强，故转侧不利，痛有定处；筋脉失养则肢体无力，屈伸不利，甚至肌肉萎缩；舌质黯，舌体胖，舌苔薄白，脉沉迟或弦滑为风寒闭阻之候。

治法：祛风散寒，舒筋活络，通痹止痛。

代表法：蠲痹汤加减。

常用药：羌活、独活、防风、秦艽、海风藤祛风散寒；桂枝、桑枝舒筋通络；当归、川芎、乳香、木香行气活血止痛；甘草调和诸药。

疼痛明显者，加细辛、乌头祛风散寒；湿邪盛者，加薏苡仁、苍术祛风除湿。

（2）气滞血瘀证

症状：颈、肩背及四肢疼痛、麻木，多为刺痛，痛处固定不移、拒按、昼轻夜重，手部肌肉萎缩，指端麻木、紫绀，指甲凹陷、无泽，皮肤枯燥，或见肢体无力或拘挛、抽痛。舌质紫暗，或有瘀斑、瘀点，脉弦细或细涩。

证候分析：气滞而经脉不畅，故颈、肩背及四肢疼痛、麻木；血瘀阻滞，故刺痛不移，昼轻夜重；气滞血瘀，经脉不荣，筋骨失养，故肌肉萎缩，指甲无泽皮肤枯燥，肢体无力或拘挛；舌质紫暗，或有瘀斑、瘀点，脉多弦细或细涩均为气滞血瘀之征象。

治法：活血化瘀，理气通络。

代表方：血府逐瘀汤加减。

常用药：当归、桃仁、红花、川芎、赤芍活血祛瘀；生地黄配当归养血和血，使祛瘀而不伤阴血；牛膝祛瘀而通血脉，并引瘀血下行；柴胡、枳壳、桔梗疏畅胸中气滞，使气行则血行；甘草协调诸药。

血瘀较重者，加姜黄、丹参行气活血。

（3）痰瘀交阻证

症状：颈、肩背疼痛，眩晕，头重如裹，心悸，恶心呕吐，咽部梗塞不利，咳喘痰多，胸闷，胃脘胀满，纳呆，便溏或黏滞不爽，肢体沉重无力、厥冷、麻木、肿胀、困重等。舌质黯，舌体胖或有齿痕，舌苔厚腻，脉滑。

证候分析：痰阻则血难行，故颈、肩背疼痛；痰浊上扰清阳，故头晕、眩晕；浊气不降，故头重如裹，咳喘痰多；痰瘀内停，阻滞气机而致胸闷，胃脘胀满，纳呆，便溏或黏滞不爽；舌质黯，舌体胖或有齿痕，舌苔厚腻，脉滑为痰瘀交阻之象。

治法：祛湿化痰，逐瘀通络。

代表方：导痰汤合桃红四物汤加减。

常用药：南星、半夏、枳实燥湿化痰；茯苓、陈皮健脾祛湿；桃仁、红花、当归、赤芍活血逐瘀；川芎行气通络；甘草调和诸药。

项背强痛者，加葛根、白芍疏筋止痛；四肢重痛者，加桑枝、威灵仙除湿通络。

（4）肝肾亏虚证

症状：头晕眼花，耳聋耳鸣，头脑胀痛或空痛，失眠多梦，烦躁易怒，腰膝酸软，抬举无力，步履蹒跚，甚则瘫痪，尚可见小便淋漓，次数增多，或二便失控，便秘。舌体瘦而舌质红绛，少苔或无苔，脉弦细、细涩或细数。

证候分析：肝肾亏虚，机体失于濡养，头目不荣故头晕眼花，耳聋耳鸣，头脑胀痛或空痛；阴血亏耗，故失眠多梦，烦躁易怒；筋脉失养则腰膝酸软，抬举无力，步履蹒跚，甚则瘫痪；肝肾不足则小便淋漓，次数增多，或二便失控，便秘；肝肾亏虚则舌体瘦而舌质红绛，少苔或无苔，脉弦细、细涩或细数。

治法：滋补肝肾，强壮筋骨。

代表方：左归丸合阳和汤加减。

常用药：熟地黄、鹿角胶、龟甲、肉苁蓉、锁阳、淫羊藿、肉桂温补肾阳，填精益髓；枸杞子、山茱萸补益肝肾；骨碎补、狗脊强筋壮骨；白芥子通络止痛；牛膝引药下行。

腰膝酸软者，加杜仲、桑寄生补肾强腰。

【西医治疗】

**1. 手术治疗**　除脊髓型颈椎病以外，其他类型均适合非手术治疗。脊髓型颈椎病一旦确诊应立即手术治疗。其预后与年龄、病程、脊髓受压迫程度、有无外伤史以及脊髓是否变性（不可逆转）有关。年龄越轻、病程越短、脊髓受压越轻、脊髓变性轻微、无外伤史者，预后越好。手术方法有经前路减压植骨融合和经后路开门减压两种。

**2. 非手术治疗**　①一般治疗：症状严重者应卧床休息，减少对颈椎的负荷，放松局部肌肉，减轻症状。②药物治疗：虽不能从根本上治疗颈椎病，但可改善症状。疼痛明显者可口服或外用非甾体抗炎镇痛药；肢体麻木有神经损伤的患者，可使用神经营养剂。

【综合治疗】

**1. 针灸治疗**　主穴取夹脊穴、风池、天柱、大椎、手三里、合谷。颈型颈椎病加肩井、天宗、列缺；神经根型颈椎病加曲池、外关、小海、肩髃、阳陵泉、解溪；椎动脉型颈椎病加太渊、睛明、承光、足三里、太冲、玉枕、肩外俞；脊髓型颈椎病加绝骨、百会、攒竹、八邪、阳陵泉、膻中、后溪、殷门、委中、风市、涌泉；交感神经型颈椎病加神门、神庭、内关、列缺、完骨、中冲、廉泉、绝骨。

**2. 颈托固定**　多在急性发作时应用，可适当固定颈部，限制颈椎活动和保护颈椎，减轻神经根的损伤，减少椎间关节创伤性反应，有利于组织水肿的消退，缓解症状、巩固疗效。但不宜长期佩戴，否则会影响颈椎肌肉的协调性及肌力，产生对围领的依赖。常用的颈部固定工具有枕颌固定托、充气颈椎围领等。

**3. 推拿治疗**　包括松解和调整。松解运用拿、揉、按、一指禅推法等手法松解颈、背部较大肌肉的紧张或痉挛。调整即根据病情需要，在前屈、后伸或旋转等角度向上牵引头部，并做各个方向的颈部摇法。对于小关节紊乱者可行整脊手法，以恢复颈椎关节的正常位置。脊髓型颈椎病禁忌重手法治疗，尤其是旋转类手法，有损伤脊髓，导致瘫痪的危险。

**4. 牵引治疗**　主要适用于神经根型颈椎病。患者取坐位，牵引带固定在枕及下颌部，根据患者年龄、性别、诊断分型、病程及主观舒适感觉等确定牵引重量，一般初始重量为2~6kg。脊髓型颈椎病禁用。

**5. 物理疗法**　适用于各型颈椎病。可消除神经根炎性水肿，改善脊髓、神经根及颈椎的血液循环，缓解肌肉痉挛。临床常见的物理疗法主要有超声波治疗、远红外线治疗、高压低频电疗、磁疗、蜡疗、透热疗法等。

【预防调护】

随着社会发展，电脑、手机广泛及长时间应用，颈椎的调护越发重要。本病预防的关键在于避免慢性劳损、加强锻炼。首先要避免长时间伏案劳作，加强颈项肌功能锻炼，如与项争力式、手捧莲花式等。其次要注意颈部保暖，防止感受风寒。此外要注意睡眠姿势的正确性，枕头不宜过高或过低，以颈部不过屈或过伸为宜。同时防止颈部外伤。

【临证备要】

**1. 重视早期防治**　颈椎病初期患者病情较轻，此时多是由于长期伏案劳损或感受风寒湿邪所致，中医药辨证治疗对于改善症状，减缓病情进展，有显著疗效。此时可采用针灸、中药热敷法以及应用祛风散寒、舒筋通络、化瘀止痛等制剂，且此时务必指导患者注意颈项部保暖，避免长时间低头位劳作，待病情缓解后，指导患者颈项部肌肉锻炼以避免复发或加重病情。

**2. 肢体顽麻日久可选用补气活血、通经活络之法**　神经根型和脊髓型颈椎病患者多有肢体麻木症状，且缠绵难愈。此时多是由于年老之人正气亏虚，运血无力，致血行不畅，经脉瘀滞；且劳伤日久或感受风寒之邪，气血瘀阻更甚，肢体经脉阻滞不通。经脉瘀阻既可耗伤正气，又能产生新的致病因素，造成恶性循环，使本病缠绵难愈。因此，在临证中灵活选用全蝎、蜈蚣等通经活络，人参、白术、黄芪补益正气，桃仁、红花活血止痛，从而增强疗效。

**3. 脊髓型颈椎病应尽早手术治疗**　脊髓型颈椎病在临床上少见，一旦确诊应立即手术治疗。脊髓型颈椎病为各种病变组织主要是突出的椎间盘压迫脊髓而产生。该型病情重，易反复，病情缠绵，变症多端，疗效较差。

**【名医验案】**

高某，女，60岁，2014年3月18日初诊。主诉：颈项部疼痛伴右上肢疼痛2月余。近两月来颈项部及右上肢疼痛麻木，伴头晕头痛，小便频数。既往约30年前产期高热达40℃以上，持续3天，曾予物理降温，用冰块外敷，冰水口服及灌肠，电风扇吹，退热后表现尚可。10年前始出现颈项肩背疼痛，伴头晕反复发作，右侧肢体麻木疼痛，左侧正常。现口苦咽干，胁胀便燥，夜寐不利。舌质红，苔薄，脉细沉。MRI示：颈椎退变，生理弧度减小，$C_5$~$C_6$椎间盘膨出。中医诊断：项痹病（痰瘀交阻）；西医诊断：颈椎病（椎动脉型，神经根型）。证属气阴两亏，邪寒入络，寒邪潜伏，渐与痰瘀胶着，进而化热伤阴，阻塞经脉，不通则痛。治当益气化瘀，疏肝通络。

处方：太子参12g，紫丹参12g，赤芍、白芍各12g，软柴胡9g，炒子芩9g，姜半夏9g，明天麻12g，石菖蒲18g，制女贞9g，旱莲草9g，粉葛根15g，生麻黄6g，川桂枝9g，首乌、首乌藤各18g，炙甘草9g。

服药后颈项肩背疼痛及头晕症状明显好转，余症仍存。守法制方，同时每日操练"施氏十二字养生功"。继治4周，疼痛渐消，余症随之缓解。

**按语：**本案为施师内外合治特殊类型之颈椎病，就其临床表现，称之为混合型颈椎病。施师认为此案为痰瘀交阻证的典型病例。患者起病于产后气血亏虚，体虚大热，或有外邪，邪气内阻，正邪交争，故作高热。医者不行辨证，即予寒凉之物，希翼以冰息火，然未及炉底之薪。邪热久藏于内，炼痰耗津，痰热胶结，一旦体虚，邪热即作，气血痹阻，经脉难以畅行。其邪热灼于内，然其病之本质为虚，正虚邪不盛，故苔薄脉细，故以黄芪、党参益气固本，扶持正气，丹参、赤芍、鹿角凉血清热，活血化瘀，兼予解表疏经治疗，症状得以缓解。

（王拥军，吴弢．石氏伤科施杞临证经验集萃．科学出版社，2016）

# 第二节　退行性骨关节病

退行性骨关节病（degenerative osteoarthropathy）又称骨关节炎（osteoarthritis，OA）、老年性骨关节炎、增生性骨关节炎等，是一种以局灶性关节软骨退行性变、骨丢失、关节边缘骨赘形成、关节畸形和软骨下骨质致密（硬化）为特征的慢性关节疾病，在老年人中尤为多见。

随着病情的进展致生活质量下降、劳动力丧失，最终影响关节活动能力。

本病多属于"骨痹"范畴。

【病理机制】

本病病因迄今尚未完全明了，一般认为是多种致病因素相互作用所致，包括机械性和生物性因素。其中年龄是主要高危因素，可能与性别、职业、种族、肥胖、遗传和过度运动等因素有关。

病理变化多从关节软骨退化开始，由于机械损伤导致组织破坏，刺激软骨细胞修复，使降解软骨的酶和炎性因子产生增多，刺激软骨细胞和滑膜衬里细胞，发生程序性死亡。一旦软骨破坏，进而侵犯至骨质，暴露的骨组织即开始出现致密化和硬化改变，增生形成骨赘。晚期滑膜发生炎症，产生的滑液黏度降低，体积增加，出现滑膜增生现象。

【病因病机】

本病以肾精亏虚为内因，外邪、损伤为外因。肾精亏虚，筋骨失于濡养，加之年老长期劳损，风寒湿等外邪乘虚侵入，使气血运行不畅、风寒湿阻、经脉痹塞、骨失滋养而发病。

本病病位在筋骨，与肝、肾关系密切。肾主骨，肝主筋。肾精充足则骨关节生化有源，关节刚强稳定；肝气调畅则筋得其所养，筋脉柔韧，可维系正常的关节活动。年老之人肝肾不足，骨关节和筋肉失于濡养，出现衰退，易于损伤。病理性质多为本虚标实，本虚为肝、肾亏虚，标实有外邪、气滞、痰浊、湿热、瘀血之别，常相互影响，缠绵难愈，反复发作。

【诊断要点】

本病起病隐匿，进展缓慢，症状多见于40岁以后，随着年龄增长而发病增多。好发于负重较多或活动较多的关节，其临床表现为受累关节疼痛、肿胀，或晨僵、有黏着感，查体可见关节压痛、骨性隆起或肥大，伴活动时关节摩擦音，病情进展可出现关节畸形、功能障碍。X线、MRI、超声检查可帮助确诊，且有助于评估关节损伤程度，评价疾病的进展性和治疗反应，及早发现疾病或相关的并发症。

本病需与类风湿性关节炎、强直性脊柱炎、痛风性关节炎等相鉴别。

【辨证论治】

**1. 辨证要点**

（1）辨标本虚实　本病虚实夹杂，故当辨明虚实之主次。属慢性劳损者，以肝肾亏虚为主要表现；属外邪所致者，以气滞、痰浊、瘀血阻滞为主要表现；到后期多虚实共见，缠绵难愈。

（2）辨寒热　热痹以关节红肿、灼热疼痛为特点，风寒湿痹虽有关节酸痛，但无局部红肿灼热。其中又以关节酸痛游走不定为行痹，痛有定处、疼痛剧烈者为痛痹，肢体酸痛重者、肌肤不仁者为着痹。

**2. 治疗原则**　本病为肝肾不足，外邪乘虚袭于经络所致，治疗原则是补虚泻实、解痉止痛、滑利关节。根据邪气的偏盛，分别予以祛风、散寒、除湿、清热、消痰、化瘀等方法；久痹正虚者，应重视扶正，健脾胃、补肝肾、养气血是常用之法。

**3. 证治分类**

（1）寒凝络阻证

症状：骨节疼痛剧烈，得寒加重，得热则减，夜间痛甚，关节功能活动受限，畏冷，四肢不温，开始活动时疼痛明显，活动后减轻，活动时关节有摩擦声。舌淡黯，苔白，脉沉迟弦。

证候分析：寒凝阻滞，结于骨节，故疼痛剧烈；寒主收引，凝而不行，则得寒加重；热能胜寒，故得热则减；寒为阴邪，凝闭机体阳气则畏冷，肢端欠温，夜间痛甚；寒主收引，筋脉、骨节活动不利，则功能障碍，活动时有摩擦声；舌淡黯，脉沉迟弦主寒和痛。

治法：散寒活血，祛瘀散结，滑利关节。

代表方：阳和汤加减。

常用药：熟地黄、鹿角胶生精补血；肉桂、炮姜、制川乌、制草乌温阳散寒；麻黄、白芥子散寒祛瘀；乳香、没药、鸡血藤活血祛瘀；威灵仙、细辛祛风散寒；甘草调和诸药。

痛在上肢者，加姜黄、青风藤、透骨草通经活络止痛；痛在脊柱者，加地龙、鹿衔草、补骨脂、胡芦巴祛风湿，强筋骨；痛在下肢者，加防己、独活、木瓜胜湿止痛。

（2）肝肾亏虚证

症状：骨节疼痛隐隐，绵绵不绝，尤以腰膝多见，不耐劳作，劳动后尤著，腰膝酸软，肢节屈伸不利，活动无力，形体瘦弱，面色欠华。舌淡苔薄白，脉弦细无力或虚弱。

证候分析：肝主筋，肾主骨，肝肾亏虚，筋骨失于濡养，故疼痛隐隐；劳则耗气，故不耐劳作，劳累后尤著；肾主腰膝，肾虚则腰膝酸软，肢节屈伸不利，活动无力；肝肾精血亏虚则全身气血不足，故瘦弱、面色欠华；舌淡苔薄白，脉弦细无力或虚弱为肝肾气血亏损之候。

治法：补益肝肾，祛风通络，除湿止痛。

代表方：独活寄生汤加减。

常用药：独活、桑寄生祛风除湿；牛膝、杜仲、熟地黄补益肝肾；川芎、当归、芍药补血活血；人参、茯苓、甘草益气健脾；细辛祛风止痛；肉桂温阳散寒；秦艽、防风祛风止痛。

肝肾阴虚者，去桂心、细辛，加女贞子补肝益肾；寒湿偏甚者，加威灵仙、千年健散寒除湿；脾虚食少者，加砂仁、炒白术、山楂健脾益胃；瘀血阻滞者，加丹参、桃仁、红花活血化瘀。

（3）正虚血瘀证

症状：骨节疼痛、僵硬，活动不能，或关节处骨突形成，伴畸形，局部麻木或轻度肿胀，腰膝酸软疼痛，肢体乏力。舌淡黯，脉细涩。

证候分析：肝肾亏虚则骨节不荣，痹痛日久，肢节失于运动，故僵硬、活动不能；虚夹血瘀，气血运行阻滞，则骨赘生长，关节畸形；腰膝酸软疼痛，舌淡黯，脉细涩，为虚实夹杂之候。

治法：培补肝肾，益气活血，佐以通络。

代表方：十全大补汤加减。

常用药：人参、白术、茯苓、黄芪、大枣健脾益气；当归、川芎行气活血；熟地黄、肉桂、芍药补益肝肾；生姜温经散寒；炙甘草调和诸药。

上半身痛，加地龙、姜黄、蜈蚣通络止痛；下半身痛，加穿山甲、鹿角霜益肾活血通络。

【西医治疗】

**1. 药物治疗** ①非甾体类抗炎药（NSAIDS）：如美洛昔康、洛索洛芬、双氯芬酸、布洛芬等。②改变病情类药物及软骨保护剂：如硫酸氨基葡萄糖、双醋瑞因等。③关节腔注射类药物：如透明质酸钠等。

**2. 手术治疗** 关节退变严重，膝关节有持续性疼痛和进行性畸形加重而严重影响工作和生活者，可采取手术治疗。①关节清理术：关节镜下行关节冲洗、清理，可减轻疼痛、延缓病情。②截骨术：多用于髋、膝关节的矫形，通过截骨纠正关节力线和受力分布不良，达到缓解疼痛的目的。多用于本病早期，可减轻症状，延缓病理进程。③人工关节成形术：若患者年龄超过60岁，属本病的晚期，最彻底和有效的治疗方法是人工关节置换手术，尤其是人工髋关节和人工膝关节置换术。

【综合治疗】

**1. 患者教育**　包括自我行为疗法（减少不合理的运动，适量活动，避免不良姿势，避免长时间跑、跳、蹲，减少或避免爬楼，避免风寒），减肥，有氧锻炼（如游泳、自行车等），关节功能训练（如膝关节在非负重位下屈伸活动，以保持关节最大活动度），肌力训练（如髋关节骨关节炎应注意外展肌群的训练，膝关节骨关节炎注意股四头肌的训练）等。

**2. 行动支持**　主要是减少受累关节负重，可采用手杖、拐杖、助行器等。

**3. 针灸治疗**　以痛点及局部穴位为主。下肢取环跳、秩边、髀关、犊鼻、膝阳关、梁丘、足三里、膝眼、鹤顶、解溪、昆仑、丘墟等穴，上肢取肩髃、肩贞、天宗、巨骨、外关、肩井、曲池、手三里、小海、阳溪、阳池、阳谷、腕骨等穴。

**4. 食疗调养**　饮食易温补，以健脾化湿的食品为主，如红枣、薏苡仁、狗肉、羊肉等。关节肿胀明显，伴有轻度发红发热者，饮食宜清淡，以清热利湿的食物为主，如西瓜、冬瓜、豆腐等；忌食辛辣、油腻、肥甘、生湿的食物。平时多进食有利于关节软骨修复的食品，如鱼翅、猪耳、蹄筋、排骨、贝类等。可以酌情选用以下食疗方：①红枣薏苡仁粥：红枣10枚，薏苡仁50g，熬汤，分早晚2次服用。适用于缓解期肿胀不明显，当劳累或稍受风寒即感酸痛发胀者。②百合薏苡仁汤：薏苡仁50g，绿豆25g，鲜百合100g。先将百合瓣成瓣，撕去内膜，用少量盐腌一下，洗净以去苦味；绿豆、薏苡仁洗净后烧开，文火煮至豆酥，加入百合一起熬汤至汤稠。食时加入少许白糖，早晚各一次。适用于阴虚内热、膝关节红肿热痛较剧者。

**5. 物理疗法**　主要增加局部血液循环、减轻炎症反应，包括热疗、水疗、超声波、按摩、电疗、磁疗、经皮神经电刺激（TENS）等。

【临证备要】

**1. 重视自我行为疗法**　不合理的锻炼及可能过度增加关节负荷的活动都可以使病情加重或进展，所以重视平时的自我行为疗法，选择不加重关节退变的锻炼方法是非常重要的。

**2. 合理应用镇痛药物**　疼痛是退行性骨关节病的主要症状，明显时严重影响患者的生活质量，有必要使用镇痛药物。最常用的镇痛药物是非甾体抗炎药，可以消除炎性致痛物质，起到消炎镇痛的作用。

**3. 筋骨并重，综合防治**　"筋骨并重"是中医伤科的重要指导理论，提示治疗时不但要重视骨关节，更要着眼于骨关节周围的肌肉、韧带等软组织，达到"筋柔骨正"的目的。因此，治疗方案一定要根据病变机理和个体化情况酌情选择，包括中药的内服外用、针灸、手法等，以提高疗效。

【预防调护】

退行性骨关节病预防的关键在于避免发病的高危因素、急性加重的诱因以及增加关节稳定性和肌肉力量。老年人应避免增加关节负荷的劳作和体育锻炼，如爬坡爬山、远距离行走或跑步、频繁上下楼梯等。控制体重、肢体保暖及科学合理的功能锻炼是最重要的干预措施。如负重关节出现退行性病变，应使用辅助装置，必要时可拄手杖以减轻关节负重。

**【名医验案】**

王某，女，60 岁。1992 年 9 月 24 日来诊。患者自述两膝肿痛 8 年，近 2 个月来加重，浮肿右重左轻，内膝眼处疼痛较重，阴雨时痛甚，上下楼梯时疼痛，难以蹲下，蹲下后又难以起立。舌赤有微腻苔，脉濡数无力。X 线片示：两膝关节骨质增生。诊断：退行性骨关节炎。

处方：苏叶 6g，黄连 5g，苍术 10g，薏苡仁 40g，茯苓 15g，黄芪 60g，当归 15g，杜仲 20g，牛膝 10g，槟榔 15g，桔梗 10g，陈皮 10g，厚朴 10g，桃仁 10g，穿山甲 15g，制附子 10g，甘草 6g。5 剂，水煎服。

9 月 29 日二诊：药后肿胀削减，但仍疼痛，效不更方，5 剂。

10 月 4 日三诊：疼痛轻，已可蹲下，效不更方，6 剂。

10 月 12 日四诊：金匮肾气丸 5 盒，以巩固疗效。

**按语：**凡肿皆有湿，湿之与水，异名同类。湿为水之渐，水为湿之积，人身之中，主水在肾，制水在皮，调水在肺。故水湿为病，与脾、肺、肾三脏有密切关系。脾虚则生湿，肾虚则水泛，肺失宣降则水津不布，所以在治疗上又需密切联系脏腑，辨证施治。本病根本在于脾肾亏虚，水湿不能运化而聚湿，治以四妙散合鸡鸣散。这是早期用药，目的是除湿消肿。后期应温阳化湿，故选金匮肾气丸以巩固疗效。

（郭芜沅，郭宏涛．郭宗正医案．郑州：河南科学技术出版社，2009）

# 第三节　类风湿性关节炎

类风湿性关节炎（rheumatoid arthritis，RA）是一种以慢性、进行性、侵蚀性关节炎为主要临床表现的全身性自身免疫性疾病。临床表现为一个或几个关节的僵硬、肿胀或疼痛，受累关节为有滑膜的可动关节，以手、腕、足小关节多见，也可出现肩、肘、膝、髋等大关节炎症，多呈慢性过程，病情发展逐渐引起关节畸形。此外，患者可伴有发热、疲乏、周身不适、纳差、体重下降、贫血等全身表现。RA 作为全身性自身免疫性疾病，不但使关节受到不同程度的破坏，还可引起关节外脏器的病变，如心、肺、肾、神经系统等。

本病多属于"痹证"范畴，与"历节病""顽痹""尪痹"等相关。

**【病理机制】**

本病的确切病因仍然不清，可能与感染、遗传等因素相关。其发病机制包括细胞免疫和体液免疫反应两部分，二者通过一系列抗原-抗体反应，加速相关酶类和炎症因子的释放，从而造成软骨和骨的结构破坏。

主要病理改变包括滑膜炎和血管炎两部分。

**1. 滑膜炎**　RA 的病理表现主要是滑膜炎。急性期滑膜表现为渗出和细胞浸润，滑膜下层出现小血管扩张，内皮细胞肿胀，细胞间隙增大，间质有水肿和嗜中性粒细胞浸润；慢性期滑膜肥厚，出现许多绒毛状突起，突向关节腔内，或侵入到软骨和软骨下的骨质。这种绒毛具有很强的破坏性，是造成关节破坏、畸形、功能障碍的病理基础。同时滑膜下层出现大量淋巴细胞，还可能出现新生血管和大量被激活的纤维母细胞样细胞，随后形成纤维组织。

**2. 血管炎**　血管炎是 RA 关节外的病理表现。炎症可累及血管壁各层，以动脉外膜最显著。表现为管壁出现淋巴细胞浸润、纤维素沉着，内膜有增生，导致血管腔狭窄或堵塞。RA 的血管炎可影响各级血管，主要为小中动脉和（或）静脉。累及大血管的血管炎导致指（趾）

NOTE

端坏疽、胃肠道出血或狭窄、甲皱梗死、皮肤溃疡，甚至累及内脏；小血管坏死性血管炎导致紫癜和全身性表现。

【病因病机】

本病多由素体正气不足，感受风寒湿热等外邪，经脉闭阻，气血运行不畅而致。日久可生痰成瘀，或导致肝肾阴虚。正气亏虚是发病的内因和先决条件，外邪侵袭是发病的外因，痰瘀阻滞是内外因综合作用的产物与病机转归，三者常互相影响。正气亏虚，邪气壅盛，痰瘀阻滞，是其病机主要特点。

本病病位在骨、关节、筋脉、肌肉，与肝脾肾功能失调密切相关，日久可累及五脏。肝藏血主筋，肾藏精主骨，脾为气血生化之源，主肌肉、四肢。肝脾肾虚损，则肌肉筋骨失养，寒湿邪乘虚而入。病理因素为痰浊、瘀血。病理性质为本虚标实，以肝脾肾虚弱为本，风寒湿热、痰浊、瘀血为标。"不通则痛""不荣则痛"是对本病疼痛症状病理关键的高度概括，经脉气血为邪气所扰，运行不利，痹阻不通，不通则痛；气血亏虚，肝肾不足，筋骨经络失养，不荣则痛。

痹证日久，容易出现三种病理变化：一是风寒湿痹或热痹日久不愈，瘀血痰浊内生，出现皮下结节、关节肿大、屈伸不利、皮肤瘀斑等症；二是病久耗伤气血阴津，出现口干、眼干等症状；三是痹证日久，复感外邪，病邪由经络传于脏腑，出现脏腑痹的证候，其中以心痹较为常见。如《素问·痹论》说："五脏皆有合，病久不去者，内舍于其合也。"老年人尤其要重视有无肺、心、肾等五脏痹表现，如有则提示病情重，要密切观察病情变化。

【诊断要点】

本病常隐匿起病，病程缓慢，关节症状出现前数周可伴有低热、乏力、全身不适、体重下降等症状。临床表现为：①晨僵：多在夜间或日间静止不活动后出现，至少1小时；②痛与压痛：疼痛是最早的关节症状，往往伴有压痛；③关节肿：多因关节腔内积液或关节周围软组织炎症引起；④关节畸形与功能障碍：多见于较晚期患者；⑤类风湿结节：20%～30%患者于关节隆突及受压部位出现类风湿结节；⑥类风湿因子阳性：70%患者IgM型类风湿因子阳性，但不只出现在RA患者中，因此不能仅以类风湿因子阳性来诊断RA；⑦X线片改变：是诊断和观察疗效的重要指标。腕和手的后前位像有典型的RA放射学改变，包括骨质侵蚀、受累关节及其邻近部位有明确的骨质疏松。

本病需与强直性脊柱炎、系统性红斑狼疮、风湿性多肌痛、骨关节炎、痛风性关节炎、干燥综合征所引起的关节炎相鉴别。

【辨证论治】

**1. 辨证要点**

(1) 辨寒热虚实　关节疼痛游走不定者，属风邪偏盛；关节红肿热痛，属热邪偏盛；痛有定处，遇寒加重者，属寒邪偏盛；关节酸痛、重着、漫肿者为着痹；关节刺痛，痛有定处，夜间痛甚，舌黯有瘀斑，属瘀血；关节肿大变形，有皮下结节，属痰浊。一般来说，证属本虚标实，风、寒、湿、热之邪为实证；痹证日久，耗气伤血，筋骨失养，致肝肾不足者属虚。病至后期，可出现痰瘀互结或肝肾亏虚，甚则阴损及阳等虚实夹杂之证。

(2) 辨病期　临床上大致分为活动期和缓解期。活动期为病邪闭阻脉络，以邪实为主，表现为关节肿胀、晨僵疼痛、功能障碍。缓解期以肝脾肾亏虚、虚实夹杂为主，病情相对稳定。

**2. 治疗原则**　祛邪通络为其基本治疗原则。根据邪气的偏盛，分别予以祛风、散寒、除湿、清热、化痰、行瘀、补虚，兼顾通络止痛。寒热错杂者亦常有之，本着急则治标、缓则治本、标本兼顾的原则治疗。久痹正虚者，应重视扶正，采用补肝健脾益肾、补益气血之法。治疗过程中还要注重养血活血，所谓"治风先治血，血行风自灭"，即治疗以风邪为主的疾病要先调理血分，血脉通畅则风邪自除。

**3. 证治分类**

（1）寒湿痹阻证

症状：四肢关节肿胀疼痛，晨僵，屈伸不利，遇寒痛剧，得热痛减，局部畏寒怕冷，皮肤不红，触之不热，纳差，神疲无力。舌淡红，苔白腻，脉弦紧。

证候分析：寒湿邪侵犯骨节，寒凝湿滞，经脉不畅，故关节肿胀疼痛；寒盛湿困，症见晨僵，屈伸不利，纳差，神疲无力，苔白腻；畏寒怕冷，皮肤不红，触之不热，脉紧为寒邪入侵之征。

治法：祛寒除湿，通络止痛。

代表方：乌头汤加减。

常用药：麻黄、制川乌温经散寒，通络止痛，以解表里之寒凝；芍药、甘草、蜂蜜缓急止痛；黄芪益气固表，利血通痹。

寒邪甚加制附子、细辛、桂枝、干姜温经散寒，通脉止痛。

（2）湿热痹阻证

症状：关节红肿，疼痛如燎，按之痛甚，晨僵，活动受限，关节变形，手不能握摄，足步艰难，肢体重着，得冷稍舒，兼有发热，口渴不欲饮，烦闷不安。舌质红，苔黄腻，脉滑数。

证候分析：湿热郁结，则关节红肿，疼痛如燎，按之痛甚；湿为阴邪，缠绵黏滞，故肢体活动受限，晨僵；湿邪停滞关节经脉，气血瘀阻，经络失和，故关节变形，活动受限，手不能提摄；发热，口渴不欲饮，烦闷不安，舌红苔黄腻，脉滑数均为湿热痹阻的表现。

治法：清热燥湿，通络止痛。

代表方：二妙散加减。

常用药：苍术、黄柏清热燥湿；连翘既能透热达表，又能清里热而解毒；续断强筋骨，调血脉。可加生地黄滋阴清热，木瓜、防己、独活、威灵仙、秦艽、地龙通络止痛。

若发热恶风明显者，加荆芥、薄荷疏散风热；皮肤有红斑，加牡丹皮、赤芍清热凉血；关节疼痛明显者，加乳香、没药、三棱、莪术活血行气，通经止痛。

（3）风湿痹阻证

症状：关节肌肉酸痛、重着，痛处游走不定，恶风，发热，或头痛汗出，肌肤麻木不仁。舌质淡红，苔薄白或腻，脉浮缓或濡缓。

证候分析：禀赋不足，素体虚弱，或汗出当风，冒雨涉水，风湿之邪侵袭肌表，闭阻经络关节而发本病。风性善行而数变，湿邪重着而瘀滞，风湿邪气致病，故关节肌肉疼痛重着，痛处游走不定；风胜则卫气不固，营卫失和，故恶风，汗出，头痛；风湿相搏，气血失和，则肌肤麻木不仁；舌淡红，苔薄白，脉浮缓为风邪致病之征；苔薄腻，脉濡缓为湿胜之象。

治法：祛风除湿，通络止痛。

代表方：羌活胜湿汤加减。

常用药：羌活、独活、防风祛风除湿通络；秦艽祛风湿，止痹痛；姜黄、威灵仙、鸡血藤通经络；辅以当归、川芎活血化瘀；木瓜舒筋止痛；甘草调和诸药。

纳差加焦三仙、山药健脾益气；痛甚加延胡索止痛。若关节肿胀甚者，加萆薢、木通利水通络；若肌肤麻木不仁，加海桐皮、豨莶草祛风通络。

（4）痰瘀互结证

症状：关节肿大，僵硬变型，屈伸受限，疼痛固定，痛如锥刺，昼轻夜重，关节皮肤紫暗，面色黧黑，关节局部皮下结节，肢体麻痹。舌紫暗，苔白腻，脉细滑。

证候分析：外邪侵犯或脏腑功能失调，致水湿内停，聚而成痰；血流不畅，凝滞成瘀。痰瘀互结，气血运行不畅，闭阻不通，故关节肿大畸形，活动不利；刺痛，皮肤黧黑，舌质紫暗，为瘀血停滞表现；皮下结节，肢体麻痹，为痰浊瘀血凝结所致。

治法：祛湿化痰，逐瘀止痛。

代表方：身痛逐瘀汤加减。

常用药：秦艽、羌活祛风除湿；桃仁、红花、川芎、当归活血祛瘀；没药、灵脂、香附行气活血止痛；地龙疏通经络以利关节；甘草调和诸药。

痛甚，加延胡索、徐长卿活血行气止痛；下肢酸麻，加木瓜舒筋活络；皮下结节者，加夏枯草、牡蛎散结；肌肤甲错者，加土鳖虫、丹参活血化瘀。

（5）肝肾亏虚证

症状：病程日久关节肿胀变形、僵直，屈伸不利，头昏目眩，腰膝酸软，形体消瘦，关节热痛，昼轻夜重，五心烦热，头晕目眩，咽干耳鸣，口干，大便结。舌质红少苔或无苔，脉细数或弦细。

证候分析：素体肝肾亏虚，或痹久伤阴，精血不足，筋骨关节失养，久之肿胀变形、僵直，屈伸不利，腰膝酸软，形体消瘦，关节热痛；肝肾亏虚，津液不充，故咽干、口干、大便结，五心烦热；肝体阴而用阳，肝阴不足，肝阳上亢，故头晕目眩、耳鸣；舌红少苔，脉细数均为阴虚内热之征。

治法：补益肝肾，化湿通络。

代表方：独活寄生汤加减。

常用药：独活、细辛温通经脉，配合秦艽、防风疏通经络，升发阳气而祛风邪；桑寄生益气血而祛风湿，配合杜仲、牛膝强筋健骨，益肝肾；熟地、当归、白芍、川芎活血养血。诸药合用，共奏祛风湿、止痹痛、补肝肾、益气血之功。

偏于阳虚者，加附子、巴戟天、淫羊藿补火助阳；偏于阴虚者，加麦冬、山茱萸、鳖甲、青蒿、知母养阴生津；病久气血亏虚者，加黄芪、白术、防风补益气血。关节疼痛者，加乌蛇、青风藤、没药止痛。

（6）脾虚湿阻证

症状：肢体关节肌肉重着、肿胀、麻木、酸痛，纳呆腹胀，肌肉痿软无力，面色苍黄或浮肿，身重肢困，大便稀溏。舌淡胖，边有齿印，苔白腻，脉沉缓。

证候分析：脾虚不能运化水湿，湿邪阻滞肌肉经络，则肢体关节肌肉重着、肿胀、麻木、酸痛；脾虚不能运化水谷，则纳呆腹胀；脾虚不能濡养肌肉，则痿软无力；面色苍黄浮肿、身重肢困、大便稀溏、舌淡胖，边有齿印、苔白腻，为脾虚湿盛之象。

治法：健脾利湿，升阳蠲痹。

代表方：升阳益胃汤加减。

常用药：黄芪、党参、柴胡、白芍、陈皮健脾益胃，升阳补气，疏利气机；苍术、半夏、茯苓理气和中，燥湿化痰；羌活、独活、泽泻祛风胜湿，蠲痹止痛；佐黄连少许燥湿健胃；甘草调和诸药。全方具有健脾利湿、升阳蠲痹之功。

若小便不利，浮肿，加茯苓、泽泻、车前子利水祛湿；痰湿盛者，加半夏、南星燥湿化痰。

【西医治疗】

治疗目标在于缓解疼痛，改善关节功能，控制疾病进展。

**1. 糖皮质激素（GC）**　老年患者常需要糖皮质激素治疗。GC 具有强大的抗炎作用，可迅速有效地控制滑膜炎，缓解症状，改善关节功能。治疗的原则是小剂量、短疗程。使用 GC 必须同时应用 DMARDs，低至中等剂量的 GC 与 DMARDs 药物联合应用在初始治疗阶段对控制病情有益，当临床条件允许时应尽快递减 GC 用量至停用。建议同时给予补钙和活性维生素 D 来预防骨质疏松和缺血性骨坏死。

**2. 非甾体抗炎药（NSAIDs）**　具有抗炎、解热、镇痛、抗血小板作用。老年人可选用半衰期短或较小剂量的 NSAIDs。常用的有阿司匹林、消炎痛、芬必得、扶他林、炎痛喜康等。避免两种或两种以上 NSAIDs 同时服用，如果一种无效，应用至一周可换用另一种 NSAID。

**3. 缓解病情的抗风湿药（DMARDs）**　RA 一经确诊，应早期使用 DMARDs 药物，如甲氨蝶呤、来氟米特、柳氮磺嘧啶、羟氯喹和氯喹等，可使大多数患者病情完全缓解。

【综合治疗】

**1. 针灸治疗**　主穴取风府、风市、风池、三阴交、足三里、公孙、内关、阴陵泉、阳陵泉。其中风市、风池、足三里和三阴交用艾条灸至局部微红。其机制可能和亮脑啡呔升高和调节自由基代谢有关，同时还具有免疫调节作用。

**2. 功能锻炼与关节操**　运动疗法是一种积极而有效的治疗方法。它是以正确的运动模式活动病变关节，同时配合关节保护行为教育和心理康复指导，针对患者制订个体化方案并实施循序渐进的功能训练，现已成为管理 RA 的重要组成部分。运动疗法不仅可缓解疼痛，有效地提高肌肉的肌力和耐力，而且能增加关节活动度，促进静脉和淋巴回流，从而有利于消除关节肿胀，还能减轻患者的焦虑、抑郁与紧张情绪，对心理状态起到正性作用。运动干预主要包括有氧运动、力量训练、有氧运动与力量训练的结合、关节体操及太极、八段锦等。

RA 患者 90% 以上最累及手腕关节，进行关节功能锻炼可使各关节维持自身的灵活度，手、腕部关节功能操对类风湿性关节炎患者康复起到了很重要的作用。此外，电针、中药穴位敷贴、熏蒸、外洗、蜡疗等对 EORA 均有一定的疗效。

【临证备要】

**1. 辨病位用药**　痹在上肢可选用片姜黄、羌活、桂枝通经达络；在下肢可选用独活、牛膝、木瓜引药下行；累及颈椎，可选用葛根、伸筋草、桂枝舒筋通络；腰部疼痛、僵硬，弯腰活动受限者，可选用桑寄生、杜仲、巴戟天、淫羊藿补肾强腰，化瘀止痛；痹证两膝关节肿胀，或有积液者，可用土茯苓、车前子、薏苡仁、猫爪草清热利湿，消肿止痛。

**2. 有毒中药的应用** 本病临床常用一些有毒中药，如附子、川乌、草乌等，使用时一般需经过炮制，从小剂量开始递增，不可久服。可久煎或与甘草同煎，中病即止。①马前子苦寒，有大毒，能强筋通络，消肿止痛。临床上用于风湿顽痹、麻木瘫痪、疽痈肿痛、跌打损伤等疾病疗效显著、确切，为历代医家所推崇。张锡纯在《医学衷中参西录》中指出，其"开通经络，透达关节之力，远胜于它药"。临床多炮制后入丸散，内服 0.2~0.6g，大剂量 0.9g。不宜多服、久服。中毒反应为头昏头痛、烦躁不安、颈项强硬、角弓反张，甚则昏迷死亡。②雷公藤味苦、辛，性凉，有祛风除湿、通络止痛、消肿止痛、解毒杀虫之功。现代药理研究证实其具有抗炎镇痛、免疫抑制和保护关节软骨的作用。③青风藤具有通络、止痛、祛风湿之功效，主治风湿及类风湿性关节炎、关节肿大、肢体疼痛、麻木等症。④附子性味大辛、大热，有毒。《神农本草经》记载其"主治风寒咳逆邪气，温中，除寒湿，治手足折伤、拘挛、膝痛不能行走。"有临床研究显示，其联合甲氨蝶呤治疗，疗效确切。

【预防调护】

老年类风湿性关节炎患者往往因疼痛产生焦虑或紧张情绪，要倾听患者的描述，告知患者正确应用辅助工具，避免活动期受损关节的过度使用。可以做适当的关节功能锻炼，多进食高蛋白、高维生素、高钙等营养丰富的食物。低乳制品如牛奶、酸奶和乳酪都含有钙和维生素D，增加骨强度。蟹、肝、鱼富含硒，对缓解症状有益。绿茶中充满多酚，可以减少炎症和减慢软骨破坏。此外，要积极预防及控制感染，注意口腔清洁，避免口腔感染，嘱患者戒烟。居处环境要清洁保暖向阳，避免潮湿。

【名医验案】

某女，60 岁，由于过度劳累引起右肩持续性沉痛半年余。现右肩疼痛，入夜尤甚，不能安寐，活动受限。既往有哮喘病史数年。舌红苔厚腻，脉数。证属内蕴湿热，兼感外邪。治以祛邪清热，活血通络。

处方：丹参 30g，白芍 30g，忍冬藤 90g，秦艽 12g，桑枝 60g，萆薢 21g，羌活 12g，桂枝 9g，地龙 18g，香附 18g，老鹳草 3g，蜈蚣 3 条。3 剂。

二诊：右肩臂疼痛减轻，夜虽疼痛，但能入睡。依上方继服 3 剂。

三诊：沉痛大减，上肢较为有力。自述服药后均感局部疼痛有增，但约 10 分钟后自行缓解。此乃药力起效，正邪相争所致。继服上方 9 剂。20 天后来述，沉痛完全消失。

**按语：** 本例由于过度劳累，耗伤正气，外邪入里，郁久化热，复感外邪，湿热痹阻经络关节，气血运行不畅，不通则痛，而致痹证；痹证日久入络，故入夜尤甚，不能安寐；湿性重浊，故活动受限；舌脉均为湿热之象。治疗中，取丹参、地龙、白芍通络止痛；忍冬藤、秦艽、桑枝、萆薢、羌活、桂枝祛风湿通经络；香附行气，气行则血行；老鹳草祛风湿，活血通络；痹证日久，非血肉有形之品不能去除，故予蜈蚣。效不更方，15 剂治愈。

（单书健，陈子华. 古今名医临证金鉴. 北京：中国中医药出版社，2011）

# 第四节　肩关节周围炎

肩关节周围炎（periarthritis of shoulder）是肩关节周围的肌肉、肌腱、韧带、滑囊和关节囊等软组织发生的慢性无菌性炎症，以肩痛和肩关节运动功能障碍为主要临床表现，又称"冻结肩"。本病好发于 50~70 岁的中老年人，特别是 50 岁左右的人群，因此又称为"五十肩"。本病起病缓慢，具有自限性，病情进展到一定程度后即不再发展，继而疼痛逐渐减轻或消失，关节活动也可逐渐恢复。整个病程较长，常需数月至数年。

本病多属于"臂痛""冻结肩""凝肩"范畴。

【病理机制】

本病的主要病因尚不完全清楚，主要包括肩部原因和肩外原因。肩部原因包括肩部关节周围结缔组织、肌筋膜、滑囊等的病变，如冈上肌肌腱炎、肱二头肌长头腱鞘炎、肩峰下滑囊炎、肩胛下肌滑囊炎等。老年人肩部手术，肩部外伤也容易发生本病。肩外原因包括颈椎病、颈椎间盘突出症、高血压、代谢性疾病、交感神经过度紧张者及过劳、寒冷、疲劳、精神刺激和外伤等因素。

病理变化是肩部肌腱、肌肉、关节囊、滑囊、韧带充血水肿，炎性细胞浸润，组织液渗出，继而形成瘢痕，导致肩周组织挛缩，肩关节滑囊、关节软骨间粘连，同时小血管痉挛或受压，减少了对该组织的营养供应，不利于新陈代谢，产生较多的酸性代谢产物与致痛物质，致使关节活动不利与关节周围炎症、变性相互影响，疼痛迁延不愈。

【病因病机】

本病多因年老体弱、肝肾亏虚、气血虚衰，兼劳损、外伤或风寒湿邪侵袭等，致肩部经脉气血不通或不荣，筋骨失于濡养，发为疼痛。其中正气亏虚是发病的内在基础，复感寒湿之邪或劳损、外伤是发病的重要外在条件。

本病病位在肩部，与肝、肾关系密切。年老体弱，肝肾不足，精血亏虚，不能濡养筋脉骨髓，筋骨失养，致骨质不坚、关节僵硬、肌肉萎缩；或复感外邪，风夹寒湿留连肩部筋骨、血脉，气血不通，致肩痛、屈伸不利；或外伤后，或劳损过度，伤及肩部筋骨，气滞血瘀，脉络不通，致肩部疼痛、活动受限。病理因素主要为血瘀、寒湿。病理性质多为本虚标实，本虚为气血两虚、肝肾亏虚，标实为瘀血、风寒湿邪侵袭。早期多属外邪侵袭或劳损致气血瘀滞不通，以标实为主；晚期属气血亏虚或肝肾不足，以本虚为主。

【诊断要点】

本病主要结合年龄、发病、临床症状和体征进行诊断。主要依据有：①年龄在 50 岁以上；②缓慢发病，多数无外伤因素；③肩痛的特点：夜间明显、影响睡眠，疼痛可向颈、耳、前臂和手放射；④肩关节活动明显受限，以外展、外旋及后伸活动最为困难；⑤肱二头肌腱增加张力的位置可引出疼痛与压痛；⑥肌肉萎缩，三角肌、冈上肌与冈下肌明显；⑦X 线片：肱骨头骨质疏松或肩部软组织内可有钙化斑；⑧肩肱关节造影：关节囊缩小。根据本病的临床表现和病理变化，其发展过程可分为：急性期、粘连期和缓解期。结合 X 线、肩关节造影、关节镜检查有助于诊断。

本病可与肩袖损失、胸廓出口综合征、颈椎病等相互鉴别。

【辨证论治】

**1. 辨证要点** 本病属虚实夹杂，本虚标实。初期常因年老体弱，风寒湿邪侵袭所致，以邪实为主，且应辨明风、寒、湿何邪为重；粘连期以血瘀络滞为主；病久者以肝肾不足、气血亏虚为主。在辨证中应区分本虚标实之轻重。

**2. 治疗原则** 本病的治疗，应在分清虚实的基础上，或以补虚为主，兼以祛邪，或以祛

NOTE

邪为主，兼以扶正，或补虚与祛邪共进。可适当加用活血化瘀药，改善局部血液循环，以达到镇痛和促进痊愈的目的。

**3. 证治分类**

（1）风寒湿邪证

症状：肩部窜痛，遇风寒痛增，得温痛减，畏风恶寒，或肩部有沉重感，初期以局部疼痛为主，后期可见肩关节僵直，活动受限。舌淡，苔薄白或腻，脉弦滑或弦紧。

证候分析：风寒湿邪侵袭，经络痹阻，不通则痛，故肩部疼痛；热能胜寒，故得热则痛减；湿性重浊，故肩部重痛，苔腻，脉弦滑；风善行数变，风甚则疼痛走窜；寒主收引，寒胜者则疼痛剧烈，舌淡苔薄白，脉弦紧。

治法：祛风散寒，除湿通络。

方药：独活寄生汤加减。

常用药：独活、防风、秦艽祛风胜湿；肉桂温里祛寒，通利血脉；细辛辛温发散，祛寒止痛；佐以寄生、牛膝、杜仲补益肝肾，强壮筋骨；当归、芍药、地黄、川芎养血活血；人参、茯苓、甘草补气健脾，扶助正气。

血瘀者，加乳香、没药活血化瘀；疼痛甚者，加制川乌、制草乌祛风止痛。

（2）血络瘀阻证

症状：肩部肿胀，肌肉萎缩，疼痛拒按，以夜间为甚，肩关节活动受限。舌质暗或有瘀斑，苔白，脉涩。

证候分析：血瘀气滞，经络运行不畅，肌肉筋骨失养，故肩部肿胀疼痛，肌肉萎缩，肩关节活动受限；瘀属实邪，故疼痛拒按；夜属阴，瘀得阴助则疼痛以夜间为甚；舌紫暗或瘀点、脉涩为气滞血瘀之征。

治法：活血化瘀，通络止痛。

方药：桃红四物汤加减。

常用药：桃仁、红花、川芎活血化瘀；熟地补血养阴；当归补血养肝，活血止痛；白芍敛阴养肝，缓急止痛。

瘀痛甚者，加云南白药、三七化瘀止痛；屈伸不利者，加伸筋草、僵蚕祛风通络止痛。

（3）气血亏虚证

症状：肩部酸痛，劳累剧痛或疼痛加剧，病程迁延日久，肩关节活动受限，伴肩部肌肉萎缩，头晕眼花，面色无华，气短懒言，四肢无力。舌淡，脉细弱或沉。

证候分析：气血不足，运行无力，筋脉失濡则肩部疼痛，肌肉萎缩；劳则气耗，故劳累痛剧；气血亏虚，清气不升，故头晕眼花，面色无华，气短乏力，舌淡脉细弱或沉。

治法：调补气血，舒筋活络。

方药：八珍汤加减。

常用药：人参、熟地益气养血；白术、茯苓健脾渗湿；当归、白芍养血和营；佐以川芎活血行气；炙甘草益气和中，调和诸药。

血虚甚者，加鸡血藤、宽筋藤养血通络；心悸怔忡者，加龙眼肉、远志养心安神；舌紫暗或有瘀斑者，加丹参、三棱活血止痛。

【西医治疗】

**1. 药物治疗** 非甾体类抗炎药，如美洛昔康、洛索洛芬、布洛芬、双氯芬酸等。肌痉挛重者可用氯唑沙宗等。

**2. 局部痛点封闭** 痛点局限者，可用2%利多卡因5mL+醋酸曲安奈德10~20mg，生理盐水稀释至15mL，局部封闭。

【综合治疗】

**1. 针灸治疗** ①靳氏肩三针：肩髃、向前2寸一穴、向后2寸一穴；②传统肩三针：肩髃、肩前（腋前皱折上1寸）、肩后（腋后褶皱上1.5寸）。

**2. 推拿治疗** 本病急性期不宜推拿。慢性期可先用揉、推、㨰、捏等常规手法放松局部肌肉，然后进行痛点弹拨，继之做患肢牵拉、抖动、拔伸及旋转，然后做患肢外展、上举、内收、前屈、后伸等关节被动运动。

**3. 抬肩术** 对于粘连严重的肩关节周围炎，可在麻醉下行抬肩术以改善关节活动范围。

**4. 刮痧疗法** 在患肩的肩井、外关、手三里、曲池、肩髃、肩贞及阿是穴进行刮痧，每次25min，3~5日治疗1次，3次为1个疗程。

**5. 功能锻炼** ①单臂旋转法：立位，两足分开同肩宽活动患肢，以肩关节为轴心，先向前、再向后作顺时针和逆时针的单臂直线运动，旋转半径越大越好。②前摸肩后触背法：立位，足分开同肩宽，患肢的手尽量向前、后摸健侧肩部、肩胛部。③手指爬墙法：患者面墙呈立正姿态，足尖离墙一拳，患肢四指扶墙并沿墙壁慢慢向上爬行，使患肢上举致最大限度，然后再沿墙壁归回原处，如此反复数次。

**6. 食疗调养** 饮食宜清淡，进食营养丰富、高蛋白、高纤维、易消化的饮食，少食多餐，保持大便通畅。忌辛辣、肥甘、过酸、过咸，戒烟酒、浓茶。此外，可以辨证选用食疗方，如桑枝大枣粥：桑枝40g，大枣10枚，糙米75g。制法：将桑枝水煎取汁，加大枣、糙米煮粥，每日2次。

【临证备要】

**1. 重视肩关节的功能锻炼** 除肩关节在急性疼痛期外，应指导患者多做肩关节主动功能锻炼，如多做上举、外展、背伸运动。指导患者进行正确的"爬墙"锻炼，有利于促进肩关节的功能恢复。锻炼必须持久，不能操之过急，否则有害无益。

**2. 治疗方法宜温和，忌粗暴** 老年、久病体虚患者，因肌肉无力、骨质疏松，治疗方法不宜过于粗暴和猛烈，以免产生严重的后果。

【预防调护】

老年人起居应注意避风寒，气候骤冷时注意肩部的保暖。因本病与退行性变有关，所以平日应注意适度体育锻炼和饮食营养。劳逸适度，平日要保持正确劳作体位，避免肩关节过度疲劳，不提或拿过重物品，避免肩部再次损伤。保持良好的精神状态，积极配合治疗。患肩的锻炼必须持之以恒，量力而行。本病的预后良好，虽有自愈的可能，但经治疗可加速其痊愈。病愈后需注意功能锻炼，避免复发。

【名医验案】

王某，男，工人，60余岁。因搬重用力，当时左肩手臂酸痛未治疗，5个月后左肩逐渐酸痛严重，不能向高抬举，手掌指不能反及腰背部，近期影响睡眠，每晚半夜肩臂疼痛更剧，须起床活动疼痛方有缓解，因而就诊。查体见左肩臂被动抬举受限，前屈仅能平肩，不能上举及头部，向后患侧手腕只能碰及臀部，动则疼痛难忍。

　　方用十全大补汤，辅助肩部针刺（肩井、肩髃、肩髎等）、膏药外敷（风寒活血膏或宝珍膏）。

　　连续 2 次治疗，病情减半，夜能眠，后连续治疗 1 个月，并嘱每日清晨坚持锻炼，后随访痊愈。

　　**按语：**本病例由于肩部外伤失治，造成局部筋脉损伤，日久局部气血瘀滞不通，筋脉失养而发病。因本病属本虚标实，素体正气虚损为本，气血瘀滞为标，故治疗上以十全大补汤内服以扶正，佐以局部针刺和膏药外敷疏通气血、活血止痛以治其标。

（詹红生 . 海派中医·石氏伤科 . 上海：上海科学技术出版社，2016）

# 第十七章　老年其他科疾病

## 第一节　耳聋耳鸣

老年性耳聋（presbycusis）是伴随年龄老化而发生的听觉系统退行性变，听力减退，多因螺旋神经节细胞萎缩或耳蜗基底膜特性改变而致。表现为双侧逐渐发生的高频听力损失，并缓慢累及中频与低频听力，伴高音调耳鸣。纯音听力曲线为感音神经性耳聋。耳聋严重者可造成交流障碍，不愿与人交往、沟通，性格变得急躁、孤僻，甚至古怪，身心健康受到一定影响，可成为老年性痴呆症的诱因之一。耳鸣是指在缺乏外界相应声源刺激的情况下，患者主观上感觉耳鸣的声音，可单个音调或多种音调，或高或低，常常描述为铃声、嗡嗡声、轰鸣声、咔嗒声、嘶嘶声，也可为搏动性。

耳聋、耳鸣常同时提及，《医学入门》指出"耳鸣乃是耳聋之渐也"。《杂病源流犀烛》曰："耳鸣者，聋之渐也，惟气闭而聋者，则不鸣，其余诸般耳聋，未有不先鸣者"。故将两者合为一节。

本病多属于"耳聋""渐聋""久聋"范畴。

【病理机制】

老年性耳聋是因听觉系统老化引起，可能与细胞沉积的代谢废物影响了细胞的正常活动有关。另外，受遗传物质的影响，人体内存在的衰老基因在早期并不表达，到生命后期开始活化并引起机体衰老。除了单纯的衰老过程外，还与环境和社会因素对听觉系统的综合影响有关。

**1. 血管病变与代谢障碍**　老年人罹患高血压、动脉硬化、糖尿病、高脂血症、心脏瓣膜疾病、心脏病、脑血管疾病、颈椎病，可引起组织器官能量供给障碍。耳蜗属于微循环供应，极易因营养不良导致毛细胞和支持细胞的萎缩变形。动脉硬化还可引起听神经组织的变性，从而诱发耳聋。

**2. 微弱噪声的损伤**　所谓微弱噪声的损伤是人体在生命过程中，间断受到的各种环境噪声轻微损伤的积累，包括交通噪声、打击音乐、摇滚音乐、火器发射等。在噪声的刺激下，听觉器官和脑血管处于兴奋和痉挛状态，长期造成听觉器官供血不足，听觉细胞萎缩，导致听力逐渐下降。

**3. 维生素缺乏**　可致红细胞弹性降低，难以通过末梢微血管，导致听觉细胞缺氧，特别是缺乏维生素 D 时，其代谢衍生物钙化醇减少，内耳听觉细胞会发生退行性病变。

**4. 耳毒性药物**　老年人对耳毒性药物作用敏感，因其生理功能减退，对药物的吸收、分布、代谢、排泄时间与清除速度、免疫能力和耐受力等有所下降。

**5. 不良嗜好** 吸烟者老年性耳聋不仅开始年龄早，而且程度重，因烟中的尼古丁可刺激神经系统引起血管痉挛，使内耳血供不足。饮酒可导致咽部化学性炎症，长期慢性炎症可影响咽鼓管，引起管内黏膜充血、水肿，耳咽管堵塞，中耳腔内气压下降，鼓膜内陷，出现耳鸣及听力下降、耳聋；此外大量饮用高度酒也可引起血管痉挛，导致内耳血供不足，出现耳鸣，甚至暴聋。

**6. 社会心理因素** 不良社会心理因素可加速机体衰老，在某些老年病的发生中占重要的地位。

老年性耳聋常伴发耳鸣，耳鸣的发病机制极为复杂，既有听觉系统的退行性变，又有多种全身原因，如遗传、心血管疾病、动脉硬化、脑供血不足、高血压、高脂血症、颈椎病、糖尿病、老年性痴呆等。目前认为，耳蜗、听觉通路、中枢的退行性变等均参与了本病的形成。

【病因病机】

本病多因肾精亏损、脾胃虚弱、气滞血瘀、肝火上扰或痰火壅结，导致清窍被扰或蒙蔽所致。

本病病位在肾，与肝、脾有关。肾藏精而主骨生髓，上通于脑，开窍于耳，为听觉之本。老年人肾精渐衰，藏精不足，不能上奉于耳，以致耳不能听；或因年老、久病体虚，气血不足，耳失所养，难以司听，发为耳聋；或年老体衰，津液干涸，气衰血滞，运行不畅，或久病入络，耳窍气血瘀滞，致耳聋。虚、瘀是其主要的发病机制。气血阴阳的虚衰为病之根本，兼有血瘀之证候。

【诊断要点】

**1. 耳鸣** 耳鸣为患者的自觉症状，可为其他许多耳病的常见症状之一。若患者自觉耳内或头颅里有声音为其主要症状者，可诊断为耳鸣。起病急性或缓慢，单侧或双侧，持续性或间歇性。耳鸣的音调可呈高音调（如蝉鸣声、汽笛声、口哨声等），亦可呈低音调（如机器声、隆隆声等），一般在夜间或安静时加重。

**2. 耳聋** 患者以听力障碍、减退甚至消失为主要症状，客观检查有听力障碍表现者，可诊断为耳聋。轻者听音不清，重者完全失听。突发耳聋者以单侧多见，常伴有耳鸣与眩晕，少数双侧同时发生；缓慢发生的渐进性耳聋多为双侧。部分耳聋可呈波动性听力下降。1980 年WHO 推出耳聋分级，以 500Hz、1000Hz 和 2000Hz 的平均听阈为准，听力损失 26～40dB、41～55dB、56～70dB、71～90dB、>9ldB 依次为轻度聋、中度聋、中重度聋、重度聋、极度聋。

本病应与药物中毒性耳聋、噪音性耳聋、梅尼埃病等相鉴别。

【辨证论治】

**1. 辨证要点**

（1）辨虚实 耳鸣音调高者为实，低者为虚；音量大者为实，小者为虚，特别大者亦为虚证。外来噪音加于耳鸣者，如果可以把鸣声减轻或抑制到消失，为虚证，如果非但不能抑制耳鸣，反而产生厌恶或烦躁者，为实证，其程度与虚实程度呈正相关。

（2）辨气血阴精 耳聋伴有健忘、头晕、脱发等，属肾精亏虚；伴有头发早白、手足心热、午后颧红，甚至午后潮热等症状者，多属肾阴虚；伴面色淡白或无华，神疲倦怠，肢乏懒言，多属气血亏虚。

**2. 治疗原则** 根据虚实不同，采用补肾填精、益气养血、行气活血、清肝泄热、清火化痰等法，佐以聪耳通窍之品。老年人大多体弱脏损，尤其要注意保护胃气，缓补慎攻。

**3. 证治分类**

（1）肾精亏虚证

症状：老年听力逐渐下降，耳中常有蝉鸣样声，头晕，头发稀疏，或有脱发，失眠或夜寐梦多，咽喉干燥，手足心热，面色萎黄。舌质淡，苔薄白，脉细弱。或形寒肢冷，面色淡白，食欲不振，夜尿频多，大便溏薄。舌质淡，苔薄白，脉沉细无力。

证候分析：肾精亏损，不能上充于清窍，则听力逐渐下降；肾主骨而生髓，脑为髓海，肾亏则髓海空虚，故耳中常有蝉鸣样声，头晕，头发稀疏，或有脱发；肾主封藏，受五脏六腑之精而藏之，肾亏相火妄动，虚火内灼，扰动心神，故咽喉干燥，手足心热，失眠或夜寐梦多；日久肾阳亏虚，阳气不达四末，肾失开阖，则形寒肢冷，面色淡白，夜尿频多；肾虚及脾，运化失职，故食欲不振，大便溏薄；舌质淡，苔薄白，脉细弱或沉细无力为肾精亏虚之征。

治法：补肾填精，濡养耳窍。

代表方：大补元煎加减。

常用药：人参大补元气；熟地黄、当归滋阴补血；枸杞子、山茱萸、杜仲补益肝肾；炙甘草助补益而和诸药。

精血亏虚者，加白芍、桑椹、女贞子、墨旱莲补益精血；午后潮热或舌根苔黄者，加知母、黄柏滋阴降火；兼耳鸣如潮，心烦失眠，夜寐多梦者，加黄连、柏子仁、酸枣仁、远志清心除烦，养心安神；元阳不足者，加附子、肉桂、炮姜补火助阳。

（2）气血亏虚证

症状：耳聋逐渐加重，遇劳累或病后听力下降尤为明显，耳鸣如蝉，时重时轻，面色淡白或无华，神疲倦怠，懒言，心悸，健忘，头晕目眩，失眠多梦，唇甲色淡。舌淡，苔薄，脉虚无力。

证候分析：气血亏虚，清阳不升，耳部经脉空虚，故耳聋逐渐加重，耳鸣如蝉，时重时轻，遇劳累或病后气血亏耗则听力下降尤为明显；气血两虚，脏腑功能减退，肌肤失荣，故面色淡白或无华，唇甲色淡，神疲倦怠，懒言；血虚脑髓失养，睛目失滋，则头晕目眩；血虚心神失养，则心悸，健忘，失眠多梦；舌淡，苔薄，脉虚无力为气血亏虚之征。

治法：益气养血，聪耳通窍。

代表方：八珍汤加减。

常用药：党参、熟地黄、鹿角胶益气养血；白术、茯苓健脾渗湿；白芍、当归、生姜、大枣养血和营；川芎活血行气；甘草调和诸药。

耳鸣重者，加蝉蜕、磁石聪耳明目；不寐多梦者，去川芎，加酸枣仁、远志、何首乌养心安神；耳聋渐重者，加葛根、石菖蒲升阳开窍。

（3）气滞血瘀证

症状：老年人耳聋日久，且逐渐加重，听音困难，头痛如刺，面色黧黑，口唇紫暗，健忘，失眠，心悸。舌质黯，有瘀点，脉涩。

证候分析：瘀血阻窍，气机受阻，脑络不通，清窍失养，则耳鸣、耳聋，且逐渐加重，听音困难；脑络瘀阻，不通则痛，见头痛如刺；瘀血内阻，气机不畅，肌肤失养，则面色黧黑，口唇紫暗；心血瘀阻，心神失养，故健忘，失眠，心悸；舌质黯，有瘀点，脉涩为气滞血瘀

NOTE

之征。

治法：行气活血，祛瘀通窍。

代表方：通窍活血汤加减。

常用药：赤芍、川芎、桃仁、红花活血化瘀；老葱辛温通窍；大枣、生姜调和营卫；黄酒通窍；白芷、细辛通窍止痛。

血瘀较重者，加鸡血藤、水蛭、三七粉活血化瘀；血脂偏高者，加丹参、生山楂、薏苡仁消食化瘀；耳聋较重者，加补骨脂、葛根、石菖蒲升阳通窍。

（4）肝火上炎证

症状：耳鸣如闻潮声，或如风雷声，耳聋时轻时重，每于郁怒之后突发或加重，兼耳胀耳痛感，或有头痛眩晕，目红面赤，口苦咽干，或夜寐不安，烦躁不宁，多梦，或有胁痛，大便秘结，小便黄。舌红苔黄，脉弦数有力。

证候分析：怒则伤肝，肝胆之气随经上逆，犯于清窍，故突发耳内轰鸣，听觉失灵；火盛炎上，故头痛面赤；胆气上逆，胆汁随之上溢，故口苦咽干；火扰心神，神不守舍，肝不藏魂，故夜寐不安，烦躁易怒，多梦；胁为肝胆经脉之所越，肝气郁结，故胁痛；舌红苔黄，脉弦数均为肝火上炎之征。

治法：清肝泄热，开郁通窍。

代表方：龙胆泻肝汤加减。

常用药：龙胆草、栀子、黄芩、柴胡清泻肝胆；木通、车前、泽泻利水，导热下行；柴胡、石菖蒲开郁通窍。

肝火盛者，选用当归龙荟丸，或在龙胆泻肝汤基础上加大黄、芦荟、青黛清泻肝火；肝气郁结，而火热尚轻者，用逍遥散加蔓荆子、石菖蒲、香附疏肝解郁。

（5）痰火郁结证

症状：两耳蝉鸣不息，或"呼呼"作响，有时闭塞憋气，听音不清，头昏沉重，胸闷脘满，咳嗽痰多，口苦或淡而无味，二便不畅。舌红苔黄腻，脉弦滑。

证候分析：痰火上壅，蒙蔽清窍，气道不通，故两耳蝉鸣，有时闭塞而聋；痰火上冒于头，故头重头昏；痰火郁结，气机不利，故胸闷脘满；痰火上涌，故呕吐痰涎；二便不畅乃痰湿阻滞脾胃，脾失运化，津液输布失常，兼热伤胃津所致；口苦、舌红苔黄腻，脉弦滑均为痰火郁结之证。火重于痰则口苦，痰重于火则口淡。

治法：清火化痰，和胃降浊。

代表方：清气化痰丸加减。

常用药：半夏、陈皮、茯苓燥湿化痰；黄芩、黄连清热泻火；杏仁、瓜蒌仁、胆南星、枳实降气除痰。

大便秘结者，加大黄泻热通便；嗳腐吞酸，脘腹胀闷者，加保和丸消积导滞。

【西医治疗】

**1. 一般治疗** 眩晕严重者，可予镇静止吐药物，如安定、冬眠灵、眩晕停等。

**2. 助听器治疗** 佩戴助听器可为耳聋耳鸣患者提供信息，减轻听力下降后果，改善生活质量。

**3. 声治疗** 是采用任何声音来改变耳鸣的感知和或对耳鸣的反应。用于缓解耳鸣所致的压力，降低环境声音和耳鸣声之间的对比，转移患者对耳鸣的注意力。声治疗不仅有助于缓解耳鸣症状，而且可降低耳鸣所致的情绪障碍。

**4. 药物治疗** 主要分为以下几类：①营养神经类药物：通过多种途径维持神经系统的功能，包括维生素 $B_1$、维生素 $B_{12}$、辅酶 $B_{12}$、鼠神经生长因子等。②血管扩张及微循环改善药物：能改善局部缺血组织的供血，减轻血管内膜水肿，促进淋巴循环，达到改善耳鸣的目的，如甲磺酸倍他司汀、尼莫地平、盐酸氟桂利嗪、丹参川芎嗪、前列地尔等。③鼓室内给药：可改善内耳供血动脉的血流灌注，维持电解质平衡和内淋巴液稳定，从而改善耳鸣，如利多卡因、糖皮质激素。④银杏提取物：通过降低自由基对耳蜗的损伤或高血流量改善内耳功能，进而减轻耳鸣。⑤褪黑素：可能通过调节中枢神经系统，提高血流动力学，从而增强迷路灌注，降低鼓膜张肌的肌紧张。

【综合治疗】

**1. 针灸治疗** ①体针：耳部的穴位有听宫、听会、翳风、耳门等四穴，一般每次轮流选用1~2穴。还可选用经外穴位，如宫墙穴（位于耳廓后，乳突前，平听官穴，针刺时针尖向前下方斜刺）、听响穴（在耳门上一分凹陷中，直刺1~1.5寸）等。②耳针：取内耳、肾、肝、神门、脑点、内分泌、肾上腺、心、脾等。③穴位注射：选听宫、翳风、完骨、瘈脉等穴位，注入丹参注射液、苦碟子注射液等。

**2. 推拿治疗** ①耳膜按摩术：《景岳全书·卷二十七》："凡耳窍或损或塞，或震伤，以致暴聋或鸣不止者，即宜以手中指于耳窍中轻轻按捺，随捺随放，随放随捺，或轻轻摇动，以引其气，捺之数次，其气必至，气至则窍自通矣。"具有引动气血流通的作用，对于延缓听力下降有一定的作用。②鸣天鼓：《内功图说·十二段锦总诀》："左右鸣天鼓，二十四度闻。"调整好呼吸，先用两手食指、中指、无名指、小指对称地横按在枕部，两中指相接触，再将两食指翘起叠放在中指上，然后把食指从中指上用力弹向枕骨，重重地叩击脑后枕部。此时可闻及洪亮清晰之声，响如击鼓。③营治城廓：以两手按耳轮，一上一下摩擦之，每次可做15分钟左右。此法不仅用于治疗，也用于预防保健。④钻耳眼：以两食指插入外耳道，来回转动20~30次，这样对鼓膜有按摩作用。

**3. 认知行为疗法** 是在心理学的认知行为疗法理论和治疗模式的基础上，应用耳鸣产生的神经心理学模式，通过改变患者对耳鸣错误的认知方法来纠正其不健康的情绪和不良行为。它主要通过改变认知并结合行为训练，来达到缓解病情和提高生活质量的目的。

**4. 经颅磁刺激** 是在体外刺激脑特定部位的神经电生理技术，其工作原理是把绝缘线圈放在头皮的特定部位，当线圈中有强烈的电流通过时，就会有磁场产生，磁刺激无衰减地透过头皮和颅骨，进入皮质表层下数毫米处，产生感应电流来调节神经细胞的功能。目前有单脉冲、双脉冲、重复性脉冲3种主要刺激模式。经颅磁刺激的不良反应是轻微的头痛、味觉异常，甚至使耳鸣加重，但治疗停止后大多症状能自行缓解。禁忌症是患有神经类疾病如癫痫，体内植入金属设备如电子耳蜗、心脏起搏器等。

**5. 其他治疗** 耳鸣的治疗，还包括人工耳蜗、微波、激光、高压氧、鼓室神经丛切除术、颈交感神经节封闭术等。若为脑血管异常所致耳鸣，必要时可考虑脑血管介入手术治疗。

【临证备要】

**1. 重视脾胃** 老年患者脾胃多虚，李东垣主张对老年性耳聋耳鸣患者宜重视甘温益气，培补根基，对内伤脾胃所致的耳鸣耳聋予调中益气汤；脾胃虚弱兼外感者，用温卫补血汤加减。方中均以人参、黄芪、炙甘草等温中益气之品为主药。

**2. 善用风药**　耳居人身之首部，运用轻扬风药可使精气、清阳上行至耳，如柴胡聪耳汤运用升麻、柴胡、葛根等风药，目的不在祛风，而在升举。

**3. 慎用苦寒**　耳为清阳之窍，此清阳乃清净之阳气，非火热之阳邪。阴火源于脾胃虚弱，故用药以益气升阳为要，伍以苦寒降泻之品，但须特别注意护胃。如治疗脾胃阳虚所致耳鸣耳聋的神圣复元汤，以干姜、附子、人参、黄芪、炙甘草等大剂温阳益气之品，配用少量黄连、黄柏以泻散上乘之阴火。黄连、黄柏之用，特别强调用火酒制之，既不伤胃，又寓降泻于升举。

**4. 分期治疗**　耳聋耳鸣发作的急性期多以清肝胆风火为主，慢性久病则宜重剂滋补阴精，且加用重镇或健脾升阳之品。治疗各种类型的耳聋，除部分有器质性病变者之外，主要依赖内治，主要有散邪、化痰、行气、活血、补虚等。《医彻·耳病》谓："少阴之气藏于耳中，而其外蔽者，则少阳之风火，扰乱相扇，驱其外邪斯得矣。若乎肾气不充，少阴之脉不至，惟峻补真阴，入以镇坠之品，则气不上乱，复其司听之职，则虚而能受，空谷之音，赴应立赴矣。"

【预防调护】

增强自我保健意识和能力，养成良好的生活方式，坚持丰富的精神生活，生活规律，保证充足睡眠；调和情志，保持乐观情绪；节制饮食，少食辛辣炙煿食品，多食用含维生素 E、C、D 丰富的食物，戒烟限酒；慎用有毒药物，远离噪音；积极治疗老年病，如高血压、冠心病、糖尿病等；有家族史者，自中年后可服用六味地黄丸、耳聋左慈丸，或常摩耳轮、耳周，手摇耳孔等，以防听力早衰。

【名医验案】

李某，60 岁，男，1985 年 8 月 30 日初诊。在旅途中左耳陡然失聪，嗡嗡鸣响，听力下降。两个月之后，耳鸣由微转亢。血压正常，大便偏稀。音叉试验：任内氏左耳气导大于骨导，施瓦伯氏左耳缩短；韦伯氏偏向右侧。舌质淡红，苔薄白，脉平。证属阴阳失调，浊阴阻窍，治当升清开窍。

处方：升麻 3g，柴胡 3g，马兜铃 6g，丹参 10g，茺蔚子 10g，菖蒲 3g，路路通 10g。5 剂。

药后耳鸣大减，听力上升。后以原旨调理 40 剂，鸣息而痊愈。

**按语：**《内经》曰"清阳出上窍，浊阴出下窍"。若因饮食劳倦，寒温不适，七情内伤而致脾胃受损，则升清降浊功能紊乱。清阳不升，浊阴必然不降而上潜，于是五官诸窍被浊阴之气弥漫笼罩，即耳鸣耳聋。本案因征途劳顿，起居失常，致气血违和，阴阳失济，浊阴蒙蔽清道。时历两个月，耳鸣由微转亢，说明阴霾蔽阻日益加剧，所以用重剂升清升阳之品以"冲"散阴霾，"激"发阳气。方中升麻、柴胡疏肝升阳，菖蒲、路路通开窍通络，马兜铃宣通肺经之耳中结穴笼葱，丹参、茺蔚子养血活血。全方共奏升清化浊、养血通窍之功，使阴霾消散，气血调和，鸣聋自愈。

（张文康. 中国百年百名中医临床家丛书·干祖望. 北京：中国中医药出版社，2002）

# 第二节　老年性皮肤瘙痒症

老年性皮肤瘙痒症（senile pruritus）指无原发皮损，仅有瘙痒的一种皮肤疾病。多由于老年人皮脂腺功能减退，皮肤干燥和退行性萎缩等引起。常见于冬季，夏季少发。初起仅见一处瘙痒，进而扩展至全身，时发时止，夜间为甚。可因抓破或不洁而引起疮疖。

本病多属于"风瘙痒""痒风""血风疮"范畴。

【病理机制】

老年性皮肤瘙痒症的发生与内分泌的改变密切相关。老年人由于皮肤萎缩、退化，皮脂腺及汗腺分泌减少，角质层含水量降低，皮肤干燥，表皮易龟裂，有时呈鱼鳞样改变。环境变化（季节、气温、湿度、居住环境等）、使用碱性强的肥皂或皂粉、穿着化纤织物内衣或毛织内衣等均能导致瘙痒。

**1. 药物引起的瘙痒**　药物引起的瘙痒大多数伴有皮疹，但有些药物引起的瘙痒不伴发皮疹，不易诊断。有些药物直接诱导炎性介质的释放，如阿司匹林、鸦片类药物、多黏菌素 B 及放射造影剂等为组胺释放剂，可诱导肥大细胞和嗜碱性粒细胞脱颗粒而释放组胺，引起瘙痒。常见引起瘙痒的药物有：青霉素、红霉素、β 受体阻滞剂、卡马西平、曲马多、氯丙嗪、雌激素、氯喹等。应根据用药史，排除其他引起瘙痒的原因和疾病，及时停药和治疗。

**2. 尿毒症性瘙痒**　发生机制尚不完全清楚。皮肤干燥可能是尿毒症瘙痒的主要原因之一。尿毒症血中阿片样物质增加、周围神经病变、皮肤中二价离子浓度增高、表皮中 VitA 水平升高、继发性甲状旁腺功能亢进、血浆 5-羟色胺水平升高以及透析过程中接触致敏物质，都可能导致瘙痒。

**3. 胆汁淤积性瘙痒**　原发性胆汁肝硬化、梗阻性胆总管结石、胆管癌等可以引起瘙痒。瘙痒可能是这些疾病的早期症状。胆汁淤积引起瘙痒的机制还不清楚，最近研究发现，慢性胆汁淤积患者血浆鸦片样肽水平增加，且用鸦片样肽拮抗剂可减轻其瘙痒，表明内源性鸦片样肽在胆汁淤积性瘙痒中起重要作用。

**4. 恶性肿瘤相关性瘙痒**　有些恶性肿瘤，如约30%的霍奇金病患者出现顽固的慢性瘙痒，慢性淋巴细胞性白血病患者瘙痒发生率高且顽固，但发病机制尚不完全明了。

**5. 精神性瘙痒**　如情绪激动、精神紧张、抑郁焦虑等可引起或加重瘙痒。

【病因病机】

本病或由感受六淫，邪蕴肌肤，不得疏泄；或由身着化纤或毛织品内衣，过度淋浴，热水刺激，过用燥烈护肤品等所致。内因为过食海腥发物，辛热炙煿，肥甘厚腻，或情志抑郁，烦恼焦虑，精神紧张等。上述病因可导致血虚风燥、血瘀生风、风寒束表、风湿郁表、湿热内蕴生风和血热风盛。病机是气血失和，卫外不固，风邪外袭，或风自内生。气血失和是肌肤瘙痒产生的病理基础。此外，年老体弱，肌肤失养，血虚生风，或易感体质，卫外不固，风邪乘袭，亦是导致本病的重要原因。

本病病位在肺与肌肤，实证、热证多与心、肝、肺有关，虚证、寒证多责之于脾、肾、肺。外感风邪或内伤血热生风，兼夹寒热湿邪，或风湿郁于肌肤，或湿热内蕴肌肤等多属实证，肺肾阴虚、精亏血燥等多属虚证。

【诊断要点】

目前缺乏明确的诊断标准。一般认为 60 岁以上的老年人出现局部或全身瘙痒，持续时间超过 6 周即可诊断为老年瘙痒症。

本病需与糖尿病、阻塞性黄疸、肝病、慢性肾功能衰竭、多种恶性肿瘤、贫血等血液病引起的瘙痒相鉴别，局部瘙痒则需与过敏性接触性皮炎、牛皮癣、脂溢性皮炎等皮肤病及阴虱、蛲虫、化学刺激物等引起的瘙痒进行鉴别。

【辨证论治】

**1. 辨证要点**　根据病程的长短、瘙痒的剧烈程度、继发皮疹的情况，结合舌脉和全身情况，以辨标本虚实、血虚血热。标实以风邪为主，首辨外风内风。若瘙痒发作急剧，与气候变化有关，伴发热、恶风等外感症状者，多属外风；若起病缓慢，迁延不愈，伴皮肤干燥、心慌等阴血不足症状者，多属内风。次辨兼夹之邪。风盛者遍身瘙痒，走窜不定；湿盛者抓挠后易糜烂结痂，缠绵难愈；热盛者皮肤发红，有灼热感；寒盛者肤冷，四肢不温。本虚多为血虚生风，皮肤干燥，肥厚而作痒，病程较长，需辨清相关脏腑亏虚。

**2. 治疗原则**　本病以祛风止痒、调和气血为治疗原则。外风重在祛风，内风重在养血。各证型的治疗除辨证论治外，均可加入祛风止痒药物；瘙痒较重者，酌情选用虫类搜风药。轻者可用中药内服和外洗，症状重者或顽固瘙痒，宜中西药并用，并寻找发病原因以除病根。

**3. 证治分类**

（1）血虚风燥证

症状：肌肤干燥，时时作痒，经常搔抓处的皮肤脱屑，抓破后血痕累累，伴面色苍白或萎黄少华，头晕眼花，失眠多梦，心悸。舌淡，苔白，脉细弱。

证候分析：血虚肌肤失于濡润，则肌肤干燥，时时作痒，经常搔抓处的皮肤脱屑；血不华色，则面色苍白或萎黄少华，舌淡；血不养心则心悸，失眠多梦；血虚清窍失养，则头晕眼花；血虚不能充养脉道，则脉细弱。

治法：养血润燥，祛风止痒。

代表方：当归饮子加减。

常用药：当归、熟地、白芍、川芎、何首乌养血润燥；黄芪、炙甘草益气生血；荆芥、防风、白蒺藜祛风止痒。

心悸、失眠多梦者，加炒枣仁、柏子仁、夜交藤养心安神；大便干结者，加火麻仁、郁李仁、玄参润肠通便；皮肤肥厚脱屑者，加阿胶、丹参养血润燥。

（2）血瘀生风证

症状：肌肤瘙痒，久治不愈，夜间加剧，常发于受挤压部位，面色晦暗，口唇青紫，肌肤甲错，口干不欲饮水。舌黯淡或有瘀斑、瘀点，脉细涩。

证候分析：老年患者多先有血虚，后有血瘀，腠理经脉不通，肌肤失于濡润，则肌肤瘙痒，久治不愈，肌肤甲错；瘀血内结，新血不生，则面色晦暗，口唇青紫，舌质黯淡或有瘀斑、瘀点，脉细涩。

治法：活血化瘀，祛风止痒。

代表方：血府逐瘀汤加减。

常用药：当归、生地、赤芍、川芎、桃仁、红花活血化瘀；荆芥、蝉蜕、刺蒺藜、桔梗祛风止痒；牛膝引血下行。

皮肤瘙痒随情绪波动明显者，加钩藤、石决明、川楝子平肝潜阳；皮肤肥厚者，加姜黄、莪术行气破血。

（3）风寒束表证

症状：肌肤瘙痒，遇风寒则加重，皮肤白而干燥，瘙痒多见于暴露部位。舌淡红，苔薄白，脉浮紧或浮缓。

证候分析：风寒束表，风盛则痒，故出现肌肤瘙痒，遇风寒则加重，皮肤白而干燥，瘙痒多见于暴露部位；舌淡红，苔薄白，脉浮紧或浮缓为外感风寒之征。

治法：疏散风寒，调和营卫。

代表方：桂枝汤加味。

常用药：桂枝、白芍、炙甘草、生姜、大枣解肌发表，调和营卫；荆芥、防风、麻黄疏散风寒。

表虚自汗者，加黄芪、白术益气固表；血虚者，加当归养血和血；恶寒肢冷者，加炮附子温阳散寒。

（4）风湿蕴肤证

症状：肌肤瘙痒剧烈，可见水泡、丘疹、流水、糜烂等，易继发感染、湿疹。舌淡红，苔滑腻，脉缓滑。

证候分析：风湿蕴于肌肤则瘙痒剧烈，可继发水泡、丘疹、流水、糜烂，易继发感染、湿疹；舌淡红，苔滑腻，脉缓滑均为湿邪阻滞之征。

治法：祛风胜湿止痒。

代表方：胃苓汤加减。

常用药：苍术、厚朴、陈皮、白术、甘草燥湿健脾；茯苓、猪苓、泽泻利水渗湿；荆芥、防风、羌活、蝉蜕祛风止痒。

风湿入里化热而成湿热内蕴，舌红，苔黄腻者，加黄芩、龙胆草、栀子清热祛湿。

（5）风邪久羁证

症状：瘙痒日久，发无定处，皮肤干燥、脱屑、肥厚，状如苔藓。舌红，苔白或黄，脉数。

证候分析：风善行而数变，风盛则痒；风邪郁于肌肤日久，耗伤津血而出现皮肤瘙痒、干燥、脱屑；反复搔抓，或兼痰瘀阻滞则皮肤肥厚，状如苔藓；风为阳邪，郁久化热可见舌红，苔黄，脉数。

治法：搜风清热止痒。

方药：乌蛇驱风汤加减。

常用药：乌梢蛇、荆芥、防风、白芷、羌活、蝉衣、浮萍搜风止痒；黄芩、连翘、牛蒡子、赤芍清热凉血止痒；当归活血化瘀；甘草调和诸药。

皮肤肥厚，状如苔藓者，加丹参、莪术、鸡血藤养血活血；瘙痒剧烈者，加僵蚕、刺蒺藜增强搜风止痒之效。

（6）血热风盛证

症状：肌肤瘙痒，其色鲜红，触之灼热，遇热加重，伴烦躁，口渴喜冷饮。舌红，苔黄，脉数。

证候分析：风盛则痒，血热则皮肤色红，触之灼热，遇热加重，伴烦躁，口渴喜冷饮；舌红，苔黄，脉数为血热之征。

治法：清热凉血，消风止痒。

方药：消风散合四物汤加减。

常用药：生地、赤芍、当归养血凉血；防风、蝉蜕、荆芥、白鲜皮、白蒺藜、牛蒡子祛风止痒；知母、石膏清热；苦参、苍术、甘草清热燥湿解毒。

热甚者加连翘、丹皮清热凉血；口燥、便秘，加大黄、芒硝通腑泄热。

【西医治疗】

**1. 重视生活起居与皮肤护理**  老年人冬季居室内温度应保持在24℃左右，湿度在50%～60%为宜。穿柔软的棉质或丝绸内衣以减少皮肤摩擦造成的瘙痒。应保持充足的睡眠，合理的饮食。多喝水，多食新鲜蔬菜、水果，保持适量的维生素A、B、C、E及多种微量元素。少食辛辣及刺激性食物。保持皮肤清洁卫生，但冬季洗澡次数不宜过多。尽量不要用肥皂洗澡，可以用含油脂的中性香皂洗澡，或只用温热水洗浴，不用香皂和浴液等。洗澡后3分钟内全身外涂润肤霜，如维生素E乳和复方甘油止痒乳。

**2. 针对病因治疗**  目前并无特效止痒药物，故老年瘙痒症治疗主要以针对病因为主，并辅以止痒。①轻度瘙痒：每晚睡觉前外用润肤霜。②中度瘙痒：可在外用润肤霜的同时，口服抗组胺药物，如氯苯那敏、西替利嗪和开瑞坦，局部外用糖皮质激素软膏。钙剂、维生素C、维生素E等药物，可根据病情选用。③继发感染：须外用或口服抗生素。④其他：系统性疾病引起的瘙痒，应积极治疗相应疾病。药物引起的瘙痒，应及时停用可疑致敏药。

【综合治疗】

**1. 外治法**  ①药浴或熏浴、熏蒸疗法：苦参、白鲜皮、百部、蛇床子、地肤子、地骨皮、花椒等煎水，全身熏浴。②干燥瘙痒时外用润肌膏。③外擦苦参酒：苦参310g，百部90g，野菊花90g，凤眼草90g，樟脑120g。制法：将前四种药装入大口瓶内，加入75%酒精（或白酒）5000mL，泡7天后去渣，加樟脑溶化后备用。用法：用毛笔刷外涂，每日1～2次。

**2. 穴位注射**  可用维生素$B_{12}$、异丙嗪、苯海拉明作穴位注射。

**3. 耳针**  取枕部、神门、交感、肾上腺、内分泌、肺区、痒点等穴，每次交替取2～4穴，留针30min，也可埋针，每周1次。

【临证备要】

**1. 从风论治**  导致瘙痒的风可分为外风、内风。外风有风寒、风热、风湿，内风有血热生风、血虚生风及血瘀生风。老年多为血虚生风，尤以冬季瘙痒症为多见。

**2. 从血论治**  "治风先治血，血行风自灭"，临床内风所致的瘙痒常用养血、补血、活血、凉血等治血诸法治疗。

**3. 顽固瘙痒的治疗**  顽固瘙痒多责之风邪郁于肌肤日久，耗伤津血，或兼痰瘀阻滞，治疗除祛风止痒外，应针对病机酌情加入养血滋阴或化痰祛瘀之品以提高疗效。

【预防调护】

预防本病要多吃蔬菜、水果。忌饮酒和浓茶，忌吃辛辣刺激性食物，少食鱼虾等海味。淋浴不宜过勤，避免用碱性强的肥皂洗浴；忌热水烫洗。内衣宜柔软宽松的棉织品，避免尼龙、毛织品衣物贴身穿戴。调适寒温，避免暑热及寒冷刺激。保持心情愉快。瘙痒处应避免过度搔抓，不滥用强刺激的外涂药物。另一个重要的方面是要做到合理用药，用药前必须询问患者有无药物过敏史。用药过程中要注意观察用药后的反应，遇到全身出疹、瘙痒，要考虑药疹的可能，及时诊断，及时处理。

【名医验案】

某女，72岁。1974年10月21日初诊。主诉：周身皮肤瘙痒4个月。现病史：4个月来全身皮肤瘙痒甚剧，尤以夜间加重，彻夜少眠，曾服凉血清热、祛风除湿之剂，未见减轻。大便干秘，5日一行。检查：全身皮肤干燥松弛，可见搔痕，鳞屑细薄，血痂累累。脉弦滑，舌质紫，苔光。中医诊断：血风疮。西医诊断：老年性皮肤瘙痒症。证属：老年血虚阴伤，皮肤失养，风盛则燥，风动则痒。治则：养血润燥，活血祛风。

处方：当归 12g，白芍 9g，熟地 30g，玄参 9g，麦冬 9g，丹皮 9g，红花 9g，荆芥 9g，白蒺藜 9g，麻仁 9g，甘草 6g。6 剂，水煎服。

二诊：药后皮肤瘙痒明显好转，晚间已能入睡。脉弦，舌质紫红，苔净。继服前方，6 剂。

三诊：药后瘙痒曾减轻，近日又较重，搔后起小红疙瘩，大便又干。脉弦细，舌紫苔光，中心薄黄，宗前方出入。方拟：当归 12g，赤芍 9g，桃仁 9g，红花 9g，玄参 9g，荆芥 9g，白蒺藜 9g，丹皮 9g，麻仁 9g，甘草 6g。服 6 剂。

四诊：皮肤瘙痒已轻，胸、腹、腰围、后背尚感刺痒。脉弦，舌光剥，中薄黄。嘱继服初诊方，6 剂。1975 年 5 月追踪回信，称病已痊愈。

**按语**：年过七旬，血虚阴伤，肤失所养，风盛则燥，风动则痒。大便秘结，舌紫苔光，认证属血虚型，故治以养血息风，滋阴润燥，后加活血祛风而获效。

（中国中医研究院广安门医院．朱仁康临床经验集．北京：人民卫生出版社，2006）

# 第三节　褥　疮

褥疮又称为压疮（pressure ulcer），是身体局部长期受压，血液循环障碍，组织持续缺血、缺氧，营养缺乏，致使皮肤失去正常功能而引起的组织破损和坏死。2016 年最新压疮指南将压疮更名为压力性损伤，易发生在骨质凸出的部位。常见于慢性病、高龄和瘫痪患者。具有发病率高、病程发展快、难以治愈及愈后易复发的特点。久则形成难治性压疮，引起继发性感染甚至败血症，危及生命。

本病多属于中医"压疮""席疮"范畴。

【病理机制】

褥疮形成是一个复杂的病理过程，是局部和全身因素综合作用所引起的皮肤组织的变性和坏死。

**1. 力学因素**　包含以下三种，通常是 2~3 种力联合作用所导致。①垂直压力：局部组织遭受持续性垂直压力，特别在身体骨头粗隆凸出处。②摩擦力：当患者在床上活动或坐轮椅时，皮肤可受到床单和轮椅垫表面的逆行阻力摩擦，如皮肤被擦伤后受到汗、尿、大便等的浸渍时，易发生褥疮。③剪切力：如平卧抬高床头时身体下滑，皮肤与床铺出现平行的摩擦力，加上皮肤垂直方向的重力，从而导致剪力的产生，引起局部血液循环障碍而发生深层组织坏死，形成剪力性溃疡。

**2. 局部潮湿或排泄物刺激**　皮肤经常受到汗液、尿液、粪便等物质的刺激，可使皮肤浸渍，松软，皮肤弹性和抵抗力降低，引起褥疮的发生，且易继发感染。

**3. 年龄**　老年人因身体老化过程导致皮肤在解剖结构、生理功能及免疫功能的方面均出现衰退现象，表现为皮肤松弛、干燥，缺乏弹性，皮下脂肪萎缩、变薄，皮肤抵抗力下降，对外部环境反应迟钝，皮肤血流速度下降且血管脆性增加，最终导致皮肤易损性增加。

**4. 营养状况**　营养不良患者发生负氮平衡，严重贫血，低蛋白血症和皮下脂肪减少，皮肤对外来性压力感受性减弱，分解代谢加强，免疫功能障碍，一旦受压，骨隆突处皮肤因缺乏肌肉和脂肪组织保护，易引起血液循化障碍，出现褥疮。过度肥胖的患者卧床时体重对皮肤的压力较大，也容易发生褥疮。皮肤脱水、水肿及贫血患者，影响皮肤的血液循化，均可引发褥疮。

**5. 体温升高** 体温升高时，机体新陈代谢率增高，组织细胞对氧的需求量增大，加之局部组织受压，极易发生褥疮。

**6. 机体长期处于应激状态** 可造成对各种感染性疾病的易感情况，导致皮肤再生能力下降，易诱发褥疮。

**7. 感觉丧失** 感觉丧失的患者感受不到过度压迫引起的疼痛，从而不会自动变换体位，引起局部组织长期受压，易发生褥疮。

**8. 骨折患者矫形器使用不当** 亦是导致褥疮发生的因素。

褥疮易发生的部位包括：骶尾部、足跟、股骨大粗隆、髂前上棘、腓骨小头、外踝等骨隆突处。以上原因所致的长期压迫且集中于身体某一部位，足以使局部血循环受阻，组织缺氧，从而引起损伤和坏死。若继续受压，会导致全层皮肤坏死缺损。产生的溃疡易致细菌感染。由于溃疡基部及边缘的毛细血管和静脉淤血，加之逐渐形成大量肉芽组织，使溃疡或坏疽区在皮下迅速穿凿扩大，数天内可使其直径达 3~6cm，穿凿范围可距边缘 8~10cm，向深部发展可累及骨膜甚至骨质，引起局灶性骨膜炎或骨髓炎。

【病因病机】

本病多因年老久病，气血亏虚；或长期卧床，脾失健运，生化乏源；局部受摩擦或瘫痪肢体废用不遂，受压部位气血运行不畅，气滞血瘀，经脉不通，致使肌肤、筋脉失于温煦濡养而成。也可因局部受压，气血瘀滞，郁久化热，热盛肉腐所致。其中年老久病、长期卧床是发病的基础，局部受压是发病的重要因素。

病理因素主要是气滞、血瘀、湿热蕴毒相互影响，兼见同病。久卧、久坐不动，气血运行失畅，产生气滞血瘀；局部肌肤坏死肉腐、破溃而成湿热蕴毒。早期以气滞血瘀为主，进而湿热蕴毒互见，终致气滞、血瘀、湿热蕴毒相互为患。

本病病位在肌肉、皮肤、筋脉，内合脾胃，脾主肌肉，脾胃互为表里。病性多属虚证或本虚标实，褥疮局部多表现为实证，与气血瘀滞、湿热蕴毒有关；全身多表现为虚证，与气血不足有关。本病病势较缓，如不及时处理，会加重病情，或因皮损染毒导致死亡。

【诊断要点】

患者常有老年慢性病、昏迷、瘫痪等长期卧床的病史，早期轻微疼痛，若不及时治疗，疼痛加重。主要发生在骶骨、枕骨、脊柱、肩胛、坐骨结节、股骨粗隆、足外踝及跟骨等骨突部位。受压部位初呈苍白、灰色或青红色，边界清楚，中心颜色较深，发展迅速，表面形成水泡，破裂而成溃疡。若处理不及时，溃疡逐渐深及肌肉、骨及关节，表面形成坏疽，可继发感染，引起败血症；亦有干性坏死而无水泡发生者。

本病临床可分为四期：Ⅰ期（淤血红润期）表皮无损伤，只是局部皮肤暗红色，同时伴有红肿热痛，而且解除局部压迫 30 分钟以上肤色没有改善。Ⅱ期（炎性浸润期）受损皮肤呈紫红色，红肿进一步扩大，皮肤变薄，表面有大小不一的水疱，容易破溃，伴有疼痛，尚未出现坏死组织。Ⅲ期（浅度溃疡期）表皮水泡破溃，可见创面，局部有渗出液，感染后有脓液覆盖，浅层组织坏死，形成溃疡面，疼痛加重。Ⅳ期（坏死溃疡期）为压疮严重期，感染向深部发展，甚至到达骨骼，坏死组织呈黑色，分泌物增多，严重者可出现败血症。

本病应与糜烂型扁平苔癣、黏膜慢性溃疡等鉴别诊断。

【辨证论治】

**1. 辨证要点**

（1）辨本虚标实　本病全身表现者多为虚证；局部表现者多为实证。病性多属虚证或本虚标实。

（2）辨褥疮特点　初期受压部位红肿、紫暗甚至皮肤黑色坏死，或有破溃，此时辨证多属气滞血瘀；中期溃烂，腐肉脓水较多，全身伴有倦怠纳差、热象等，辨证多属湿热蕴毒；后期腐肉难脱或新肌难长，辨证多属气血两虚。

**2. 治疗原则**　多采用内外合治。总的治疗原则是补益气血，和营托毒。内治以扶正托里生肌、活血解毒为治疗大法，并根据病情的不同发展阶段分别予以理气活血、扶正托毒、补益气血等治法。局部未溃者，应外用活血消肿之法；若已溃破者，应尽可能除去坏死组织，并采用化腐生肌之法，使腐肉早脱，新肉得生，促进创面早日愈合。另外，老年人素体本虚，均可酌加补益之品。

**3. 证治分类**

（1）气滞血瘀证

症状：局部皮肤出现褐色红斑，继而紫暗红肿，或有破损，微有疼痛。舌边瘀紫，苔薄，脉弦。

证候分析：年老体弱多病，长期卧床，活动翻身较少，着褥点局部气血不通，气滞血瘀，造成肌肤失养，故皮肤褐色红斑、紫暗红肿、疼痛，或因摩擦而破损。舌质瘀紫，脉弦为内有瘀血之象。

治法：理气活血。

代表方：血府逐瘀汤加减。

常用药：当归、桃仁、红花、赤芍、川芎、牛膝活血化瘀；枳壳、桔梗、柴胡行气止痛；生地黄、当归养血活血；甘草调和诸药。

兼气虚者，去枳壳、柴胡，加黄芪、党参益气健脾；气滞者，重用枳壳，加陈皮理气行滞；血虚者，重用当归，易赤芍为白芍，加熟地黄养血和血；手足凉者，加附子、桂枝温阳散寒；疼痛较甚者，加延胡索行气止痛。

（2）血瘀肉腐证

症状：皮肤或皮下组织坏死，与周围健康组织分界不清，口干低热。舌质红苔黄，脉滑。

证候分析：局部受压，气血瘀滞，郁久化热，热盛肉腐而坏死；舌质红苔黄，脉滑为内有郁热之象。

治法：补气活血，脱毒祛腐。

代表方：托里透脓汤加减。

常用药：党参、黄芪补气托毒；当归养血活血；穿山甲、皂角刺消散通透，软坚溃脓；青皮疏肝理气。

局部红热明显者，加金银花、败酱草解毒消肿；脓液多者，加桔梗、薏苡仁、浙贝母、败酱草利湿排脓。

（3）热毒糜烂证

症状：褥疮溃烂，腐肉及脓水较多，或有恶臭，重者溃烂可深及筋骨，四周红肿灼痛，高热口苦，便结尿赤。舌质红，苔黄腻，脉弦数。

证候分析：局部气血凝滞，肌肤失养，郁而化热，热胜肉腐，血肉腐败而成脓；热毒耗伤阴津，故发热、口苦、便结尿赤；舌质红，苔黄腻，脉数为内热之象。

治法：清热解毒，凉血消肿。

代表方：普济消毒饮加减。

常用药：黄芩、黄连、连翘、玄参、板蓝根、升麻、马勃清热解毒；薄荷、牛蒡子、僵蚕、柴胡疏散风热；赤芍、生地黄、丹参、丹皮凉血活血；陈皮、法半夏、生姜理气疏壅，散邪热郁结。

局部红热明显者，加金银花、败酱草解毒消肿；脓液较多者，加薏苡仁、浙贝母利湿排脓；发热较重者，加板蓝根、紫草、大青叶清热解毒；纳呆者，加茯苓、炒谷芽、炒麦芽健脾益胃。

（4）气血两虚证

症状：疮面腐肉难脱，或腐肉虽脱，新肌色淡，愈合缓慢，伴面色㿠白，神疲乏力，纳差食少。舌质淡，苔少，脉沉细无力。

证候分析：年老久病，脾胃虚弱，生化不足，气血亏虚，肌肤失养，则腐肉难脱，愈合缓慢；脾失健运，则神疲乏力，纳差食少；面色㿠白，舌质淡，苔少，脉沉细无力为气血亏虚之象。

治法：益气补血，托毒生肌。

代表方：人参养营汤加减。

常用药：人参、黄芪、白术、茯苓、炙甘草、当归、熟地、赤芍补益气血；黄芪托毒生肌；五味子、桂心、远志养心安神；陈皮行气，补而不腻。

兼阴虚内热者，加麦冬、玄参、地骨皮滋阴退热；余热未清者，人参易为太子参，加生地黄、夏枯草、野菊花养阴清热；纳差食少者，加炒麦芽、炒谷芽和胃消食；气血虚甚、久不收口者，加黄精、麦冬、肉桂鼓舞气血，滋阴温阳。

【西医治疗】

褥疮以局部治疗为主，全身治疗为辅。

**1. 全身治疗**　积极治疗原发病，补充营养。对于老年慢性病患者，予平衡饮食，增加蛋白质、维生素及微量元素的摄入，不能进食者，予胃管内注入或全胃肠外营养治疗。长期不愈的压疮，可静脉滴注复方氨基酸溶液、脂肪乳；伴有低蛋白血症，可静脉输入血浆或人血清蛋白。

**2. 局部治疗**　①Ⅰ期压疮：给予气垫床以减轻局部压力，加强翻身护理，局部可予透明贴保护。②Ⅱ期压疮：伤口周围碘伏消毒，用水胶体敷料封闭，隔日换药；局部有水泡者，先用无菌注射器抽出水泡内液体；治疗同时可配合红外线照射。③Ⅲ期压疮：伤口先用双氧水或生理盐水清洗，选择湿性敷料，创面局部可选用重组牛碱性成纤维细胞生长因子或康复新外敷，具有抗炎、消肿、显著促进细胞增殖和新生肉芽组织增长、加速病原组织修复的作用。④Ⅳ期压疮：多次清创，逐步消除坏死组织及筋膜，裸露出新鲜组织，创面用生理盐水彻底清洗，予生肌膏外敷。如深达骨质、久治不愈的压疮，可采用外科手术治疗。

【综合治疗】

**1. 局部外用中成药**　①如意金黄散外敷：有清热解毒、散瘀化结、消肿止痛等功效。适用于早期压疮。②云南白药、马应龙麝香痔疮膏、龙珠膏外敷：具有消肿镇痛、活血化瘀、祛腐生肌等功效。③生肌象皮膏外敷：由血余炭、当归、生地、生龟板、炉甘石、生石膏、象皮粉、麻油、蜂蜡等组成，具有活血止痛、生肌长肉之功。④康复新液外敷：具有通利血脉、养阴生肌功效，适用于Ⅱ期以上压疮。⑤席疮散：黄芪 60g，肉桂 60g，红花 30g，乳香 30g，没药 30g，细辛 15g。上药研磨成细末，最后加冰片，瓶装封固，消毒后备用。使用时将药粉直接撒于疮面，然后敷盖凡士林纱布。本方益气壮阳、温散活血，适用于老年人褥疮气血两虚者。

**2. 针刺、艾灸**　非创面处循经取穴，通过经络调节全身机体，改善局部血液循环；艾灸起到温经通络、活血散结之功效。

【临证备要】

**1. 益气法在褥疮中的运用**　老年褥疮多系正气内亏，邪毒客袭留恋不去所致。临床上多表现为气虚证，证见疮疡反复发作，经久难愈。《外科正宗》曰："凡疮溃破之后，五脏亏损，气血大虚，外形虽似有余，而内脏其实不足，治当纯补，乃至多生。"临床上可宗补中益气汤之法，在托里生肌、活血解毒的治法下，适当加入生黄芪、白术、党参以益气生肌，排脓解毒。

**2. 分期论治**　根据临床表现褥疮可分为急性感染期、缓解期和恢复期。急性感染期治宜清热解毒，活血消肿止痛，药用生地、当归、白芍、丹皮、黄连、黄柏、苍术、败酱草、蒲公英、虎杖等；缓解期治宜活血通络，祛腐生肌，药用当归、丹参、桃仁、红花、川芎、地龙、牛膝、穿山甲、生黄芪等；恢复期治宜益气养血，生肌敛疮，健脾扶正，药用生黄芪、党参、白术、苍术、茯苓、山药、当归、丹参、黄柏、薏苡仁、牛膝、鹿衔草等。

【预防调护】

在褥疮易发的骶尾部、髋部、臀部可用艾灸，沿足太阳膀胱经、足少阳胆经走向，循经取穴，具有温煦阳气、温通经络、行气活血之功效。配用强壮穴足三里、关元、气海，可调补正气，调节免疫功能，增强人体的防御能力。易发部位可涂搽紫草油活血通络，清热解毒，预防褥疮的发生。

为防止皮肤局部受压，可定时翻身，于骨隆突处垫软枕、海绵垫，对长期卧床者给予持续气垫床。皮肤干燥可涂少量的润滑剂，以免干燥破裂。同时防止皮肤受潮湿、摩擦及排泄物的刺激损害皮肤。同时予高蛋白、高维生素饮食以营养支持。进行健康宣教，减轻病人的紧张、恐惧的情绪，使陪护了解压疮的相关知识，避免压疮发生。

【名医验案】

陈某，37岁，男，外院会诊。病例号：127667。现病史：患者于 1971 年 9 月患乙型脑炎，高热 40℃，昏迷，二便失禁。因长期卧床，背部肩胛处、脊柱处及髋部等发生 7 处大面积褥疮，于 10 月 19 日请赵老医生会诊。当时患者神志不清，卧床不起，体温持续在 39~40℃已近数十日，下肢抽搐。背部两侧肩胛处各有约 10cm×20cm 的溃疡面，脊柱部有约 8cm×10cm 的溃疡面，两侧髋关节外侧部各有约12cm×25cm 溃疡面，全身共有大小不等的皮肤坏死性溃疡 7 处。疮面有暗紫色坏死组织和黑褐色稀薄的分泌物，

NOTE

嗅之恶臭味，疮面边缘部正常组织与坏死组织无明显之分界，病状有持续扩展之势。舌苔黄白厚腻，舌质红，脉洪大。中医辨证为毒热郁于营血，正气已伤，毒邪不得外托，逆传心包。予以凉血解毒，扶正内托。

处方：丹参一两，牡丹皮三钱，蒲公英六钱，天花粉三钱，银花炭三钱，生地炭三钱，生黄芪一两，赤白芍各三钱，炒山甲三钱，炒皂刺三钱，乳香一钱半，没药一钱半，生甘草二钱。外用甘草油清洁疮面，以紫色疽疮膏、化毒散软膏各等量外敷疮面上。

如上法处理二十余日，于11月10日第二次会诊时，患者持续多日的高热已降至38.5℃左右，神智仍不清，时有狂叫，皮肤7处溃疡面之坏死组织已与边缘部之正常皮肤有明显之分界线，部分坏死组织已脱落，分泌物较前减少，少数区域有新生肉芽。脉弦微滑，舌苔白微黄腻，舌质红。法宜扶正，解毒内托，清心醒脑安神。

处方：生黄芪一两，赤白芍各三钱，当归三钱，蒲公英一两，象贝母三钱，山甲炭三钱，皂刺炭三钱，云茯苓五钱，陈皮丝三钱，石菖蒲三钱。另服马宝，每次一分，日服二次。外用甘草油清洁疮面后，外敷紫色疽疮膏、甘草归蜡膏各等量混匀。

如上处理约一个月，于12月14日第三次会诊时，患者神志已清楚，能正常回答问题。食欲增进，皮肤7处溃疡面的坏死组织已脱尽，新生肉芽良好，疮面边缘出现白色新生上皮。自觉口渴，盗汗，自汗无力。脉细缓软。舌苔白腻，舌质淡。法宜益气养血固表，健脾生肌。

处方：炙黄芪一两，党参五钱，白芍三钱，冬虫夏草三钱，桑椹三钱，山药六钱，云茯苓五钱，鸡血藤一两，泽泻三钱，麻黄根三钱，浮小麦一两，炙甘草三钱。外用甘草油清洁后，外敷甘草归蜡膏。

如上法连续治疗两个多月，痊愈出院。出院后来我院门诊复查，除左髋部尚留有一块约2cm×2cm小疮面外，其余溃疡全部愈合，均未见留有明显之大瘢痕。小疮面经门诊短时治疗后，也告痊愈。

**按语：** 褥疮，中医学称为席疮，治疗多采取内外兼治。内服宜扶正托里生肌、活血解毒，外用宜化腐生肌，促使坏死组织脱落，新生肉芽愈合。特点是对正常组织损伤小，愈合后瘢痕组织亦较小，又可减少合并症。另对皮肤深部化脓性疾患如痈、蜂窝织炎、下肢顽固性溃疡等，运用这一法则进行治疗，均能取得较满意的效果。本例因长期卧床，神智不清，身体极度虚弱，皮肤发生7处大面积褥疮，坏死组织毒素吸收，中毒现象严重，高烧数十日持续不退。在这种情况下，根据毒热郁于营血，正气已伤，毒邪不得外托，逆传心包的特征，投以大剂凉血解毒、扶正内托的方药。以丹参、丹皮、蒲公英、天花粉凉血解毒，又加银花炭、生地炭、加强解血分毒热的作用。这是赵老医生用药独到之处。再以生黄芪、赤白芍扶正益气，助长炒穿山甲、炒皂角刺内托之功，用此药后，使持续数十日的高烧退至38℃～39℃（本例从入院后一直用多种西药体温不降，服中药期间西药亦未停用）。第二次会诊时，患者体温在38℃左右，溃疡坏死组织与正常皮肤分界已清楚，部分有脱落，在此正气稍复、毒邪仍盛、神智仍不清楚情况下，在前法的基础上改用了山甲炭、皂刺炭，既可托血中毒邪外出，又避免对正气的耗损，特别是在此阶段采用了马宝一药，清心镇惊，控制阳狂，又可治疗恶疮（赵老医生认为有醒脑之功）。用此方法后，神智日渐清醒，已不狂叫，疮面清洁，新生肉芽良好。第三次会诊时只给补气养血活血、健脾生肌之药而收全功。在外治方面，用的是化腐生肌法。这种方法是用一些具有刺激和腐蚀性的药物，如轻粉、红粉等，来促进坏死组织溶解、脱落，相应的刺激新生肉芽组织生长。

（北京中医医院．赵炳南临床经验集．北京：人民卫生出版社，1975）

## 第四节　老年肿瘤疾病

肿瘤是机体在各种致癌因素作用下，局部组织的细胞在基因水平上失去对其生长的正常调控，导致异常增生而形成的病变。恶性肿瘤是老年人的常见病、多发病，在死亡原因中居第三位。随着人口老龄化加剧，发病呈逐年上升趋势。老年常见的恶性肿瘤有肺癌、胃癌、食管癌、大肠癌和原发性肝癌等。由于老年人自身内环境的变化，老年期恶性肿瘤的发病特点表现为肿瘤生长、发展均较缓慢，其肿瘤细胞分化相对较好，恶性程度较低，这可能与老年人代谢机能低下、相关的肿瘤免疫机能降低有关。老年人癌转移的发生率随年龄增加有减少倾向，超高龄者这种倾向更为突出。隐性癌和重复癌比例增加是老年肿瘤的一大特点，这可能与老年人免疫功能低下、免疫监控紊乱、在致癌物中暴露的积累等因素。

本病多属于"积聚""癥瘕""瘿瘤"范畴。

【病理机制】

肿瘤的发病原因复杂，其发病机制尚不完全清楚，可能是多种环境因素与机体自身因素长期相互作用的结果。目前公认的病因和危险因素有吸烟、环境污染、心理因素、遗传因素、免疫因素、饮食因素、职业性致癌因子（如砷、石棉、铬、镍、煤炭、焦油、射线暴露等）、慢性脏器病变（如肺结核、肝硬化、胃溃疡等）等有关。

【病因病机】

本病多因情志所伤、饮食不节、痰瘀凝聚或他病继发等导致。老年人阴阳失调，脏腑功能亦渐亏虚，无力抗御邪气，是肿瘤发生的内在因素。气滞、瘀血、顽痰、邪毒是肿瘤的病理产物，亦是致病因素，在肿瘤的发生发展中起着重要作用。肿瘤逐渐增大或转移，邪盛正愈衰，形成恶性循环，终致痰瘀毒邪胶结，虚实夹杂，缠绵难愈。

本病病位在肺、肝、胃、肠、食道等，与肝、脾、肺密切相关。本病有虚实之别，或虚实夹杂。气滞血瘀、痰食交结、痰瘀互结、痰热毒结多为实证；脾虚气弱、肺气亏虚、肺脾两虚、肺肾两虚、脾肾两虚、肝肾亏虚等多为虚证，虚证中再分阴阳气血。脾虚痰瘀互结，阴虚瘀热毒结等多属虚实夹杂证。本病初起缓慢，最初可症状不明显，后伴疼痛、纳差、倦怠、咳嗽、腹泻、便秘等相关脏腑的症状。后期胀痛加剧，积块迅速增大，或呕吐，饮食不下，或气促、腹胀大、黄疸等。初缓后急是老年肿瘤的特点。

本病的病理因素主要为气滞、血瘀、痰食、毒邪互结等。老年人易郁怒而多情志不遂，致使气机不畅，此外寒邪、痰饮、食积均可阻碍气机，积聚初则以气滞为主，气机阻滞，脉络不和，气滞血瘀，气血瘀滞与痰食、毒邪胶结形成本病。老年人多气虚、气滞，气虚血瘀、气滞血瘀或寒凝血瘀，血瘀又阻碍气机宣畅，则瘀结更甚。血瘀不通，积而有形为癥，刺痛，按之坚硬，固定不移。恣食生冷影响脾胃，运化失常而生痰饮，食与痰互结于腹中成痞，多停于胃脘与肠之内外而疼痛拒按；痰食亦可阻碍气机，血行不畅，又瘀血与痰食、毒邪互结而成痞块。总以气滞、血瘀、痰食、毒邪为主要病邪。

本病的形成与正气的强弱密切相关，强者气行则已，弱者留滞为病。《活法机要》认为"壮人无积，虚人则有之"。一般初病为实，日久多虚实夹杂，后期则正虚邪实。若痰瘀内结，气机不畅，或正气虚，邪气实，则痰瘀结积更甚，致使积块迅速增大。加之脾胃运化日衰，正气愈虚，气血运行无力，气滞、血瘀、痰食、毒邪胶结更甚，积块愈留着不消，结块愈大。若肝脾统摄失司，或瘀血损伤血络，可致出血；瘀热耗伤肝肾之阴，则出现腹胀大，形体瘦削；痰湿或痰食化热，湿热蕴蓄中焦可出现黄疸；水湿泛溢可出现腹满肢肿等症。本病虚实夹杂，临证当分清虚实之变，才不致犯虚虚实实之戒。

NOTE

**【诊断要点】**

**1. 肺癌**　早期诊断具有重要的临床意义，只有早期诊断、早期治疗，才能获得较好的疗效。对于具有吸烟、空气污染、职业致癌等高危因素史的患者，如果出现持续性干咳，而抗感染、镇咳治疗无效，不明原因的持续性痰中带血，同一部位反复发作的肺炎，无中毒症状而进行性增多的血性胸腔积液等情况，应考虑肺癌的可能。胸部 X 线、胸部 CT、MRI、PET-CT、内窥镜检查、病理学检查等有助于进一步确诊。胸部 CT 见肺部有孤立性结节或肿块阴影，其边缘呈脑回状、分叶状和细毛刺状，并在短期内（2~3 个月）逐渐增大，可排除结核或其他炎性病变者；慢性肺炎在短期内（一般为 2~3 个月）发展为肺叶不张，或肺叶不张在短期内发展为全肺不张，或在其相应部位的肺根部出现肿块，特别是生长性肿块者；上述肺部病灶伴有远处转移、邻近器官受侵或有压迫症状表现者，或 PET-CT 发现代谢明显活跃的肺部结节，应高度怀疑肺癌。经皮穿刺、开胸手术或胸腔镜下取病理组织进行病理诊断为其"金标准"。

**2. 胃癌**　老年患者既往有萎缩性胃炎、胃溃疡、胃息肉，近期有原因不明的上腹部闷胀不适、隐痛、进行性消瘦、营养不良及贫血，或呕血、黑便或大便隐血阳性者，查体上腹部有深压痛或可触及肿块，左锁骨上淋巴结肿大，或脐周、卵巢出现肿块者，应考虑胃癌的可能性。胃镜、消化道钡餐、肿瘤标志物（CEA、CA199、CA724、CA242）、腹部 CT 及 MRI、病理学检查等有助于进一步确诊。

**3. 食管癌**　中国为食道癌高发地区，50 岁以上人群发病率明显增高，男性多于女性，有一定的家族聚集现象。若有家族食管癌病史，尤其需要注意此病。有慢性食管疾病如腐蚀性食管烧灼和狭窄、胃食管反流、贲门失弛缓症或食管憩室等病史的患者，要定期复查，注意继发食管癌的可能。食物或饮水中含亚硝胺高的地区，食物容易霉变地区，喜食粗糙、过烫食物或喜嚼槟榔、烟丝的人群，吸烟及喜饮烈度酒的人群，以及食物中缺乏动物蛋白、新鲜蔬菜、水果，维生素摄入不均衡、微量元素缺乏的人群患病机率增加。食道癌早期可无明显症状，也可有胸骨后不适、烧灼感、针刺样或牵拉样痛，或进食缓慢并有滞留感，或轻微的梗噎感，后期出现进行性吞咽困难、食物反流、咽下疼痛症状，晚期机体可出现营养不良、贫血、慢性脱水、消瘦、恶液质及转移的相关表现。内窥镜下活检病理诊断为首选方法，此外食管钡餐造影、胸部 CT 检查、EUS 检查有助诊断，肿瘤标记物 SCCA 可能升高，CEA 可能异常。

**4. 大肠癌**　对有大肠腺瘤、大肠息肉及溃疡性结肠炎等病史者，要想到有继发本病的可能；嗜食肥甘、长期便秘及生活在血吸虫病流行区的人群，本病亦相对高发。由于发病部位的不同，其临床表现亦各有侧重。通过大便隐血试验、血清肿瘤标志物（CEA、CA199、CA242、CA50、CA724）、直肠指检、内窥镜、X 线双重对比造影、腹部 CT 与 MRI、B 超和病理学等检查，一般大肠癌的诊断可以明确。

**5. 原发性肝癌**　表现为肝区疼痛、消化道症状以及出现肝肿大、黄疸、腹水等体征。AFP 对流法阳性或放射免疫法≥400μg/L，持续 4 周以上，排除妊娠、活动性肝病、生殖腺胚胎源性肿瘤及转移性肝癌者，影像学检查有明确肝内实质性病变，能排除肝血管瘤和转移性肝癌，并具有下列条件之一者可确诊：AFP≥200ug/L；典型的原发性肝癌影像学表现；无黄疸而碱性磷酸酶（AKP）或 r-谷氨酰转移酶（r-GT）明显增高；远处有明确的转移性病灶，或有血性腹水，或腹水中找到癌细胞；明确的乙型肝炎标志阳性的肝硬化。若上述检测仍未能明确诊断，需进行病理学检查。

　　肺癌应与肺结核、肺脓肿、结核性胸膜炎鉴别；胃癌应与胃溃疡鉴别；食管癌应与贲门失弛缓症、胃食管反流病及食管良性狭窄鉴别；大肠癌应与大肠腺瘤鉴别；原发性肝癌应与肝血管瘤、慢性肝炎、肝硬化鉴别。

【辨证论治】

**1. 辨证要点**

（1）辨初、中、末三期　初期积块较小，软而不坚，胀甚于痛，苔薄脉弦，乃气滞血阻，脉络不和，正气损伤较轻，邪气初起，为正虚邪恋；中期积块增大，固着不移，按之较硬，甚则积块坚硬疼痛加剧，时寒热，面色萎黄黧黑，肌肉瘦削，倦怠无力，食欲减少，舌质有瘀斑，属正气渐衰，邪气渐甚，痰瘀毒内结，为正消邪胜；末期积块继续增大，坚硬疼痛，饮食大减，消瘦形脱，面色黧黑或苍白，舌质青紫有瘀斑、瘀点，舌光无苔，脉细数，或沉数，乃正气大虚，元气大损，邪实弥漫，属正衰邪盛。

（2）辨气血阴阳　腹中气聚，攻窜胀痛，时聚时散，情志抑郁不舒，常因情绪变化发作加剧，脉弦苔薄为气滞肝郁之候；若积块增大坚硬，固定不移，刺痛，颜面黧黑，肌肤甲错，舌质紫暗，有瘀斑，脉细涩，属于瘀血之证。阴津亏耗则患者干咳少痰，或痰中带血，咽干口干，消瘦，皮肤干燥，五心潮热，盗汗，烦躁易怒，失眠多梦，大便干燥，小便黄少，舌红少苔，脉弦细或沉细；阳气不足则乏力倦怠，纳少腹胀，思睡欲卧，浮肿，畏寒或形寒肢冷，自汗，咳嗽声低，痰白清稀，语音低微，黄疸色暗，大便稀溏或腹泻，或便秘，或小便清长，舌质淡或淡暗，边有齿痕，脉弱、沉弱或脉微欲绝等。

（3）辨脏腑及兼证　伴咳嗽咳痰、咳血、气促声嘶、胸痛，病位多在肺；伴呕吐难食，反胃，积多在胃脘，胃失和降；伴吞咽不畅、梗噎、难食、胸骨后烧灼或牵拉疼痛，病位在食管；伴有胁痛或胁痛较剧，则肿瘤在肝，少数可在肺，多肝郁气滞或气滞血瘀；伴大便脓血，里急后重，则积滞在肠，多湿热壅滞。

**2. 治疗原则**　本病应辨明癌肿阶段，分清虚实与脏腑病位，掌握攻补分寸。原则上理气活血、化痰软坚、解毒散结、补肺健脾益肾为主。疾病早期，邪气初起，以攻邪为主，气滞者疏肝理气，行气消积；血瘀者活血化瘀，软坚散结；痰凝者化痰散结；毒盛者清热解毒散结。疾病中期，多见正虚邪恋，当扶正兼祛瘀化痰，解毒散结，或扶正与攻邪交替。若病久大虚，疾病进入末期，当以扶正固本为主，而扶正固本当以脾肾为先。老年人有气血衰弱，肝肾亏虚，脾胃运化功能衰退，恶性肿瘤发展较为缓慢的特点，在治疗上攻补均要适当，始终注意顾护脾胃，所谓"留得一分胃气，则留得一分生机"，才能减少痛苦、带病延年。

**3. 证治分类**

肺癌

（1）痰热郁肺证

症状：咳嗽，痰色黄稠而难排出，胸胁胀痛，咳时引痛甚或痰中带血，胸闷，口干，发热咽痛。舌红，苔黄腻或黄白相兼，脉滑数。

证候分析：脏腑功能失调，脾失健运，痰浊内生，壅塞肺气，影响气机宣降，复感外邪犯肺，肺气壅遏不畅，风寒化热，痰热壅阻肺气，肺失清肃，故咳嗽痰多黏稠，色黄，咯吐不爽；热伤肺络，故胸胁胀痛，咳时引痛，或咯吐血痰；肺热内郁，则发热咽痛，口干；舌质红，苔黄腻，脉滑数均为痰热之征象。

治法：清肺泄热，化痰理气。

代表方：清金化痰汤加减。

常用药：桑白皮、黄芩、栀子、知母、贝母、麦冬清肺泄热；瓜蒌皮、桔梗、橘红、茯苓理气化痰。

痰热伤津甚者，加南沙参、天冬、天花粉养阴生津；痰热甚，加天竺黄、竹茹清热化痰；咳逆便秘，加葶苈子、大黄通腑逐痰。

（2）痰饮停肺证

症状：胸胁胀满而痛，以胁下部位为主，呼吸、咳唾、转侧时疼痛加重，气短息促。舌质淡或淡暗，舌体胖大，舌边可见齿痕，舌苔白滑或白腻，脉沉弦。

证候分析：饮停气滞，脉络受阻，故胸胁胀痛；咳唾、转侧、呼吸时均牵引胸胁经脉，故可使疼痛加重；水饮上犯于肺，肺气下行受阻，则气短息促；舌淡苔白，脉沉弦为水饮内停于里之候。

治法：泄肺利水，化痰祛浊。

代表方：葶苈大枣泻肺汤加减。

常用药：葶苈子、苍术、茯苓、姜半夏、制南星、桃仁、杏仁化痰逐饮；半枝莲、白花蛇舌草清肺泄浊。

自汗气短加人参、冬虫夏草、浮小麦益气固表止汗；胸背疼痛加延胡索、乳香、没药行气活血止痛。

（3）气阴两伤证

症状：胸背部隐隐作痛，咳嗽声低无力或干咳无痰，气短，神疲乏力，五心烦热，畏风自汗，易于感冒。舌质淡，少苔或无苔，脉弱。

证候分析：脏腑气血亏损、络脉不荣，故胸背部隐隐作痛；肺气亏损，肃降失司，则咳嗽声低、气短；肺气虚卫外不固，腠理不密，故畏风自汗、易感冒；神疲、舌淡苔少、脉弱均为气阴两虚之象。

治法：益气养阴，扶正祛积。

代表方：生脉饮加减。

常用药：党参补肺气，麦冬养阴生津，五味子敛补肺津。

发热加金银花、连翘清热解表；纳呆加莱菔子、白豆蔻和胃化湿；便秘加制大黄、芦荟通腑泻热；阴伤明显加西洋参、沙参、百合等养阴润肺；气虚明显，加生黄芪、白术健脾益气。

（4）正虚瘀结证

症状：消瘦乏力，干咳，咳声短促，咯痰带血，胸痛逐渐加重，声音嘶哑，饮食大减。舌质淡紫，可见瘀点或瘀斑，舌下络瘀青，脉弦细。

证候分析：肺气阴两虚，虚热内灼，肺失润降，则消瘦乏力，干咳，咳声短促；虚火灼津为痰，肺损络伤，则咳痰带血；正气亏虚，推动无力，瘀血阻络，则胸痛逐渐加重；阴虚肺燥，津液不能濡润上承，则咳声逐渐嘶哑；肺虚胃燥，则饮食大减；舌质淡紫，有瘀点、瘀斑，脉弦细为正虚瘀结之象。

治法：补气益血，活血化瘀。

代表方：八珍汤合桃红四物汤加减。

常用药：当归、川芎、白芍、熟地黄、白术、人参益气养血；桃仁、红花、莪术、丹皮、香附、延胡索通络活血，行气止痛。

胸腔积液加葶苈子、车前草、猪苓泻肺利水；咳喘剧加炙麻黄、桔梗、鲜竹沥止咳化痰；咳血加白及、蒲黄、三七粉、仙鹤草化瘀止血；夜眠差加枣仁、远志、夜交藤养心安神。

### 胃癌

（1）肝胃不和证

症状：胃脘胀满，时时作痛，窜及两胁，情志受刺激则加重，食欲减退，嗳气陈腐，或呃逆呕吐。舌质淡红，苔薄白，脉沉细或细。

证候分析：忧思恼怒，情志不畅，以致肝气郁结而失条达，肝气横逆犯胃，气机阻滞则胀满；郁结不通则疼痛；怒伤肝，故怒则发病或令病加重；气郁中脘，胃失和降，上逆则嗳气；脾不健运则食欲减退；舌苔薄白，脉沉细为肝胃不和之象。

治法：疏肝和胃，降逆止痛。

代表方：逍遥散合参赭培气汤加减。

常用药：柴胡、枳壳、陈皮、川楝子、白芍疏肝理气；代赭石、姜半夏、厚朴、黄连、白术、重楼降逆和胃止痛。

嗳气、呕吐甚者，加佛手、玫瑰花降逆止呕；伤食，食欲不振，苔厚腻者，加神曲、麦芽、莪术化积消食。

（2）瘀毒内阻证

症状：胃脘刺痛，痛有定处而拒按，触及肿物，质硬，脘胀纳呆，呃逆，食后痛增，或呕血黑便，肌肤甲错。舌质紫暗或有瘀点，脉细弦或涩。

证候分析：情志不遂，忧思忿怒，气机不畅，推动无力，血滞久而成瘀；瘀阻胃络，故刺痛；瘀为有形之邪，故痛有定处而拒按，或成肿块；瘀阻于中，胃失和降，则脘胀纳呆，呃逆；瘀伤脉络，血不归经，则呕血便黑；肌肤甲错，舌紫脉涩乃气血瘀滞之征。

治法：活血化瘀，解毒止痛。

代表方：失笑散合膈下逐瘀汤加减。

常用药：当归、桃仁、香附、甘草、枳壳、莪术、水蛭、陈皮、五灵脂、蒲黄、延胡索、香橼行气通络，化瘀止痛；夏枯草、干蟾皮解毒止痛；鸡内金消食化积。

胃脘痛甚兼腹胀胁痛者，加乌药、青皮行气止痛；便血不止者，加白及、三七化瘀止血；腹满便秘者，加桃仁、大黄、枳实行气通便；气随血脱，阳气不足者，加党参、黄芪、炮姜益气温阳止血。

（3）痰饮中阻证

症状：脘腹胀痛，泛吐痰涎，口淡无味，饮水痛增，恶心痞满，头昏头沉，大便溏泻，或有浮肿。舌淡红，苔滑腻，脉弦滑或沉滑。

证候分析：脾主运化，脾胃虚弱，运化失权，水湿凝滞，脘腹胀痛，蕴结日久，聚于心下，则心下痞满；水饮停于胃中，胃气闭塞，运行无力则不欲饮；饮则增其湿邪而痛加；痰饮上泛则呕吐涎沫，头沉头昏；水饮下注则便溏泄泻；水饮停于肌肤则为浮肿；苔腻脉滑乃湿盛之证。

治法：健脾燥湿，化痰散结。

代表方：平胃散合苓桂术甘汤加减。

常用药：苍术、白术、莱菔子、藿香、甘草、薏苡仁健脾燥湿；陈皮、茯苓、厚朴、桂枝、半夏化痰散结。

胃痛胀甚加太子参、大腹皮益气除满；痰滞便秘加瓜蒌仁、枳实理气化痰，润肠通便；口苦胸闷加竹茹、黄连清热化痰。

**（4）气血两虚证**

症状：脘腹隐隐疼痛，面色无华，全身乏力，心悸气短，头晕目眩，劳累即发，虚烦不寐，自汗盗汗，纳少乏味，或有面浮肢肿。舌淡苔少，脉细弱。

证候分析：患者久病或手术之后损伤气血，或脾胃虚弱，不能健运腐熟水谷以生化气血等，均可导致气血亏虚，胃失濡养，故脘腹隐隐疼痛；心主血脉，其华在面，气血不足，故面色无华，全身乏力，心悸气短；气虚则清阳不展，血虚不能上荣于脑则头晕目眩；气血虚不能养心则心悸少寐，自汗盗汗；舌质淡苔少，脉细弱均属气血不足之象。

治法：益气养血。

代表方：十全大补汤加减。

常用药：人参、茯苓、白术、黄芪、炙甘草健脾益气；当归、白芍、熟地黄、川芎养血。

自汗甚者，加桂枝、浮小麦固表止汗；气虚湿盛，伴有泄泻或便溏者，加薏苡仁、泽泻、炒扁豆健脾渗湿；形寒肢冷，腹中隐痛者，加附子、干姜散寒止痛。

**食管癌**

**（1）痰气阻膈证**

症状：吞咽时梗噎不顺，胸膈痞闷，情志舒畅时症可减轻，呕吐痰涎或轻或重，口干咽燥。舌偏红，苔薄白或白腻，脉弦滑。

证候分析：长期情志失调，忧思恼怒，致肝气不疏，脾气亏虚，气机瘀滞，过食肥甘或饮酒等滋腻食物，脾虚不化则生痰湿，可见苔白或苔白腻、脉弦滑；痰气交阻于胸膈，故梗噎不顺，胸膈痞闷；情志舒畅，肝气得疏，气机稍利，则症状减轻，反之加重；痰气交阻，脾失健运，津液运化失常，气机不利或肝气犯胃，胃失和降，则呕吐痰涎；痰气久郁化热，灼伤津液或年老真阴亏虚，均可见口干咽燥，舌质偏红。

治法：开郁化痰，润燥降气。

代表方：启膈散加减。

常用药：丹参、郁金、砂仁理气化痰解郁；沙参、贝母、茯苓润燥化痰；荷叶蒂、杵头糠和胃降逆。

痰多者可加瓜蒌、半夏、天南星燥湿化痰；口干咽燥明显，可加麦冬、玄参、天花粉滋阴润燥；郁久化热，心烦口干者，加栀子、黄连、山豆根清热除烦；津伤便秘者，可加增液汤或白蜜；胃失和降、频吐痰涎者，加半夏、陈皮、旋覆花和胃降逆。

**（2）瘀血阻膈证**

症状：胸膈疼痛，食不得入而复吐出，甚则水饮难下，或吐出物如赤豆汁，形体消瘦，肌肤枯燥，面色晦暗，大便坚如羊屎。舌红少津，或带青紫，或见瘀点瘀斑，苔白或黄，脉细涩。

证候分析：肝气不疏，胃失和降，致气机郁滞，气滞血瘀；素来体虚或年老体弱，气虚不足以推动血行，血行凝滞，气虚血瘀。血瘀日久，阻滞气机，不通则痛；瘀血不去，新血不生，失于濡养，则形体消瘦、肌肤枯燥、面色晦暗；津血同源，血虚肠道失于润养，兼气滞大便推动不利，则大便坚如羊屎；瘀血结聚阻滞，血液不循于常道，且久郁化热，热迫血行或热盛肉腐，则呕吐物如赤豆汁状；舌红少津是新血不生，失于濡养或郁久化热伤津之象，舌青紫或瘀点瘀斑，为瘀血之象，脉细涩是虚实夹杂之征。

治法：化瘀破结，滋阴养血。

代表方：通幽汤加减。

常用药：桃仁、红花活血祛瘀，破结行血；当归、二地滋阴养血润燥；槟榔破气下行，升麻升清而降浊阴，一升一降，噎膈得开。

胸痛明显，加乳香、没药、丹参、赤芍、三七、三棱、莪术或合血府逐瘀汤加减破结行瘀；食入不得，加海藻、昆布、瓜蒌、贝母、玄参软坚散结；肌肤枯燥、大便仍坚、舌红少苔明显，加沙参、麦冬、白芍滋阴养血；吐出物如赤豆汁者，加地榆、槐花、仙鹤草、白及化瘀止血。

（3）阴虚瘀热证

症状：吞咽梗塞而痛，固体食物难入，汤水可下，形体消瘦，口干咽燥，五心烦热，盗汗，大便秘结。舌红而干，或有裂纹，脉弦细数。

证候分析：劳损太过或年老致真阴不足，或嗜食辛辣、长期烟毒熏蒸、损伤阴津，或情志不疏，五志化火或过食肥甘，痰食内蕴，郁久化火，耗伤阴津，血行不畅，毒邪与瘀血久结，故食道干涩作痛，固体食物难下，汤水可下；阴津亏耗，食物难下，水谷精微难以下达到胃，机体失于濡养，则形体消瘦、口干咽燥、大便秘结；阴虚火旺，则潮热、盗汗、舌红而干、有裂纹，脉弦细数。

治法：滋阴化瘀，清热生津。

代表方：沙参麦冬汤合血府逐瘀汤加减。

常用药：沙参、麦冬清养胃阴；玉竹、花粉生津解渴；生扁豆、生甘草益气培中，甘缓和胃；冬桑叶轻宣燥热；桃仁破血行滞而润燥；红花活血祛瘀以止痛；赤芍、川芎活血祛瘀；牛膝活血通经，祛瘀止痛，引血下行；生地、当归养血益阴，清热活血；桔梗、枳壳一升一降，宽胸行气；柴胡疏肝解郁，升达清阳，与桔梗、枳壳同用，尤善理气行滞，使气行则血行；桔梗载药上行；甘草调和诸药。

肠道失润便秘，可加火麻仁、瓜蒌仁、何首乌润肠通便；脘腹胀满，大便不通，胃肠热盛，加大黄泻下存阴，中病即止；食道干涩，口干咽燥，可加五汁饮生津安胃。

（4）阳气亏虚证

症状：吞咽梗噎，饮食不下，泛吐清涎，面色㿠白，神疲气短，面浮足肿，畏冷肢凉，形体消瘦。舌淡苔白或白滑，脉沉细弱。

证候分析：素体阳虚或老年阳气衰微，脾阳虚，不能运化，或命门火衰，水湿泛滥，故吞咽梗噎，泛吐清涎，面浮足肿；温煦失职则畏冷肢凉；阳气不足则神疲乏力，面色㿠白；脾不运化水谷精微，则形体消瘦；舌淡苔白或白滑，脉沉细弱皆为阳虚之表现。

治法：温补脾肾，益气回阳。

代表方：补气运脾汤合右归丸。

NOTE

常用药：人参、黄芪、白术、茯苓、甘草健脾益气；砂仁、陈皮、半夏和胃降逆；附子、肉桂、鹿角胶、杜仲、菟丝子补肾助阳；熟地、山萸肉、山药、枸杞、当归补肾滋阴。

呕吐、泛吐清涎较多，加旋覆花、代赭石降逆止呕；阳虚明显，加重附子用量，或加干姜健脾温阳；气阴两虚，加石斛、沙参、麦冬滋阴益气；中气下陷，合补中益气汤健脾益气。

### 大肠癌

#### （1）湿热蕴结证

症状：血便或者黏液脓血便，臭秽，或里急后重，肛门灼热，腹痛，腹部包块，伴恶心、胸闷，口干口苦。舌红苔黄，脉滑数。

证候分析：湿热之邪犯及肠道，壅阻气机，故腹中疼痛；熏灼肠道，脉络受损，则血便或黏液脓血便，臭秽；热蒸肠道，故时欲排便，里急后重，肛门灼热；湿热内结，上逆犯胃，故恶心、胸闷，口干口苦；舌红苔黄、脉滑数为湿热之征。

治法：清热利湿，清肠散结。

代表方：槐角丸加减。

常用药：黄芩、黄柏、白头翁、败酱草、薏苡仁清热利湿；槐角、地榆、枳壳清肠散结。

大便下血较多加三七、炒蒲黄、茜草化瘀止血；腹胀、大便不通加芒硝、厚朴行气通便；身热不退、口气热臭加生石膏、连翘、蒲公英清热解毒。

#### （2）气滞血瘀证

症状：血便或黏液脓血便，色紫暗量多，腹痛、腹部包块，质硬拒按，腹痛阵作、部位固定，痛如锥刺刀绞。舌质紫或有瘀斑，脉涩滞或细数。

证候分析：邪客日久，机体虚弱，肠道气机阻滞，血行不畅，故腹痛、腹部包块，质硬拒按，腹痛阵作、部位固定；瘀血阻塞脉络，血液不能循经，溢出脉外，故血便或黏液脓血便，色紫暗量多，痛如锥刺刀绞；舌紫或有瘀斑，脉涩滞或细数亦气滞血瘀之象。

治法：活血消瘀，行气散结。

代表方：桃红四物汤加减。

常用药：当归、川芎、赤芍、桃仁、红花、红藤活血消瘀；枳壳、丹皮、香附、乌药、延胡索行气散结止痛。

疼痛较甚者，加全蝎、土鳖虫、僵蚕、五灵脂通络止痛；肿块巨大、质硬如石者，加山慈姑、蚤休、生牡蛎、浙贝母解毒散结。

#### （3）脾肾阳虚证

症状：血便或黏液脓血便，腹痛、腹部包块，腹痛喜温喜按，腰酸肢冷，久泄不止或五更泄泻，纳少，气短乏力。舌质淡有齿痕，苔白，脉沉细无力。

证候分析：脾主运化，肾司二便，脾肾阳虚，运化、吸收水谷精微和排泄二便功能失职，水湿停聚，痰饮凝结，脉络壅阻不通，故见血便或黏液脓血便，腹痛、腹部包块；阳虚温煦不足，阴寒内盛，故腹痛喜温喜按，腰酸肢冷，久泄不止或五更泄泻；阳虚失于温运，水寒之气内停，故舌质淡有齿痕，脉沉细无力。

治法：温补脾肾，益气固涩。

代表方：附子理中丸合四神丸加减。

常用药：白术、茯苓、炙甘草、干姜、制附子、补骨脂、吴茱萸温补脾肾；党参、肉豆蔻、五味子、薏苡仁益气固涩。

腹痛隐隐者，加罂粟壳、白芍、甘草缓急止痛；阳虚肢冷，畏寒困倦者，加炮干姜、锁阳、菟丝子补肾温阳；阳虚水泛，下肢按之凹陷不起者，加茯苓皮、桂枝、猪苓温阳利水。

（4）气血亏虚证

症状：血便或黏液脓血便，腹痛隐隐，绵绵不止，腹部包块，面色苍白，心悸头晕，气短乏力，形体消瘦。舌质淡白，脉细弱无力。

证候分析：病程久长，机体耗损，气血两虚，脉络失养，故血便或黏液脓血便，腹痛隐隐，绵绵不止；血虚致瘀，故腹部包块；气血亏虚，濡养不足，故面色苍白，心悸头晕，气短乏力，形体消瘦，舌质淡白，脉细弱无力。

治法：补气益血，扶正固本。

代表方：八珍汤加减。

常用药：当归、白芍、熟地黄、川芎养血和血；党参、白术、茯苓、生黄芪补气健脾。

疼痛难以入眠，加酸枣仁、合欢皮止痛安神；中气下陷，加柴胡、葛根、升麻、人参升阳举陷。

肝癌

（1）湿热瘀毒证

症状：右胁剧痛，癥积坚硬，胀痛拒按，目肤黄染，日渐加重，皮肤瘙痒，脘腹胀满，身热不扬，口苦咽干，恶心呕吐，尿黄，大便干结。舌质红，苔黄腻，脉滑数。

证候分析：胁为肝之分野，湿热瘀毒互结于肝，故右胁剧痛，癥积坚硬，胀痛拒按；胆道不利，胆汁外溢，故目肤黄染，皮肤瘙痒；湿热蕴中，脾胃失和，故脘腹胀满，身热不扬，口苦咽干，恶心呕吐，尿黄便干；苔黄腻，脉滑数为瘀毒火热之征。

治法：清热利湿，祛瘀消癥。

代表方：龙胆泻肝汤合膈下逐瘀汤加减。

常用药：龙胆草、栀子、生地黄、车前子、泽泻清热利湿；柴胡、赤芍、白芍、郁金、五灵脂、延胡索、土鳖虫、半枝莲行气祛瘀消癥；生地、白芍养阴补肝，防止诸药伤正。

痛甚者，酌加徐长卿、蒲黄活血止痛；大便干结，加知母、大黄通腑泻热；腹胀甚，加大腹皮、莱菔子行气除满。

（2）肝郁脾虚证

症状：肝区胀痛隐隐，胸闷不舒，消瘦乏力，怠倦短气，腹胀纳少，进食后胀甚，眠差，口干不喜饮，大便溏，溺短黄，甚则出现腹水、黄疸、下肢浮肿。舌淡胖苔薄白，脉弦细。

病机分析：肝郁气滞，阻于胁络，故见肝区胀痛隐隐；疏泄失常，气机不畅，症见胸闷不舒，腹水、黄疸、下肢浮肿；肝郁脾虚，运化失健，故消瘦乏力，怠倦短气，腹胀纳少，便溏；舌淡胖苔薄白，脉弦细为脾虚之象。

治法：疏肝理气，健脾消积。

代表方：参苓白术散合逍遥散加减。

常用药：党参、白术、茯苓、山药、薏苡仁、砂仁、猪苓健脾消积；柴胡、当归、莪术、夏枯草疏肝理气。

若痛甚，加延胡索、川楝子行气止痛；纳差，加焦楂曲、炒谷芽和胃消食；腹胀甚，加槟椰、木香行气消胀。

（3）气滞血瘀证

症状：右胁下癥块，肝脏肿大，肝区疼痛，部位固定，或见肝掌，蜘蛛痣，形体消瘦，面色紫暗。舌质紫暗，瘀点、瘀斑，脉弦或涩。

证候分析：肝郁气滞，气血瘀阻，积于肝络，日久见肝脏肿大，积聚；肝气失疏，癥块结聚，不通则痛，故右胁胀痛，部位固定；气滞血瘀，故见舌质紫暗、脉涩等征象。

治法：活血化瘀，行气消结。

代表方：逍遥散合膈下逐瘀汤加减。

常用药：当归、赤芍、白芍、桃仁、郁金活血化瘀；柴胡、香附、白术、干蟾皮、夏枯草、猪苓、茯苓行气消结。

胁痛甚，加延胡索、川楝子行气止痛；黄疸，加茵陈、栀子利湿退黄；正虚倦怠，加黄芪、党参益气扶正。

（4）肝肾阴亏证

症状：胁肋隐痛，癥块高膨，低热盗汗，或间歇发热，纳差乏力，四肢如柴，短气喘促，五心烦热，头晕目眩，口干欲饮。舌红苔少，脉细数。

病机分析：湿热久蕴，热伤肝阴，肝郁血瘀，故见胁肋隐痛，癥块高膨；虚阳上扰头目，则头晕目眩；肝肾不足，气血亏虚，则消瘦、乏力、纳差；阴虚阳亢，则低热，五心烦热，舌红，脉细数。

治法：滋水涵木，养阴清热。

代表方：一贯煎合知柏地黄丸加减。

常用药：熟地黄、丹皮、泽泻、山茱萸、茯苓滋肾养肝；生地黄、沙参、知母、黄柏、当归、川楝子、女贞子、墨旱莲、赤芍、白芍、半枝莲养阴清热。

肝区隐痛，加徐长卿、延胡索行气止痛；便血，加侧柏叶、白茅根、仙鹤草凉血止血。

【西医治疗】

**1. 手术治疗**　是目前治疗老年早期恶性肿瘤的主要方法，如无远处转移，全身状况允许，应及时采取手术治疗。根据癌肿的部位不同采用相应的手术方案。若中晚期肿瘤，可根据老年患者身体情况考虑是否选择姑息手术治疗。

**2. 化学疗法**　小细胞肺癌常选 EP 方案［Vp-16（足叶乙苷）、DDP（顺铂或依托泊苷）］和 CE 方案［CBP（卡铂或依托泊苷）、Vp-16（足叶乙苷）］为一线方案。非小细胞肺癌化疗方案需根据具体病理类型或基因检测后结果考虑，其用药比较复杂；胃癌常选用铂类（常用奥沙利铂，或顺铂）+氟尿嘧啶类化疗，晚期常使用卡培他滨或替吉奥口服化疗；食管癌可以选择紫衫类或氟尿嘧啶（可加亚叶酸钙）+铂类（顺铂或奥沙利铂）为基础的化疗，或选用氟尿嘧啶+伊立替康方案，姑息化疗也可考虑卡培他滨或替吉奥替口服，但食管癌化疗疗效不佳。大肠癌化疗推荐药物有氟尿嘧啶、卡培他宾、奥沙利铂和伊立替康，这些药物组成包括 FOLFOX，IFL，FOLFIRI，CAPOX、5-FU/CF 方案，均可用于大肠癌一线治疗，其中 FOLFOX 较为常用。卡培他宾用于静脉化疗不能耐受者，IFL 不用于结肠癌的辅助治疗，而二线治疗或复发转移者多采用含伊立替康方案。肝癌化疗曾存在争议，但临床报道 GP、FOLFOX 及 TP 方案在肝癌治疗中有一定疗效。目前恶性肿瘤化疗更倾向于个体化、基因化治疗。

**3. 放射治疗**　肺癌早期明确诊断无远处转移、不愿或不能耐受手术者，可采用精准放疗，如射波刀、质子刀、重离子束治疗，晚期姑息治疗也可选择前述三种精准放疗手段。手术后可考虑纵膈照射或全脑照射，预防转移，但现在存在争议，不作为必须选择。不能手术的胃癌患者单纯放疗总生存时间为 3 年 11%，5 年 7%，放化疗同步是晚期不能手术胃癌患者治疗的标准方案。术后辅助放化疗能提高总生存期，但我国采用 D2 根治术患者，术后辅助放化疗提高了死亡率及并发症，能否放疗还存争论。食道癌根治性放疗适用于早期或因其他疾病不能或不愿手术而符合放疗条件者，术前放疗适用于局部晚期但无淋巴结转移者，术后放疗适用于手术切缘阳性或纵隔淋巴结转移者。局部晚期不能手术者可姑息放疗，可根据情况转为根治性放疗。直肠癌及周围组织浸润可行放疗。较晚期的直肠癌可行术前放疗；中期直肠癌患者可术后放疗；对局限在直肠的浅表早期癌，可用腔内放疗；不能耐受手术或手术无法切除的直肠癌患者可行姑息性放疗；术后复发、转移者也可行局部转移灶放疗。肝组织射线耐受性差，目前肝癌可考虑适型调强放射、射波刀、质子刀和重离子束治疗，用于早期诊断明确不愿不能手术者，或晚期姑息减瘤者。

**4. 肝动脉化疗栓塞** 通过导管向肿瘤注入化疗药物和栓塞剂，起到化疗和栓塞的双重作用，可使化疗药物直达肿瘤内，栓塞能可逆性阻断或减慢肿瘤的血供，使肿瘤坏死、缩小。

**5. 其他** 如生物靶向治疗、内分泌治疗、免疫治疗、对症姑息、物理治疗（如海扶刀、氩氦刀、热疗等）等。

【综合治疗】

**1. 针灸疗法** 肺癌取肺俞、百劳、尺泽、肝俞、脾俞、肾俞，留针 20~30min，隔日 1 次。耳针取肺点、交感、胸等。胃癌取胃俞、膈俞、脾俞、足三里、条口、丰隆等穴。呕吐者可选择膈俞配内关，脾俞配足三里；胃脘疼痛者，选择合谷、内关；幽门梗阻者，可针刺脾俞、胃俞、关元、足三里、中脘等穴。

**2. 药膳** ①高良姜煲猪肚汤：高良姜 10g，胡椒 10g，猪肚 1 个（300~500g），熬汤服，具有健脾补中、暖胃降逆之功，用于胃癌。②木耳金针乌鸡饮：木耳 15g，金针菜 30g，乌鸡 1 只（约 500g）。具有补中益气、凉血止痢之功，用于大肠癌。

**3. 外治疗法** ①药液蒸吸：金银花、白茅根、仙鹤草、夏枯草各 15g，野菊花、桑叶、板蓝根、山豆根、半支莲、紫草、胖大海、桔梗各 10g，薄荷 7g（后下），冰片 3g。用法：煮沸后令患者吸入药物之蒸汽。用于肺癌。②灌肠方：生大黄 20g，黄柏 15g，山栀子 15g，蒲公英 30g，金银花 20g，红花 15g，苦参 20g。将上方药物加水 800mL，煎至 200mL。从肛门注药后保留 1~2 小时。每日 1 次，30 天为 1 疗程。用于直肠癌放疗后局部炎症、疼痛、肿胀者，或大肠癌表现为湿热内阻者。③六磨饮子合活血化瘀药醋调外敷：槟榔、沉香、木香、乌药、大黄、枳壳、蛰虫、冰片、川芎、乳香、没药等，用于减轻肝癌腹胀、腹痛等临床症状。

【临证备要】

**1. 重视培元固本** 《外源医案》云："正气虚则成岩。"扶助正气可调节人体阴阳气血、脏腑经络的生理功能，提高机体抗病能力，增强免疫功能。因此，扶正培本是治疗肿瘤的关键所在。

**2. 祛邪要顾护老年人的耐受能力** 老年人较年轻人肝肾不足，脾胃虚弱，在气滞、血瘀、痰食、毒邪等邪实影响下，癌毒易于发病。临床上用有毒之药如斑蝥、蟾酥、砒霜等可达到祛邪的目的，在恶性肿瘤治疗中取得较好疗效，但用于老年肿瘤患者时需考虑患者的耐受能力，不可强攻。

【预防调护】

肿瘤预防要点包括：禁烟限酒，做好职业防护，保持心情舒畅，减思虑，戒忧愁，和情悦志；改变有可能致癌的饮食习惯，做到饮食有节，起居有常；积极防治与肿瘤有关的前期疾病，定期检查，早发现、早治疗。发现肿瘤后医患都应持乐观态度，树立战胜疾病的信心，积极配合治疗，定期复查。重点观察积块大小、位置、软硬程度，疼痛轻重，食欲增减，二便及精神状况，并注意寒温适宜，劳逸适度，保证充足的睡眠，坚持适量锻炼，增强机体抗病能力。饮食多样化，以新鲜天然食品为主，多食水果蔬菜和高纤维素食物，适当摄入动物蛋白。

【名医验案】

耿某，年68岁，男，病案号87320，1988年6月16日初诊。1985年10月接受乙状结肠癌切除术，一般情况尚可。今年2月份因生气，觉左下腹隐痛不舒，欲便不畅，肠鸣纳少，神疲乏力。X线钡灌肠摄片示乙状结肠区有4cm狭窄区，黏膜紊乱。患者不愿再接受肠镜检查。舌暗苔薄黄，脉细弦滑。证属气滞血淤，湿食交阻。当以理气活血，利湿导滞。

处方：柴胡10g，白芍10g，枳实10g，槟榔10g，金铃子10g，元胡10g，三棱10g，莪术10g，焦三仙各10g，半枝莲10g，白花蛇舌草15g。6剂。

药后腹痛减轻，大便较畅，肠鸣减少，仍纳少神疲。守法制方，继治月余，腹痛消除。患者拒绝X线复查。

按语：《灵枢·水胀》有肠覃的记载，认为："寒气客于肠外与卫气相搏，气不得荣，因有所系，癖而内着，恶气乃起，息肉乃生，其始生者，大如鸡卵。"本例系肠覃术后，病灶又有变化。病机属恼怒伤肝，肝气郁滞，克犯脾胃；宿疾之地，本有络滞，又逢气郁，气郁、瘀血、湿浊、宿谷相杂为患，"癖而内着，恶气乃起"。治疗中，以柴胡、白芍、枳实疏肝理气；槟榔、焦三仙消食导滞理气；金铃子、元胡、三棱、莪术理气活血，化瘀散结；半枝莲清热解毒，活血利尿；白花蛇舌草清热解毒，利湿。三棱、莪术、半枝莲、白花蛇舌草都具有抗癌作用。然何以用半枝莲、白花蛇舌草清热解毒？盖如《成方切要》云"病坚之处，必有伏热"，故以之散结而清热，除"恶气"也。

（麻仲学. 董建华老年病医案. 北京：世界图书出版公司，1994）

# 第五节 老年多器官功能不全综合征

老年多器官功能不全综合征（multiple organ dysfunction syndrome in the elderly，MODSE）是老年人常见的危重疾病，特指老年人（≥65岁）在器官老化并患有多种慢性疾病基础上，由于诱因和应激（如感染、手术）激发，在短时间同时或序贯出现2个或2个以上器官功能不全，甚至衰竭的临床综合征。老年人在疾病过程中极易发生多系统器官功能不全或衰竭。MODSE同成年人常见的多器官功能不全综合征（MODS）有相似的特点，但其在发病机制、病理生理方面均有不同，是一个独立的临床综合征。

在中医学中没有与本病对应的病名，大多数仍沿用西医病名。近年来，中医界把多器官功能不全多称为"脏竭证""脏衰证"。

【病理机制】

MODSE的发病机制十分复杂，目前认为是机体遭受打击后，机体炎症细胞激活和释放大量炎症介质，导致持续的全身性炎症反应的结果。老年患者受累器官明显多于中青年患者，由于这些器官衰竭多发生在老化和慢性疾病中，其损害程度迁延持久，很难通过治疗完全逆转，

病死率亦随器官衰竭的增多而增高，

**1. 炎症失控说**　全身炎症反应综合征是 MODSE 的通路，并不是细菌和组织的直接损伤，而是炎症反应所引发。持续的炎症反应最终导致器官功能的失代偿。炎症失控假说已经成为多器官功能不全综合征发病机制的基础。

**2. 缺血-再灌注损伤说**　组织缺血可由休克、大量的失血失液、严重的损伤、心跳骤停等引起。此时机体生成大量有毒害作用的自由基，进而激活中心粒细胞与血管内皮细胞的黏附分子，诱发黏附分子释放、白细胞与内皮细胞黏附，进而内皮损伤、凝血机制激活等，最终导致本病。

**3. 胃肠道说**　肠的缺血-再灌注损伤和严重损伤后的应激反应造成肠黏膜屏障破坏，通透性增加，由于肠管内本有大量细菌，导致肠道细菌/内毒素移位，并且淋巴组织释放大量炎症介质，促进多器官功能不全综合征。近年证实肠道屏障功能障碍在肠源性脓毒症和多器官功能不全综合征中的作用，已超出最初的细菌移位的意义。肠源性非细菌性炎症因子主要通过肠系膜淋巴液进入血液循环，引起远隔器官的损伤。

**4. 肺启动机制**　老化肺脏具有启动老年人器官功能不全的病理基础。器官障碍顺序肺脏居于首位。如肺部感染、肺挫伤、误吸、吸入有毒气体等，多种机制参与了肺直接启动的发生。肺间接启动由肺外感染、严重创伤、大手术、休克、急性胰腺炎、脑血管事件等因素引起，是引起多器官功能不全综合征的次要方式，全身炎症反应综合征在肺间接启动中起重要作用。

**5. 持续高代谢状态**　慢性病器官功能储备下降者，器官衰竭的危险性显著增加。在严重感染、创伤等情况下，机体出现高代谢状态，分解代谢亢进，糖无氧代谢增强，导致肝脏线粒体氧化还原能力下降，抑制了葡萄糖、脂肪和酮体进入三羧循环，能量产生下降而消耗增加，肝脏的氨基酸利用也发生障碍，引起机体营养不良，脏器功能下降，最终导致本病。

【病因病机】

中医学认为多器官功能不全综合征病因病机复杂多变，五脏六腑皆能涉及。老年人正气渐衰，感受温毒热邪，正虚邪盛，逆传心包，或热毒炽盛，内陷血分，热搏血瘀，损伤经络，阻滞三焦，阴阳之气不相顺接，或阴精亏损，感邪内传阳明，邪与燥屎相结，腑气不通，秽浊之气上犯心包，或大吐、大泄等伤津耗气以致阴液暴失，阴损及阳，阴阳失调，发为本病。

本病总属本虚标实，以虚为主。起病急，变化快，并发症多，病情危重为其基本特点。痰、毒、瘀、虚为主要病理因素，相互影响。痰瘀日久化毒，形成痰瘀毒交结，使病程缠绵难愈，甚至危及生命；瘀血郁久化热，炼津成痰；气虚无力，血运不畅而成瘀血，加之阴虚火旺，灼伤血络，迫血妄行，遂成离经之血，变为瘀血。

【诊断要点】

本病诊断依据病史（有引起多器官功能不全综合征的原因，如严重感染、缺氧缺血、创伤等）、临床表现、体征、实验室检查结果以及对治疗效果的反应。诊断标准现采用王士雯等提出的《老年多器官功能不全综合征诊断标准（试行草案，2003）》，见表 17-1。

表 17-1    老年多器官功能不全综合征诊断标准

| 项目 | 器官功能衰竭前期 | 器官功能衰竭期 |
|---|---|---|
| 心 | 新发心律失常,心肌酶正常,劳力性气促,尚无明确心力衰竭体征;肺毛细血管嵌压增高(13~19mmHg) | 心搏量减少(射血分数≤0.40),肺毛细血管嵌压增高(≥20mmHg);有明确的心力衰竭症状和体征。 |
| 肺 | 动脉血二氧化碳分压45~49mmHg;动脉血氧饱和度<0.90;pH值7.30~7.35或者7.45~7.50;200mmHg<氧合指数≤300mmHg,不需用机械通气 | 动脉血二氧化碳分压≥50mmHg;动脉血氧饱和度<0.80;动脉pH值<7.30;氧合指数≤200mmHg;需用机械通气。 |
| 肾 | 尿量21~40mL/h,利尿剂冲击后尿量可增加;肌酐177.0~265.2μmol/L,尿钠20~40mmol/L(或上述指标在原基础上恶化超过20%);不需透析治疗 | 尿量<20mL/h,利尿剂效果差,肌酐>265.2μmol/L,尿钠>40mmol/L(或上述指标在原有基础上恶化超过20%);需透析治疗。 |
| 外周循环 | 尿量为20~40mL/h;平均动脉压50~60mmHg或血压下降≥20%;对血管活性药物治疗反应好,除外血容量不足 | 尿量<20mL/h,肢体冷、青紫;平均动脉压<50mmHg,血压需多种血管活性药物维持,对药物治疗反应差;除外血容量不足 |
| 肝脏 | 总胆红素35~102μmol/L;丙氨酸转氨酶升高≤正常值2倍;或酶胆分离 | 总胆红素≥103μmol/L或丙氨酸转氨酶升高超出正常值2倍以上;肝性脑病 |
| 胃肠 | 明显腹胀、肠鸣音明显减弱;胆囊炎(非胆结石性) | 腹部高度胀气,肠鸣音近于消失;应激性溃疡或穿孔,坏死性肠炎,自发性胆囊穿孔 |
| 中枢神经 | 明显反应迟钝;有定向障碍;格拉斯哥昏迷评分(Glascow)9~12分 | 严重的弥散性神经系统损害表现;对言语呼叫无反应;对疼痛刺激无反应;Glascow评分≤8分 |
| 凝血功能 | 血小板计数51~99×10$^9$/L;纤维蛋白原≥2~4g/L;凝血酶原时间(PT)及凝血酶时间(TT)延长量小于3s;D-二聚体升高<2倍;无明显出血征象 | 血小板计数≤50×10$^9$/L,并进行性下降;纤维蛋白原<2g/L;PT及TT延长3s;D-二聚体升高≥2倍;全身出血明显 |
| 其他 | | 年龄≥65岁 |

说明:在诱因刺激下数日内出现2个或2个以上器官功能不全或衰竭,诊断为"多器官功能不全(衰竭前期/衰竭期)";如果2个或2个以上器官功能达到"器官功能衰竭前期"标准,其他器官功能正常,诊断为"多器官功能不全(衰竭前期)";如果2个或2个以上器官功能达到"器官功能衰竭期"标准,其他器官功能正常或处于"器官功能衰竭前期",诊断为"多器官功能不全(衰竭期)";上述诊断标准每项中异常值超过2条以上方可诊断。

MODSE需与肺性脑病、肝肾综合征或单一器官衰竭相鉴别。

【辨证论治】

**1. 辨证要点**

(1)辨标本虚实    本病病情错综复杂,临证首当综合四诊信息,去伪存真,分清虚实。凡形体消瘦,气短神疲,面色㿠白,倦怠懒言,大汗淋漓,四肢厥冷,舌质苔白,脉细弱无力,甚至脉微欲绝者,为虚证;凡喘息气急,神昏谵语,高热咳嗽,痰多黄稠,胸闷心悸,腹满便秘,舌红苔黄,脉疾数者,为实证。

(2)辨闭证和脱证    闭证兼有热象,见舌红苔腻,脉数而弦滑;脱证兼有寒象,舌淡苔白腻,脉缓而无力。

(3)辨顺势和逆势    治疗过程中,神志转清,临床症状持续性好转,病势为顺,预后较好;若病情突然加重,出现神志障碍,四肢抽搐,呕血,或高热骤降,手足厥逆,大汗淋漓,或见戴阳证,均为逆证,提示病情危重,预后不良。

**2. 证治分类**

(1)**热毒炽盛证**

症状:壮热烦躁,口渴喜冷,面红目赤,四肢温热,烦躁多言,甚则神昏谵语,痰涎壅盛，痰涎黄稠，小便短赤或癃闭，大便干结。舌质红或红绛，苔黄厚或干黄，脉洪数或弦数。

证候分析：温毒热邪内陷营血，逆传心包，耗伤营阴，故壮热、口渴、肢热、小便短赤、大便干结；热毒扰乱心神，故烦躁，甚则神昏谵妄；毒热内盛，炼液为痰，故痰涎壅盛、痰涕黄稠；舌质红或红绛，苔黄厚或干黄，脉洪数或弦数为热毒炽盛之象。

治法：清热解毒。

代表方：黄连解毒汤合五味消毒饮。

常用药：黄芩、黄连、黄柏清热泻火；金银花、野菊花、蒲公英、紫花地丁、天葵子清热解毒。

若邪陷心包，见神昏或昏而躁扰谵语，或昏而发狂，或昏而时醒，或昏而不醒，治以开窍醒神为总法，静脉给予清开灵注射液 20~40mL，溶于 5% 葡萄糖注射液 100~200mL、生理盐水注射液 100mL 中，每日 1~2 次；或醒脑静注射液 10~20mL，用 5% 葡萄糖注射液或氯化钠注射液 250~500mL 稀释后滴注；或痰热清注射液 20mL，用 5% 葡萄糖注射液或氯化钠注射液 250~500mL 稀释后滴注；痰浊阻滞兼咳逆喘促，身热但热势不高，舌苔腻而有浊垢，脉濡数者，治以豁痰清热，开窍醒神，方用黄连温胆汤合安宫牛黄丸加减，口服或鼻饲给药。

（2）阳明腑实证

症状：高热神昏，日晡潮热，烦躁谵语，腹胀腹痛，大便不通或下利清水，或见恶心呕吐，喘促。舌苔黄燥，脉沉实有力。

证候分析：温热毒邪直入阳明，阳明为多气多血之所，邪正剧争，故高热如潮，日晡热甚；热陷心包，则神昏；大肠传导失常，邪热与燥屎互相搏结，腑气不通，胃气不降，故腹胀腹痛，大便不通或下利清水，恶心呕吐；邪热上扰心神，故烦躁谵语；肺与大肠相表里，腑气不通，影响肺气肃降，肺气上逆，故喘促。舌苔黄燥，脉沉实有力为阳明热盛、腑气不通之象。

治法：通里攻下。

代表方：大承气汤加减（口服、鼻饲与灌肠相结合）。

常用药：大黄、枳壳、厚朴、芒硝通腑攻下。

热盛动风，兼手足躁扰，甚则狂乱，神昏痉厥者，合用羚角钩藤汤；热盛津伤，阴液亏损，兼腹满便秘，口干唇裂，舌苔焦燥，脉象沉细者，合用增液汤；热结肠腑，小肠热盛，小便涓滴不畅，尿色红赤者，用导赤承气汤；神昏谵语，狂躁不安者，用紫雪丹。

（3）湿热痰蒙证

症状：身热神昏，时清时昏，发热不高，面色晦暗，痰涎壅盛，痰涕黄稠，咳逆喘促，大便干结。舌质红或红绛，苔黄厚腻，脉数或濡数。

证候分析：湿热之邪内陷营血，痰蒙神窍，故神昏谵妄；湿重于热，则发热不高，面色晦暗；毒热内盛，炼液为痰，故痰涎壅盛，痰涕黄稠；痰浊阻肺，肺失宣降，故咳逆喘促；舌质红或红绛，苔黄厚腻，脉数或濡数为湿热痰蒙之象。

治法：化湿清热。

代表方：菖蒲郁金汤加减（口服、鼻饲与灌肠相结合）。

常用药：石菖蒲、郁金、栀子、连翘、竹叶、半夏、茯苓、陈皮、白芥子、苏子、莱菔子清热解毒祛痰。

NOTE

热重于湿，送服至宝丹；湿邪较重，可合苏合香丸；兼有动风抽搐，加服止痉散。

（4）瘀毒互结证

症状：鼻衄，齿衄，咯血，吐血，便血或黑便，尿血，紫斑，崩漏，病情恶化迅速，出血量较大，血色紫暗或出血质地黏稠，伴有血块，或肢体某部位剧烈疼痛，痛如针刺，固定不移。舌质紫暗或舌下动脉青紫，偶可见瘀点瘀斑，脉细涩或沉涩无力。

证候分析：热毒炽盛，内陷血分，热搏血瘀，瘀毒互结，损伤血络，热迫血行，故见鼻衄、齿衄、咯血、吐血等各种出血；血色紫暗或质黏有块，疼痛如刺，质紫暗或舌下动脉青紫，或有瘀斑，脉细涩或沉涩无力为瘀血内结之象。

治法：清热解毒，活血化瘀。

代表方：血必清注射液（100mL，加生理盐水100mL，在30~40分钟静脉滴毕，每日2次）。

常用药：红花、赤芍、川芎、丹参、当归活血补血；金银花、黄连、黄柏、黄芩等清热解毒。

神昏谵语者，治以活血化瘀，开窍醒神，用羚角钩藤汤加减；瘀毒阻滞于上焦，胸闷、气促、胸痛，甚则心胸刺痛，咳嗽气逆者，治以活血化瘀，行气止痛，以血府逐瘀汤加减（口服、鼻饲）；瘀毒阻滞于中焦，腹痛，胁肋胀痛，甚则黄疸者，治以活血化瘀，行气解毒，用膈下逐瘀汤加减；瘀毒阻滞于下焦，小便短赤不利，涩痛不畅，甚则癃闭者，治以活血化瘀，通淋利尿，用桃核承气汤加减；瘀毒阻滞于四肢肌腠，四肢肿痛青紫，或有红斑结节，或时有寒热者，治以活血化瘀，舒筋活络，用桃红四物汤合阳和汤加减；瘀毒阻滞于经络，肢体麻木、疼痛，活动不利，甚则瘫痪者，治以活血化瘀，通络止痛，用身痛逐瘀汤加减。

（5）邪盛正虚证

症状：面色苍白，四肢湿冷，神疲倦怠，呼吸气微，大汗，尿少，口淡不渴。舌淡苔白而润，脉细数或欲绝。

证候分析：邪气亢盛，正不胜邪，阳气大伤而暴脱，形神失养，故面色苍白，四肢湿冷，神疲倦怠；肌腠失于固涩，故大汗；宗气大衰，故呼吸气微；肾阳衰微，气化无力，故尿少；口淡不渴，舌淡苔白而润，脉细数或欲绝为阳气衰微欲脱之象。

治法：回阳救逆。

代表方：参附汤。

常用药：人参、黄芪益气固脱，附子、干姜、肉桂回阳救逆。

若短期内阴液大量迅速丢失，而见呼吸气促，口渴喜冷饮，烦躁不宁，肌肤热，手足温，两颧红赤，舌鲜红而干，脉细数无力，兼汗出热而黏者，为邪盛亡阴，治以生脉养阴，益气固脱，立即静脉反复大量给予生脉注射液20~60mL，用5%葡萄糖注射液250~500mL稀释后使用，或参麦注射液20mL~40mL，加入50%葡萄糖注射液50~100mL中，静脉注射，配合口服或鼻饲大剂量生脉散或独参汤。

【西医治疗】

器官衰竭早期临床表现不明显，故强调对危重患者应严密监护，发现本病先兆，在功能受损期即应及早采取措施，阻断其病程的恶性发展。

**1. 原发病治疗**　本病是继发于多重高危疾患的一种连续发展的综合征。积极有效地控制和治疗原发病，避免和消除各种诱发因素，是治疗的关键。

**2. 控制感染和积极清创**　感染和创伤是本病的主要病因。根据感染部位、致病菌种类与药敏结果选择高效、广谱抗生素，适当小剂量短期糖皮质激素治疗，在理论上可抑制机体的过度炎症反应，减轻病理损害，但大剂量使用可增加二重感染等并发症。

**3. 纠正组织缺氧**　现代研究认为，氧输送不足在器官功能衰竭发生、发展过程中有重要意义，提高足够的氧灌注可能是避免 MODSE 的发生或将 MODSE 减轻至最小程度的关键措施，因此持续保持系统氧输送量高于生理需要量，可能提高此类患者存活率。

**4. 代谢支持和调理**　防治休克和缺血-再灌注损伤，应给予高热量、高蛋白，以葡萄糖和脂肪乳为基础，维生素、微量元素、氨基酸等应足量。营养不良可诱发感染和多器官功能不全综合征，创伤后早期给予营养支持可明显减少本病发病率和病死率。而当本病发生时，由于机体为高代谢状态，迅速引起营养不良和代谢障碍，需要特殊的代谢支持，着重于支持各器官结构和功能的完整性。

**5. 衰竭器官的支持疗法**　多器官功能不全综合征出现呼吸衰竭、心脏与循环系统障碍、肝功能衰竭、肾衰竭、胃肠功能衰竭、脑功能衰竭、血液系统功能衰竭时应采用相应的治疗方案，防止病情恶化。

【综合治疗】

**1. 针灸治疗**　①高热：取大椎、曲池、合谷、风池等穴，用毫针刺法或十宣放血法降温。②惊厥抽搐：主穴取人中、风池、合谷、阳陵泉、太冲。配穴取内关、曲泽、后溪、颊车、丰隆、下关。每次针刺 1~3 穴，泻法，强刺激，不留针。视病情轻重，轻者每日 2~3 次，重者每 6 小时 1 次。③昏迷抢救：以手十二井穴、百会、水沟、涌泉、承浆、神阙、关元、四神为基础方。阴脱者用灸法，取关元、气海、神门，每穴灸 15~20 分；阳脱者重灸神阙，温针关元，用烧山火针涌泉、足三里。余穴平补平泻。

**2. 保留灌肠**　①中药灌肠方：酒蒸大黄 60g，蒲公英 60g，制附子 40g，生牡蛎 50g。煎汁 150~200mL，高位保留灌肠，每日 2~4 次，用于慢性肾功能衰竭。②加味大承气汤：大黄 15g，芒硝 6g，枳实 10g，厚朴 10g，赤芍 15g，丹参 10g。每日 1 剂，水煎取汁 250mL 灌肠，用于多器官功能障碍综合征。③益气通腑逐瘀方：黄芪 30g，生地黄 15g，桃仁 15g，大黄 9g（后下），枳实 15g，丹参 15g，当归 15g，赤芍 9g，牡丹皮 9g，川芎 9g，红花 9g。水煎浓缩，每 mL 含生药 0.5g。按照患者体重给药，每次 3mL/kg，每日 2 次，每次保留 0.5~1 小时，10 天为 1 疗程，配合西药用于脓毒症。

【临证备要】

**1. 本虚是发病基础**　患者年老体弱，脏腑正气亏虚，肾气已衰，脾胃不足，生理上相互联系、相互资助，病理上相互影响。脾肾既衰，必将累及其他脏腑。因此，本病为本虚标实之候，虚是发病基础，贯穿病变始终。

**2. 毒邪为重要的发病因素**　毒邪有内外之分。外感毒邪可分为风邪、寒邪、湿邪、热（火）邪、疫毒、虫蛇毒等。内生毒邪主要为病变过程的病理产物，如痰浊、瘀血等。

**3. 痰瘀为主要的致病因素**　痰为机体津液输布、排泄障碍产生的病理产物，是一种黏稠液体，能阻滞气机和影响血液运行。脏腑失去荣养，功能低下，又可聚湿成痰，聚血成瘀。"痰"和"瘀"互结互生，既是致病的前提，又贯穿病程始终。

【预防调护】

本病相关预防调护措施包括：对危重患者进行严密监护，动态观察生命体征、尿量，进行重要脏器功能的生化检验以及其他检查，全面了解器官功能，早期发现器官功能受损，不失时机地给予支持治疗，对"易衰竭器官"进行重点保护；加强营养与代谢支持，对危重患者给予早期营养支持，早期建立肠道营养，应用特殊营养底物和配方，以加强蛋白质的补充；定期全面复查；对原发病和慢性疾病进行积极治疗；加强免疫功能的调理。

【名医验案】

肖某，女，67岁，2009年7月4日入院。该患者自30余岁至今有反复发作尿路感染病史，服冠心苏合丸多年，发现高血压5年。2006年2月无明显诱因出现周身乏力、双下肢浮肿，于拜泉县某医院检查SCr 500μmol/L，血 Hb 107g/L，诊断为慢性肾功不全。经对症及纠正贫血治疗 SCr 600μmol/L，血 Hb 107g/L，又于当地中医诊所口服自制丸药。至就诊前2周，患者自觉乏力加重，时胸闷、气短。于我院门诊化验尿常规：Pro2（++），RBC 0~1个/HP，GLU（++），WBC1~2个/HP，肾功：BUN 21.47mmol/L，SCr 861.3μmol/L。$CO_2$-CP 16.5mmol/L，血钾5.5 mmol/L，血 Hb 54g/L，血糖正常。B超示双肾萎缩，收入院治疗。入院时患者周身乏力，恶心欲吐，纳少，时胸闷、气短。BP160/85mmHg，P90次/分，舌紫暗，苔黄厚，脉弦。中医诊断为虚劳（脾肾两虚，热毒内蕴型），西医诊断为慢性间质性肾炎、慢性肾功能衰竭。治疗：在低盐低蛋白饮食、纠正酸中毒与离子紊乱、纠正贫血、降压等基础治疗的同时，建议患者透析治疗，患者拒绝。予解毒活血汤化裁治疗。

处方：连翘、葛根、生地、赤芍、桃仁、红花、枳壳、甘草、茵陈、黄芩、麦门冬、草果仁、砂仁各15g，大黄10g，半夏、竹茹各20g。7剂。

7月10日二诊：患者头晕，周身乏力，恶心欲吐，纳少，腰酸，舌淡紫，苔白，脉细。BP 140/80mmHg。

处方：连翘、葛根、赤芍、桃仁、红花、茯苓、牡丹皮各15g，熟地、山茱萸、山药各20g，代赭石30g，大黄7g。7剂。

7月17日三诊：患者倦怠乏力，头晕，活动后气促，舌淡暗，苔白，脉细。

处方：连翘、桃仁、红花、赤芍、枳壳、生地、茵陈、黄芩、杏仁、甘草各15g，大黄10g，五味子、栝楼、肉苁蓉各20g，太子参25g。

7月19日四诊：患者倦怠乏力，头晕、活动后气促减轻，BUN 16.42mmol/L，SCr 581.5μmol/L，Hb 64g/L。患者出院回家，继服上方，随访2个月病情稳定。

**按语：** 解毒活血汤出自清代医家王清任所著《医林改错》，原方主治"瘟毒烧炼，气血凝结，上吐下泻"。方药组成为：连翘、葛根、柴胡、当归、生地、赤芍、桃仁、红花、枳壳、甘草。功用清热解毒活血。连翘、葛根、生地、赤芍清热解毒，桃仁、红花、当归、赤芍、葛根活血祛瘀，柴胡、枳壳疏肝行气，治疗热毒壅盛、气血凝结之证最为有效。内生毒邪主要为多器官功能不全综合征患者病变过程中产生的病理产物，慢性肾衰属于正虚邪实、寒热交错之证，涉及多脏腑，肺脾肾亏虚，湿毒瘀阻，中医应用排毒疗法对肾功衰竭及多脏器功能衰竭有积极意义；痰瘀共存，贯穿于疾病始终，是多器官功能不全综合征的根本致病因素，故化痰祛瘀可获效。

[于梅. 张琪用加味解毒活血汤治疗慢性肾衰基础上的急性肾衰竭的经验.
中国中医基础医学杂志，2011，17（6）：695-696]

# 附录 1　常用方剂

一画

**一贯煎**（《柳州医话》）沙参　麦冬　当归　生地黄　枸杞子　川楝子

二画

**二阴煎**（《景岳全书》）生地黄　麦冬　酸枣仁　生甘草　玄参　黄连　茯苓　木通　灯心（或竹叶）

**二陈平胃散**（《太平惠民和剂局方》）半夏　陈皮　茯苓　苍术　川朴　甘草

**二陈汤**（《太平惠民和剂局方》）半夏　陈皮　茯苓　炙甘草　生姜　乌梅

**二妙散**（《丹溪心法》）黄柏　苍术

**十全大补汤**（《太平惠民和剂局方》）人参　白术　芍药　茯苓　黄芪　川芎　熟地黄　当归　甘草　肉桂

**人参补肺饮**（《症因脉治》）人参　麦冬　五味子　天冬　薏苡仁　黄芪　百合　炙甘草

**人参补肺汤**（《证治准绳》）人参　黄芪　白术　茯苓　陈皮　当归　山茱萸　山药　麦门冬　炙甘草　五味子　熟地黄　牡丹皮

**人参养荣汤**（《太平惠民和剂局方》）人参　熟地　当归　白芍　白术　茯苓　炙甘草　黄芪　陈皮　五味子　桂心　炒远志

**八正散**（《太平惠民和剂局方》）木通　车前子　萹蓄　瞿麦　滑石　甘草梢　大黄　山栀　灯心

**八珍汤**（《正体类要》）人参　白术　茯苓　甘草　当归　白芍　川芎　熟地黄　生姜　大枣

**七味白术散**（《小儿药证直诀》）人参　白茯苓　白术　藿香叶　木香　甘草　葛根

**七味都气丸**（《医宗己任编》）地黄　山药　山茱萸　丹皮　泽泻　茯苓　五味子

**七福饮**（《景岳全书》）熟地黄　当归　人参　白术　炙甘草　远志　杏仁

**九味羌活汤**（《此事难知》）羌活　防风　苍术　细辛　川芎　白芷　生地黄　黄芩　甘草

三画

**三子养亲汤**（《韩氏医通》）苏子　白芥子　莱菔子

**三仁汤**（《温病条辨》）杏仁　半夏　飞滑石　生薏苡仁　白通草　白蔻仁　竹叶　厚朴

**大补元煎**（《景岳全书》）人参　炒山药　熟地黄　杜仲　枸杞子　当归　山茱萸　炙甘草

**大补阴丸**（《丹溪心法》）黄柏　知母　熟地黄　龟板　猪脊髓

**大定风珠**（《温病条辨》）白芍　阿胶　生龟板　生地黄　火麻仁　五味子　生牡蛎　麦冬　炙甘草　鸡子黄　生鳖甲

**大承气汤**（《伤寒论》）大黄　芒硝　枳实　厚朴

**大黄䗪虫丸**（《金匮要略》）䗪虫　干漆　干地黄　甘草　水蛭　芍药　杏仁　黄芩　桃仁　虻虫　蛴螬　大黄

**小青龙加石膏汤**（《金匮要略》）麻黄　芍药　桂枝　细辛　甘草　干姜　五味子　半夏　生石膏

**小青龙汤**（《伤寒论》）麻黄　芍药　细辛　干姜　甘草　桂枝　五味子　半夏

**小承气汤**（《伤寒论》）大黄　枳实　厚朴

### 四画

**天王补心丹**（《校注妇人良方》）人参　丹参　玄参　茯苓　酸枣仁　柏子仁　天冬　麦冬　生地黄　当归　桔梗　朱砂　五味子　远志

**天麻钩藤饮**（《杂病证治新义》）天麻　钩藤　生石决明　山栀　黄芩　川牛膝　杜仲　益母草　桑寄生　夜交藤　朱茯神

**无比山药丸**（《太平惠民和剂局方》）山药　肉苁蓉　熟地黄　山茱萸　茯神　菟丝子　五味子　赤石脂　巴戟天　泽泻　杜仲　牛膝

**木香槟榔丸**（《医方集解》）木香　香附　青皮　陈皮　枳壳　黑丑　槟榔　黄连　黄柏　三棱　莪术　大黄　芒硝

**五苓散**（《伤寒论》）泽泻　茯苓　猪苓　桂枝　白术

**五味消毒饮**（《医宗金鉴》）金银花　野菊花　蒲公英　紫花地丁　紫背天葵

**五磨饮子**（《医方集解》）沉香　木香　槟榔　枳实　乌药

**止痉散**（《秘验奇珍》）全蝎　蜈蚣

**少腹逐瘀汤**（《医林改错》）小茴香　干姜　延胡索　当归　川芎　官桂　赤芍　蒲黄　五灵脂　没药

**贝母瓜蒌散**（《医学心悟》）贝母　瓜蒌　花粉　茯苓　橘红　桔梗

**升阳益胃汤药**（《内外伤辨惑论》）黄芪　党参　柴胡　白芍　陈皮　苍术　半夏　茯苓　羌活　独活　泽泻　黄连　甘草

**升陷汤**（《医学衷中参西录》）生黄芪　知母　柴胡　桔梗　升麻

**丹参饮**（《时方歌括》）丹参　檀香　砂仁

**丹栀逍遥散**（《医统》）丹皮　栀子　当归　白芍　柴胡　茯苓　白术　甘草　薄荷　生姜

**乌头汤**（《金匮要略》）麻黄　芍药　黄芪　甘草　川乌

**乌蛇驱风汤**（《朱仁康临床经验集》）乌梢蛇　蝉衣　荆芥　防风　白芷　羌活　黄芩　黄连　银花　连翘　生甘草

**六味地黄丸**（《小儿药证直诀》）熟地黄　山药　茯苓　丹皮　泽泻　山萸肉

**六味回阳饮**（《景岳全书》）人参　制附子　炮姜　炙甘草　熟地黄　当归　大枣

**六君子汤**（《校注妇人良方》）人参　白术　茯苓　炙甘草　陈皮　制半夏　生姜　大枣

**六磨汤**（《证治准绳》）沉香　木香　槟榔　乌药　枳实　大黄

**孔圣枕中丹**（《备急千金要方》）远志　石菖蒲　龟板　龙骨

### 五画

**玉女煎**（《景岳全书》）石膏　熟地黄　麦冬　知母　牛膝

**玉屏风散**（《医方类聚》引《究原方》）黄芪　白术　防风

**甘草干姜汤**（《金匮要略》）甘草　干姜

**甘麦大枣汤**（《金匮要略》）甘草　淮小麦　大枣

**左归丸**（《景岳全书》）熟地黄　山药　山茱萸　菟丝子　枸杞子　川牛膝　鹿角胶　龟板胶

**左归饮**（《景岳全书》）熟地黄　山茱萸　枸杞子　山药　茯苓　甘草

**左金丸**（《丹溪心法》）黄连　吴茱萸

**右归丸**（《景岳全书》）熟地黄　山茱萸　山药　枸杞子　菟丝子　鹿角胶　杜仲　肉桂　当归　附子

**右归饮**（《景岳全书》）熟地黄　山药　山茱萸　枸杞　甘草　杜仲　肉桂　制附子

**龙胆泻肝汤**（《兰室秘藏》）龙胆草　山栀　黄芩　木通　车前子　当归　生地黄　柴胡　泽泻　甘草

**平胃散**（《太平惠民和剂局方》）苍术　厚朴　橘皮　甘草　生姜　大枣

**平喘固本汤**（验方）　党参　五味子　冬虫夏草　胡桃肉　沉香　灵磁石　脐带　苏子　款冬花　法半夏　橘红

**归脾汤**（《济生方》）白术　茯神　黄芪　龙眼肉　酸枣仁　人参　当归　茯苓　远志　木香　甘草　生姜　大枣

**四妙丸**（《成方便读》）苍术　黄柏　牛膝　苡仁

**四妙勇安汤**（《验方新编》）当归　金银花　玄参　甘草

**四妙散**（验方）　黄芪　金银花　玄参　生甘草

**四物汤**（《太平惠民和剂局方》）当归　白芍　熟地黄　川芎

**四逆散**（《伤寒论》）柴胡　枳实　白芍　炙甘草

**四逆汤**（《伤寒论》）附子　干姜　炙甘草

**四逆汤加人参汤**（《伤寒论》）甘草　附子　干姜　人参

**四神丸**（《证治准绳》）补骨脂　肉豆蔻　吴茱萸　五味子　生姜　大枣

**生脉散**（《备急千金要方》）人参　麦冬　五味子

**生铁落饮**（《医学心悟》）天冬　麦冬　贝母　胆南星　橘红　远志　石菖蒲　连翘　茯苓　茯神　玄参　钩藤　丹参　辰砂　生铁落

**失笑散**（《太平惠民和剂局方》）五灵脂　蒲黄

**代抵当汤**（《证治准绳》）大黄　归尾　生地黄　穿山甲　芒硝　桃仁　肉桂

**白虎加人参汤**（《伤寒论》）知母　石膏　甘草　粳米　人参

**白虎加桂枝汤**（《金匮要略》）知母　石膏　甘草　粳米　桂枝

**白虎汤**（《伤寒论》）知母　石膏　甘草　粳米

**半夏白术天麻汤**（《医学心悟》）半夏　白术　天麻　陈皮　茯苓　甘草　生姜大枣

**半夏厚朴汤**（《金匮要略》）半夏　厚朴　茯苓　紫苏　生姜

**半夏泻心汤**（《伤寒论》）半夏　黄芩　黄连　干姜　人参　甘草　大枣

**加味二妙散**（《丹溪心法》）黄柏　苍术　牛膝　当归　防己　萆薢　龟板

**加味四君子汤**（《三因极一病证方论》）人参　茯苓　白术　炙甘草　黄芪　白扁豆

**圣愈汤**（《医宗金鉴》）黄芪　人参　当归　熟地黄　川芎　白芍

六画

**地黄饮子**（《宣明论方》）生地黄　巴戟天　山茱萸　石斛　肉苁蓉　炮附子　肉桂　远志　五味子　茯苓　麦冬　石菖蒲　生姜　大枣　薄荷

**芍药甘草汤**（《伤寒论》）芍药　炙甘草

**托里透脓汤**（《医宗金鉴》）人参　白术　穿山甲　白芷　升麻　当归　黄芪　皂角刺　青皮　甘草

**至宝丹**（《太平惠民和剂局方》）朱砂　麝香　安息香　金银箔　犀角（水牛角代替）生玳瑁　琥珀　雄黄　牛黄　龙脑

**当归龙荟丸**（《宣明论方》）当归　龙胆草　栀子　黄连　黄芩　黄柏　大黄　青黛　芦荟　木香

麝香

　　**当归四逆汤**（《伤寒论》）当归　桂枝　芍药　细辛　通草　大枣　炙甘草

　　**当归饮子**（《济生方》）当归　熟地黄　白芍　川芎　何首乌　黄芪　荆芥　防风　白蒺藜　炙甘草

　　**当归补血汤**（《内外伤辨惑论》）黄芪　当归

　　**回阳升陷汤**（《医学衷中参西录》）生黄芪　干姜　当归　桂枝　甘草

　　**血府逐瘀汤**（《医林改错》）桃仁　红花　当归　生地黄　牛膝　川芎　桔梗　赤芍　枳壳　甘草
柴胡

　　**安宫牛黄丸**（《温病条辨》）牛黄　犀角（水牛角代替）　麝香　珍珠　朱砂　雄黄　黄连　黄芩　栀
子　郁金　冰片　金箔衣

　　**安神定志丸**（《医学心悟》）茯苓　茯神　人参　姜远志　石菖蒲　龙齿

　　**导赤承气汤**（《温病条辨》）赤芍药　细生地黄　生大黄　黄连　黄柏　芒硝

　　**导痰汤**（《校注妇人大全良方》）半夏　制南星　枳实　陈皮　茯苓　生姜　甘草

　　**阳和汤**（《外科证治全生集》）麻黄　熟地黄　白芥子　炮姜炭　鹿角胶　生甘草　肉桂

　　**防己黄芪汤**（《金匮要略》）防己　白术　黄芪　甘草　生姜　大枣

## 七画

　　**麦门冬汤**（《金匮要略》）麦冬　半夏　人参　甘草　粳米　大枣

　　**麦味地黄汤**（《医级》）熟地黄　山萸肉　山药　丹皮　泽泻　茯苓　五味子　麦冬

　　**杞菊地黄丸**（《医级》）枸杞子　菊花　熟地黄　山茱萸　山药　泽泻　丹皮　茯苓

　　**杏苏二陈丸**（验方）杏仁　苏子　半夏　陈皮　茯苓　甘草

　　**苏子降气汤**（《太平惠民和剂局方》）苏子　橘皮　半夏　当归　前胡　厚朴　肉桂　甘草　生姜

　　**苏合香丸**（《太平惠民和剂局方》）白术　青木香　犀角　香附　朱砂　诃子　檀香　安息香　沉香
麝香　丁香　荜茇　苏合香油　熏陆香　冰片

　　**还少丹**（《医方集解》）熟地黄　枸杞　山萸肉　肉苁蓉　巴戟天　小茴香　杜仲　怀牛膝　楮实子
茯苓　山药　大枣　石菖蒲　远志　五味子　人参

　　**连朴饮**（《霍乱论》）厚朴　黄连　石菖蒲　制半夏　香豉　栀子　芦根

　　**身痛逐瘀汤**（《医林改错》）秦艽　羌活　香附　川芎　甘草　没药　五灵脂　地龙　牛膝　桃仁　红
花　当归

　　**龟鹿二仙膏**（《医便》）鹿角　龟板　人参　枸杞子

　　**羌活胜湿汤**（《内外伤辨惑论》）羌活　独活　藁本　防风　甘草　蔓荆子　川芎

　　**沙参麦冬汤**（《温病条辨》）沙参　玉竹　麦冬　天花粉　生扁豆　桑叶　生甘草

　　**沉香散**（《金匮翼》）沉香　石韦　滑石　当归　橘皮　白芍　冬葵子　甘草　王不留行

　　**良附丸**（《良方集腋》）高良姜　香附

　　**启膈散**（《医学心悟》）沙参　茯苓　丹参　川贝　郁金　砂仁壳　荷叶蒂　杵头糠

　　**补中益气汤**（《脾胃论》）黄芪　甘草　人参　当归　橘皮　升麻　柴胡　白术

　　**补气运脾汤**（《医学统旨》）人参　白术　茯苓　甘草　黄芪　陈皮　砂仁　半夏曲　生姜　大枣

　　**补阳还五汤**（《医林改错》）生黄芪　当归尾　赤芍　地龙　川芎　红花　桃仁

　　**补肝汤**（《医宗金鉴》）当归　白芍　川芎　熟地黄　酸枣仁　木瓜　炙甘草

　　**补肺汤**（《永类钤方》）人参　麦冬　五味子　熟地黄　桑白皮　紫菀

　　**附桂地黄丸**（《金匮要略》）熟地黄　山药　山萸肉　茯苓　丹皮　泽泻　附子　肉桂

附子理中丸（《太平惠民和剂局方》）炮附子　人参　白术　炮姜　炙甘草

## 八画

苓桂术甘汤（《金匮要略》）茯苓　桂枝　白术　甘草

虎潜丸（《丹溪心法》）龟板　虎骨（狗骨代替）黄柏　知母　熟地黄　白芍药　锁阳　陈皮　干姜

明目地黄丸（《审视瑶函》）熟地黄　生地黄　山药　泽泻　山茱萸　丹皮　柴胡　当归　五味子　茯神

知柏地黄丸（《医宗金鉴》）知母　黄柏　熟地黄　山茱萸　山药　泽泻　茯苓　丹皮

金水六君煎（《景岳全书》）半夏　陈皮　炙甘草　茯苓　熟地黄　当归

金铃子散（《素问病机气宜保命集》）金铃子　延胡索

金匮肾气丸（《金匮要略》）桂枝　附子　熟地黄　山萸肉　山药　茯苓　泽泻　丹皮

炙甘草汤（《伤寒论》）炙甘草　桂枝　人参　生地黄　阿胶　麦门冬　火麻仁　生姜　大枣

定志丸（《备急千金药方》）人参　茯神　石菖蒲　远志　甘草

实脾饮（《济生方》）附子　干姜　白术　甘草　厚朴　木香　草果仁　大腹子　木瓜　大枣　白茯苓

河车大造丸（《扶寿精方》）熟地黄　龟板　黄柏　杜仲　紫河车　麦门冬　天门冬　牛膝

洗心汤（《辨证录》）人参　茯神　半夏　陈皮　神曲　甘草　附子　石菖蒲　生枣仁

济生肾气丸（《时方歌括》）熟地黄　山茱萸　山药　牡丹皮　泽泻　茯苓　肉桂　附子　牛膝　车前子

泻心汤（《金匮要略》）大黄　黄连　黄芩

参苓白术散（《太平惠民和剂局方》）人参　白术　茯苓　甘草　山药　莲肉　白扁豆　砂仁　薏苡仁　桔梗

参附龙牡汤（验方）人参　炮附子　龙骨　牡蛎

参附汤（《妇人良方》）人参　熟附子　生姜　大枣

参赭培气汤（《医学衷中参西录》）党参　天门冬　生赭石　半夏　知母　当归

## 九画

春泽汤（《医方集解》）白术　桂枝　猪苓　泽泻　茯苓　人参

荆防败毒散（《摄生众妙方》）羌活　独活　柴胡　前胡　枳壳　茯苓　防风　荆芥　桔梗　川芎　甘草

枳术丸（《医学启源》）枳实　白术　荷叶

枳实导滞丸（《内外伤辨惑沦》）枳实　大黄　黄连　黄芩　神曲　白术　茯苓　泽泻

枳实消痞丸（《兰室秘藏》）炙枳实　半夏　厚朴　黄连　干生姜　炙甘草　麦芽　白茯苓　白术　党参

枸橘汤（《外科证治全生集》）枸橘　川楝子　秦艽　青皮　防风　泽泻　赤芍　甘草

茵陈蒿汤（《伤寒论》）茵陈蒿　山栀　大黄

星蒌承气汤（《实用中医内科学》）胆南星　全瓜蒌　生大黄　芒硝

胃苓汤（《丹溪心法》）甘草　茯苓　苍术　陈皮　白术　肉桂　泽泻　猪苓　厚朴　生姜　大枣

香苏散（《太平惠民和剂局方》）香附　紫苏茎叶　陈皮　甘草

香砂六君子汤（《古今名医论》）木香　砂仁　陈皮　半夏　党参　白术　茯苓　甘草

顺气导痰汤（验方）半夏　陈皮　茯苓　甘草　枳实　生姜　胆南星　香附　木香

**保元汤**（《博爱心鉴》）人参　黄芪　肉桂　生姜　甘草

**保和丸**（《丹溪心法》）神曲　山楂　茯苓　半夏　陈皮　连翘　莱菔子

**独参汤**（《景岳全书》）人参

**独活寄生汤**（《备急千金要方》）独活　桑寄生　杜仲　牛膝　细辛　秦艽　茯苓　肉桂心　防风　川芎　人参　甘草　当归　芍药　干地黄

**养心汤**（《证治准绳》）黄芪　茯苓　茯神　当归　川芎　半夏曲　炙甘草　柏子仁　酸枣仁　远志　五味子　人参　肉桂

**宣白承气汤**（《温病条辨》）石膏　生大黄　杏仁　瓜蒌

**济川煎**（《景岳全书》）当归　牛膝　肉苁蓉　泽泻　升麻　枳壳

**济生肾气丸**（《济生方》）熟地黄　山药　山茱萸　白茯苓　泽泻　丹皮　附子　肉桂　车前子　牛膝

十画

**桂枝甘草龙骨牡蛎汤**（《伤寒论》）桂枝　牡蛎　龙骨　炙甘草

**桂枝芍药知母汤**（《金匮要略》）桂枝　芍药　知母　麻黄　白术　炮附子　防风　生姜　炙甘草

**桂枝汤**（《伤寒论》）桂枝　白芍　炙甘草　生姜　大枣

**桂枝茯苓丸**（《金匮要略》）桂枝　茯苓　桃仁　芍药　牡丹皮

**桃红四物汤**（《医宗金鉴》）熟地黄　当归　赤芍　川芎　桃仁　红花

**桃红饮**（《类证治裁》）桃仁　红花　川芎　当归尾　威灵仙

**桃核承气汤**（《伤寒论》）桃仁　大黄　桂枝　芒硝　甘草

**真武汤**（《伤寒论》）茯苓　芍药　生姜　炮附子　白术

**柴胡加龙骨牡蛎汤**（《伤寒论》）柴胡　龙骨　牡蛎　黄芩　铅丹　桂枝　茯苓　半夏　大黄　生姜　大枣

**柴胡胜湿汤**（《兰室秘藏》）柴胡　生甘草　酒黄柏　升麻　泽泻　当归　羌活　麻黄根　汉防己　龙胆草　茯苓　红花　五味子

**柴胡疏肝散**（《景岳全书》）陈皮　柴胡　川芎　香附　枳壳　芍药　炙甘草

**逍遥散**（《太平惠民和剂局方》）柴胡　白术　白芍　当归　茯苓　生甘草　薄荷　煨姜

**益胃汤**（《温病条辨》）沙参　麦冬　生地黄　玉竹　冰糖

**凉膈散**（《太平惠民和剂局方》）大黄　芒硝　甘草　栀子　薄荷　黄芩　连翘　竹叶　蜂蜜

**消风散**（《医宗金鉴》）荆芥　防风　当归　生地黄　苦参　苍术　蝉蜕　胡麻仁　牛蒡子　知母　石膏　甘草　木通

**消痰汤**（《石室秘录》）海藻　半夏　白芥子　贝母　南星　人参　茯苓　昆布　附子　桔梗

**涤痰汤**（《济生方》）制半夏　制南星　陈皮　枳实　茯苓　人参　石菖蒲　竹茹　甘草　生姜

**润肠丸**（《沈氏尊生书》）当归　生地黄　麻仁　桃仁　枳壳

**通幽汤**（《兰室秘藏》）生地黄　熟地黄　桃仁泥　红花　当归　炙甘草　升麻

**通窍活血汤**（《医林改错》）赤芍　川芎　桃仁　红花　老葱　鲜姜　红枣　麝香　酒

**通精活血汤**（验方）当归　益母草　牛膝　鸡血藤　制何首乌　狗脊

**桑杏汤**（《温病条辨》）桑叶　杏仁　南沙参　象贝　香豉　山栀　梨皮

十一画

**理中汤**（《伤寒论》）人参　甘草　干姜　白术

**理郁升陷汤**（《医学衷中参西录》）生黄芪　知母　当归　桂枝　柴胡　乳香　没药

**黄芪汤**（《金匮翼》）黄芪　陈皮　火麻仁　白蜜

**黄芪建中汤**（《金匮要略》）黄芪　白芍　桂枝　炙甘草　生姜　大枣　饴糖

**黄连阿胶汤**（《伤寒论》）黄连　黄芩　阿胶　鸡子黄　白芍

**黄连温胆汤**（《备急千金要方》）黄连　半夏　陈皮　甘草　茯苓　竹茹　枳实　大枣

**黄连解毒汤**（《外台秘要》）黄连　黄芩　黄柏　栀子

**菖蒲郁金汤**（《温病条辨》）石菖蒲　郁金　炒栀子　连翘　鲜竹叶　丹皮　灯心　木通　淡竹沥　紫金片

**银翘散**（《温病条辨》）连翘　银花　桔梗　薄荷　竹叶　荆芥穗　淡豆豉　牛蒡子　生甘草　鲜芦根

**麻子仁丸**（《伤寒论》）麻子仁　芍药　枳实　大黄　厚朴　杏仁

**麻杏石甘汤**（《伤寒论》）麻黄　杏仁　甘草　石膏

**麻黄汤**（《伤寒论》）麻黄　桂枝　杏仁　炙甘草

**羚羊角汤**（《医醇賸义》）羚羊角　龟板　生地黄　丹皮　白芍　柴胡　薄荷　蝉衣　菊花　夏枯草　石决明

**羚角钩藤汤**（《通俗伤寒论》）羚角　钩藤　霜桑叶　菊花　鲜生地黄　生白芍　川贝母　竹茹　羚羊角　茯神　生甘草

**清中汤**（《医学统旨》）陈皮　半夏　茯苓　甘草　栀子　黄连　草豆蔻

**清气化痰丸**（《医方考》）瓜蒌　黄芩　茯苓　枳实　杏仁　陈皮　法半夏　胆南星

**清肺饮**（《证治汇补》）茯苓　黄芩　桑白皮　麦冬　车前子　山栀　木通

**清金化痰汤**（《统旨方》）黄芩　山栀子　桔梗　知母　桑白皮　瓜蒌仁　贝母　麦门冬　橘红　茯苓　甘草

**清营汤**（《温病条辨》）犀角（水牛角代替）　生地黄　玄参　竹叶心　麦冬　丹参　黄连　金银花　连翘

**清瘟败毒饮**（《疫疹一得》）犀角（水牛角代替）　生地黄　黄连　黄芩　丹皮　生石膏　栀子　玄参　连翘　赤芍　知母　桔梗　甘草　竹叶

**清燥救肺汤**（《医门法律》）桑叶　石膏　杏仁　甘草　麦冬　人参　阿胶　炒胡麻仁　炙枇杷叶

## 十二画

**越婢加半夏汤**（《金匮要略》）麻黄　石膏　生姜　大枣　甘草　法半夏

**越鞠丸**（《丹溪心法》）川芎　苍术　香附　神曲　栀子

**葛根芩连汤**（《伤寒论》）葛根　黄芩　黄连　炙甘草

**葶苈大枣泻肺汤**（《金匮要略》）葶苈子　大枣

**紫雪丹**（《外台秘要》）石膏　寒水石　滑石　磁石　犀角（水牛角代替）　羚羊角　沉香　青木香　玄参　升麻　炙甘草　丁香　芒硝　硝石　麝香　朱砂　黄金

**蛤蚧散**（《博济方》）蛤蚧　人参　茯苓　知母　贝母　桑白皮　炙甘草　杏仁

**黑锡丹**（《太平惠民和剂局方》）黑锡　生硫黄　川楝子　胡芦巴　木香　炮附子　肉豆蔻　阳起石　沉香　小茴香　肉桂　补骨脂

**程氏萆薢分清饮**（《医学心悟》）萆薢　车前子　茯苓　莲子心　菖蒲　黄柏　丹参　白术

**痛泻要方**（《景岳全书》）白术　白芍　防风　炒陈皮

**普济消毒饮**（《东垣十书》）黄芩　黄连　连翘　玄参　板蓝根　马勃　牛蒡子　僵蚕　升麻　柴胡

陈皮　桔梗　甘草　薄荷

**温胆汤**（《备急千金要方》）半夏　陈皮　茯苓　甘草　枳实　竹茹　生姜　大枣

**滋水清肝饮**（《医宗己任编》）熟地黄　山萸肉　茯苓　当归身　山药　白芍　酸枣仁　柴胡　山栀　丹皮　泽泻

**犀角地黄汤**（《备急千金要方》）犀角（水牛角代替）　生地黄　芍药　丹皮

### 十三画

**槐角丸**（《太平惠民和剂局方》）槐角　地榆　黄芩　当归　枳壳　防风

### 十四画

**酸枣仁汤**（《金匮要略》）酸枣仁　茯苓　知母　川芎　甘草

**膈下逐瘀汤**（《医林改错》）赤芍　丹皮　桃仁　香附　五灵脂　延胡索　当归　枳壳　红花　川芎　甘草　乌药

### 十五画

**增液承气汤**（《温病条辨》）玄参　麦冬　生地黄　大黄　玄明粉

**镇肝熄风汤**（《医学衷参西录》）怀牛膝　生赭石　生龙骨　生牡蛎　生龟板　生杭芍　玄参　天冬　川楝子　生麦芽　茵陈　甘草

### 十六画

**薏苡仁汤**（《类证治裁》）薏苡仁　川芎　当归　麻黄　桂枝　羌活　防风　制川乌　苍术　甘草　生姜　独活

**薏苡附子败酱散**（《金匮要略》）薏苡仁　附子　败酱草

**醒脾升陷汤**（《医学衷中参西录》）生黄芪　白术　桑寄生　续断　山萸肉　煅龙骨　煅牡蛎　草薢　炙甘草

### 二十一画

**癫狂梦醒汤**（《医林改错》）桃仁　柴胡　香附　木通　赤芍　半夏　大腹皮　青皮　陈皮　桑白皮　苏子　甘草

### 二十三画

**蠲痹汤**（《杨氏家藏方》）酒当归　羌活　姜黄　炙黄芪　白芍　防风　生姜　甘草

# 附录 2　常用测试量表

**附表 1　老年综合评估（comprehensive geriatric assessment，CGA）流程**

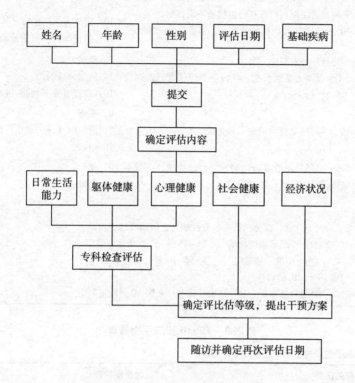

评估团队：

**附表 2　Barthel 指数（BI）**

| 序号 | 项目 | 填表说明 | 评分 |
|---|---|---|---|
| 1 | 大便<br>（排便） | 指 1 周内情况<br>偶尔＝1 周 1 次 | 0：失禁<br>5：偶尔失禁<br>10：能控制 |
| 2 | 小便<br>（排尿） | 指 24-48 小时情况<br>"偶尔"指＜1 次/天，插尿管的患者能独立管理尿<br>管也给 10 分 | 0：失禁<br>5：偶尔失禁<br>10：能控制 |
| 3 | 修饰 | 指 24-48 小时情况<br>由看护者提供工具也给 5 分，如挤好牙膏，准备好<br>水等 | 0：需帮助<br>5：独立洗脸、刷牙、剃须 |
| 4 | 如厕 | 应能自己到厕所并离开，5 分指能做某些事 | 0：依赖别人<br>5：需部分帮助<br>10：自理 |

NOTE

| 序号 | 项目 | 填表说明 | 评分 |
|---|---|---|---|
| 5 | 吃饭 | 能吃任何正常饮食（不仅是软食），食物可由其他人做或端来，5分指别人加好菜后患者自己吃 | 0：依赖别人<br>5：需部分帮助（夹菜、盛饭）<br>10：全面自理 |
| 6 | 移动 | 指从床到椅子然后回来；<br>0分＝坐不稳，需两个人搀扶；5分＝1个强壮的人/熟练的人/2个人帮助，能站立 | 0：全面依赖，不能坐<br>5：需大量帮助（2人）/能坐<br>10：需少量帮助（1人）或指导<br>15：自理 |
| 7 | 活动（步行） | 指在院内、屋内活动，可以借助辅助工具；如果用轮椅，必须能拐弯或自行出门而不需帮助；10分＝1个未经训练的人帮助，包括监督或帮助 | 0：不能动<br>5：在轮椅上独立活动<br>10：需1人帮助步行（体力或语言指导）<br>15：独自步行（可用辅助工具） |
| 8 | 穿衣 | 应能穿任何衣服；<br>5分＝需别人帮助系扣、拉链等，但患者能独立披上外套 | 0：依赖<br>5：需部分帮助<br>10：自理（系开纽扣、拉链、穿鞋等） |
| 9 | 上楼梯 | 10分＝可独立借助辅助工具上楼 | 0：不能<br>5：需帮助（体力或语言指导）<br>10：自理 |
| 10 | 洗澡 | 5分＝必须能不看着进出浴室，自己擦洗；淋浴不需要帮助或监督，独立完成 | 0：依赖<br>5：自理 |
| 总分 | | | |

日常生活能力评价：总分为100分，得分越高，独立性越好，依赖性越小。
ADL能力缺陷程度：0~20分＝极严重功能缺陷　　　25~45分＝严重功能缺陷
　　　　　　　　　50~70分＝中度功能缺陷　　　75~95分＝轻度功能缺陷
　　　　　　　　　100分＝ADL能自理
卒中评价：　　　　50~100分轻度卒中；15~45分中度卒中；0~10分重度卒中

## 附表3　Tinetti步态平衡量表

嘱患者坐在没有扶手的硬椅子上，完成以下任务。

| 患者需完成的任务 | 对平衡的描述 | 分数 |
|---|---|---|
| 坐位平衡 | 0＝斜靠或从椅子上滑下<br>1＝稳定 | |
| 起身 | 0＝没有帮助就无法完成<br>1＝用胳膊帮助才能完成<br>2＝不用胳膊就能完成 | |
| 试图起身 | 0＝没有帮助就无法完成<br>1＝需要尝试1次以上才能完成<br>2＝1次尝试就能完成 | |
| 立即站起来时平衡功能（站起的头5秒） | 0＝不稳（摇晃，移动脚步，明显躯干摆动）<br>1＝稳定，但是需要助行器或手杖，或抓住其他物体支撑<br>2＝稳定，不需要助行器或手杖，或抓住其他物体支撑 | |
| 坐下时平衡 | 0＝不稳<br>1＝稳定，但是两脚距离较宽［足跟中点间距离大于4英寸（1英寸＝2.54cm）］，或使用手杖、助行器或其他支撑<br>2＝稳定，两脚距离较窄，且不需要支撑 | |
| 轻推（患者双脚尽可能靠拢站立，用手轻推3次） | 0＝开始就会摔倒<br>1＝摇晃并要抓东西，但是只抓自己<br>2＝稳定 | |

续表

| 患者需完成的任务 | 对平衡的描述 | 分数 |
|---|---|---|
| 闭眼（同第 6 姿势） | 0＝不稳<br>1＝稳定 | |
| 转身 360° | 0＝不连续的步骤<br>1＝不稳定（手臂及身体摇晃）<br>2＝稳定 | |
| 坐下 | 0＝不安全<br>1＝用胳膊或动作不连贯<br>2＝安全且动作连贯 | |
| 平衡测试得分 | | |

## Tinetti 步态测试量表

以舒适的速度，使用工具_____，走 3m，需要____秒

| 患者需完成的任务 | 步态的描述 | 分数 |
|---|---|---|
| 起步 | 0＝没有迟疑，或须尝试多次才能启动<br>1＝正常启动 | |
| 抬脚高度 | a. 左脚跨步<br>0＝脚拖地或太高大于 1~2 英寸<br>1＝脚完全离地，但不超过 1~2 英寸<br>b. 右脚跨步<br>0＝脚拖地或太高大于 1~2 英寸<br>1＝脚完全离地，但不超过 1~2 英寸 | |
| 步长 | a. 左脚跨步<br>0＝跨步脚未超过站立的对侧脚<br>1＝有超过站立的对侧脚<br>b. 右脚跨步<br>0＝跨步脚未超过站立的对侧脚<br>1＝有超过站立的对侧脚 | |
| 步态对称性 | 0＝两脚步长不等<br>1＝两脚步长相等 | |
| 步伐的连续性 | 0＝步伐之间不连续或中断<br>1＝步伐连续 | |
| 走路路径 | 0＝明显偏移到某一方<br>1＝轻度/中度偏移或使用步行辅具<br>2＝走直线，且不需要辅具 | |
| 躯干稳定性 | 0＝身体明显摇晃或需使用步行辅具<br>1＝身体不摇晃，但需屈膝或有背痛张开双臂以维持平衡<br>2＝身体不摇晃，无需屈膝、无背痛、不需张开双臂以维持平衡或使用辅具 | |
| 步宽（脚跟距离） | 0＝脚跟分开<br>1＝走路时两脚几乎靠在一起 | |

　　Tinetti 量表（Tinetti Balance and Gait Analysis）包括平衡和步态测试两部分，满分 28 分。其中平衡测试有 9 个项目，满分 16 分，步态测试有 8 个项目，满分 12 分。Tinetti 量表测试一般要 15 分钟，如果得分少于 24 分，表示有平衡功能障碍；如果少于 15 分，表示有跌倒的危险性。

附表4　简易老年听力障碍量表

| S-1 | 有人对您低声耳语时您会觉得听起来困难吗？ |
|---|---|
| S-2 | 在您探亲访友时，听力方面的问题会给您带来困难吗？ |
| S-3 | 您是否由于听力的问题不像以往那样经常出席正式的场合了（比如会议、仪式等等）？ |
| S-4 | 听力方面的问题给您看电视或听广播带来困难吗？ |
| S-5 | 在餐馆与亲戚朋友聚餐时听力问题会给您带来困难吗？ |
| E-1 | 当您遇到初次见面的人时，是否会由于听力问题感觉到尴尬？ |
| E-2 | 在和家人交谈时，您会由于听力问题而感到沮丧吗？ |
| E-3 | 您觉得听力方面的问题给您带来很大障碍吗？ |
| E-4 | 听力方面的问题会引起您与家人争吵吗？ |
| E-5 | 您是否觉得听力的困难限制或者阻碍了您的个人生活或社会交往？ |

简易老年听力障碍量表是从完整版问卷中提取筛查10个题目，包括社交场景（S分）5题，情绪（E分）5题。将10个问题的得分相加即得到HHIE-S得分。最高40分，最低0分。相应的功能性听力障碍分级标准为：无障碍（0~8分）、轻中度障碍（10~24分）和重度障碍（26分以上）。

附表5　简易智能评估量表（MMSE）

| 检查的功能项目 | 序号 | 评估项目 | 评分方法 | 得分 |
|---|---|---|---|---|
| 时间定向力 | 1 | 今年是那一年？ | 答对1分，答错或拒答0分 | |
| | 2 | 现在是什么季节？ | 同上 | |
| | 3 | 现在是几月份？ | 同上 | |
| | 4 | 今天是几号？ | 同上 | |
| | 5 | 今天是星期几？ | 同上 | |
| 地点定向力 | 6 | 这是什么城市（名）？ | 同上 | |
| | 7 | 这是什么区（城区名）？ | 同上 | |
| | 8 | 这是什么医院（医院名或胡同名）？ | 同上 | |
| | 9 | 这是第几层楼？ | 同上 | |
| | 10 | 这是什么地方（地址、门牌号）？ | 同上 | |
| 记忆力 | | 现在我告诉您三种东西的名称，我说完后请您重复一遍。请您记住这三种东西：树木，钟表，汽车，过一会儿我还要问您（请说清楚，每样东西1秒钟） | | |
| | 11 | 复述：树木 | 同上 | |
| | 12 | 复述：钟表 | 同上 | |
| | 13 | 复述：汽车 | 同上 | |
| 注意力和计算力 | | 现在请您算一算，从100中减去7，然后从所得的数算下去，请您将每减一个7后的答案告诉我，直到我说"停"为止 | | |
| | 14 | 计算100-7 | 答93给1分，否则为0分 | |
| | 15 | 计算93-7 | 答86给1分，否则为0分 | |
| | 16 | 计算86-7 | 答79给1分，否则为0分 | |
| | 17 | 计算79-7 | 答72给1分，否则为0分 | |
| | 18 | 计算72-7 | 答65给1分，否则为0分 | |
| | | 如前一项计算错误，但在错误得数基础上减7正确者仍给相应得分 | | |
| 回忆力 | | 现在请您说出我刚才让您记住得是哪三样东西？ | | |
| | 19 | 回忆：树木 | 答对1分，答错或拒答0分 | |
| | 20 | 回忆：钟表 | 同上 | |
| | 21 | 回忆：汽车 | 同上 | |

NOTE

续表

| 检查的功能项目 | 序号 | 评估项目 | 评分方法 | 得分 |
|---|---|---|---|---|
| | 22 | 出示手表，问受试者这是什么？ | 同上 | |
| | 23 | 出示铅笔，问受试者这是什么？ | 同上 | |
| | 24 | 请您跟我说"四十四只石狮子" | 能正确说出 1 分，否则 0 分 | |
| | 25 | 给受试者一张卡片，上面写着"请闭上您的眼睛"，请您念一念这句话，并按上面的意思去做 | 能正确说出并能做到 1 分，正确说出，也不能做到 0 分 | |
| 语言能力 | | 我给您一张纸，请您按我说的去做。现在开始，用右手拿着这张纸，用两只手把它对折起来，然后将它放在您的左腿上 | | |
| | 26 | 用右手拿着这张纸 | 正确给 1 分，错误给 0 分 | |
| | 27 | 用两只手将纸对折 | 能对折 1 分，不能为 0 分 | |
| | 28 | 将纸放在左腿上 | 放对给 1 分，否则为 0 分 | |
| | 29 | 请您写一个完整的句子 | 能正确写出 1 分，否则 0 分 | |
| | 30 | 请您照着下面图案样子把它画下来 | 正常为 1 分，错误为 0 分 | |

总分：　　　　　分

总分范围 0~30 分，正常与不正常的分界值与受教育程度有关：文盲（未受教育）组 17 分；小学（受教育年限≤6 年）组 20 分；中学或以上（受教育年限>6 年）组 24 分。分界值以下为有认知功能缺陷，以上为正常。

#### 附表 6　谵妄评定方法（confusion assessment method，CAM）

| 序号 | 评估项目 | 评估内容 | 评分标准 | 得分 |
|---|---|---|---|---|
| 1 | 急性发作和病情反复 | 患者的精神状态是否有急性改变或较基础水平发生急性变化？ | 否 0 是 1 | |
| 2 | 注意力 | 患者是否很难集中注意力（如易转移话题、很难保持说话的主题）？这种异常在一天中是否有波动？ | 否 0 是 1 | |
| 3 | 思维紊乱 | 患者思维紊乱，如话语分散或谈话不切主题、话语不清楚或无逻辑性、突然改换话题？这种异常在一天中是否有波动？ | 否 0 是 1 | |
| 4 | 意识水平的改变 | 患者的意识水平是怎样的（清醒、过分警觉、嗜睡、昏睡、昏迷）？这种异常在一天中是否有波动？ | 否 0 是 1 | |

注：以上 4 条标准是筛查谵妄的量表。诊断要求必须满足 1+2+（3 或 4）。该方法敏感性为 94%~100%，特异性为 90%~95%，具有较高的可靠性；需要收集临床资料包括流行病学、神经影像学检查和实验室检查以确定谵妄的诊断。

#### 附表 7　汉密尔顿抑郁量表（Hamilton depression rating scale，HAMD）

| 1. 抑郁情绪 | |
|---|---|
| 无——0 | |
| 只在问到时才诉述——1 | |
| 在言语中自发地表达——2 | |
| 不用言语也可从表情、姿势、声音或欲哭中流露出这种情绪——3 | |
| 病人的自发语言和非自发语言（表情、动作），几乎完全表现为这种情绪——4 | |

| 2. 有罪感 | |
|---|---|
| 无——0 | |
| 责备自己，感到自己已连累他人——1 | |
| 认为自己犯了罪，或反复思考以往的过失和错误——2 | |
| 认为目前的疾病，是对自己错误的惩罚，或有罪恶妄想——3 | |
| 罪恶妄想伴有指责或威胁性幻觉——4 | |

**3. 自杀**

无——0
觉得活着没有意义——1
希望自己已经死去，或常想到与死有关的事——2
消极观念（自杀念头）——3
有严重自杀行为——4

**4. 入睡困难**

无——0
主诉有时有入睡困难，即上床后半小时仍不能入睡——1
主诉每晚均有入睡困难——2

**5. 睡眠不深**

睡眠好——0
睡眠浅，多恶梦——1
半夜（晚上 12 点以前）曾醒来（不包括上厕所）——2

**6. 早醒**

无早醒——0
有早醒，比平时早醒 1 小时，但能重新入睡——1
早醒后无法重新入睡——2

**7. 工作和兴趣**

有兴趣——0
提问时才诉述——1
自发地直接或间接表达对活动、工作或学习失去兴趣，如感到没精打采，犹豫不决，不能坚持或需强迫自己去工作或活动——2
病室劳动或娱乐不满 3 小时——3
因目前的疾病而停止工作，住院患者不参加任何活动，或者没有他人帮助便不能完成病室日常事务——4

**8. 迟缓：指思维和语言缓慢，注意力难以集中，主动性减退**

无——0
精神检查中发现轻度迟缓——1
精神检查中发现明显迟缓——2
精神检查进行困难——3
完全不能回答问题（木僵）——4

**9. 激越**

无——0
检查时表现的有些心神不定——1
明显的心神不定或小动作多——2
不能静坐，检查中曾站立——3
搓手，咬手指，扯头发，咬嘴唇——4

**10. 精神性焦虑**

无——0
问到时才诉述——1
自发地表达——2
表情和言谈流露明显忧虑——3
明显惊恐——4

续表

| 11. 躯体性焦虑：指焦虑的生理症状，包括口干、腹胀、腹泻、打呃、腹绞痛、心悸、头痛、过度换气和叹息以及尿频和出汗等 |  |
|---|---|
| 无——0<br>轻度——1<br>中度，有肯定的上述症状——2<br>重度，上述症状严重，影响生活或需加处理——3<br>严重影响生活和活动——4 |  |
| **12. 胃肠道症状** |  |
| 无——0<br>食欲减退，但不需他人鼓励便自行进食——1<br>进食需他人催促或请求，或需要应用泻药或助消化药——2 |  |
| **13. 全身症状** |  |
| 无——0<br>四肢、背部或颈部沉重感，背痛，头痛，肌肉疼痛，全身乏力或疲倦——1<br>上述症状明显——2 |  |
| **14. 性症状：指性欲减退、月经紊乱等** |  |
| 无——0<br>轻度——1<br>重度——2<br>不能肯定，或该项对被评者不适合。（不计入总分） |  |
| **15. 疑病** |  |
| 无——0<br>对身体过分关注——1<br>反复考虑健康问题——2<br>有疑病妄想——3<br>伴幻觉的疑病妄想——4 |  |
| **16. 体重减轻** |  |
| 无——0<br>一周内体重减轻 1 斤以上——1<br>一周内体重减轻 2 斤以上——2 |  |
| **17. 自知力** |  |
| 知道自己有病，表现为忧郁——0<br>知道自己有病，但归于伙食太差、环境问题、工作过忙、病毒感染或需要休息等——1<br>完全否认有病——2 |  |
| **18. 日夜变化（如果症状在早晨或傍晚加重，先指出哪一种，然后按其变化程度评分）** |  |
| 无——0<br>轻度变化——1<br>重度变化——2 |  |
| **19. 人格解体或现实解体：指非真实感或虚无妄想** |  |
| 无——0<br>问及时才诉述——1<br>自发诉述——2<br>有虚无妄想——3<br>伴幻觉的虚无妄想——4 |  |

NOTE

续表

| | |
|---|---|
| **20. 偏执症状** | |
| 无——0<br>有猜疑——1<br>有关系观念——2<br>有关系妄想或被害妄想——3<br>伴有幻觉的关系妄想或被害妄想——4 | |
| **21. 强迫症状：指强迫思维和强迫行为** | |
| 无——0<br>问及时才诉述——1<br>自发诉述——2 | |
| **22. 能力减退感** | |
| 无——0<br>仅于提问时方引出主观体验——1<br>病人主动表示能力减退感——2<br>需鼓励、指导和安慰才能完成病室日常事务或个人卫生——3<br>穿衣、梳洗、进食、铺床或个人卫生均需他人协助——4 | |
| **23. 绝望感** | |
| 无——0<br>有时怀疑"情况是否会好转"，但解释后能接受——1<br>持续感到"没有希望"，但解释后能接受——2<br>对未来感到灰心、悲观和绝望，解释后不能排除——3<br>自动反复诉述"我的病不会好了"或诸如此类的情况——4 | |
| **24. 自卑感** | |
| 无——0<br>仅在询问时诉述有自卑感（我不如他人）——1<br>自动诉述有自卑感（我不如他人）——2<br>病人主动诉述："我一无是处"或"低人一等"，与评2分者只是程度的差别——3<br>自卑感达妄想的程度，例如"我是废物"类似情况——4 | |

**附表 8　老年抑郁量表（GDS）**

| 序号 | 请选择最近一周来最适合您的感受 | 是 | 否 | 得分 |
|---|---|---|---|---|
| 1 | 您对生活基本上满意吗? | 0 | 1 | |
| 2 | 您是否已经放弃了很多活动和兴趣? | 1 | 0 | |
| 3 | 您是否觉得生活空虚? | 1 | 0 | |
| 4 | 您是否常感到厌倦? | 1 | 0 | |
| 5 | 您觉得未来有希望吗? | 0 | 1 | |
| 6 | 您是否因为脑子里有一些想法摆脱不掉而烦恼? | 1 | 0 | |
| 7 | 您是否大部分时间精力充沛? | 0 | 1 | |
| 8 | 您是否害怕有不幸的事落到你头上? | 1 | 0 | |
| 9 | 您是否大部分时间感到幸福? | 0 | 1 | |
| 10 | 您是否感到孤立无援? | 1 | 0 | |
| 11 | 您是否经常坐立不安、心烦意乱? | 1 | 0 | |
| 12 | 您是否希望经常待在家里而不去做些新鲜事? | 1 | 0 | |
| 13 | 您是否常常担心未来? | 1 | 0 | |
| 14 | 您是否觉得记忆力比以前差? | 1 | 0 | |

续表

| 序号 | 请选择最近一周来最适合您的感受 | 是 | 否 | 得分 |
|------|------------------------------|----|----|------|
| 15 | 您是否觉得现在生活很惬意？ | 0 | 1 | |
| 16 | 您是否感到心情沉重、郁闷？ | 1 | 0 | |
| 17 | 您是否觉得像现在这样生活毫无意义？ | 1 | 0 | |
| 18 | 您是否常为过去的事忧愁？ | 1 | 0 | |
| 19 | 您觉得生活很令人兴奋吗？ | 0 | 1 | |
| 20 | 您开始一件新的工作困难吗？ | 1 | 0 | |
| 21 | 您觉得生活充满活力吗？ | 0 | 1 | |
| 22 | 您是否觉得您的处境毫无希望？ | 1 | 0 | |
| 23 | 您是否觉得大多数人比您强得多？ | 1 | 0 | |
| 24 | 您是否常为一些小事伤心？ | 1 | 0 | |
| 25 | 您是否常觉得想哭？ | 1 | 0 | |
| 26 | 您集中精力困难吗？ | 1 | 0 | |
| 27 | 您早晨起床很开心吗？ | 0 | 1 | |
| 28 | 您希望避开聚会吗？ | 1 | 0 | |
| 29 | 您做决定很容易吗？ | 0 | 1 | |
| 30 | 您的头脑像往常一样清晰吗？ | 0 | 1 | |

评价：Brink 建议按不同的研究目的（如要求更高的灵敏度还是更高的特异度），用 9~14 分作为存在抑郁的界限分。一般地讲，0~9 分（总分 30 分）可视为正常范围；10~19 分提示轻度抑郁；20~30 分为重度抑郁。

附表 9　汉密尔顿焦虑量表

| 序号 | 评估项目 | 评估内容（在过去的一周中） | 评估选项 | 得分 |
|------|----------|----------------------------|----------|------|
| 1 | 焦虑心境 | 担心、担扰，感到有最坏的事情将要发生，容易激惹 | 0　1　2　3　4 | |
| 2 | 紧张 | 紧张感、易疲劳、不能放松、易哭、颤抖、感到不安 | 0　1　2　3　4 | |
| 3 | 害怕 | 害怕黑暗、陌生人、一人独处、动物、乘车或旅行及人多的场合 | 0　1　2　3　4 | |
| 4 | 失眠 | 难以入睡、易醒、睡得不深、多梦、梦魇、夜惊、醒后感疲倦 | 0　1　2　3　4 | |
| 5 | 认知功能 | 注意力不能集中，记忆力差，或称记忆、注意障碍 | 0　1　2　3　4 | |
| 6 | 抑郁心境 | 丧失兴趣、对以往爱好缺乏快感、忧郁、早醒、昼重夜轻 | 0　1　2　3　4 | |
| 7 | 运动系统症状 | 肌肉酸痛、活动不灵活、肌肉抽动、肢体抽动、牙齿打颤、声音发抖 | 0　1　2　3　4 | |
| 8 | 感觉系统症状 | 视物模糊、发冷发热、软弱无力感、浑身刺痛 | 0　1　2　3　4 | |
| 9 | 心血管系统症状 | 心动过速、心悸、胸痛、血管跳动感、晕倒感、心搏脱漏 | 0　1　2　3　4 | |
| 10 | 呼吸系统症状 | 胸闷、窒息感、叹息、呼吸困难 | 0　1　2　3　4 | |
| 11 | 胃肠道症状 | 吞咽困难、嗳气、消化不良（进食后腹痛、胃部烧灼痛、腹胀、恶心、胃部饱满）、肠鸣亢进、腹泻、体重减轻、便秘 | 0　1　2　3　4 | |
| 12 | 泌尿生殖系统症状 | 尿意频数、尿急、停经、性冷淡、过早射精、勃起不能、阳痿 | 0　1　2　3　4 | |
| 13 | 自主神经症状 | 口干、潮红、苍白、易出汗、易起"鸡皮疙瘩"、紧张性头痛、毛发竖起 | 0　1　2　3　4 | |
| 14 | 会谈时行为表现 | ①一般表现：紧张、不能松弛、忐忑不安、咬手指、紧紧握拳等<br>②生理表现：吞咽、呃逆、安静时心率快、呼吸快（20 次/分以上）等 | 0　1　2　3　4 | |

评价：总分>14 分可以认为是有肯定的焦虑；>7 分可能有焦虑；<6 分没有焦虑。

NOTE

## 附表 10  社会支持评定量表（SSRS）

| 序号 | 评估项目 | 评估选项 | 评分标准 | 得分 |
|---|---|---|---|---|
| 1 | 您有多少关系密切、可以得到支持和帮助的朋友？（只选一项） | 一个也没有<br>1~2个<br>3~5个<br>6个或6个以上 | 1<br>2<br>3<br>4 | |
| 2 | 近一年来您（只选一项） | 远离他人，且独居一室<br>住处经常变动，多数时间和陌生人住在一起<br>和同学、同事或朋友住在一起<br>和家人住在一起 | 1<br>2<br>3<br>4 | |
| 3 | 您与邻居（只选一项） | 相互之间从不关心，只是点头之交<br>遇到困难可能稍微关心<br>有些邻居很关心您<br>大多数邻居都很关心您 | 1<br>2<br>3<br>4 | |
| 4 | 您与同事（只选一项） | 相互之间从不关心，只是点头之交<br>遇到困难可能稍微关心<br>有些同事很关心您<br>大多数同事都很关心您 | 1<br>2<br>3<br>4 | |
| 5 | 从家庭成员得到的支持和照顾（在合适的框内画"√"） | 夫妻（恋人）<br>父母<br>儿女<br>兄弟姐妹<br>其他成员（如嫂子） | 每项从无/极少/<br>一般/全力支持<br>分别计1~4分 | |
| 6 | 过去，在您遇到急难情况时，曾经得到的经济支持和解决实际问题的帮助的来源有 | 无任何来源<br>下列来源：（可选多项）A. 配偶；B. 其他家人；C. 亲戚，D. 朋友，E. 同事；F. 工作单位；G. 党团工会等官方或半官方；H. 宗教、社会团体等非官方组织；J. 其他（请列出） | 0<br>有几个来源<br>就计几分 | |
| 7 | 过去，在您遇到急难情况时，曾经得到的安慰和关心的来源有 | 无任何来源<br>下列来源：（可选多项）A. 配偶；B. 其他家人；C. 亲戚，D. 朋友，E. 同事；F. 工作单位；G. 党团工会等官方或半官方；H. 宗教、社会团体等非官方组织；J. 其他（请列出） | 0<br>有几个来源<br>就计几分 | |
| 8 | 您遇到烦恼时的倾诉方式（只选一项） | 从不向任何人诉述<br>只向关系极为密切的1~2人诉述<br>如果朋友主动询问您会说出来<br>主动叙述自己的烦恼，以获得支持和理解 | 1<br>2<br>3<br>4 | |
| 9 | 您遇到烦恼时的求助方式（只选一项） | 只靠自己，不接受别人帮助<br>很少请求别人帮助<br>有时请求别人帮助<br>有困难时经常向家人、亲友、组织求援 | 1<br>2<br>3<br>4 | |
| 10 | 对于团体（如党团组织、宗教组织、工会、学生会等）组织活动（只选一项） | 从不参加<br>偶尔参加<br>经常参加<br>主动参加并积极活动 | 1<br>2<br>3<br>4 | |

总分

评价：客观支持分：2，6，7条评分之和；主观支持分：1，3，4，5条评分之和；对支持的利用度：第8，9，10条。

### 附表 11　老年经济状况评估量表

| 序号 | 评估项目 | 评价 |
|---|---|---|
| 1 | 您现在的状况？ | 1）全职<br>2）兼职<br>3）退休<br>4）退休并伴残疾 |
| 2 | 在您一生当中，主要做什么工作？ | 请填写： |
| 3 | 您的配偶现在或者以前有工作吗？ | 1）有（1）<br>2）没有（0） |
| 4 | 您的收入来源于您还是配偶？（如工资、租金、投资的利润、社会保险、社会补贴、退休金、朋友或家人给予、奖金、私人或企业帮助、福利和其他） | 1）您<br>2）配偶 |
| 5 | 您和您的配偶一年的收入是多少？ | 请填写： |
| 6 | 您有自己的家吗？ | 1）有（1）<br>2）没有（0） |
| 7 | 您的财产和经济来源能否满足紧急情况使用？ | 1）能（1）<br>2）不能（0） |
| 8 | 您是否花费超过了您的支付能力？ | 1）是（0）<br>2）否（1） |
| 9 | 根据您现在的经济状况是否需要其他人的帮助？ | 1）是（0）<br>2）否（1） |
| 10 | 您能支付起自己的食物费用吗？ | 1）能（1）<br>2）不能（0） |
| 11 | 您认为您需要外界救助吗？ | 1）需要（0）<br>2）不需要（1） |
| 12 | 您能支付起医疗健康保险吗？ | 1）能（1）<br>2）不能（0） |
| 13 | 您认为您和您的家庭在经济上和同龄人相比较如何？ | 1）好（2）<br>2）一样（1）<br>3）差（0） |
| 14 | 您认为您和您的家庭在经济上和同龄人相比较如何？ | 1）好（2）<br>2）一样（1）<br>3）差（0） |
| 15 | 您是否经常用额外的钱买奢侈的东西？ | 1）是（1）<br>2）否（0） |
| 16 | 您认为今后的经济能否满足您的生活？ | 1）能（1）<br>2）不能（0） |

注：得分高，经济状况良好；得分低，经济状况差。

NOTE